Rudolf Virchow und die Medizin des 20. Jahrhunderts

Heinz David

Rudolf Virchow und die Medizin des 20. Jahrhunderts

Herausgegeben von Claudia David und Matthias David

Mit Beiträgen von
Claudia David,
Matthias David,
Hans Guski und
Udo Schagen

be.bra
wissenschaft verlag

Bibliografische Information der Deutschen Nationalbibliothek
Die Deutsche Nationalbibliothek verzeichnet diese Publikation in der Deutschen Nationalbibliografie; detaillierte bibliografische Daten sind im Internet über http://dnb.d-nb.de abrufbar.

Bei Fragen zur Produktsicherheit wenden Sie sich bitte an herstellung@bebraverlag.de.

Erweiterte und überarbeitete Neuauflage

Asternplatz 3, 12203 Berlin
post@bebraverlag.de
Umschlag: typegerecht berlin (Foto: Matthias David)
Satzbild: Friedrich, Berlin
Schrift: Dante 10,5/13 pt
Gedruckt in Deutschland
ISBN 978-3-95410-284-6

www.bebra-wissenschaft.de

Inhalt

Wer da schreibt,
hat auch immer die Pflicht, sich zu fragen:
Wer soll das Geschriebene lesen?
R. V. (1865)

Claudia David / Matthias David

Vorwort zur Neuauflage

»Nichts ist bekanntlich schwieriger als der Versuch, die Lehren der Geschichte für die Gegenwart wirksam zu machen. Die Massen empfangen diese Lehren nicht und die Staatsmänner vergessen sie. Wir haben nicht einmal das Recht, uns darüber zu wundern, denn in unserer eigenen Wissenschaft sehen wir nur zu oft dieselbe Vergesslichkeit hervortreten.«
Rudolf Virchow (1871)[1]

Die Funktion von Jubiläen ist vor allem, sich zu erinnern und wichtige Personen, Ereignisse sowie materielle und ideelle Kulturgüter wieder ins Gedächtnis zurückzurufen und vor dem Vergessen zu bewahren. Im Oktober 2021 jährt sich zum 200. Male der Geburtstag Rudolf Virchows. Diesen runden Geburtstag einer der bedeutendsten deutschen Arztpersönlichkeiten des 19. und 20. Jahrhunderts vor Augen, hatten wir uns bereits im Sommer 2019, wenige Wochen nach dem Tod des Autors Prof. Dr. Heinz David, entschlossen, eine Neuauflage seines Buches »Rudolf Virchow und die Medizin des 20. Jahrhunderts« auf den Weg zu bringen.

Dieses Virchow-Jubiläum war der Anlass, aber der tiefere Grund dieses Projekts sind die besonderen Umstände der Veröffentlichung der Erstauflage, auf die Dr. Udo Schagen im Anhang des vorliegenden Buches ausführlich eingeht. Diese Umstände haben wiederum mit der Biographie des Autors Heinz David zu tun, mit den politischen Umwälzungen in der damaligen DDR bzw. dem wiedervereinten Deutschland in den frühen 1990er Jahren und den damit verbundenen biographischen Brüchen, die ihm, aber auch vielen anderen medizinischen Führungskräften widerfahren sind. Auch damit befasst sich die Einführung von Prof. Hans Guski, der zugleich ausführlich auf die Geschichte des von Virchow gegründeten Pathologischen Instituts der Charité und seiner Direktoren eingeht.

Wir sind uns sicher, dass Rudolf Virchows Werk und seine wissenschaftlichen Leistungen, die für die Herausbildung und Weiterentwicklung der naturwissenschaftlichen Medizin des 19. Jahrhunderts richtungsweisend waren, bis in das 21. Jahrhundert ausstrahlen, und dass seine Schriften auch heute noch mit Gewinn für den Leser studiert werden können. Allerdings besteht im »digitalen Jahrhundert«, in unserer schnelllebigen, online-basierten Zeit kaum noch die Neigung, sich der Mühe zu unterziehen, (medizin-)historische Schriften in Gänze und im Original zu lesen. Dies hat der Autor Heinz David für uns heutige Leser auf sich genommen. Er hat eine Fundgrube von Virchow-Zitaten zusammengestellt, geordnet, kommentiert und zu kritischen und zustimmenden Äußerungen zahlreicher im späteren 20. Jahrhundert lebender Autoren in Beziehung gesetzt. Heinz David hat dafür, wie er in der Einleitung seines Buches schreibt, ca. 9.500 Druckseiten Virchowscher Texte gelesen und für seine Monographie über »Rudolf Virchow und die Medizin des 20. Jahrhunderts« mit viel Fleiß und Akribie Informationen und Zitate aus 126 Publikationen mit über 2.600 Seiten einfließen lassen.[2] Im Mittelpunkt dieser monographischen Studie stehen zwar Virchows Theorien und Konzepte. Aber das erklärte Ziel des Autors Heinz David war es vor allem darzustellen, warum diese aus heutiger Sicht als bleibende Fundamente der Medizin zu interpretieren sind und was davon in unsere heutigen theoretischen Vorstellungen übernommen werden kann. Der Leser ist eingeladen zu überprüfen, ob dies gelungen ist.

Besonderes Gestaltungsmerkmal des Buches ist die Gegenüberstellung von zahlreichen Originalzitaten Virchows und deren (Fehl-)Interpretation durch seine Anhänger und Gegner. Dabei eröffnen sich, wie Heinz David in seiner Einleitung zur Erstauflage von 1993 schrieb, viele neue Einsichten, und es zeigt sich eine beachtliche Vielfalt von Problemen und Themen, zu denen sich Virchow geäußert hat.

Wir bedanken uns bei allen, die zur Entstehung des Buches beigetragen haben, insbesondere bei Helfried Böhme, Prof. Dr. Hans Guski und Dr. Udo Schagen, dem Quintessenz-Verlag für die Überlassung der Buchrechte sowie beim be.bra wissenschaft verlag für die gute Zusammenarbeit bei der Produktion dieses Buches, und hoffen auf eine günstige Aufnahme dieser ergänzten und überarbeiteten Neuauflage durch die interessierte Leserschaft im »Virchow-Jahr 2021«.

Anmerkungen

1 Virchow, R. Kriegstyphus und Ruhr. Archiv f. pathol. Anat. 1871; 52: 1–42 https://doi.org/10.1007/BF02324563

2 Heinz David berichtet 1993 in der Einleitung der Erstauflage seines Buches über Rudolf Virchow, »daß Christian Andree sich anschickt, das auf 70 Bände geplante Gesamtoeuvre Virchows … herauszugeben«. Dieses besondere und sehr verdienstvolle Mammutwerk ist inzwischen so weit gediehen, dass 2021 die drei Bände 68.1, 68.2, 68.3 erscheinen werden.

Hans Guski

Einführung

Als Rudolf Virchow durch eine Fraktur des linken Schenkelhalsknochens, die er sich am Abend des 4. Januar 1902 auf dem Wege zu einer Sitzung der Berliner Gesellschaft für Erdkunde, damals im Fürstenberg Palais, Wilhelmstraße 23, beim Aussteigen aus der Straßenbahn zugezogen hatte, auf ein monatelanges Krankenlager geworfen wurde, ahnte er nicht, ob und wer von seinen Nachfolgern als Direktor des Pathologischen Instituts der Charité sein Lebenswerk, die medizinische Theorie der Zellularpathologie, weiterhin vertreten und vertiefen und so zum Testamentsvollstrecker seiner Lehre werden würde. Von den Vielen, die es gewesen sind, ist es doch nur einer geworden: Heinz David.

Das mag eine gewagte Behauptung sein, denn fast alle seine Vorgänger, auch sein verehrter Lehrer und Doktorvater Louis-Heinz Kettler, hatten viel über Virchow geschrieben und versucht, den durch ihn gesetzten hohen Maßstäben gerecht zu werden. Sie haben seine Zellularpathologie akzeptiert oder auch kritisiert, aber keiner von ihnen konnte dieser grundlegenden Theorie der Medizin entscheidend Neues hinzufügen. Das blieb Heinz David vorbehalten, dem zur rechten Zeit, so wie Virchow das Lichtmikroskop, ein neues Gerät zur Verfügung stand, das es ermöglichte, viel tiefer in das Innerste der Zelle zu blicken, als es Virchow und seine ersten Nachfolger je konnten: das Elektronenmikroskop.

Zweifellos hatte der erste Nachfolger Virchows, Johannes Orth, eine besonders schwere Bürde zu tragen, weil die Zellularpathologie (heute spricht man von Zellpathologie) als erste wissenschaftlich untermauerte Theorie der Medizin zu Beginn des vorigen Jahrhunderts noch nahezu unangefochten in voller Blüte stand. Natürlich gab es auch erste Kritiker, mit denen sich Virchow schon zu Lebzeiten ausführlich auseinandergesetzt hat, wobei er als äußerst scharfsinniger Wissenschaftler immer die besseren Argumente hatte. Als Schüler Virchows stand Orth zwar im Schatten seines Meisters, im Gegensatz zu späteren renommierten deutschen Pathologen erlag er jedoch nicht der Versuchung, sich durch Kritik an der Zellularpathologie hervorzutun, sondern suchte sie vielmehr auf bisher noch wenig untersuchten Gebieten der Medizin, insbesondere der Tuberkulose- und Krebsforschung anzuwenden. Dadurch und durch viele andere wissenschaftliche Leistungen erwarb er sich bleibende Verdienste, die aus besonderem Anlass, dem 120-jährigen Jubiläum der Deutschen Gesellschaft für Pathologie 2017, in einem Sonderheft gewürdigt wurden.[1]

Auch in der weiteren Nachfolge unter Otto Lubarsch, Robert Rössle, Hans Anders und Louis-Heinz Kettler litt Virchows Zellularpathologie und die Stellung der Pathologie in der Medizin insgesamt unter einem erheblichen Bedeutungsverlust, weil die klinischen Ärzte von diesem Fach einen größeren praktischen Nutzen für die Diagnostik und Therapie erwarteten. Die Pathologen dieser Zeit definierten ihr Fach jedoch als eine Disziplin, deren Stellung zwischen Theorie und Praxis lag. Nach Virchow dominierte für die erste Hälfte des 20. Jahrhunderts die Richtung der Konstitutionspathologie, die an der Charité auch von namhaften Internisten wie Friedrich Kraus und von Chirurgen wie August Bier und Ferdinand Sauerbruch vertreten wurde. Einige Wissenschaftler wollten die Zellularpathologie relativieren und entwickelten neue Theorien für die pathologische Anatomie, wie z.B. der Pathologe Gustav Ricker mit seiner Relationspathologie, nach der die Krankheitsentstehung nicht auf zellulärer, sondern auf übergeordneter nervaler Ebene erfolgte (Ricker 1905, 1924), der Internist Friedrich Martius (1898) und der Pathologe Paul Ernst (1921) mit der Konstitutionspathologie und der ungarische Biologe Tivadar Huzella, der 1937 die Interzellularpathologie propagierte. Ein Versuch von Olga Lepeshinskaja (1952), Virchows These, dass Zellen nur aus Zellen entstehen können, experimentell zu widerlegen und die sogenannte Neue Zelltheorie von L.N. Shinkin und W.P. Michailow (1956) beruhten auf politischer Indoktrination und scheiterte ebenso wie auf anderem Gebiet die Irrlehre von Trofim D. Lyssenko, der behauptete, dass ausschließlich Umweltbedingungen die Eigenschaften von Pflanzen und Organismen bestimmen würden, die Genetik als Hirngespinst abtat und dadurch die russische Wissenschaft um Jahre zurück warf.

Die Liste der Kritiker der Zellularpathologie, auf die wir später noch einmal zurückkommen, ist im Vergleich zu der ihrer Befürworter nicht besonders lang. Trotzdem ist die Feststellung wichtig, dass Virchow die Zellularpathologie zeitlebens nicht als Doktrin oder System ansah, sondern als Träger des Lebens und Prinzip, das auch die Funktion, mit der die chemischen und physikalischen Vorgänge in der Zelle gemeint waren, ausdrücklich einschließt. Insofern lässt sich die Zellularpathologie zwar ergänzen, aber nicht widerlegen, weil sie eben mehr ist als eine Hypothese und sich in der Wissenschaft und Praxis als wahr erwiesen hat.[2,3]

Die Entwicklung der Zellularpathologie im Verlauf ihrer Geschichte war nicht unbedingt vorauszusehen. Virchow hatte bereits 1846 in Berlin als Prosektor der Charité mit mikroskopischen Zellstudien begonnen und erste Ergebnisse in dem von ihm und seinem Freund Benno Reinhardt 1847 gegründeten »Archiv für Pathologischen Anatomie und Physiologie und für Klinische Medizin« veröffentlicht. Der sorgfältig durchdachte Titel der Zeitschrift war bereits Programm und belegt, dass Virchow nicht nur an die Morphologie der Zelle dachte, die erst wenige Jahre zuvor durch Theodor Schwann entdeckt worden war, sondern dass es ihm immer auch um die pathologische Physiologie (so wie der Anatomie die Physiologie gegenübergestellt wurde) und den Bezug zur angewandten Medizin ging. Diesen Grundsatz hat er nie aus den Augen verloren und gegen alle Angriffe verteidigt. Die Grundlagen für das Konzept der Zellularpathologie wurden allerdings nicht in Berlin, sondern nach seinem politisch motivierten »Rauswurf« aus der Charité in Würzburg geschaffen. Der junge Reformer Virchow hatte sich bereits durch harsche Kritik an den in Oberschlesien herrschenden sozialen Missständen, die zu einer Hungersnot und Typhusepidemie geführt hatten, beim preußischen Minister Eichhorn unbeliebt gemacht und seine aktive Beteiligung an der 48er Märzrevolution in Berlin, die just nach Vorlage seines Berichtes im Ergebnis einer vom Ministerium angeordneten Dienstreise in das Notstandsgebiet ausbrach, führten umgehend zu seiner Suspendierung.

Virchows Publikationen mit neuen Entdeckungen und Erkenntnissen, so zur Entwicklung des Krebses, über Venenentzündung, Thrombose und Embolie, die akute Entzündung der Arterien, vor allem aber Grundsatzartikel wie »Über die Standpunkte in der wissenschaftlichen Medizin« und »Über die Reform der pathologischen und therapeutischen Anschauungen durch die mikroskopischen Untersuchungen«, beide 1847 veröffentlicht, hatten bereits so viel Aufmerksamkeit erregt, dass ihn Stellenangebote aus Würzburg und Gießen erreichten. Virchow entschied sich für Würzburg. In München hatte König Maximilian II. zwar politische Bedenken, die Fakultät der Universität Würzburg konnte sich jedoch durchsetzen und berief Virchow am 21. August 1849 auf den 1845 gegründeten ersten Lehrstuhl für Pathologische Anatomie im Deutschen Bund. Nach dem Debakel in Berlin zeigte Virchow keine besonderen politischen Ambitionen, sondern wollte in Ruhe arbeiten und forschen. Nach dem im November erfolgten Umzug begann in Würzburg eine produktive Schaffensperiode, die sich in einer intensiven Obduktionstätigkeit (aus den Jahren 1850–1856 sind etwa 900 Sektionsprotokolle erhalten), mikroskopischen Untersuchungen und Kursen, Vorlesungen und den regelmäßigen Tagungen der neu gegründeten »Physikalisch-Medicinischen Gesellschaft«, dessen Sekretär er war, vor allen Dingen aber in zahlreichen Einzelpublikationen und einem »Handbuch der Speciellen Pathologie und Therapie« niederschlug.

Auf der Grundlage seiner mehrjährigen Zellstudien entwickelte Virchow das Konzept einer Zellularpathologie und veröffentlichte seine Erkenntnisse erstmals 1855 in »seinem Archiv«. Das verschaffte ihm gegenüber seinen Wissenschaftskollegen, die sich zeitgleich mit mikroskopischen Zelluntersuchungen befassten (genannt seien hier Gottlieb Gluge, Julius Vogel, Friedrich Günsburg, Carl Bruch und insbesondere Robert Remak) einen bedeutenden Vorteil. Remak und Virchow waren Schüler von Johannes Müller und Lucas Schönlein und hatten gemeinsam bei Robert Froriep, seit 1833 Prosektor der Charité, gearbeitet. Zum Würzburger Kreis gehörte auch Albert Kölliker, ein Schüler von Jakob Henle. Kölliker hatte zuvor für kurze Zeit in Berlin bei Müller und Froriep studiert und befasste sich mit vergleichender Anatomie und Physiologie und in diesem Zusammenhang ebenfalls mit der Zellforschung. Er war schon 1844 von der freien Zellenbildung überzeugt und beschrieb 1852 in seinem Handbuch der Gewebelehre nicht nur Zellen mit Kern und Kernkörperchen, sondern auch die Zellteilung, zu einer Zeit, zu der andere, auch Virchow, noch an der Schwann'schen Lehre von der Zellentstehung aus einem formlosen Blastem festhielten. Im gleichen Jahr beschrieb auch Remak, dass sich Zellen durch Teilung vermehren. Der Begriff »Cellular-Pathologie« wurde jedoch nach mehrjährigen gründlichen Vorstudien als Konzept für eine Betrachtungsweise aller organischen Krankheiten erst durch Virchow in einem 1855 veröffentlichten Aufsatz geprägt, der auch sein Credo »Omnis cellula a cellula« enthält und dauerhaft zu seinem Ex libris wurde.[4] Die Zellularpathologie war der Gegenentwurf zu der bis dahin gültigen Krankheitslehre, der Humoralpathologie, die weiterhin von Carl v. Rokitansky in Wien vertreten wurde.

Vor Virchow hatte außer Kölliker auch Remak bereits 1845 Zweifel an der Schwann'schen Zytoblastemlehre geäußert. 1852 kam er aufgrund seiner embryologischen Studien zu der Feststellung, dass »sämtliche aus der Furchung hervorgehende Embryonalzellen sich bei ihrem Übergange in Gewebe durch Theilung vermehren«. Diese Erkenntnis übertrug er auch auf die pathologische Zellvermehrung. Remak verübelte es Virchow, ihn in dessen immerhin 36 Seiten umfassenden Arbeit nicht zitiert zu haben. Virchow hat Remaks Leistung später anerkannt und ihn schließlich auch in seiner 1858 in Berlin erschienen Monographie zitiert.[5]

In diesem Zusammenhang sollen Leistung und Schicksal von Robert Remak näher betrachtet werden, um ihn wenigstens für einen Augenblick der Vergessenheit zu entreißen. Der gegenüber Virchow sechs Jahre ältere, hochbegabte Remak befasste sich frühzeitig mit neuroanatomischen und neurohistologischen Themen, eine erste Arbeit erschien 1836. Bereits 1839 wurde er von Alexander v. Humboldt für einen Lehrstuhl der Physiologie in Wilna/Litauen empfohlen. Die Berufung schlug wegen angeblicher christlicher Intoleranz fehl. Wenngleich er unentwegt tätig war und die Ergebnisse seiner Forschungstätigkeit zu verschiedenen Themen (krankhafte Geschwülste, z.B. Osteosarkom, Melanose, Ossifikation, Favus) publizierte, hatte er keine Anstellung an einer Klinik oder Prosektur, sondern arbeitete in seiner Berliner Wohnung, in der er seit 1841 auch anatomische und mikroskopische Demonstrationen durchführte. 1843 wurde er Assistent an der Medizinischen Klinik von Johann Lucas Schönlein, der zunächst in Würzburg und Zürich gelehrt hatte und 1839 einer Berufung an die Charité gefolgt war. An der Charité-Prosektur führte er für Schönlein Obduktionen durch und traf dort auf Virchow. Eine 1843 vom Ministerium abgelehntes Gesuch zur Durchführung einer Habilitation wurde erst vier Jahre später mit vehementer Unterstützung durch Alexander v. Humboldt genehmigt. Ein Ersuchen um eine außerordentliche Professur wurde hingegen zurückgewiesen. Die Ernennung zum Privatdozenten erfolgte 1847 zeitgleich mit Virchow. Nach dem Scheitern der revolutionären Bewegung, für die sich Remak und Virchow gleichermaßen engagierten, verließen beide die Charité. Während Virchow auf einen Lehrstuhl in Würzburg berufen wurde, scheiterten Remaks Bewerbungen um eine Professur in Erlangen bzw. ein Extraordinariat in Krakau. Auch der Versuch von Johannes Müller, seinem ehemaligen Schüler zur Mitgliedschaft in der Akademie der Wissenschaften zu verhelfen, misslang.[6]

Dass Remak bei seinen Bewerbungen und Gesuchen eine permanente Zurücksetzung erfahren hat, ist zweifellos auf seine jüdische Herkunft zurückzuführen. Er entstammte einer jüdischen Kaufmannsfamilie in Posen. In Preußen war die Berufung von Juden als Hochschullehrer seit 1822 verboten. Daran konnten auch beste Referenzen durch Humboldt, Müller, Schönlein und später auch Virchow nichts ändern. Das Verbot wurde erst 1859 aufgehoben. Nur dadurch konnte Remak schließlich zum Extraordinarius ernannt werden. Seine von Virchow unterstützten Bemühungen, therapeutischen Versuche zur Erregbarkeit gelähmter Muskeln an der Charité zu erproben, wurden jedoch durch die leitenden Ärzte, darunter auch der Nachfolger Schönleins, der Internist Frerichs, verhindert. Die Verhältnisse zwangen Remak schließlich, ein privates Ambulatorium zu gründen. Remak verstarb 1865 im Alter von nur 50 Jahren an den Folgen (vermutlich Sepsis) eines Karbunkels. Er stand zwar an 2. Stelle auf der Berufungsliste für den 1856 neu geschaffenen Lehrstuhl für Pathologische Anatomie in Berlin, allerdings dürfte er gegen Virchow nur eine Chance gehabt haben, wenn dieser die Berufung abgelehnt hätte, aber auch das wäre keineswegs sicher gewesen. Sein Schicksal ist ein trauriges Beispiel für den damals nicht nur in Preußen herrschenden Antisemitismus.

Wie Virchow mehrfach betont hat, war die in den fünfziger Jahren des 19. Jahrhunderts kreierte Zellularpathologie mit den damaligen technischen Voraussetzungen nur deshalb möglich geworden, weil man den pathologischen Vorgängen in der Zelle »mindestens um 300-mal nähergetreten war«, d.h. mit der damals immerhin schon 300-fachen mikroskopischen Vergrößerung. Danach wurden, ausgehend von ungefärbten, nur mit Essigsäure behandelten histologischen Präparaten, schrittweise Fixierung, Schnitttechnik und Färbungen verbessert und führten zu immer neuen Entdeckungen und einem detaillierten Wissen in der Histologie und Histopathologie. Nachdem die lichtmikroskopischen Möglichkeiten hinsichtlich der Erfassung neuer Strukturen ausgereizt waren, setzte die »klassische« Zellularpathologie ihre universelle Nutzbarkeit fort und wurde die Grundlage für die mikroskopische bioptische und autoptische Diagnostik. Die 1863 von Wilhelm v. Waldeyer-Hartz eingeführte und von Paul Ehrlich auf der Grundlage seiner Dissertation über die Anilinfarben 1878 weiter entwickelte Hämatoxylin-Eosin-Färbung gilt bis heute als Goldstandard. Zeitgleich wurde die Schneidetechnik mittels Mikrotoms, das Serienschnitte von in Formalin fixierten und in Paraffin eingebetteten Gewebsproben ermöglichte, durch Rivet (1869) und Thoma (1881) verbessert. Durch die Anwendung weiterer Spezialfärbungen konnte man verschiedene Zelltypen, Zellmembranen und im scheinbar strukturlosen Zytoplasma kleinste Granula, Fäden und Netze und im Zellkern neben dem seit der Erstbeschreibung durch Rudolf Wagner 1835 bereits bekannten Nucleolus auch die Chromosomen beobachten, ein Begriff, den v. Waldeyer 1888 eigeführt hat.

Virchow kannte selbstverständliche alle bis dahin entdeckten Zellstrukturen, war sich aber darüber im Klaren, dass das Mikroskop auch durch die inzwischen deutlich verbesserte Leistungsfähigkeit der Mikroskope mit einer 900- bis 1200-fachen Vergrößerung immer nur die morphologische Seite der Biologie zeigen würde und dass jenseits der Morphologie mechanische und chemische Vorgänge lägen. Er vermutete sogar, dass sich hinter der lichtmikroskopisch sichtbaren Ebene »molekulare Kräfte« verbergen würden und dass für deren Nachweis andere, neue Methoden erforderlich wären. Wörtlich schreibt er im Jahre 1879: »Der Mensch gesteht sich nicht gerne ein, dass die Erkenntnismittel beschränkt sind. Resignation ist eine schwere Tugend und doch muss sie geübt werden und vor allem in der Wissenschaft. Es mag paradox erscheinen, von jemand Entsagung zu fordern, der die volle Wahrheit sucht. Aber die Paradoxie liegt nur in der Einseitigkeit des Weges, den er verfolgt. Viele Wege führen nach Rom, aber nicht alle.«[7]

Eingedenk dieser Worte lässt sich wohl feststellen, dass die Zellularpathologie auch über viele Jahrzehnte nach Virchow das geleistet hat, was sie vermochte, nämlich als allgemein gültiges Krankheitsprinzip zu gelten, sofern man die Zelle als letzte biologische Einheit aller Lebenserscheinungen akzeptierte. Sie war und bleibt bis heute die Grundlage der zyto- und histomorphologischen Diagnostik und die geeignete Methode, um alle Krankheiten, die sich durch pathologische Veränderungen der Zellen zu erkennen geben, zu erfassen und zu benennen. Alles, was darüber hinaus geht, erfordert neue Methoden. Das besondere Verdienst Virchows liegt vor allem darin, dass er den bis dahin gängigen und allgemein gültigen Vitalismus, der Lehre von einer hypothetischen Lebenskraft den Nährboden entzogen und zugleich der bis dahin vorherrschenden Humoralpathologie seine wissenschaftlich fundierte Zellularpathologie entgegengestellt hat. Indem er die Zelle als den eigentlichen Ort der Krankheit erkannte, hatte er die Auffassung von Morgagni, der den Sitz der Krankheit in den Organen sah, weitergeführt und auf eine neue materielle Grundlage gestellt. Dieser Schritt wird bis heute als ein Meilenstein in der Geschichte der Krankheitserkennung gewertet.

Wie nicht anders zu erwarten, rief Virchows Zellularpathologie nicht nur Zustimmung hervor, sondern sogleich auch Kritiker auf den Plan, denen Virchow schon 1860 in einem längeren Artikel eine Abfuhr erteilte.[8] Entgegen den späteren Kritiken, die vorwiegend in der ersten Hälfte des 20. Jahrhunderts von Pathologen, Anatomen, Histologen und Biologen geäußert wurden, haben Medizinhistoriker, wie z. B. Paul Diepgen, die Universalität der naturwissenschaftlichen und philosophischen Betrachtungsweise Virchows in der Beweisführung für die Richtigkeit seiner Zellularpathologie, in der er auch die extrazellulären und insbesondere die Blutgefäße und Nerven berücksichtigt hat, durchaus gewürdigt.[9]

Den Kritikern, die in der vorliegenden Monografie ausreichen zu Wort kommen, muss man zu Recht vorhalten, dass sie die einschlägigen Publikationen, in denen Virchow seine Zellularpathologie ausführlich begründet, entweder nicht gekannt oder gelesen oder aus Sekundärquellen entnommen haben. Andere hielten sie einfach für veraltet und haben ihre zukünftige Bedeutung verkannt. Deshalb ist es das unbestreitbare Verdienst des Autors Heinz David, nicht nur auf die Fehlinterpretationen oder falschen Darstellungen hingewiesen, sondern durch eine Gegenüberstellung von Kritik und Originaltext der Virchow'schen Publikationen auch nachgewiesen zu haben – bei der Fülle der Publikationen eine Sisyphusarbeit. Aus 9500 Druckseiten Virchow'scher Veröffentlichungen wurden 127 Arbeiten ausgewählt, aus denen der Autor in rund 250 meist ausführlichen Zitaten Virchow hat zu Wort kommen lassen. Dadurch ist es ihm gelungen, die fehlerhafte Interpretation der Zellularpathologie von durchaus namhaften Wissenschaftlern zweifelsfrei zu belegen. David räumte auch mit dem Klischee auf, dass man zwischen dem jungen und dem alten Virchow unterscheiden müsse. Virchow hat eine als richtig erkannte wissenschaftliche Meinung im Laufe seines Lebens ebenso wenig geändert wie seine politische Überzeugung.

Die Zellforschung beschränkte sich nicht auf Virchows Zellularpathologie. Sie begann mit Robert Hooke, der 1665 mit selbst gebauten Mikroskopen erstmals den zellulären Aufbau von Pflanzen (nämlich am Kork) beschrieb und den Begriff »Cellula« prägte, und setzte sich über Malpighi und Leeuwenhoek, Purkinje, den Botaniker Schleiden und den Zoologen Schwann fort, der schließlich 1839 feststellte, dass alle Lebewesen aus Zellen bestehen. 1825 hatte Purkinje schon den Zellkern im Vogelei entdeckt, während für den ebenfalls von ihm geprägte Begriff »Protoplasma« Kölliker 1863 die Bezeichnung »Zytoplasma« einführte.

Nachdem Camillo Golgi 1873 erstmals die Zellmembran färberisch darstellen konnte, entdeckte er 1889 auch die nach ihm benannte Zellstruktur. Schließlich entdeckten mehrere Forscher die von Walther Flemming 1882 als Chromatin und von Wilhelm Waldeyer 1888 als Chromosomen bezeichneten, bis dahin als »Mutterkörner« bekannten Zellkernstrukturen. Damit waren bereits um 1900 alle wichtigen, lichtmikroskopisch darstellbaren morphologischen Bestandteile der Zelle bekannt.

In den folgenden Jahrzehnten konnten diesen Strukturen auch bestimmte Funktionen zugeordnet werden, nachdem Theodor Boveri und Walter Sutton bereits 1903 mit ihrer Chromosomentheorie der Vererbung die Zytogenetik begründet hatten. Diese und andere frühere Erfolge, beispielsweise in der Bakteriologie durch die mikroskopische Entdeckung des lange gesuchten Tuberkuloseerregers 1882 durch Robert Koch, waren Gründe dafür, dass sich viele Wissenschaftler weiterhin auf der lichtmikroskopischen Ebene bewegten und versuchten, unbekannte Zellfunktionen zu entschlüsseln. Eine der möglichen Methoden wurde darin gesehen, alle Zellstrukturen zu quantifizieren und mit Ergebnissen der physiologischen Chemie (später Biochemie) und der Physiologie zu korrelieren. Außerdem versprach man sich davon valide Vergleiche zwischen verschiedenen Versuchsgruppen, Entwicklungsstadien innerhalb einer Spezies oder zwischen verschiedenen Spezies. Dafür eignete sich die schon früher in der Geologie und Metallurgie angewendete Methode der Morphometrie und Stereologie, die bereits 1946 von D.S. Sarkisov beschrieben und durch den Anatomen Hans Elias 1961 in die Medizin eingeführt wurde. Ewald Weibel, ebenfalls Anatom, hat die Methode weiter ausgebaut und mit funktionellen Parametern, insbesondere der Lunge, verglichen. Die 1967 gemeinsam herausgegebene Monografie hat die Methode weltweit bekannt gemacht. Seitdem wurden mit Hilfe eines quadratischen Gitternetzes durch Zählung von Schnittpunkten über den zu untersuchenden Zellen und Zellorganellen nicht nur wie bisher Längen und Flächen gemessen, sondern auch Volumina berechnet. Diese Technik konnte sofort in der Elektronenmikroskopie genutzt werden und hielt Anfang der 1970er Jahre auch Einzug in das Pathologische Institut der Charité. Die Ergebnisse hat David 1977 in einer Monographie veröffentlicht.[10] Da zu dieser Zeit noch keine Computer zu Verfügung standen, konnte die Flut der Messdaten nicht adäquat verarbeitet werden und führte zu regelrechten »Datenfriedhöfen«. Da die Datenmengen riesig und der Erkenntnisgewinn gering waren, geriet die Methode bald in Misskredit und wurde nach einem Übergangsstadium, in dem Zellstrukturen wie die argentaffinen Nukleolus-organisierenden Regionen (AgNOR) mittels automatischer Bildanalyse vermessen wurden, mit der Einführung prinzipiell neuer Methoden in der Pathologie, insbesondere der Immunhistochemie, aufgegeben.

Das erste Elektronenmikroskop wurde schon 1931 durch Ernst Ruska und Max Knoll in Berlin gebaut. Nachdem Ruska für die Firma Siemens arbeitete, stellte er dort 1939 das erste Transmissionselektronenmikroskop fertig. Die weitere Entwicklung verzögerte sich durch den Krieg und die nach Kriegsende erfolgte Demontage der Abteilung für Elektronenoptik. Eine neue Entwicklungsphase führte 1954 zum Elmiskop 1, von dem Siemens in den Folgejahren über 1.000 Exemplare verkaufte. Infolge der genannten Verzögerung fand die Technik relativ spät Eingang in die Zellforschung, wobei die Effektivität der Methode 1957 am Pathologischen Institut der Charité durch politisch bedingte wirtschaftliche Hindernisse erschwert wurde. Trotzdem muss man es einen glücklichen, ja schicksalhaften Umstand ansehen, dass der junge Heinz David sein Medizinstudium (das damals wegen des Ärztemangels auf fünf Jahre verkürzt worden war) genau zu diesem Zeitpunkt beendet hatte, sofort eine Anstellung am Pathologischen Institut unter der Leitung von Prof. Louis-Heinz Kettler erhielt, der ihn sogleich mit der Aufgabe betraute, die Elektronenmikroskopie am Institut als neue Abteilung zu etablieren, deren Leitung ihm schon 1957 übertragen wurde. Mit dieser Methode konnte nunmehr an dem großen, noch von Rudolf Virchow konzipierten Institut, die submikroskopische ultrastrukturelle Ebene mit dem Ziel erschlossen werden, der alten (»klassischen«) Zellularpathologie eine neue (»moderne«) Zellpathologie gegenüber zu stellen oder vielmehr, die Zellularpathologie Virchows durch die tiefer gehenden Analysen und die Entdeckung neuer Strukturen und Funktionen, womöglich auch neuer Krankheitsursachen, zu ergänzen, anderseits auch alte Vorstellungen zu revidieren, in jedem Fall aber weiter zu entwickeln und so auf eine höhere Stufe zu stellen.

Heinz David nutzte die Gunst der Stunde, weil er die einmalige Chance erkannte, die Pathologie der Zelle mit dem neuen Rüstzeug zu erforschen und so das Lebenswerk von Rudolf Virchow weiter zu führen. An dessen Wirkungsstätte zu arbeiten war ein Privileg und so wurde er nicht nur durch den Genius loci beflügelt, sondern auch durch seinen akademischen Lehrer Kettler, dem fünften Nachfolger Virchows, der ihm diese großartige Möglichkeit bot. Die wichtigste Methode, um in die Ultrastruktur der Zelle einzudringen und neue Zellstrukturen zu entdecken und zu beschreiben, war zu jener Zeit die Elektronenmikroskopie, das wichtigste Werkzeug ein Elektronenmikroskop mit den zugehörigen Geräten. Für die Beschaffung der Gerätschaften mussten mancherlei Widerstände überwunden werden, weil es sich teilweise um »Westimporte« handelte, deren Ankauf »Valutamittel« kostete und deshalb eine Genehmigung durch eine zentrale »Beschaffungsstelle« erforderte. Gelegentlich kamen dabei auch glückliche Umstände zu Hilfe. Einer dieser Umstände war das mit großem Aufwand begangene Charité-Jubiläum 1960.

Im Jahre 1960 feierten die Humboldt-Universität (die zu diesem Zeitpunkt erst seit elf Jahren diesen Namen trug) ihr 150-jähriges und die Charité ihr 250-jähriges Jubiläum. Dazu erschienen zahlreiche Publikationen aus fast allen Kliniken und Instituten der Medizinischen Fakultät. Lous-Heinz Kettler, seit 1953 Institutsdirektor, hat aus diesem Anlass einen ausführlichen Artikel zur Geschichte des Pathologischen Instituts verfasst, in dem er diese bis auf das Jahr 1727 zurückverfolgt und die verschiedenen Epochen vor und nach der Errichtung des ersten eigenständigen Instituts und Lehrstuhls für Pathologische Anatomie der Berliner Universität im Jahre 1856 hinsichtlich ihrer Bedeutung für die medizinische Wissenschaft bis in die schwierige Nachkriegszeit kenntnisreich beschreibt.[11]

Als glanzvollste Epoche nennt Kettler die Zeit, die mit der Rückkehr Virchows aus Würzburg beginnt und unter dessen Führung das Pathologische Institut Weltgeltung erlangen sollte. Dieser Nimbus übertrug sich auch auf die Zeit unter Virchows Nachfolger Johannes Orth. Als Beleg für die internationale Reputation mögen nur einige von Orth genannte Angaben dienen, die sich auf das Studienjahr 1908/09 beziehen. In dieser Zeit arbeiteten in dem neuen, 1899 noch unter Virchow eröffneten Museumsgebäude und unter Orths Leitung 1906 fertiggestellten Gebäudekomplex, dem weltweit größten Pathologischen Institut, insgesamt 60 Gäste (darunter 12 Frauen) aus 12 verschiedenen Ländern, davon 18 Gäste aus Russland, 16 aus Japan, 6 aus den USA und 2 aus Südamerika. Die Wissenschaftler, einschließlich Volontärassistenten und Medizinalpraktikanten, arbeiteten in verschiedenen Abteilungen, die Virchow etabliert hatte. Dabei handelte es sich nicht nur um die klassische pathologische Anatomie mit einer Sektionsabteilung und einem Museum für Lehrzwecke, sondern um eine schon von Virchow frühzeitig eingerichtete chemische, eine experimentell-biologische und eine bakteriologische Abteilung. Unter Orth kam ein weiteres Arbeitsgebiet hinzu, die Krebsforschung. Das 1903 gegründete Krebsforschungsinstitut unter Leitung des Internisten Ernst von Leyden, Direktor der I. Medizinischen Klinik der Charité, befand sich in drei, Baracken genannten, kleinen, flachen Gebäuden unmittelbar neben dem (damals teilweise noch im Bau befindlichen) Pathologischen Institut. Bereits 1900 war ein Komitee für Krebsforschung gegründete worden, dem Orth seit 1904 als Vorstandsmitglied angehörte und dessen Sitzungen in seinem Institut stattfanden.

Die genannten Spezialabteilungen zogen Wissenschaftler aus aller Welt an. Die Attraktivität der Charité beruhte bekanntermaßen auf Leistungen, die in mehreren Instituten und Kliniken von innovativen Ärzten erbracht wurden, unter denen auch Nobelpreisträger wie Robert Koch, Emil von Behring und Paul Ehrlich waren. Das erste Krebsforschungsinstitut der Welt sollte allerdings als »Krebsbaracke« traurige Berühmtheit erlangen.[12]

Aus Anlass der 250-Jahrfeier der Charité wurde dem Pathologischen Institut 1960 ein neues Elektronenmikroskop des VEB Werk für Fernsehelektronik mit Sitz in Berlin-Oberschöneweide übergeben. Ein Jahr zuvor war das in der Geschwulstklinik der Charité angesiedelte elektronenmikroskopische Labor, das mit einem Zeiss-Elektronenmikroskop und einem schwedischen Sjöstrand-Ultramikrotom ausgestattet war, ohne jeden Widerstand des Klinikdirektors Fritz Gietzelt, der dieser Methode offenbar keine Zukunftschancen einräumte, mitsamt seinen wenigen, aber kompetenten und engagierten Mitarbeitern in das Pathologische Institut überführt und zur Abteilung für Elektronenmikroskopie der Charité erhoben worden, de facto blieb es aber bis 1991 eine der produktivsten Abteilungen des Instituts.

Nachdem die Abteilung 1966 ein neues Siemens-Elektronenmikroskop erhalten hatte (ein Ausstellungstück auf der Leipziger Messe) nahm der Trend, neue Erkenntnisse auf submikroskopischer Ebene zu erzielen, weiter zu. In den folgenden Jahren wurden in der Tat mit der Elektronenmikroskopie, oft in Kombination mit anderen Methoden, eine Fülle von neuen Ergebnissen erzielt. Dabei standen insbesondere pathologische Veränderungen von Struktur und Funktion der Zellorganellen im Fokus der Untersuchungen, die unter anderem zu dem von David geprägten Begriff der Organellopathien führte. Durch die zahlreichen neuen Forschungsergebnisse gewann die Abteilung rasch an Ansehen.

In der Praxis wirkte sich dieser Status allerdings so aus, dass etliche Mitarbeiter in Instituten und Kliniken der Charité ihre wissenschaftlichen Daten für eine Promotion oder Habilitation durch eine moderne morphologische Methode untermauern wollten und den Zugang zu dieser Abteilung suchten. Durch die völlige Auslastung der technischen und personellen Kapazität kam es zu zeitlichen Engpässen, so dass selbst Ärzte des eigenen Instituts zurückstehen und sich nach Alternativen umsehen mussten.

1973 wurde ein Forschungsprogramm formuliert, das auch in diesem Buch beschrieben ist. Das Programm hatte ambitionierte, teilweise unrealistische Ziele, weil die nachfolgende Entwicklung der Wissenschaft zum damaligen Zeitpunkt und noch viele Jahre danach nicht vorhersehbar war. Immerhin brachten es die intensiven Bemühungen, dem internationalen Stand der Forschung zu entsprechen, aber auch, wie David in seinen Erinnerungen beschreibt, unverhoffte Wendungen in der Politik mit sich, dass der Abteilung 1979 nochmals ein modernes Elektronenmikroskop der Firma Siemens zugesprochen wurde. Es war die hohe Zeit der ultrastrukturellen Pathologie, die noch für ein Jahrzehnt die morphologische Zellforschung dominieren sollte.

Spätestens jetzt müssen wir auf unsere eingangs geäußerte Überzeugung zurück kommen, nach der Heinz David zu Recht als derjenige Nachfolger Virchows gelten darf, der dessen Zellularpathologie nicht nur studiert und vertreten, sondern als moderne Zellpathologie erweitert und durch die Einbeziehung anderer, speziell morphometrischer, ultrastrukturell biochemischer und molekularbiologischer Methoden und die dadurch gewonnenen neuen Kenntnisse über den Zellstoffwechsel und die Vielfalt der Zellfunktionen grundlegend reformiert hat.

An dieser Stelle scheint es angebracht, auf Davids Biographie und auf seine Stellung am Institut für Pathologie näher einzugehen:

Heinz David wurde am 5. Dezember 1931 in Tilsit geboren und besuchte dort bis 1944 die Volksschule und das Gymnasium. Sein Vater war leitender Arzt der Inneren Abteilung des Städtischen Krankenhauses. Die Flucht vor der heranrückenden Front führte die Familie auf Umwegen bis nach Hohenems im heutigen Österreichischen Bundesland Vorarlberg. Da die ehemaligen Reichsdeutschen dort nicht mehr willkommen waren, endete die Flucht nach Durchquerung der französischen und britischen Besatzungszone im November 1945 in der Garnisonsstadt Neuruppin. Hier schloss Heinz David im Sommer 1950 seine Schulbildung mit dem Abitur ab, als Einziger der Klasse mit der Gesamtnote »sehr gut«. Mit diesen Voraussetzungen bewarb er sich um einen Studienplatz für Humanmedizin an beiden Berliner Universitäten und erhielt zu seiner nicht geringen Überraschung von beiden Fakultäten eine Zulassung zum Medizinstudium. Aus familiären Gründen entschied er sich für die Humboldt-Universität.

Mit dem Studium an der Charité beschritt Heinz David einen Weg, dessen Ziel er mit Fleiß, Wissensdurst und Ehrgeiz verfolgte. Im vierten Studienjahr erhielt er das Goethe-Stipendium der Stadt Berlin, das im Gegensatz zum staatlichen Karl-Marx-Stipendium ausschließlich für fachliche Leistungen verliehen wurde. Heinz David hörte Vorlesungen bei vielen Größen der Medizin, wie z. B. den Professoren Stieve, Brugsch, Kraatz, Pschyrembel und Felix, dem Nachfolger von Sauerbruch, die ihn ebenso prägten wie die wirtschaftlich schwierige und politisch brisante, vom Stalinismus beherrschte Zeit jener Jahre. Die politische Indoktrination der Medizinstudenten, die dringend gebraucht wurden, weil zahlreiche Ärzte, darunter auch viele seiner Hochschullehrer und Kommilitonen die DDR verließen, hielt sich dadurch allerdings in Grenzen. Der permanente personelle Aderlass führte u. a. auch dazu, dass die Dauer des Medizinstudiums um ein Jahr verkürzt wurde. Deshalb absolvierte Heinz David das medizinische Staatsexamen schon im August 1955, nur einen Monat später (nachdem er zuvor seine Dissertationsschrift eingereicht hatte) bestand er auch das Examen rigorosum, die obligatorischen Promotionsprüfungen, beides mit der Note »sehr gut«. Danach begann seine steile wissenschaftliche Karriere an der Charité, die mit der Berufung auf den Virchow-Lehrstuhl gipfelte und 1991 aus politischen Gründen ihr jähes Ende fand.

Davids Leben als Wissenschaftler und Hochschullehrer ist untrennbar mit seinem Doktorvater Prof. Louis-Heinz Kettler verbunden, der ihm eine Assistentenstelle anbot und eine wissenschaftliche Tätigkeit auf dem Gebiet der Elektronenmikroskopie in Aussicht stellte. Dr. David nutzte die Chance, arbeitete sich rasch in die Methode ein und erzielte nach Überwindung technischer Schwierigkeiten erste Forschungsergebnisse, die umgehend publiziert wurden. Diese Leistungen bewogen Kettler, ihm die Leitung der noch in den Anfängen steckenden Elektronenmikroskopie zu übertragen. Der damals 26-jährige David hat seinen Mentor und Förderer nicht enttäuscht und erfüllte schon 1960 die Voraussetzungen für die Habilitation. Kurz darauf wurde er zum Dozenten und (nach den damals üblichen Regeln fünf Jahre als Dozent tätig gewesen zu sein) 1965 zum Professor mit Lehrauftrag ernannt. Nach der Habilitation folgte eine außerordentlich produktive Phase, in der allein für die Jahre 1961 bis 1967 über 100 Publikationen dokumentiert sind, die allermeisten mit ihm als Erstautor. 1967 erschien seine Monographie »Elektronenmikroskopische Organpathologie«, die David definitiv zum deutschlandweit führenden Wissenschaftler auf dem Gebiet der ultrastrukturellen Zellforschung auswies.[14] Sein nie nachlassender Antrieb wissenschaftlich tätig zu sein dürfte zum Teil dadurch begründet sein, dass er nach eigenen Angaben die zu dieser Zeit einmalige Möglichkeit sah, Virchows Zellularpathologie auf subzellulärer Ebene »zu untermauern und weiterzuführen«.

Dabei wurde er nach Kräften durch den Institutsdirektor unterstützt. Professor Kettler war eine starke Persönlichkeit und ein ausgezeichneter Hochschullehrer, der seine legendären Vorlesungen frei mit einer klaren Didaktik zum Mitschreiben hielt (sein Lehrbuch der Pathologie, an dem auch David mitwirkte, erschien erst 1966) und mit kurzen Anekdoten würzte, eine Begabung, die ihm einen stets überfüllten Hörsaal bescherte. Er war eine strenger, aber gerechter Chef, der nicht nur für seinen jüngsten und besten Schüler ein offenes Ohr hatte. Die Einarbeitung der Facharztkandidaten in die bioptische Diagnostik übernahm er ohne Ausnahme selbst. Den Sektionssaal betrat er oft und die bei der damaligen Sektionsfrequenz täglich stattfindende Besprechung der pathologisch-anatomischen Befunde mit den klinischen Ärzten versäumte er selten. Seine souveräne Art, die Krankheiten richtig einzuordnen und die Todesursache zu erkennen beruhte auf seiner langjährigen Erfahrung, die er bei seinem Lehrer Julius Wätjen in Halle gesammelt hatte, wo er 1943 zum Dozenten und 1948 zum Professor mit Lehrauftrag ernannt wurde. Diese Erfahrung konnte er nach seiner Berufung 1951 zum Prosektor des Pathologischen Instituts der Charité erweitern. Die Leitung der Prosektur an diesem Institut, das 1952 den Namen »Rudolf-Virchow-Haus« der Charité erhielt, war bis dato immer eine Position gewesen, die für eine Berufung auf einen Lehrstuhl prädestiniert war. Diese Tradition wurde letztmalig praktiziert als Professor Carl Coutelle, der ab 1958 Prosektor des Instituts war und zum 1. Januar 1964 auf den Lehrstuhl für Pathologie der Universität Halle-Wittenberg berufen wurde. Zuvor hatten schon zahlreiche Mitarbeiter Kettlers in Ost und West leitende Stellungen übernommen. Das Leben und Wirken von Louis-Heinz Kettler ist in einer Dissertation 2003 ausführlich beschrieben worden, die auch von Heinz David begutachtet wurde.[15]

Dass Prof. David 1968 Mitglied der SED wurde, dürfte mit seiner Hochschulkarriere nichts zu tun haben, da er zu dieser Zeit bereits mehrere Jahre als Professor tätig war und als Prodekan für Studienangelegenheiten und Leiter der Zulassungskommission wichtige Funktionen in der Fakultät innehatte. Daran ändert auch die kurz darauf (1969) erfolgte Berufung zum »ordentlichen« Professor nichts. Vielmehr wollte er aus leidvoller Erfahrung nicht nur Sprachrohr und Erfüllungsgehilfe der Partei sein, sondern auf Entscheidungen in der Hochschul- und Gesundheitspolitik Einfluss nehmen. Erst spät, nachdem viele Aktivitäten ins Leere gelaufen waren, dämmerte ihm, dass er dadurch nichts erreichen konnte. Seiner Überzeugung, dass die Idee des Sozialismus richtig sei, ist er trotz allem treu geblieben.

Die Lebensleistung von Heinz David ist imponierend und sucht ihresgleichen. Dazu gehören nicht nur rund 450 wissenschaftliche Publikationen und 50 Monographien und Beiträge in Lehr- und Handbüchern sowie unzählige Vorträge im In- und Ausland, sondern auch zahlreiche leitende Funktionen, in denen er die Geschicke des Instituts maßgeblich lenken und mitgestalten konnte. Schon unter seinem Mentor und akademischen Lehrer Kettler war er stellvertretender Institutsdirektor und nach dessen Tod 1976 nochmals 10 Jahre unter dem Direktorat von Prof. Simon. 1987 wurde er endlich selbst auf den Virchow-Lehrstuhl berufen. Von 1971 bis 1981 leitete er das Institut für Wissenschaftsinformation in der Medizin (IWIM), in dem ebenfalls zahlreiche Publikationen entstanden. Besondere Verdienste erwarb sich Prof. David als langjähriger Dekan der Medizinischen Fakultät (1980-1990), Vorsitzender der Gesellschaft für Pathologie der DDR (1980-1990) und Vizepräsident der Gesellschaft für experimentelle Medizin (1978-1989). Er war seit 1965 Mitglied der Akademie der Wissenschaften der DDR, seit 1973 Ehrenmitglied der Ungarischen Gesellschaft für Pathologie, außerdem Sekretär des Rates für Planung und Koordinierung der Medizinischen Wissenschaften, Chefredakteur der Zeitschrift für klinische Medizin und Redaktionsmitglied mehrerer nationaler und internationaler Fachzeitschriften. Wenn man die zusätzlichen Aktivitäten in anderen wissenschaftlichen Gremien und gesellschaftlichen Organisationen berücksichtigt, wird eine Leistung sichtbar, die nur mit größtem Fleiß und eiserner Disziplin zu erreichen war. Viele Kollegen, auch Nachfolger in seinen Funktionen an der Fakultät haben ihm dafür gedankt.

Unmittelbar nach den allgemeinen Volkskammerwahlen im März 1990 sprach ihm die Mehrheit aller Mitarbeiter des Instituts (83%) in einer geheimen Abstimmung das Vertrauen aus, und nach seiner Entpflichtung als Dekan im Juni 1990 zollte der neu gewählte Dekan Prof. Mau seinem Vorgänger, dem »dienstältesten Dekan, der je an der Charité gewirkt hat« seinen Respekt und Dank. In der neu konstituierten »Struktur- und Personalkommission« des Instituts, die ab Januar 1991 Beratungen abhielt, wurden Forschungsprojekte und Stellen für deren Leiter vorgeschlagen, wobei für Prof. David eine C4-Professur vorgesehen war. Gleichzeitig wurde unter seiner Federführung ein Leistungsbericht für den Wissenschaftsrat erarbeitet.

Trotz aller Verdienste um die Charité wurde Prof. David Ende August 1991 vom Dekan ultimativ aufgefordert, sich zwischen fristloser Entlassung und Vorruhestand zu entscheiden. Was war geschehen? Der Vorwurf lautete, aktiv für den Staatssicherheitsdienst der DDR tätig gewesen zu sein. Dies hätte eine unterschriebene Verpflichtungserklärung vorausgesetzt, die aber in der über Prof. David angelegten Akte nie gefunden wurde. Den Akteuren dürfte bekannt gewesen sein, dass ausnahmslos Direktoren aller Fachrichtungen, und zwar nicht nur in der Medizin, zu Auskünften verpflichtet waren, wenn sie danach gefragt wurden. Dazu musste man kein Mitarbeiter dieses Dienstes sein. Im Übrigen sind derartige Befragungen auch im internationalen Maßstab nicht ungewöhnlich, zum damaligen Zeitpunkt waren sie jedoch Grund genug, um mit dem Systemwechsel vornehmlich die Parteimitglieder aus ihren leitenden Stellungen zu entfernen und durch qualifizierte Führungskräfte aus den alten Bundesländern zu ersetzen. Wie wir heute wissen, betrug dieser Austausch über 80% aller Persönlichkeiten in leitenden Funktionen. Dieser gravierende politische Einschnitt in die ostdeutschen Biographien wirkt bis heute nach.

Trotz ungerechter und demütigender Behandlung, nicht zuletzt auch durch Kollegen, hat Heinz David nicht verzagt und weiterhin durchaus ambitionierte Pläne verfolgt. Bleibende Verdienste hat er sich mit den Monographien »Rudolf Virchow und die Medizin des 20. Jahrhunderts« (erschienen 1993), »Big Science und der Mythos von der Ehrlichkeit und Ehrenhaftigkeit der Wissenschaftler« (erschienen 2000), vor allem aber mit dem zweibändigen Buch »... es soll das Haus die Charité heißen«

(erschienen 2004) erworben. Mit diesem medizinhistorischen Werk hat der Autor nicht nur der Charité, sondern auch sich selbst ein Denkmal gesetzt. Dass Prof. David bis zu seinem 85. Lebensjahr als qualifizierter Diagnostiker begehrt und deshalb durch Vertretungen in zahlreichen privaten Niederlassungen für Pathologie tätig war (er selbst bezeichnete sich als »Wanderpathologe«), wissen wohl nur diejenigen, die den Kontakt zu ihm nicht abgebrochen haben. Auch diese Zeit hat er mit dem ihm eigenen hintergründigen Humor beschrieben.

Heinz David war nicht nur ein hervorragender Wissenschaftler, sondern auch ein außergewöhnlicher Mensch mit allen Tugenden und Schwächen, die einen solchen Menschen auszeichnen. Seine Leistungen sind unbestritten, seine Entscheidungen kann nur der verstehen, der die Zeit, in der sie getroffen wurden, miterlebt hat. Wer ihn persönlich kannte, hat sein Pflichtbewusstsein und seine Gewissenhaftigkeit bewundert und seine Ehrlichkeit und Hilfsbereitschaft geschätzt. Dabei war er wie jeder Mensch nicht unfehlbar und sich dessen auch bewusst. Hinter einem etwas distanzierten Äußeren verbarg sich ein guter und sensibler Kern. Lesen war von Jugend an sein größtes Vergnügen, das Schreiben seine erklärte Leidenschaft, die Wissenschaft seine Welt. Seinem Oeuvre kann man entnehmen, dass er jede Minute im Institut, meist wohl auch zu Hause und sogar im Urlaub zur Arbeit nutzte und seine Forschungsergebnisse ohne Verzug zu Papier brachte und veröffentlichte, bis 1990, den damaligen Umständen entsprechend, überwiegend in ostdeutschen Fachzeitschriften. Heinz David konnte nicht voraussehen, sondern nur im Nachhinein zur Kenntnis nehmen, dass die elektronenmikroskopische Ära beendet war. Spätestens seit der Einführung der Immunhistochemie und der Entwicklung immer neuer Antikörper, der Wiederentdeckung der Polymerase-Kettenreaktion (PCR) durch Kary Mullis 1983, welche die Möglichkeit bot, durch eine exponentielle Vervielfältigung von DNA-Fragmenten aus kleinsten Gewebsproben spezifische DNA (und RNA) nachzuweisen sowie der Entwicklung eines breiten molekularpathologischen Methodenspektrums, wie der PCR-basierten Mutationsanalyse und der FISH (Fluoreszenz (DNA) In situ Hybridisierung)-basierten Genanalyse in den 1990er Jahren und schließlich der zeitgleichen Digitalisierung mit der Möglichkeit, ungeheure Datenmengen zu verarbeiten, wurde die Elektronenmikroskopie definitiv aufgegeben. Die Elektronenmikroskopie konnte nicht in die molekulare Ebene vordringen und wurde deshalb in der Erforschung und Diagnostik der weltweit wichtigsten Krankheiten und Todesursachen, namentlich der Arteriosklerose, der malignen Tumoren und der Infektionen durch die Molekularpathologie abgelöst. Die histologische und ultrastrukturelle Zellpathologie war Geschichte.

Heinz David hat 2006 seine äußerst detaillierte und subtile Autobiographie (er nannte sie Lebensrouten) hinterlassen, die nicht nur sein Leben beschreibt, sondern auch die Lebensumstände seiner Zeit.[16] In dieser Biographie, in der er nichts beschönigt und nichts verschweigt, wird ein authentisches Bild der wissenschaftlichen, politischen, sozialen und wirtschaftlichen Situation in der Institution gezeichnet, in der er den größten Teil seines Lebens verbracht hat, der Medizinischen Fakultät (Charité) der Humboldt-Universität zu Berlin. Dadurch ist sie ein Stück Zeitgeschichte der Charité, die, das Studium einbezogen, ein halbes Jahrhundert umfasst. Der Autor dieser Zeilen verdankt ihm die Möglichkeit, die Anwendung der Elektronenmikroskopie in seiner Abteilung zu erlernen, dadurch selbständig am Mikroskop zu arbeiten und die Arbeit aus den bereits beschriebenen Gründen am Institut für Morphologie des Menschen der Akademie der Wissenschaften in Moskau, das über drei nicht ausgelastete japanische Elektronenmikroskope verfügte, fortzusetzen. Die dort angefertigten rund 3.000 Aufnahmen bildeten die Grundlage für seine Habilitationsarbeit, deren öffentliche Verteidigung 1982 im Institut für Pathologie durch Prof. David, zu dieser Zeit Dekan der Medizinischen Fakultät der Charité, geleitet wurde.[17]

Eine mit der Vielzahl von Funktionen und Aufgaben verbundene Arbeitsbelastung, wie sie Heinz David geschultert hat, kann ein Mensch nur durchhalten, der viel Energie hat, wenig Schlaf braucht und kerngesund ist. Tatsächlich hat man ihn fast nie krank gesehen. Das hatte er durchaus mit Virchow gemeinsam. Man würde seiner Persönlichkeit aber nicht gerecht werden, wenn man versuchte, ihn mit seinem großen Vorbild vergleichen zu wollen. Er lebte ein anderes Leben in einer politisch schwierigen Zeit. Auch andere Virchow-Nachfolger wie Otto Lubarsch und Robert Rössle haben ihre Zeit nicht ganz unbeschadet überstanden. Heinz David hat sich bemüht, dem Anspruch zu genügen, für eine bestimmte Zeit auch einer seiner Nachfolger gewesen zu sein. Er hat diese Probe wie alle anderen bestanden, mehr kann und darf man nicht verlangen.

Das vorliegende Buch über Rudolf Virchow und die Medizin des 20. Jahrhunderts ist Bestandteil seines Lebenswerkes, das sich durch einen nur mit Virchow zu vergleichenden Fleiss, durch Detailgenauigkeit und thematische Vielseitigkeit auszeichnet. Die mit diesem Buch verbundene unglaubliche Geschichte hätte mit Sicherheit einen anderen Verlauf genommen, wenn es nicht zu Virchows 90., sondern zu seinem 100. Todestag 2002 geschrieben worden wäre. Die ihm damals bewusst versagte Anerkennung wird Heinz David nunmehr aus Anlass des 200. Geburtstages von Rudolf Virchow am 13. Oktober 2021 in Würdigung seiner eigenen Leistung für die Medizin des 20. Jahrhunderts zuteilwerden.

Literatur

1. Guski H., Weber K. Johannes Orth und sein Vermächtnis an die Pathologie. Deutsche Gesellschaft für Pathologie e.V. Pathologie im Wandel – Betrachtungen zum 120-jährigen Jubiläum der DGP. 2017; S. 7-31
2. Virchow R. Alter und neuer Vitalismus. Arch pathol Anat u Physiol u klin Med 1856, 9: 3-55.
3. Virchow R. Unser Jubelband. Arch pathol Anat u Physiol u klin Med 1897, 150: 1-4.
4. Virchow R. Cellular-Pathologie. Arch pathol Anat u Physiol u klin Med 1855, 9: 3-39.
5. Virchow R. Die Cellularpathologie in ihrer Begründung auf physiologische und pathologische Gewebelehre. Verlag von August Hirschwald. Berlin, 1858.
6. Dhom, G. Geschichte der Histopathologie. Springer, Berlin Heidelberg 2001.
7. Virchow R. Die Fortschritte in der Kriegsheilkunde, besonders im Gebiete der Infectionskrankheiten. Ges Abhdl a d Geb d öff Med u d Seuchenlehre. 2. Bd Berlin 1879, 609-619.
8. Virchow R. Die Kritiker der Cellularpathologie. Arch pathol Anat u Physiol u klin Med 1860, 18: 1-14.
9. Diepgen P. Die Universalität von Virchows Lebenswerk. Virchows Arch 1952, 322: 221-232.
10. David H. Ortho- and Pathomorphology of Human ans Animal Cells in Drawings, Diagrams and Constructions. Gustav Fischer Verlag Stuttgart New York 1978, S. 1-503.
11. Louis-Heinz Kettler. Das Pathologische Institut der Charité. Z für ärztl Fortb 1960, 9: 530-547.

12. Voswinckel P. Erinnerungsort Krebsbaracke. Deutsche Gesellschaft für Hämatologie und Medizinische Onkologie e.V. 2004, S. 3-189.
13. David H. Elektronenmikroskopische Organpathologie. VEB Verlag Volk und Gesundheit Berlin 1967, S. 1-711.
14. Wegner, G-U. Leben und Wirken des Pathologen, Hochschullehrers und Wissenschaftlers Louis-Heinz Kettler an der Berliner Charité. Diss. Humboldt-Universität. Berlin 2003.
15. David H. Lebensrouten. Jacobs Verlag 2006.
16. Guski H. Zelluläre Grundlagen der Adaptation des Myokards. Diss. B. Humboldt-Universität. Berlin 1982.

Heinz David

Rudolf Virchow und die Medizin des 20. Jahrhunderts

Einleitung

Dass dieses Buch konzipiert und 1992 zustande kam und auch eine gewisse Existenzberechtigung sieht, ist in der Tatsache begründet, dass sich am 5. September 1992 der Todestag Virchows zum 90. Mal jährt.

Dies allein würde aber sicher nicht ausreichen, sich wiederum mit ihm zu beschäftigen, nachdem so viele umfassende, meist hervorragende und kompetente Bücher und Schriften über Werk und Person Rudolf Virchows erschienen sind.

Es wird aber gerade heute immer deutlicher, dass Virchow nicht nur ein überragender Mediziner des 19. Jahrhunderts war, sondern dass er als einer der größten Mediziner, Naturwissenschaftler und Wissenschaftstheoretiker der Neuzeit anzusehen ist, dessen Ideen zu realisieren wir uns auch heute noch bemühen, die von ihm aufgezeigten Probleme wir vielfach noch nicht gelöst haben und dessen Meinungen und Voraussagen – zu seiner Zeit vielfach widersprochen und als widerlegt angesehen – heute Grundlage der modernen Medizin und Wissenschaft sind. Gerade in dieser Aktualität seiner oft pointierten Ansichten liegt auch die Faszination beim Lesen seiner Schriften.

Begünstigt wurde die Aufgabe, Rudolf Virchows Vorstellungen mit einigen Konzepten und Meinungen der Medizin und Wissenschaft des 20. Jahrhunderts in Beziehung zu setzen, durch die Tatsache, dass sich mir als zeitweiligem Nachfolger in seinem Amt als Direktor des Instituts für Pathologie der Charité und Angehörigem dieses Instituts über nahezu vier Jahrzehnte besonders günstige Möglichkeiten eröffneten, auf Urquellen zurückzugehen.

Von den etwa 9.500 gelesenen Druckseiten Virchowscher Texte wurden dieser Monographie 126 Publikationen mit über 2.600 Seiten zugrunde gelegt.

Motiv für diese Monographie war auch, dass mir in den letzten Jahren immer mehr auffiel, wie viele der früheren Autoren, die sich mit Virchow beschäftigten oder ihn zitierten, ein einseitig eklektisches, Wichtiges negierendes Herangehen aufwiesen. Man muss annehmen, dass vieles gar nicht gekannt oder gelesen wurde, sondern aus 2. oder 3. Hand entnehmend interpretiert oder bewusst oder unbewusst fehlinterpretiert wurde, wozu beispielsweise auch das Klischee gehört, den »jungen fortschrittlichen« dem »alten starrsinnigen reaktionären« Virchow gegenüberzustellen.

Ungefähr 60 Jahre publizistische Tätigkeit Virchows zeigen aber nicht nur Meinungsentwicklung und –wandel, sondern auch das immer neue Aufgreifen von Problemen und die Fähigkeit zur Vorausschau, wie sie letztmalig in dem Artikel »Zum neuen Jahrhundert« (1900) erkennbar wird. Weit über die Medizin hinaus hat Virchow zu Grundsatzfragen der Wissenschaft Stellung genommen.

Den weit über 2.000 Publikationen Virchows steht die minimale Menge von etwa 20–30 zitierten Arbeiten gegenüber. Vielfach beschränkt sich die Bestätigung einer Meinung oder die Polemik z. B. gegen die naturwissenschaftlichen Grundlagen der Medizin auf das Zitieren der »Cellularpathologie« aus dem Jahre 1858, wobei der Verdacht begründet erscheint, dass auch dieses Buch nicht gelesen wurde. Unter den wenigen Monographien, die Virchows Werk und Person umfassend beurteilt haben, seien die von E. H. Ackerknecht (1957) und M. Vasold (1988) zu nennen.

Aus dieser Situation heraus erwuchs das Anliegen, weniger eine neue (Fehl-)Interpretation den früheren hinzuzufügen, sondern durch Zitate Virchow selbst zu den Problemen Stellung nehmen zu lassen und diese den Interpretationen seiner Anhänger und Gegner oder seine Ansichten nicht kennender Wissenschaftler gegenüberzustellen.

Dabei eröffneten sich viele neue Einsichten und insbesondere eine beachtenswerte Vielfalt von Problemen, zu denen Virchow sich geäußert hat. Konstruierte Widersprüche existieren nicht, ihm zugeordnete Ansichten sind belegbar so nicht vertreten worden, und im Spektrum der Stellungnahmen erwies sich Virchow weit vielseitiger, als bisher aus den Veröffentlichungen entnommen wurde.

Alle diese Werke Virchows sind von einem bestimmten Gesichtspunkt aus geschrieben und spiegeln die Zeit, den medizinischen und wissenschaftlichen Erkenntnisstand und die Standpunkte des Autors wider, sind also aus verschiedenen Gründen subjektiv gefärbt.

So sind wir, wenn wir aus 2.600 Seiten etwa 250 Seiten Zitate auswählen, der Kritik Rudolf Virchows ausgesetzt:

»Aber freilich, das ist keine Historie, die sich damit begnügt, eine Reihe abgerissener und vereinzelter Sätze aus allen Zeitaltern hinter einander aufzuführen, nur um des Scheines der Gelehrsamkeit willen, und ohne jene wahrhafte Einsicht in die Bedeutung des Gesagten, wie sie sich nur in dem Lichte seiner Zeit, bei voller Kenntnis aller damals gültigen wissenschaftlichen Voraussetzungen ergiebt. Wir Aelteren wissen diesen Unterschied wohl zu schätzen, da wir aus eigener leidiger Erfahrung nur zu gut beurteilen können, welcher Unsinn einem Manne der früheren Zeit zugeschrieben werden kann, wenn man einen einzelnen seiner Sätze herausgreift und daran seine nachgeborene Weisheit erprobt.« R.V. 1877 [408]

1. Zellularpathologie

1.1 Die klassische Cellularpathologie

Trotz der großen Zahl von Interessenfeldern und Leistungen von Rudolf Virchow auf wissenschaftlichen und politischen Gebieten bleibt die Zellularpathologie das wichtigste Spannungs-, Interpretations- und nicht enden wollendes Diskussionsareal und wohl auch beispielhaftes Paradigma der Medizin. Ihr muss deshalb auch das erste und Hauptkapitel dieser Monographie gewidmet werden.

Nach der Veröffentlichung von Teilvorstellungen schuf Rudolf Virchow mit seiner Publikation »Cellular-Pathologie« (1855)[313] und der Monographie »Die Cellularpathologie in ihrer Begründung auf physiologische und pathologische Gewebelehre« (1858)[345] die wichtigsten Grundlagen für eine naturwissenschaftlich begründete Theorie der Medizin. Schon davor hatten andere, wie Müller (1838)[210], Henle (1853)[137], Gluge (1850)[122] und Günsburg (1845)[129] sich in dieser Richtung geäußert, so dass Ackerknecht (1957)[1] schreibt, dass Virchow

»im Gegensatz zum populären Mythos keineswegs der vorgängerlose Schöpfer der Zellularpathologie im allgemeinen ist. Virchow vervollständigte nur, systematisierte und setzte die Orientierung definitiv fest.«

Jacob (1967)[152] versteht das

»Besondere und Revolutionierende« der Zellularpathologie »in der Vereinigung des Zerstreuten zu einer grundlegenden und klaren Erkenntnis des Krankheitswesens und der Krankheitslehre«.

Dass er auf den Erkenntnissen seiner Vorgänger aufbaut, formulierte Virchow selbst:

»Und was Schwann unsterblich macht, das ist nicht die »Zellentheorie«, nicht die Lehre von der Entstehung der »Uhrglasformen« aus dem Cytoblastem, sondern der Nachweis von dem zelligen Anfang aller Gewebe. Auf diesem Nachweis konnten wir später weiterbauen, als nach und nach unter der täglichen Einzelbeobachtung die ketzerischen Gedanken von der continuierlichen Fortpflanzung der Zellen innerhalb der Individuen keimten und wuchsen.« R.V. 1877[355]

Wie revolutionierend eine solche Theorie wirken musste, kann man sich in etwa vorstellen, wenn man sich die Medizin zu dieser Zeit vor Augen hält.

»Sectionsberichte waren fast so grosse Raritäten, wie zu den Zeiten Schencks von Grafenberg; mikroskopische Untersuchungen gab es eigentlich gar nicht; selbst die Krankengeschichten wurden gewöhnlich nur aus Erinnerung niedergeschrieben, und wenn es wirklich aus dem Tagebuch geschah, so lieferten sie doch den Beweis, dass von einer eigentlichen Untersuchung des Kranken, mit Ausnahme seines Pulses, nur ausnahmsweise die Rede war. Die Therapie bewegte sich in der herkömmlichen Richtung: der Aderlass stand obenan, die Wirksamkeit der Heilstoffe galt als ebenso sicher, wie ihre Eintheilung in bestimmte Gruppen feststand, und man war mit seinen Heilerfolgen umso vollständiger zufrieden, als die von Laien und Gelehrten in schönster Eintracht geglaubte und gepredigte Humoraltheorie auch die Misserfolge leicht erklärlich machte und bequeme Entschuldigungsgründe darbot.« R.V. 1870[343]

In diese medizinische Vorstellungswelt und Arbeitsweise hineinentwickelte Virchow jetzt seine neue wissenschaftliche Herangehensweise und sein neues Prinzip (von ihm nicht als Theorie, System oder Dogma angesehen), in dessen Mittelpunkt die Zelle steht.

Trotz der Konzentration auf die Zelle stellt Virchow jedoch schon 1852[308] fest, dass er dabei immer die Zelle mit ihrer Umgebung versteht.

»Allein schon gegenwärtig können wir mit großer Bestimmtheit sagen, daß alle Anschauung über die elementaren Veränderungen der Theile bis auf die einzelnen Gewebs-Elemente, die Zellen und Zellenderivate, wenn ich so sagen darf, auf Zellenterritorien zurückgeführt werden muß.« R.V. 1852[308]

Dazu gehören dann aber auch, um den lebenden Organismus und das Leben zu verstehen, das Gefäßsystem und das Nervensystem.

»Es wird daher jedenfalls sicherer sein und nichts präjudizieren, wenn wir zunächst die Nerven möglichst außer Betracht lassen und die bekannteren und unzweifelhafteren Bahnen des Blutes als hauptsächlichen Anhaltspunkt benutzen. In der That lassen sich die physiologischen und pathologischen Verhältnisse diesen fast sämmtlich anpassen und es bleibt eine relativ geringe Zahl von Fällen, in denen die Mitwirkung der Nerven nicht entbehrt werden kann. Das, was ich oben als anatomische Einheiten bezeichnet habe, kann daher auch als vasculäre Einheit aufgefaßt werden, indem man darunter gewisse Abtheilungen der Gewebe und Organe versteht, welche von einem Punkte aus mit einem relativ abgeschlossenen Gefäßapparat versehen werden... Aus dem bisher Gesagten können wir zunächst folgern, daß sich der Körper des Menschen in zahllose vegetative Lebens- und Ernährungseinheiten zertheilen lasse, von denen jede eine gewisse Unabhängigkeit, eine gewisse Selbstbestimmung des Lebens enthält. Allein diese Unabhängigkeit und Selbstbestimmung wird sofort alterirt durch die Beschaffenheit des Ernährungsmaterials und durch die Relation zu andern analogen Lebens- und Ernährungseinheiten. Beides begründet wiederum eine gewisse Abhängigkeit des Einzellebens, eine Abhängigkeit, welche sich zum Theil freilich auch bei der Pflanze findet, die aber bei den thierischen Elementen im höchsten Grade hervortritt wegen der leichten Beweglichkeit des Gefäß- und Nerveninhalts, wegen der Geschwindigkeit und Variabilität der Blut- und Nervenströme. Durch diese Abhängigkeit der einzelnen Lebensheerde von der Fortdauer ihrer gegenseitigen Beziehungen und Wechselwirkungen erklärt sich die Einheit des Lebens der einzelnen Individuen. Ohne sie wäre der Leib des Thieres sowie der Pflanze ein einfaches Aggregat, ein Haufwerk, eine Art von Zellenklumpen, dem jede einheitliche, gesetzmäßige Aeußerung abgehen müßte, ein bloßes Nebeneinander von Elementen. Mit ihr sehen wir aus der Summation der elementaren Lebensäußerungen, die sich gegenseitig bestimmen und erregen, die gemeinschaftliche Aeußerung des Ganzen in aller ihrer Mannichfaltigkeit und Wandelbarkeit hervorgehen, die wir gewöhnlich unter dem allgemeinen Begriff des Lebens zusammenfassen. Ueber dieser letzten, einheitlichen Resultante dürfen wir aber nie die Permanenz der elementaren Lebensheerde vergessen, welche keineswegs in einem absoluten Verhältnis gerade zu dieser größeren Körpereinheit stehen.« R.V. 1852[308]

Virchow geht jedoch immer wieder und besonders bei der Weiterführung seines Prinzips davon aus, dass es notwendig ist, die besondere Rolle der Zelle hervorzuheben. Ihre Selbständigkeit wird seines Erachtens auch durch ihre Weiterexistenz bei Organ- und Gewebetransplantationen deutlich.

»... auch bei dem Thier und bei dem Menschen zeigen uns die Vorgänge bei der Transplantation (Haut, Haare, Hornhaut, Hoden) und der Transfusion, daß die einzelnen lebenden Theile in verschiedene Körper-Einheiten passen und die genetische Einheit kein nothwendiges Präjudiz dauernder Zusammengehörigkeit begründet.« R.V. 1852[308]

Besonders steht die Zelle bei pathologischen Prozessen im Mittelpunkt.

»Ist nun aber die Pathologie nur die Physiologie mit Hindernissen, das kranke Leben nichts, als das durch allerlei äußere und innere Einwirkungen gehemmte gesunde, so muß auch die Pathologie auf die Zellezurückgeführt werden.« R.V. 1855[313]

Zellen existieren nicht isoliert, sondern beeinflussen sich gegenseitig.

»Eine Zelle überträgt die Bewegung des Lebens auf die andere, und die Kraft dieser Bewegung, die möglicherweise, ja ziemlich wahrscheinlich eine sehr zusammengesetzte ist, nenne ich Lebenskraft. Daß ich aber keineswegs gewillt bin, diese Kraft zu personificieren, zu einer einfachen und isolierbaren zu machen, das habe ich klar genug gesagt.« R.V. 1855[313]

»Es ist ein freier Staat gleichberechtigter, wenn auch nicht gleichbegabter Einzelwesen, der zusammenhält, weil die Einzelnen auf einander angewiesen sind, und weil gewisse Mittelpunkte der Organisation vorhanden sind, ohne deren Integrität den einzelnen Theilen ihr nothwendiger Bedarf an gesundem Ernährungsmaterial nicht zukommen kann. Denn allerdings kann nicht jede Zelle sich ihrer Ernährungsstoffe beliebig weit herholen; die meisten sind auf ihre Nachbarschaft angewiesen, denen sie je nach der Größe der Affinität ihrer inneren Substanz eine größere oder geringere Menge von Stoff entziehen.« R.V. 1855[313]

Virchow sieht bei der Aktivität der Zelle unter normalen und pathologischen Bedingungen einen intrazellulären und einen inter- sowie zellulär-extrazellulären Regelkreis.

Er begründet mit der Orientierung auf die Zelle neue theoretische, naturwissenschaftlich begründete Vorstellungen zu einer Krankheitslehre.

»Wenn wir nun eine Cellular-Pathologie als Grundlage der medizinischen Anschauung fordern, so handelt es sich um die concreteste, vollkommen empirische Aufgabe, in der von apriorischer oder willkürlicher Speculation keine Rede ist. Alle Krankheiten lösen sich zuletzt auf in active oder passive Störungen größerer oder kleinerer Summen der vitalen Elemente.« R.V. 1855[313]

Und weiter:

»Erst wenn man diesen Standpunkt festhält, wenn man von der Zelle Alles ablöst, was durch eine spätere Entwicklung hinzugekommen ist, so gewinnt man ein einfaches, gleichartiges, äusserst montones Gebilde, welches sich mit außerordentlicher Constanz in dem lebendigen Organismus wiederholt. Aber gerade diese Constanz ist das beste Kriterium dafür, dass wir in ihm das eigentlich Elementare haben, welches alles Lebendige charakterisiert, ohne dessen Präexistenz keine lebendigen Formen entstehen, und an welches der eigentliche Fortgang, die Erhaltung des Lebens gebunden ist. Erst seitdem der Begriff der Zelle diese strenge Form angenommen hat, und ich bilde mir etwas darauf ein, trotz des Vorwurfs der Pedanterie stets daran festgehalten zu haben, erst seit dieser Zeit kann man sagen, dass eine einfache Form gewonnen ist, die wir überall wieder aufsuchen können, und die, wenn auch in Grösse und äusserer Gestaltung verschieden, denn in ihren wesentlichen Bestandteilen immer gleichartig ist.« R.V. 1855[313]

In der «Cellularpathologie ...« formuliert er:

»Alle Versuche der früheren Zeit, ein solches einheitliches Princip zu finden, sind daran gescheitert, dass man zu keiner Klarheit darüber zu gelangen wusste, von welchen Theilen des lebenden Körpers eigentlich die Aktion ausgehe und was das Thätige sein. Dieses ist die Cardinalfrage aller Physiologie und Pathologie. Ich habe sie beantwortet durch den Hinweis auf die Zelle als auf die wahrhafte organische Einheit. Indem ich daher die Histologie, als die Lehre von der Zelle und den daraus hervorgehenden Geweben, in eine unauflösliche Verbindung mit der Physiologie und Pathologie setzte, forderte ich vor Allem die Anerkennung, dass die Zelle wirklich das letzte Form-Element aller lebendigen Erscheinungen sowohl im Gesunden, als auch im Kranken sei, von welcher alle Thätigkeit des Lebens ausgehe.« R.V.1858 (1871)[345]

Virchow weist gleichzeitig aber auf die Kooperation und Wechselwirkung der Zellen als den Körper zusammensetzenden Grundelementen hin:

»... allein das Bedeutendere und höhere wird trotzdem immer die Zelle bleiben ... Immer werden die constituierenden Theile ihre Bedeutung erst in dem Ganzen finden. Rücken wir bis an die letzten Grenzen vor, in denen es noch Elemente mit dem Charakter der Totalität oder wenn man will der Einheit gibt, so bleiben wir bei den Zellen stehen. Sie sind das letzte constante Glied in der grossen Reihe einander untergeordneter Gebilde, welche den menschlichen Leib zusammensetzen. Ich kann nicht anders sagen, als dass sie die Gewebe, die Organe, die Systeme, das ganze Individuum zusammensetzen. Unter ihnen ist nichts als Wechsel.« R.V. 1855[313]

Er begründet damit auch die Zielsetzung einer Krankheitsforschung.

»Was das Individuum im Grossen, das und fast noch mehr als das ist die Zelle im Kleinen. Sie ist der Heerd, an den die Action der mechanischen Substanz gebunden ist und innerhalb dessen allein sie jene Wirkungsfähigkeit zu bewahren vermag, welche den Namen des Lebens rechtfertigt... Um daher die Erscheinung des an sich cellularen Lebens zu begreifen, müssen wir die Zusammensetzung der Zellsubstanz, ihre mechanischen Eigenschaften, ihre Veränderungen bei der Function feststellen.« R.V. 1855[313]

Ausgehend von dem bis dahin fehlenden Verständnis über die Krankheitsprozesse kommt Virchow zu dem Schluss:

»Und doch ist das Chaos nur scheinbar. Es besteht nur für den, welcher die Thatsachen nicht beherrscht, auf welchen die neue Anschauung sich begründet. Für den Eingeweihten lässt sich wohl eine Ordnung herstellen, welche sowohl dem praktischen, als dem wissenschaftlichen Bedürfnise genügt, eine Ordnung, welche freilich weit davon entfernt ist, ein in sich abgeschlossenes System zu bilden, welche aber von einem allgemeinen biologischen Prinzipe aus die Einzelerfahrungen nach ihrem besonderen Werthe und nach ihren Beziehungen untereinander in einen wissenschaftlichen Zusammenhang zu setzen vermag. Dies ist das cellulare Princip, welches in seiner Anwendung auf den zusammengesetzten, lebenden Körper uns zu einer Cellular-Physiologie und zu einer Cellular-Pathologie führt, welches aber in jeder dieser beiden Richtungen zunächst auf einer Anatomie des feinsten Einzelnen, auf Histologie beruht.« R.V. 1858 (1871)[345]

Trotz der zentralen Rolle der Zelle werden immer wieder ihre innere Organisation und die Beziehungen untereinander hervorgehoben:

»In der Zelle haben wir die Membran und den Kern als Moderatoren und Regulatoren kennen gelernt; in dem zusammengesetzten thierischen Organismus üben alle Theile auf einander eine solche Einwirkung, und obwohl das Blut und die Nerven am meisten dazu geeignet sind, andere Theile zu beeinflussen, so findet doch eine sehr wirksame Regulation durch das antagonistische Verhalten der einzelnen Gewebstheile gegen einander statt (vergl. mein Handb. der Spec. Path. und Ther. I. S. 15-22). Man sieht leicht, daß auch hier wieder ein Gegensatz besteht, indem die regulatorische Thätigkeit in der einzelnen Zelle durch gewisse, ihr zugehörende Theile ausgeübt wird, während in dem zusammengesetzten Organismus diese Thätigkeit zunächst außerhalb der eigentlich leidenden Zelle ist. Freilich kann auch in letzterem Falle die einzelne Zelle von außen her nur zu solchen Thätigkeiten angeregt werden, welche von ihrer eigenen Substanz ausgehen, indeß tritt uns doch in der Anschauung mehr die Abhängigkeit des Elementes entgegen, während in dem ersten Falle die Selbständigkeit desselben vorwaltet.« R.V. 1856[314]

»Ist die Zelle wirklich der einfache Ausdruck des Lebens, so müssen ihr auch diejenigen Eigenschaften zukommen, welche das Leben im Ganzen charakterisieren, und welche man kurzweg als Lebensthätigkeit zu bezeichnen pflegt. Die Zelle muß activ sein. Hierin liegt ein wesentlicher Unterschied unserer Lebensauffassung gegenüber der hämato- und neuropathologischen, wo die große Masse der Gewebselemente als passive Substrate der Blut- (Gefäß-) oder Nerventhätigkeit betrachtet werden.« R.V. 1856[314]

Auch mehr als 40 Jahre später (R.V. 1898[314]) sieht er die Zelle im Rahmen der kollektiven Leistung des Organismus als tragendes Element an:

»Denn das Leben der Organe ist nichts anderes, als die Summe der in ihnen zusammengefaßten einzelnen Zellenleben, und das Leben desganzen Organismus ist keine einheitliche, sondern eine Collectivleistung. Will man eine solche Collectiv-Erscheinung analysiren, gleichviel, ob man dabei den ganzen Organismus oder ein einzelnes Organ oder auch nur ein Gewebe in seiner Lebensthätigkeit sich vorstellt, so ist die erste Voraussetzung für eine wahrheitsgetreue Interpretation die, dass man auf die geträumte Einheit verzichtet und als Träger des Lebens nur die einzelnen Theile, die Zellen, betrachtet. Einzelne Zellen lassen sich auch in einem Collectiv-Organismus aussondern. Aber wir würden schwerlich zu einer befriedigenden Theorie gelangt sein, wenn wir nicht in der Natur auch einzelne frei lebende Zellen anträfen.« R.V. 1898[399]

Im 20. Jahrhundert erfolgte eine oft sehr freizügige Interpretation der Cellularpathologie Virchows. Dabei muss man vielfach den Verdacht haben, dass die Virchowschen Publikationen gar nicht oder nur vereinzelt gelesen oder dass bewusst Verbiegungen und Verfälschungen vorgenommen wurden entsprechend den theoretischen Vorstellungen, die mit der oder gegen die Autorität Virchows untermauert werden sollten. So schreibt Kraus in seiner Arbeit »Rudolf Virchow und die heutige Klinik« (1921)[177]:

»Die Zelle selbst, als spezielles Biosystem, gilt uns heute zunächst als Werkzeug der Ontogenese und der organischen Produktion überhaupt. Ihre Hauptleistung ist Vermehrung der entwicklungsphysiologischen Einheiten auf dem Wege der Teilung. Die Carcinomfrage z. B. ist ein

Zell- und kein chemisches Problem. Auch späterhin bewahrt sich die Zelle den morphogenetisch-trophisch regulatorischen Charakter und höchst bemerkenswerte Grade von Autonomie. Aber auch das Verhältnis der Integration zum Körperganzen kennzeichnet ganz direkt die Zelle.«[177]

Und Fischer[108] und Pagel[218] formulieren:

»Die Zellularpathologie baut sich auf der Tatsache auf, daß die Zelle, die damals und auch heute noch letzte bekannte Lebenseinheit ist. Aber selbst wenn einmal eine noch kleinere, letzte Einheit des Lebens gefunden werden sollte, dürfte die Bedeutung der Zellularpathologie damit kaum erschüttert sein. Im Gegenteil würde die Zusammenfassung solcher letzten Lebenseinheiten zur Zelleinheit uns vielleicht endlich und gleichzeitig das Verständnis der Zusammenfassung der Zellen zur Einheit des Gesamtorganismus ermöglichen, oder wenigstens erleichtern, wovon wir heute offenbar noch weit entfernt sind. Der Bedeutung der Zelle als der wichtigsten Lebenseinheit in Physiologie und Pathologie würde damit kaum wesentlich Abbruch getan werden.«[108]

»Die Zellen sind der Sitz der Lebenskraft, sie ist nicht zu unterscheiden von der Kraft, welche der Residenz ... inhäriert. Diesem grundsätzlichen Lokalismus, der gerade auch für den pathologischen Physiologen Virchow unentrinnbare Überzeugung war, schien weder die Krasenlehre mit ihren umständlichen Hilfskonstruktionen, noch die Nervenpathologie, noch sonst eine Doktrin des 19. Jahrhunderts gerecht zu werden. Das zellulare Prinzip scheint in diesem Sinn tatsächlich eine Revolution der Denkart zu bedeuten und der Zeit ihr eigenes Gepräge zu geben.«[218]

Schon in der Anfangsphase der Elektronenmikroskopie begründete Kirsche (1962)[168] den Wahrheitsgehalt der Zellenlehre auf der Grundlage dieser Forschungstechnik.

Byers (1989)[40] charakterisiert Virchow als »Vater der Cellularpathologie«.

»Es ist aber sicher viel zu wenig beachtet worden, daß die mit der Zellularpathologie verbundene bewußte Simplifizierung historisch notwendig war, um grundlegende physiologische und pathologische Gesetzmäßigkeiten aufdecken zu können. Virchows Zelle ist ein verbal gefaßtes gedankliches Modell, das in bewußter Vereinfachung Aspekte eines Naturphänomens wiedergibt und deduktive Ableitungen und Voraussagen ermöglicht, die in der Erfahrung nachgeprüft werden können. Die pathologische Anatomie selbst hat die Bestätigung für die Nützlichkeit dieser Modellvorstellung geliefert, da auf ihrer Grundlage eine gewaltige Fülle von Tatsachen über morphologische und funktionelle Veränderungen auf zellulärer Ebene bei verschiedensten Krankheiten gewonnen werden konnte.«[133]

1.2 Kritik und Kritikwechsel der Cellularpathologie

Die Hauptkritik an der Zellularpathologie richtet sich immer wieder darauf, dass sie nur die Zelle und den Organismus als eine Summation von Zellen erfasst. Dass dieses als bewusste oder uninformierte Fehlinterpretation angesehen werden muss und auch kein Unterschied zwischen dem »jungen« und dem »alten« Virchow erdacht werden kann, zeigen die Zitate:

»Wären alle Wesen bloß Zusammensetzungen von Zellen selbst, so würde alles Studium über Leben sich in der Erforschung dieser Zellen und der Bedingungen ihrer Entwicklung concentriren. Allein die ursprünglichen Zellen bilden durch Form- und Mischungsveränderungen zusammengesetzte Organe oder Organsysteme, deren spätere Thätigkeit nach ganz anderen Gesetzen vor sich geht. Solche sind vornämlich Blut und Nervensysteme. Um daher das Leben der höheren Thiere und besonders des Menschen zu begreifen, ist eine ausgedehntere Forschung nöthig. Die Entwicklung des Leibes von der einfachen Zelle bis zum fertigen Organismus, die Bildungsgesetze jedes einzelnen Theils und der Bau desselben setzt die gründlichsten anatomischen Untersuchungen voraus, wenn man sie verstehen will. Da aber jeder Wechsel der Form, jede Thätigkeit, die Ernährung, der Stoffumsatz, das Denken, die Bewegung mit chemischen Veränderungen der Materie verknüpft sind, oder vielmehr durch sie zu Stande kommen, so sind detaillierte chemische Beobachtungen nöthig, die leider noch zu sehr fehlen. Es erfordern endlich die Gesetze der Nervenbahnen und des Kreislaufes, der Aufnahme und Abscheidung der Stoffe, der Muskelbewegung und der Seelenäußerung, die großen Objekte der Physiologie immer neue, immer gründlichere Arbeiten.« R.V. 1845[284]

»Das Leben höherer Organismen, insonderheit des Menschen, ist nach der Entwicklung der Zelle zu Organen und Organsystemen hauptsächlich durch die 3 Faktoren Blut, Nerven und Organmasse bedingt, deren Integrität über gewisse Breitengrade hinaus nicht gestört sein darf.« R.V. 1845[283]

»Die Zelle ist also nur ein Lebensheerd, von dem aus sich möglicherweise die vitale Bewegung auf neue Massen von Material übertragen, der proliferirend wirken kann. Jede Zelle ist aber als solche eine geschlossene Einheit, die in sich selbst den Grund, das Princip ihres Lebens aufgenommen hat, die in sich selbst die Gesetze ihrer Existenz trägt, und die gegenüber der übrigen Welt eine bestimmte Autonomie besitzt. Eine von der Verbindung mit ihrem Mutterkörper losgelöste Zelle ist dadurch noch nicht todt, sondern sie kann noch längere Zeit hindurch eine Reihe der positivsten Lebenserscheinungen darbieten, die niemals wieder an ihr hervorgerufen werden können, sobald sie einmal wirklich abgestorben ist. Ein Theil kann für länger Zeit aus der Nervenverbindung austreten und doch sein Leben conserviren, ja wir sehen, dass sogar Theile, die aus aller Verbindung gelöst waren, ihre Lebensverrichtungen in der ausgedehntesten Weise wieder aufnehmen, ohne dass sie zunächst in neue Nervenverbindungen eintreten, wenn sie nur in der Lage sind, Ernährungsmaterial zu beziehen. Die Wiederanheilung getrennter Stücke, die in der neuesten Zeit in so interessanter und merkwürdiger Weise vervielfältigten Versuche über die Transplantation geben die bestimmtesten Beweise dafür an die Hand.« R.V. 1852[308]

»Nur müssen wir uns dagegen verwahren, dass man etwa das, was wir von Zellen sagen, in einem Gegensatze zu den Nerven auffasse. Wir haben stets hervorgehoben, dass sowohl die isolirten, als die zu grösseren Formgebilden zusammengewachsenen oder ausgewachsenen Zellen, zu denen also auch Nerven und Muskeln gehören, lebend und reizbar sind. Aber Nerven und Muskeln sind, wenn auch höher organisirte, edlere und wichtigere Theile, immer nur Theile neben anderen, coordinirten Theilen, von denen jeder seine eigenthümlichen Leistungen hervorbringt und andere zu den ihrigen anregen kann. Denn nicht bloss die Nerven erregen die eigenthümliche Function der Muskeln und der anderen Theile, sondern auch diese anderen Theile erregen ihrerseits die Function der Nerven.« R.V. 1855[313]

Virchow betont immer wieder das Zusammenwirken und die Wechselwirkungen der Zellen:

»Der Charakter und die Einheit des Lebens kann nicht an einem bestimmten Punkte einer höheren Organisation gefunden werden, z.B. im Gehirn des Menschen, sondern nur in der bestimmten constant wiederkehrenden Einrichtung, welche jedes einzelne Element an sich trägt. Daraus geht hervor, daß die Zusammensetzung eines größeren Körpers immer auf eine Art von gesellschaftlicher Einrichtung herauskommt, eine Einrichtung socialer Art, wo eine Masse von einzelnen Existenzen aufeinander angewiesen ist, aber so, daß jedes Element für sich eine besondere Thätigkeit hat, und daß jedes, wenn es auch die Anregung zu einer Thätigkeit von anderen Theilen her empfängt, doch die eigentliche Leistung von sich ausgehen läßt.« R.V. 1855[313]

»Dabei versteht es sich von selbst, daß die Selbständigkeit aller dieser Theile keine absolute ist, dass vielmehrjedes durch seine Beziehungen auch auf andere angewiesen und von ihnen abhängig ist; allein das Blut und die Nerven sind nicht minder abhängig von den übrigen Geweben und Organen, als diese letzteren von ihnen. Hier herrscht vollständige Gegenseitigkeit, und nur durch diese kommt jene Harmonie der Totalwirkung zu Stande, welche den Beobachter zuerst mit dem trügerischen Eindruck einer dynamischen Einheit erfüllt, die das Ganze beseelt und beherrscht. Von diesem Eindrucke hat sich weder die Hämato-, noch die Neuropathologie ganz losmachen können, weil die grosse Bedeutung, welche das Blut und die Nerven wegen ihrer grossen Verbreitung und ihres absoluten Zusammenhanges im Körper besitzen, jene Voraussetzung einer beherrschenden Einheit ausserordentlich begünstigte.« R.V. 1856[314]

»Bei dem Wirbelthier und dem Menschen gleichen sich in ihrer inneren Einrichtung nur die Zellen desselben Gewebes oder Organes, die von den Alten geahnten sogenannten Similartheile, während die Zellen verschiedener Gewebe oder Organe die größte Verschiedenheit der Ausstattung des Innern, zuweilen auch des Aeußern darbieten. Diese Verschiedenheit entspricht der Besonderheit der Thätigkeit und Wirksamkeit der besonderen Gewebe und Organe; sie erklärt die so überaus große Mannichfaltigkeit der Befähigung, nicht blos der einzelnen Theile eines Gesammtorganismus, sondern auch der einzelnen Gesammtorganismen selbst.« R.V. 1858[326]

»In dieser habe ich hervorgehoben (Archiv VIII. S. 24-25), dass es allerdings im Körper keine Einheit im Sinne der Neuropathologie gibt, dass aber die cellulare Theorie eine einheitliche Anschauung für das ganze biologische Gebiet gewähre. Gewiss haben auch wir das Bedürfniss einheitlicher Anschauungen, aber wir fügen uns mit Ergebung in den Zwang der Thatsachen. Eine wirkliche Einheit des Organismus ist nur im Ei und im Bewusstsein vorhanden; im Uebrigen ist sie mehr oder weniger eine Abstraction, hervorgegangen aus der falschen Deutung von der Individualität der höheren, erwachsenen Organismen.« R.V. 1958[317]

»Das Individuum ist demnach eine einheitliche Gemeinschaft, in der alle Theile zu einem gleichartigen Zwecke zusammenwirken oder, wie man es auch ausdrücken mag, nach einem bestimmten Plane thätig sind. Wie wir schon erwähnt haben, können die Theile selbst sehr verschiedener Art und Bedeutung sein, und so zweideutig ist der Begriff des Individuums, daß wir sogar Theile des Individuums hinwegnehmen können, ohne daß es deshalb für unsere Vorstellung aufhört, fortzubestehen. Es dürfen nur gewisse, wichtige und entscheidende Theile nicht fehlen.« R.V. 1859[327]

Überziehungen der Zelllehre durch andere, die von Virchow zurückgewiesen wurden, hatten eher negative Wirkungen für die Anerkennung der Zellularpathologie als Prinzip:

»Allein als ich diesen Satz ausgesprochen und den Ursprung der Zelle aus der Zelle formuliert hatte, haben die anderen nicht gefehlt, welche diesen Satz nicht bloß über die Grenzen dessen, wofür ich ihn aufgestellt hatte, hinaus ausgedehnt, sondern welche ihn über die Grenzen des organischen Lebens hinaus als gemeingültig hingestellt haben. Ich habe die wundervollsten Zusendungen aus Amerika und Europa bekommen, in welchen die ganze Astronomie und Geologie auf der Zellenlehre basiert war (Heiterkeit), weil man es für unmöglich hielt, daß etwas, was für das Leben der organischen Natur auf dieser Erde entscheidend sei, nicht auch auf die Gestirne angewendet werden sollte, die doch auch runde Körper seien, welche sich geballt haben und Zellen darstellen, die in dem großen Himmelsraume umherfahren und dort eine ähnliche Rolle spielen, wie die Zellen in unserem Leibe. (Heiterkeit).« R.V. 1879[356]

»Die Cellularpathologie ist kein System; sie hat, wie die Erfahrung gelehrt hat, Raum für jede thatsächliche neue Wahrheit auf dem grossen Gebiete unserer Wissenschaft. Verschieden von den früheren sogenannten »Zelltheorien« erfasst sie die Zelle als das lebende Element, dessen Leidens- und Thätigkeitsgeschichte die pathologische Physiologie darstellen soll. Hier handelt es sich um ein Princip, nicht um ein System. An dem Princip lässt sich nichts ändern; es bleibt dasselbe, wie man auch seine Verwirklichung im einzelnen Falle deuten oder gestalten mag.« R.V. 1897[395]

»Hr. Klebs erklärte die Cellulartheorie für unzureichend, als allgemeines Grundprincip der Pathologie zu gelten (S. 16). Dabei möchte ich zunächst constatiren, dass sein Standpunkt ein rein negativer ist. Irgend ein anders Grundprincip hat er meines Wissens nicht aufgestellt. Es handelt sich zwischen uns also nicht um die Auseinandersetzung zwischen zwei Principien, sondern nur um die Frage, ob überhaupt die Pathologie ein Princip zu Grunde gelegt, oder ob sie principlos, einfach empirisch weiter entwickelt werden soll.« R.V. 1880[363]

Vielfach wird ein Widerspruch zwischen jüngeren und älteren Virchow gerade in dieser Frage postuliert. Meines Erachtens wollte er jedoch mit Konzentration auf die Zelle ein notwendiges Prinzip durchsetzen. Nirgends wurden auch in seinen späteren Schriften die Zusammenhänge zwischen Zellen, Gefäß- und Nervensystem geleugnet, sie werden nur nicht genannt. Der Vorwurf, daß seine Zellularpathologie zu mechanistisch sei und der Organismus nur als eine Summe von Zellen aufgefaßt werde, die Wechselwirkungen und Kooperation aber nicht berücksichtigt werden, ist meines Erachtens nicht berechtigt. An keiner Stelle hat Virchow seine Äußerung im »Handbuch der Pathologie« aus dem Jahre 1854[312] widerrufen:

»... Der menschliche Körper setzt sich wie alle organischen Körper aus feinen Elementen zusammen, von denen jedes in letzter Instanz auf eine einzige Zelle und ihr Wirkungsgebiet zurückgeführt werden kann. Diese organischen zelligen Elemente müssen wir als den morphologischen einheitlichen Ausdruck des Lebens betrachten. Es würde aber falsch sein, wenn man deshalb den menschlichen Körper als loses Aggregat getrennter Lebenseinheiten betrachten wollte. Vielmehr sehen wir, wie diese mannigfaltigen Einheiten zu einer höheren und bedeutungsvollen Einheit zusammengefaßt werden, welche sie zu gemeinschaftlichen Leistungen und zu einer harmonischen Zusammenwirkung befähigen.« R.V. 1954[312]

»... Die Abhängigkeit der elementaren Theile voneinander ist auf eine dreifache Weise bewerkstelligt: Durch die Nerven, durch die Circulation und endlich durch unmittelbare Anastomosen«. Es «...läßt sich nicht leugnen, dass gerade das Gefäss- und Nervensystem in den Vorgängen des menschlichen Lebens die hervorragendste Bedeutung haben... Bezüglich ihren Wertes für den Organismus stehen jedenfalls die nervösen Elemente zuoberst.« R.V. 1954[312]

»Die Cellularpathologie, deren Nothwendigkeit ich in einem besonderen Artikel (Archiv Bd. VIII, S. 3) darzulegen versuchte, scheint mir die endliche Lösung der Jahrtausende alten Streitigkeiten zwischen Humorismus und Solidismus darzubieten, nicht indem sie humorale und solidare Lebens- und Krankheitsprozcesse läugnet, sondern indem sie darthut, dass sowohl in den Säften, als auch in den festen Körpertheilen nur die Zellen das Lebende und lebendig Wirkende sind. Damit bleibt sowohl Blut als Nerv in seinem natürlichen Rechte, allein neben ihnen tritt eine Reihe anderer, gleichberechtigter, wenngleich nicht gleich leistungsfähiger Elemente auf, deren Vernachlässigung die wesentlichsten Mängel der bisherigen allgemein-pathologischen Anschauung enthält. In der Bearbeitung kann es leicht erscheinen, als bilde diese Cellularpathologie einen Gegensatz zu Humoral- oder Nervenpathologie, denn es ist natürlich, dass wir vorläufig unsere Studien mehr dem bis dahin Versäumten, als dem schon vielfach Ausgebeuteten zuwenden, und dass wir die exclusiven Ansprüche der älteren Richtungen bekämpfen, die Bedeutung von Blut und Nerv in etwas beschränken müssen. Indem wir das Recht des Tiers-état der vielen, kleinen Elemente verfechten, mag es aussehen, als sollte die Aristokratie und Hierarchie von Blut und Nerv bis in ihre Wurzeln zerstört werden. Allein auch hier ist es nur die Usurpation, welche wir angreifen, das Monopol, welches wir auflösen wollen, und noch einmal heben wir hervor, dass wir Blut und Nerv als gleichberechtigte Faktoren neben den übrigen Theilen vollständig anerkennen, ja dass wir ihre dominirende Bedeutung durchaus nicht bezweifeln, dass wir aber ihren Einfluss auf die übrigen Theile nur als einen erregenden und mässigenden, nicht als einen absoluten zugestehen.« R.V. 1849[315]

Von den zahlreichen zusammenfassenden Darstellungen und positiv-kritischen Einschätzungen der Leistungen Virchows und insbesondere der Zellularpathologie seien genannt: Ernst (1921)[104], Aschoff (1940)[8], Diepgen (1952)[92], Büchner (1954)[36], Dawidowsky (1956)[85], Ackerknecht (1957)[1], Doerr (1958)[95], Kettler (1959, 1973)[164, 167], Byers (1989)[40].

Es ist selbstverständlich, dass eine neue Theorie neben Anhängern immer auch sofort Gegner und Kritiker findet. Ausgehend von der Kenntnis des Gesamtwerkes der Zellularpathologie Virchows sind viele kritische Bemerkungen aus den nachfolgenden Jahrzehnten sachlich falsch und nicht verständlich:

»Wir sehen also von unserem heutigen Standpunkt aus zwei Eigentümlichkeiten der Virchowschen Anschauung vom Leben des Makroorganismus hervortreten; es ist die Vernachlässigung der Organismusidee des menschlichen Körpers und die Vernachlässigung der ätiologischen Idee bei dem Kampf dieses Organismus um sein Dasein.« Und dass »... die Lehre vom menschlichen Organismus etwas Pflanzenhaftes beibehielt. Ueber den letzten Einheiten der Zellen vergass Virchow die übergeordneten Einheiten, über dem Elementarorganismus das organische Element in Bau und Funktion des Körpers, er vergass, daß das Leben nicht allein aus Zellsummen, sondern auch aus der Tätigkeit von nicht pflanzenartigen Verbindungen der Zellen untereinander Blut- und Nervensystem hervorgeht.«[242]

»Nach dieser kritischen Betrachtung und Würdigung der verschiedensten Stimmen kommen wir zum Schluß, daß sicherlich die celluläre Betrachtungsweise auch in ihrer physikalisch und chemisch vertieften und erweiterten Form der »Pathologie der Zelle« nicht alle Rätsel des Lebens löst und gewiß nicht die einzig mögliche ist. Wer besonders nach der Leistungsfähigkeit der Organe frägt, der braucht der Zelle auf seinem Wege nicht zu begegnen. In allen Fragen des Zuges, des Druckes, der Elastizität, der Dehnung, der Reizung, der Reizübertragung und Reizvermittlung erfahren wir wenig durch morphologische Betrachtung der Zelle, und wenden uns zur physiologischen Betrachtung der Zellkomplexe, die zur gemeinsamen Organisation verbunden sind. Die Anatomie schließt die Physiologie nicht aus, aber wohl setzt die Physiologie die Anatomie voraus. Unsere Aufgabe ist die Kunst, morphologische Anschauung mit physiologischem Denken zu verschmelzen. Andererseits können wir zur Feststellung allgemeiner Gesetze der krankhaften Lebensvorgänge die celluläre Forschungsrichtung nicht entbehren ..., weil das Leben an die Zellorganisation geknüpft ist. Aber auch dann, wenn die Zellorganisation nicht die einzige Form des Lebendigen sein sollte, so bliebe der Grundgedanke der Zellenlehre doch erhalten...

Zum Kern der Cellularpathologie gehört die Autonomie der Zelle. Jedes Tier ist die Summe vitaler Einheiten, deren jede den vollen Charakter des Lebens trägt. Die Zellen besitzen auch im föderativen Verband Selbständigkeit und Selbstbestimmungsfähigkeit; sie sind autonom. Die Cellularpathologie beruht auf dem Grundsatz der Gleichberechtigung und Gleichbedeutung aller Zellen nach Art eines föderativen Freistaates ohne Vorrechte. Rickers Relationspathologie, gleichsam eine Erneuerung der Neuropathologie, erhebt dagegen Einspruch. Die Reizbarkeit werde nur durch Nerven vermittelt. Das Nervensystem steht im Mittelpunkt. Die Rolle der Zelle sei nur passiv und abhängig von dem durch das Nervensystem beherrschten Kreislauf und seinen Störungen. Bei aller Würdigung der Kreislaufstörungen durch vasomotorische Einflüsse ist aber doch den Zellen hinsichtlich des Stoffwechsels eine weitgehende Selbständigkeit zuzusprechen.«

»...so haben wir doch andererseits in der Transplantation und Explantation so fabelhafte Zeugen der Autonomie, wie man sie doch früher kaum geahnt hätte.«[104]

Der Ansicht Fischers (1922)[108] (»Rudolf Virchows Lebenswerk«) ist voll zuzustimmen:

»Allerdings kann ich mich des Eindrucks nicht erwehren, dass manche dieser Kritiker die Virchowsche Zellularpathologie in ihrem Kern und Wesen nicht erfasst haben. Sie ist nur die Grundlage für die Krankheitslehre, nicht schon ihrer Erfüllung. Nichts kann falscher sein, als in der Zellularpathologie eine einseitige Überschätzung und Übertreibung des Lokalisationsgedankens zu erblicken. Virchow selbst hat sich wiederholt gegen eine rein morphologische Einstellung der Pathologie gewandt und auch die ausschlaggebende Bedeutung des Experiments betont, was ja eigentlich bei ihm, dem wahren Begründer der experimentellen Pathologie, nicht zu verwundern ist. Pflegt er auch vorzugsweise die anatomische Methode, sein Ziel war nie rein morphologisch, sondern stets ein physiologisches.

... der Gedanke des Spezifischen, der heute in Pathologie, Therapie, Pharmakologie das Feld völlig beherrscht, [schwebt] ohne die Zellularpathologie völlig in der Luft ... Die tägliche Beobachtung der krankhaften Lebensvorgänge führt uns eben immer wieder von neuem so zwingend zu zellularpathologischem Denken, dass wir uns dieser Grundlage als einer Selbstverständlichkeit meist gar nicht mehr besonders bewußt werden. Die ganze Lehre von der inneren Sekretion ist undenkbar ohne die Grundlage der Zellularphysiologie und Zellularpathologie und welch nie geahntes Licht hat die Zellforschung in die Lehre von der normalen und pathologischen Vererbung gebracht!«[108]

Fischer (1922)[108] wendet sich auch eindeutig gegen die Angriffe Rössles gegen die Zellularpathologie:

»... als ich zu meinem großen Erstaunen die Angriffe Rössles auf die Zellularpathologie las und ich will auf diese Einwände gegen die Zellularpathologie nicht, weil sie irgendwie tiefer begründet oder inhaltlich neu wären, sondern weil sie ganz typisch für fast alle Angriffe auf die Zellularpathologie sind, mit wenigen Worten eingehen. Nach Rössle soll der ›reine Lokalisationsgedanke versagen‹ bei der Lehre von den Korrelationen und denen der Vererbung, den beiden ›stärksten Stützen der Konstitutionsforschung‹. Ich kann mir einen größeren Triumph des Lokalisationsgedankens als den in der modernen Vererbungslehre überhaupt nicht denken. Heute wissen wir, ja können es beweisen, dass bestimmte Vererbungsmerkmale an einen ganz bestimmten anatomischen Bau des Kernes der Eizelle gebunden sind. Wir wissen heute, dass ein Geschlechtschromosom in der Eizelle die Entstehung des Geschlechtes bestimmt.«[108]

Aschoff (1938)[7] setzt sich mit den theoretischen Vorstellungen Virchows in Relation zu den zu der Zeit besonders favorisierten Theorien auseinander:

»Die Theorie vom Zellenstaat wurde von Rud. Virchow besonders ausgebaut. Erst später erhielt sie durch Darwin, Haeckel und Spencer die Ausgestaltung im Sinne der Descendenztheorie, nach der sich die funktionelle Arbeitsteilung der Zellen erst allmählich entwickelte. Der höhere Organismus kann nur bei einer Arbeitsteilung seiner Elemente, die durch verschiedenartige Beziehungen zur Außenwelt bestimmt wird, richtig gedeihen.«[7]

»Heidenhain wirft dieser Lehre von Zellenstaat eine Übertreibung des cellulären Prinzips vor, das nach Heidenhain dahin zusammengefaßt wird: 1. alle lebende Substanz ist innerhalb der Zellen konzentriert; 2. die zelligen Gebilde im Tierkörper sind alle vom gleichen Range, Wesen der gleichen morphologischen Ordnung (derselben Individualitäts- oder Organisationsstufe). 3. Die Gewebezelle ist in morphologischer und physiologischer Hinsicht ein elementares Individuum, die Einheit der Struktur und Funktion des Tierkörpers. 4. Der tierische Körper ist somit ein Aggregat von Zellen, und die Zellen sind die Bausteine des tierischen Körpers. 5. Die Gesamtleistung des Körpers entsteht daher aus einer Kollaboration von Zellen, aus einer Summation ihrer Einzelleistungen.[7]

»Von den 4 Theorien, welche an die Stelle oder neben die Cellulartheorie treten sollten, der Relationstheorie, der Molekulartheorie, der Intercellulartheorie, der Strukturtheorie hat keine sie ersetzen können. Sie alle enthalten nur einen Teil der Wahrheit. Entweder sind sie zu einseitig naturwissenschaftlich-kausal und zu wenig biologisch, wie die Relationstheorie, oder sie nehmen auf die Zellen zu wenig Rücksicht wie die Molekular- und Intercellulartheorie, oder sie bringen nur eine orthogenetische Ergänzung, wie die Strukturtheorie.«[7]

»Ob es uns aber gelingen wird, jemals das Leben oder die lebendige Substanz in die Form einer Zelle zu bannen, wie wir sie gerade aus der Zusammensetzung der Organismen kennen, ist mir mehr als zweifelhaft. Alle Versuche, die Zelle mitsamt ihren lebenden Einschlüssen, den Kernen usw. zu entthronen, haben bis jetzt zu einem negativen Ergebnis geführt. Über die Zukunft läßt sich nichts Sicheres aussagen, doch glaube ich, daß wir niemals in der Lage sein werden, den Aufbau der höheren Organismen aus zelligen Gebilden, insbesondere derjenigen Organe, die an der Entstehung der Psyche beteiligt sind, nachzuformen.«[7]

Aschoff zitiert als Untermauerung seiner Ansichten Passagen aus Virchows »Einheitsbestrebungen«:

»Allein auch hier ist es nur die Usurpation, welche wir angreifen, das Monopol, welches wir auflösen wollen, und noch einmal heben wir hervor, daß wir Blut und Nerv als gleichberechtigte Faktoren neben den übrigen Teilen vollständig anerkennen, ja daß wir ihre dominierende Bedeutung durchaus nicht bezweifeln, daß wir aber ihren Einfluß auf die übrigen Teile nur als einen erregenden und mäßigenden, nicht als einen absoluten zugestehen (Virchow, Einheitsbestrebungen, S. 51).«[7]

Weit ab von einer sachlichen Kritik sind die Äußerungen Benekes (1942)[23]: »Einem Fluch gleich lastet die Zellulartheorie auf der Arztwissenschaft als böse Tat, die fortzeugend Böses muß gebären.« Stöhr (1951)[266], der eine Gliederung des Nervensystems ablehnt und von einer kontinuierlichen plasmatischen Verbindung mit dem Erfolgsorgan ausgeht, geht soweit, sogar den Zellbegriff abzulehnen:

»Vor allem hat Virchow die Selbständigkeit der Zelle besonders scharf betont, sie als alleinlebendigen Baustein des Organismus betrachtet und der gesamten Intercellularsubstanz jegliche Erscheinung des Lebens abgesprochen. Demnach sollte das Leben des Organismus auf eine Summe von Einzelleistungen der Zelle zurückgeführt werden. Jede menschliche Körperzelle gilt nach Virchow als eine Art Homunculus und aus der Gesamtleistung dieser zu Teilspezialisten ausgebildeten Mikromenschen sollte der den Organismus darstellende, abwegige Begriff »Zellenstaat« zustande kommen. Eine solche Vorstellung läßt sich mit der hier geäußerten Betrachtungsweise nicht in Einklang bringen. Der Zelle ist vielmehr jede Individualität, jede dominierende Rolle in den Betriebsfunktionen des Organismus zu versagen. Nicht einmal die Eizelle verläßt das Ovar als ein unabhängiges Individuum, sondern in einer Umhüllung mütterlicher Follikelzellen; sie bleibt demnach immer in Verbindung mit dem mütterlichen Gewebe.«[266]

Wie Plaut (1960)[222] und Kirsche (1962)[168] lehnt auch Bargmann (1958)[11] Stöhrs Aussagen ab:

»Der Histologe Ph. Stöhr jr. hat die Summe seiner morphologischen Erfahrungen in einem Lehrbuch der Histologie (1951) gezogen, in welchem er prononciert auf den Zellbegriff verzichtet, da die Zelle im erwachsenen Organismus keineswegs die dominierende Rolle spielt, »die man ihr früher zudiktiert hat«.

»Der Autor schreibt darüber hinaus mit Blick auf die »sich selbst zu Tode quälende Zellenlehre« Virchows: »Eine zellige Gliederung kommt im erwachsenen menschlichen Körper nur beim Epithel und teilweise beim Bindegewebe vor.«[11]

Doerr (1958)[95] fasste Rössles Anschauung zusammen und kommentierte sie:

»Rössle hat einmal zum Ausdruck gebracht, daß es drei Dinge seien, die man gegen die Zellularpathologie einwenden könnte:

1. Die Lehre vom menschlichen Organismus als eines Zellenstaates, eines föderativen Verbandes, in Virchowscher Sicht habe etwas »Pflanzenhaftes« beibehalten.
2. Virchow habe übersehen, daß das Leben nicht allein aus Zellsummen besteht. Damit hänge es zusammen, daß Virchow
3. die Lehre vom Individuum und damit die Konstitutionspathologie nicht genügend gepflegt habe.«[95]

Den äußerst kritischen Bemerkungen Rössles (1921)[242] folgten nach dessen Übernahme des Virchowschen Lehrstuhls an der Berliner Charité ausgewogenere Meinungsäußerungen:

»Gerade die notwendige Konzentration auf die Zelle führte dazu, daß die Zellularpathologie »eine Revolution des menschlichen Denkens hervorgebracht hat«.[243]

1946 sagte er anlässlich des 125. Geburtstages Rudolf Virchows, dass man jetzt das Wesentliche in der Unselbständigkeit der Zelle sehen und die neugewonnenen Einsichten in die »Korrelation der Organismusteile« zu einer Korrektur der reinen Zellularpathologie Anlass sein müßten.[243]

Doerr (1958)[95] ging auch auf die Ansichten anderer Wissenschaftler wie z. B. Ehrlichs zur Zellularpathologie ein:

»Es ist historisch berechtigt, – und zwar durch den anerkannten Einfluß des Pathologen Carl Weigert, den älteren Vetter Ehrlichs, einen der treuesten Liniengänger Virchowscher Zellularpathologie –, die Seitenkettentheorie als höhere Nutzanwendung der Zellenlehre zu bezeichnen. Ehrlich hat dies selbst in seinem Nobelvortrag des Jahres 1909 über die »Partialfunktionen« der Zelle klar zum Ausdruck gebracht. »Der Zellbegriff«, so meinte er, sei »die Achse, um die die ganze moderne Wissenschaft vom Leben gravitiert«. Trotzdem, so fuhr er fort, sei gerade jetzt – 1909 – eine Grenze erreicht, über die hinaus mit morphologischer Methodik nicht zu kommen sei, – ein Urteil, das vom Standpunkte seiner Zeit aus berechtigt war.«[95]

Die enge Verknüpfung von Wissenschaft und Politik (s. auch Kap. 5) wird gerade in der Kritik an der Zellularpathologie deutlich, so wird der Einwand gegen die These »Omnis cellulae cellula« von Lepeschinskaja (1952)[183] ideologisch begründet. Er kann heute, nachdem alle modernen Methoden keine anderen Ergebnisse zeigten, endgültig zu den Akten gelegt werden. Auch über die Bemerkung vom »antirevolutionären Charakter« der Zellularpathologie Virchows kann als einer Episode hinweggegangen werden. Sie beruht ebenso wie die Äußerung Boenheims (1957)[28] – «wir lehnen die Zellularpathologie ab« – auf einer politischen Indoktrinierung der Wissenschaft. Bei einem Studium des Gesamtwerkes Virchows kann dieser Meinung ebensowenig zugestimmt werden, wie der von Heidel (1972):[133]

»1. Die Zelle ist das letzte Form-Element aller lebendigen Erscheinungen.
2. Wo eine Zelle entsteht, da muß eine Zelle vorausgegangen sein.
3. ›Jedes Thier erscheint als eine Summe vitaler Einheiten, von denen jede den vollen Charakter des Lebens an sich trägt‹.«

Mit dieser Feststellung, die sehr oft Gegenstand der Diskussion gewesen ist, verwirft Virchow seine bei Vorarbeiten zur Zellularpathologie noch vertretene Auffassung von höheren vitalen Einheiten, die aus Zellenterritorien, ernährendem Blutgefäß und zugehörigem Nerv bestehen. Es scheint fast, als seien sie ihm zu komplex geworden in diesem Gefüge und zu unübersichtlich durch die Vielfalt möglicher Variationen.

Die Entwicklung der Zellularpathologie von ihren Anfängen bis zur Blüte ist das Ergebnis eines Abstraktionsprozesses. Am Anfang dieses Prozesses steht die Vielzahl konkreter Zellen und an seinem Ende ein uniformer Prototyp der Zelle, der nur die wesentlichen Eigenschaften widerspiegelt, die allen Zellen gemeinsam sind.[133]

Kettler (1959)[164], von den damaligen politischen Strömungen beeinflußt, sieht ebenfalls das Ende der Zellularpathologie:

»Es ist kein Geheimnis, daß wir heute Virchows Zellularpathologie in ihrer ursprünglichen Form nicht mehr anerkennen können. Die Lehre von den Viren hat es beispielsweise längst widerlegt, daß »die Zelle wirklich das letzte Formelement aller lebendigen Erscheinungen sei und daß wir die eigentliche Aktion nicht über die Zelle hinaus verlegen dürfen« (10. Februar 1858). Doljanski und Roulett konnten die Neubildung von Bindegewebsfasern außerhalb von Zellen erweisen, und Frau Lepeschinskaja schickt sich an, Virchows Fundamentalsatz »omnis cellula e cellula« durch ihre experimentellen Ergebnisse zu erschüttern. Auch in anderer Hinsicht ist das Primat der Zelle im Organismus erloschen. Virchow glaubte an einen »freien Staat gleichberechtigter, wenn auch nicht gleichbegabter Einzelwesen, der zusammenhält, weil die einzelnen aufeinander angewiesen sind«, und er erklärte sich außerstande, »die Einheit im Sinne der Nervenpathologie« aufzuweisen (1855). Wie anders heute! Die Forschung bemüht sich, im Sinne von Spieß (1875) über Ricker die hervorragende Rolle des Nervensystems Zug um Zug zu entschleiern, wobei Namen wie Pawlow, Bykow und Speransky in erster Reihe stehen.«[164]

Kettler kommt 1959 zu dieser Feststellung:

»Wir stellen also fest, daß die Cellular-Pathologie den Abschluß seiner Lehre bedeutet; denn ein weiterer Ausbau seines Prinzips erfolgte durch ihn nicht mehr. Auch seine beiden Aufsätze »Die Kritiker der Cellular-Pathologie« aus dem Jahre 1860 und »Der Stand der Cellular-Pathologie« aus dem Jahre 1891 bedeuten nur Rückblick, nicht aber neue Theorie.«[164]

»Nach dem Tode Virchows konzentrierte sich die Kritik immer mehr auf diesen Punkt. »Fragen wir«, so Marchand im Jahre 1908, »ob unsere heutige Pathologie noch eine Cellularpathologie in ursprünglichem Sinne ist, so müssen wir diese Frage verneinen«, und er stellte das erkrankte Individuum in den Mittelpunkt. Ähnlich äußerte sich Werner Hueck. Ein Ganzes sei mehr als die Summe seiner Teile. Die breiteste Beweisführung gegen die Zellularpathologie stammt von Gustav Ricker. Mit seiner Relationstheorie suchte er das Primat der Zelle zu erschüttern. Sein Schüler Herbert Siegmund nannte die Relationspathologie einen erfolgreichen Versuch, die Zellularpathologie zu überwinden. Er setzte sich für eine die organische Ganzheit mit ihren Korrelationen und dynamischen Funktionsabläufen stärkende Pathologie ein.«[167]

Zuzustimmen ist der Äußerung Oberlings (1959)[214], dass »der Gedanke Virchows [sei] alle Erscheinungen der Physiologie und mithin auch der Pathologie auf zellulärer Basis zu erklären«, sowie Doerrs (1958)[95], dass »der zelluläre Bau unseres Organismus in Statik und Dynamik ... in gesunden und kranken Tagen heute mehr denn jemals gesicherter Besitz genannt werden darf.«

In »Die Universalität von Virchows Lebenswerk« fasst Diepgen (1952)[92] seine Vorstellungen zur Zellularpathologie in folgender Weise zusammen:

»Virchows Cellularbiologie und -pathologie zeigt von Anfang an das Streben eines universell eingestellten Denkers nach Synthese. Er bringt einen neuen »Vitalismus«, eine Synthese mechanistischer und älterer deutscher vitalistischer Vorstellungen mit den Gesetzen von der Erhaltung der Energie und des Stoffes, projiziert in die Zelle. Der Streit um das Problem der Eigengesetzlichkeit des Lebens, die Frage nach einer besonderen Lebenskraft hielt damals nicht nur die Mediziner und Naturforscher in Atem, sondern auch die Philosophen, Staatsmänner und die ganze Masse der Gebildeten; denn dieses Problem war mit dem Weltanschaulichen und der Frage nach der Schöpfung eng verknüpft und nicht nur für das ärztliche Handeln von Bedeutung. Virchow faßte das schwierige Problem mit der ganzen Universalität seiner naturwissenschaftlichen und philosophischen Betrachtungsweise an. Die ganze Kosmologie, Geologie und Paläontologie, die Newtonsche Physik, die Chemie, insbesondere die Fermentchemie und die katalytischen Erscheinungen, vor allen die neuen Ergebnisse der Biologie werden in den Kreis seiner Beweisführung hineingezogen. Auf dieser Basis wird ihm die im Organismus, speziell in der Zelle wirkende Kraft zu einer an den Stoff gebundenen mechanischen und einheitlichen Lebenskraft.«[92]

Letztendlich hat, zwar nicht in dieser Absolutheit für den Kliniker, aber doch in Verbindung mit übergreifenden anderen Prinzipien die Äußerung Plauts (1953)[223] auch heute noch ihre volle Berechtigung:

»Wenn wir an ein funktionierendes Organ denken, denken wir an seine Zellen, die sezernierenden Zellen des Pankreas, die Ganglienzellen des Gehirns, die sich kontrahierenden Muskelzellen. Wenn wir einen Blut- oder Knochenmarkausstrich, ein Urinsediment oder einen Gewebeschnitt eines Tumors betrachten, beurteilen wir Zellen in ihrer strukturellen Anordnung oder einzeln.«[223]

1.3 Paradigmawechsel von der Zellularpathologie

Die Zellularpathologie existiert als Paradigma fast 140 Jahre, und in diesem Zeitraum ist nicht nur vielfach Kritik an ihr geübt, sondern auch der Versuch gemacht worden, sie durch ein neues Paradigma zu ersetzen.

Einer der massiven Angriffe ging von der sich entwickelnden Bakteriologie/Mikrobiologie und damit verbundener serologischer und immunologischer Prozesse aus, worauf an anderer Stelle eingegangen wird.

Immer wieder auf neuen Untersuchungsergebnissen und theoretischen Verallgemeinerungen beruhend sind Ansätze zum Paradigmawechsel von der Tatsache ausgegangen, wie weit die Zelle als autonome Einheit innerhalb eines Organismus aufgefasst werden kann, wobei bewusst von Fehlinterpretationen der Virchowschen Vorstellungen oder mangelnder Sachkenntnis ausgegangen wird.

Eine besondere Problematik hat schon bei Virchow die Frage gespielt, ob die Zelle wirklich die letzte lebensfähige Einheit ist und wie sich die Lebensprozesse in ihr abspielen, und zum anderen die Kommunikation der Zelle mit ihrer zellulären und extrazellulären Umgebung.

1.3.1 Zell-Zell-Kommunikation

Virchow sah seine Cellularpathologie als Fortführung der Regionalpathologie über die Organpathologie (Organicismus) zu diesem seinem Prinzip.

»Weder Virchow noch seine Schüler haben je behauptet, daß die Zellen ein völlig unabhängiges Leben führen, sie unterschätzten nur die Bedeutung der Interrelationen.«[222]

Über die zelluläre Kommunikation hat Virchow sich fast überhaupt nicht geäußert, nur so in schon mehr übertragener Weise:

»... auch für den Cellulismus sind die Theile des Körpers nothwendig zusammengehörige, auf einander angewiesene und in einem solidarischen Bedürftigkeits-Verhältnisse zu einander stehende Gebilde.« R.V. 1860[323]

Während die Beziehungen zum Kreislauf- und Nervensystem mit anderen Wissenschaftlern seiner Zeit ausführlich diskutiert wurden und Interpretationen danach vielfach erfolgten, spielen die zellulären Kommunikationen bis in die Gegenwart fast keine Rolle. Sie sind als Problemfeld der zukünftigen biologisch-medizinischen Forschung anzusehen. Da sie jedoch eindeutig von der Zelle als selbständiger Einheit ausgehen, die mit anderen kommuniziert, ergeben sich daraus neue Erkenntnisse, die jedoch nicht einen Paradigmawechsel programmieren.

1.3.2 Zelle-Extra(Inter)zellularsubstanz

Als wichtigen Punkt seiner Cellularpathologie sieht Virchow die Vorstellungen über die »Zellenterritorien an: »Für mich bedeutete Zellenterritorien stets den Complex dessen, was zu einer Zelle gehört, und daher nicht bloß die Zelle als solche, sondern auch die dazu gehörige Extra- oder Interzellularsubstanz.« R.V. 1874[353]

In der »Cellularpathologie«[343] weist er besonders darauf hin:

»Ich habe es deshalb für nothwendig erachtet, den Gesammt-Organismus oder das Individuum nicht bloss in seine Organe und diese in ihre Gewebe, sondern auch noch die Gewebe zu zerlegen in Zellenterritorien. Ich habe gesagt, Territorien, weil wir in der thierischen Organisation eine Eigenthümlichkeit finden, welche in der Pflanze fast gar nicht oder doch nur in sehr unvollkommener Weise zur Anschauung kommt, nehmlich die Entwickelung grosser Massen sogenannten intercellularen Stoffes.« R.V. 1858 (1871)[345]

Diesen interzellulären Substanzen gesteht er jedoch nur eine sekundäre Rolle zu:

»Daher habe ich nie anerkannt, dass es auch ein extrazelluläres Leben giebt, und daher habe ich stets die Intercellular-Substanzen nicht als lebende anerkannt...«

»Wenn ich von specifischen Wirkungen einer Substanz auf ein lebendes Gewebe spreche, so ist dies immer so zu verstehen, daß die Substanz auf die Zelle des Gewebes einwirkt. Es soll damit nicht gesagt sein, daß sie nicht auf die Intercellular-Substanz einwirkt, und dass diese Einwirkung nicht eine pathologische Bedeutung haben könne.« R.V. 1900[406]

Insgesamt ist Virchow 1900 zu einem Standpunkt über Zusammensetzung und Organisation von Organen gelangt, der im Wesentlichen unseren heutigen Vorstellungen entspricht.

»Mehr und mehr hat man erkannt, daß eigentlich alle größeren Einrichtungen des Körpers, die sogenannten Organe, einen zusammengesetzten Bau besitzen. Wir können das einfach ausdrücken, indem wir in jedem Organ gewisse, ihm eigenthümliche und für seine Thätigkeit bestimmte Theile als specifische unterscheiden, während wir andere, in demselben Organe vorkommende und für seine Zusammensetzung wichtige Theile, welche mit seiner Thätigkeit nicht zu thun haben, als nicht specifische bezeichnen. Diese letzteren Theile stimmen in ihrer Einrichtung vielfach mit den einfachen Geweben überein, die sich auch in anderen Organen finden, ja, die sogar als besondere, für sich bestehende Gebilde bekannt sind. Sie kommen häufig als interstitielle Gewebe zwischen den specifischen Bestandteilen der Organe vor, aber sie bilden auch große und wichtige, organähnliche Anhäufungen, die nur aus nicht specifischen Anhäufungen aufgebaut sind. Sie haben gerade die Neigung, Intercellularsubstanzen zu erzeugen, welche durch ihre mechanischen Eigenschaften einen großen Werth für den Gesammt-Organismus erlangen. Dahin gehören die Knorpel, das Bindegewebe, die Neuroglia und manche andere.« R.V. 1900[406]

In seiner Interzellularpathologie bestätigt Huzella (1937)[149], dass die Zwischensubstanz für sich keineswegs als lebend angesehen werden kann, sondern immer von der Zelltätigkeit abhängt. Mit der Interzellularpathologie soll eine Brücke zwischen der Zellularpathologie und der Molekularpathologie geschlagen werden.

Virchows Schriften weisen eindeutig aus, dass er die Interzellularsubstanz als charakteristischen Bestandteil des tierischen und menschlichen Organismus sieht. Es ist also nicht verständlich, dass Heidenhain (Aschoff 1938[7]) die Zellularpathologie deshalb verwirft, weil sie die Interzellularsubstanz unbeachtet lasse.

In einen besonderen Gegensatz zur Zellularpathologie stellen sich neuerdings Gruppen von Wissenschaftlern, die der »Matrix« eine entscheidende Rolle im Krankheitsgeschehen zuordnen wollen.

Dabei wird behauptet, dass die Interzellularsubstanzen durch die Zellularpathologie nicht berücksichtigt worden seien.

»Es ist daher notwendig, den von seiner Umgebung abstrahierten Zellbegriff durch die Trias Kapillare-Grundsubstanz-Zelle abzulösen.«

»Das lebensimmanente Streben nach Erhalt verlangt ein übergeordnetes Ordnungsprinzip, das sowohl Zellindividualität wie soziale Gemeinsamkeit aller Strukturen gewährleistet, d.h. den gesamten Organismus durchzieht. Dieses Lebensprinzip ist bei Wirbeltieren und hochentwickelten Wirbellosen durch die Trias Kapillare-Grundsubstanz-Zelle gegeben.«

»Spontaneität ist dagegen immer an ein autokatalytisches Zusammenwirken aller Moleküle in einem System gebunden, wodurch Erhalt oder Entwicklung neuer Organstrukturen ermöglicht werden. Biorhythmen sind gleichzeitig Ausdruck der Polarität alles Lebendigen: Zur Anregung gehört Hemmung, zum Synergismus der Antagonismus, zur Strukturbildung die Strukturbrechung usw. Diese ganzheitsmedizinische Denkweise unterscheidet sich erheblich von der erkenntnistheoretischen Basis der Schulmedizin: der Virchowschen Zellularpathologie (Virchow 1858).«

»Der Organismus wird von der Schulmedizin als komplizierte zelluläre Funktionseinheit angesehen, und man versucht, in Anlehnung an die Virchowsche Zellenlehre, Defekte oder Krankheiten mit einfachen Ursache-Wirkungsbeziehungen auf Störungen der einzeln en Zellen zu reduzieren. Genaugenommen ist der Zellbegriff jedoch nur eine morphologische Abstraktion, da die Zelle nicht isoliert von ihrem physiologischen Milieu, dem Extrazellulärraum, gesehen werden kann.«

»Die Grundsubstanz in ihrer Vermittlereigenschaft zwischen Endstrombahn und Zelle stellt als übergeordnetes Ordnungsprinzip das Allgemeine wie das individuell Bestimmende dar; sie wird als Spiegel des Kosmos zum Instrument der Seele und des individuellen Geistes des Menschen.«[134, 135]

1.3.3 Molekulare Pathologie

Mit der zunehmenden Möglichkeit, die molekularen Strukturen im Organismus aufzulösen, die Funktionen von Makromolekülen zu analysieren und die Wechselwirkungen zwischen diesen als Basis von metabolischen und anderen Prozessen zu verstehen, hat sicher eine neue Ära auch für die Erforschung von Krankheitsprozessen begonnen. Die Frage, die zu beantworten ist, ist die, ob es sich um ein neues Paradigma handelt oder um eine Weiterführung und Vertiefung des Prinzips der Zellularpathologie.

In zahlreichen Schriften hat sich Rudolf Virchow schon mit dieser Problematik auseinandergesetzt, obwohl wesentliche Grundlagen zur Untersuchung molekularer Vorgänge noch nicht vorlagen, so 1845[283]:

»Die neueste Medizin ... weist nach, daß Leben nur Ausdruck für eine Reihe von Erscheinungen ist, deren jede einzeln nach den gewöhnlichen physikalischen und chemischen, d. h. mechanischen Gesetzen von Statten geht.« R.V. 1845[283]

»Jede anatomische Veränderung ist auch materiell, aber ist deshalb jede materielle auch anatomisch? Kann sie nicht moleculär sein? Kann nicht mit Erhaltung der Form und des außeren Ansehens eine durchgreifende moleculäre Aenderung in der inneren Zusammensetzung des Stoffs eingetragen sein? Diese feineren, moleculären Veränderungen der Materie sind kein Gegenstand der Anatomie, sondern nur der Physiologie, sie sind rein funktionell, wenn man den verpönten Ausdruck gebrauchen will, dynamisch ...

Man kann vor den anatomischen, morphologischen, histologischen Studien noch so hohe Achtung haben, man kann sie für die unumgänglich nothwendigen Grundlagen jeder weiteren Forschung halten, allein muß man sie deshalb für die einzig sicheren, für die allein zu verfolgenden, für die ausschließlich gültigen erklären? Viele und grosse Erscheinungen am Körper sind rein funktioneller Art, und wenn man sie auch durch eine mechanische Hypothese aus feinmateriellen, moleculären Aenderungen zu erklären trachtet, so darf man doch nie vergessen, dass die Methode ihrer Beobachtung und Verfolgung niemals anatomisch sein kann.« R.V. 1854[310].

»Wie weit die pathologische Anatomie in dieser Richtung leistungsfähig ist, habe ich schon früher weitläufig erörtert. Ihr fallen, freilich in Gemeinschaft mit der pathologischen Chemie, die Untersuchungen über die gröberen Nutritionsstörungen und ausserdem die über die grob-mechanischen Veränderungen zu, aber ihr ist das ganze Gebiet der feineren, moleculären, wenn auch immerhin noch nutritiven Störungen entzogen, welche wir nur funktionell, dynamisch erkennen können. Sie hört schon da auf, etwas zu leisten, wo es sich um die feineren individuellen Eigenthümlichkeiten handelt, die doch so reell, so wichtig sind und die doch auch materiell begründet sein müssen.« R.V. 1854[310]

1855 formulierte Virchow in der «Cellular-Pathologie«[313]:

»... innerhalb dieses Heerdes (d.h. Zelle) ist es die mechanische Substanz, welche wirkt und zwar nach chemischen und physikalischen Gesetzen wirkt.

Um daher die Erscheinungen des an sich cellularen Lebens zu begreifen, müssen wir die Zusammensetzung der Zellensubstanz, ihre mechanischen Eigenschaften, ihre Veränderungen bei der Function feststellen, und was den Gang der Forschung betrifft, so kann ja darüber gar kein Streit sein, dass die chemische und physikalische Forschung die höhere, die anatomische oder morphologische die niedere ist. Ich für meinen Theil habe so wenig nöthig, darauf weiter einzugehen, dass ich mich vielmehr von der frühesten Zeit meiner Veröffentlichungen bis zu der jetzigen immer nur gegen den Vorwurf zu vertheidigen hatte, zu minutiöse chemische Unterschiede aufzusuchen.« R.V. 1855[313]

»Einem solchen Gedanken ist leicht zu begegnen. Sollte es einstmals gelingen, was bekanntlich bisher nicht der Fall war, das Leben im Ganzen als ein mechanisches Resultat der bekannten Molecularkräfte darzustellen, so würde man auch dann nicht umhin können, die Eigenthümlichkeit der Form, in welcher die Molecularkräfte zur Erscheinung kommen, mit einem besonderen Namen zu belegen und von den anderen Aeusserungen dieser Kräfte zu unterscheiden. Das Leben wird immer etwas Besonderes bleiben, wenn man auch bis ins kleinste Detail erkannt haben sollte, dass es mechanisch erregt und mechanisch fortgeführt sei.« R.V. 1855[313]

Er führt aber seine Vorstellungen dann in dieser Richtung weiter:

»Aber man muss doch einmal die naturwissenschaftliche Prüderie aufgeben, in den Lebensvorgängen durchaus nur ein mechanisches Resultat der den constituirenden Körpertheilen inhärirenden Molecularkräfte zu sehen.« R.V. 1855 [313]

Aus der Wechselwirkung der Moleküle leitet Virchow seinen Begriff der Lebenskraft ab (R.V. »Einheitsbestrebungen...« 1856[315]). Sehr deutlich werden die molekularen Strukturen und Funktionen in die Auffassung der zentralen Rolle der Zelle eingeordnet.

»Meines Erachtens haben in der Biologie sowohl diejenigen ihr Recht, welche die Geschichte des Lebens auf die letzten moleculären Bewegungen zurückführen wollen, als auch diejenigen, welche das ganze, ungetheilte organische Wesen als den Gegenstand ihres Studiums auffassen. Allein beide Richtungen lassen sich in eine einzige vereinigen, wenn man die Zelle als die Grundlage der Anschauung betrachtet, denn erst in der Zelle finden die Molecüle ihre Zusammenfassung zu einer eigentlichen lebendigen Einheit und aus Zellen setzt sich zuletzt jedes organische Wesen zusammen.« R.V. 1856[314]

In seiner Publikation »Über die mechanische Auffassung des Lebens« (1858)[326] geht Virchow davon aus, dass die Zelle aus den gleichen Stoffen aufgebaut sei, die auch die unorganische, unbelebte Welt bilden, und fährt dann fort:

»Eigenthümlich ist nur die Art seiner Zusammenordnung, die besondere Gruppirung der kleinsten Stofftheilchen, und doch ist sie wiederum nicht so eigenthümlich, daß sie einen Gegensatz bildet zu der Art der Zusammenordnung oder Gruppirung, wie sie die Chemie der unorganischen Körper lehrt. Eigenthümlich erscheint uns die Art der Thätigkeit, die besondere Verrichtung des organischen Stoffes, aber doch geschieht sie nicht anders, als die Thätigkeit und Verrichtung, welche die Physik in der unbelebten Natur kennt. Die ganze Eigenthümlichkeit beschränkt sich darauf, daß in den kleinsten Raum die größte Mannichfaltigkeit der Stoffcombinationen zusammengedrängt wird, daß jede Zelle in sich einen Heerd der allerinnigsten Bewirkungen der allermannichfaltigsten Stoffcombinationen durch einander darstellt, und daß daher Erfolge erzielt werden, welche sonst nirgend wieder in der Natur vorkommen, da nirgend sonst eine ähnliche Innigkeit der Bewirkungen bekannt ist...«

»So besonders und eigenthümlich, so sehr innerlich daher auch das Leben ist, so wenig ist es der Herrschaft der chemischen und physikalischen Gesetze entzoger, Vielmehr führt jeder neue Schritt auf der Bahn der Erkenntnis uns dem Verständnis der chemischen und physikalischen Vorgänge näher, auf deren Ablauf das Leben selbst beruht. Jede Besonderheit des Lebens findet ihre Erklärung in besonderen Einrichtungen anatomischer oder chemischer Art, in besonderen Anordnungen des Stoffes, der in dieser Anordnung seine ihm überall anhaftenden Eigenschaften, seine Kräfte äußert, jedoch scheinbar ganz anders als in der unorganischen Welt.« R.V. 1858[326]

Wenn Virchow 1860[323] (»Die Kritiker der Cellularpathologie«) schreibt:

»... und der letzte Gedanke meiner Pathologie ist nicht die Zelle, sondern das Leben der einzelnen Theile«,

greift er schon die Probleme der Molekularpathologie auf. Das wird auch deutlich in dieser Aussage:

»... so ist auch der letzte Grund alles pathologischen Wissens in der Physik und Chemie zu suchen. Das sind die grundlegenden Wissenschaften, und ihre Einführung in den täglichen Gebrauch der Ärzte war der größte und sicherste Fortschritt, den die Medizin je gemacht hat.« R.V. 1879[359]

In diesem Artikel setzt er sich auch kritisch mit den Möglichkeiten auseinander, die die Morphologie für den wissenschaftlichen Erkenntnisprozess leisten kann:

»Allein der Mensch gesteht nicht gern ein, dass seine Erkenntnismittel beschränkt sind. Resignation ist eine schwere Tugend. Und doch muss sie geübt werden und vor allen Dingen in der Wissenschaft. Es mag paradox erscheinen, von jemand Entsagung zu fordern, der die volle Wahrheit sucht. Aber die Paradoxie liegt nur in der Einseitigkeit des Weges, den er verfolgt. Viele Wege führen nach Rom, aber nicht alle. Und so darf ich, der ich im Beginne meiner wissenschaftlichen Laufbahn die damals überaus harte Forderung an die wissenschaftliche Medicin gestellt habe, die Anschauung von den pathologischen Vorgängen auf die mikroskopische Betrachtung zu gründen und diesen Vorgängen mindestens um 300 mal näher zu treten, jetzt, wo man ihnen schon um 900 und um 1200 mal näher getreten ist, wohl darauf aufmerksam machen, dass die Morphologie nur die eine Seite der Biologie darstellt und dass jenseits des Kreises der Morphologie ein grosses Gebiet mechanischer und chemischer Vorgänge liegt, dessen Erforschung andere Hülfsmittel erfordert, als der Morpholog sie zu bieten vermag.« R.V. 1879[359]

Wenn man diese Zitate kennt, stellt man sich die Frage, wie Kraus 1921[177] in seiner Arbeit »Rudolf Virchow und die heutige Klinik« äußern kann:

»Indem er die pathologische Forschung auf die Zelle als »letztes Formelement aller vitalen Prozesse« verweist, denkt er auch allen atomistischen (... allen molekularen bzw. physikalisch-chemischen) einschlägigen Überlegungen den Boden zu entziehen.«[177]

Schade versuchte 1924[246] erstmals eine zusammenfassende Vorstellung der »Molekularpathologie«:

»Nicht die mikroskopisch kleinstsichtbaren Protoplasmakonglomerate, sondern die Moleküle und ihre Abarten im Lösungsraum, die Ionen und Kolloide, sind es, an denen sich letzten Endes jedwedes Krankheitsgeschehen vollzieht. Das molekularpathologische Bild, welche die Aenderungen bei der Krankheit in diesen Einheiten offenbart, kommt daher dem eigentlichen Wesen der Vorgänge am nächsten.«

»... Eine Forschungsrichtung der Medizin, welche das Krankheitsgeschehen in den Einheiten der Ionen, Moleküle und Kolloide erfaßt und, wie oben an einem Einzelbeispiel skizziert, eine »Molekularpathologie« zu schaffen imstande ist, darf mit Recht ein allgemeines Interesse beanspruchen.«

»... Die physikalische Chemie, insbesondere die Kolloidchemie, hat der Medizin die Wege zu einer völlig neuartigen Entwicklung gebahnt. Was hier in der Medizin an Neuem entsteht, läßt sich – in Gegenüberstellung zu der auf den Zellen als Einheit basierenden Zellularpathologie – am kürzesten und treffendsten als Molekularpathologie bezeichnen.«

»... ist die Ueberzeugung berechtigt, dass diese Forschungsrichtungen bei nur einigermassen gewährter Entwicklungsmöglichkeit die Kraft in sich birgt, die gesamte Medizin über die Zellularpathologie hinaus in eine neue, eine physikochemische Aera, eben die der Molekularpathologie mit Kolloiden, Molekülen und Ionen als Forschungseinheiten überzuführen.«[246]

Die Molekularpathologie Schades basierte auf den in den 1920erJahren favorisierten Vorstellungen einer koiloid-osmotischen Interpretation der Zusammensetzung von Zellen und Geweben, die sich mit dem Eintritt in die elektronenmikroskopische Ära der Zellforschung als Sackgasse und Rückschritt erwies. So ist von den Vorstellungen Schades im Wesentlichen der Begriff »Molekularpathologie« übriggeblieben.

Ratzenhofer (1974)[234] bezeichnet Schade als »Begründer molekularer Einsichten in der funktionellen Pathologie« und seine Methode als molekularanalytisch. In weitestem Sinne könnte man nach Ratzenhofer (1974)[234] von Molekularpathologie sprechen, wenn sie alle Gewebeveränderungen, alle Krankheiten und Produkte mit Methoden sowie ihr Zusammenwirken mit Methoden auf molekularer Ebene analysiert, in engerem Sinne alle Krankheiten, die bevorzugten Forschungsprojekten der Molekularbiologie angenähert sind, d. h. Krankheiten, die auf primäre Änderungen oder Anomalien der spezifischen Bio-Makromoleküle zurückgeführt werden können. Dazuzurechnen sind besonders die ererbten Anomalien der Nucleinsäuren, Störungen und Übertragung genetischer Informationen im Prozess der Replikation, Transkription und Translation, weiterhin Enzymmangel- und Speicherkrankheiten, angeborene Störungen des Stützgewebes, der Protein- und Lipoproteinsynthese. Auch Störungen der Organellenstruktur und –funktion werden von Ratzenhofer (1974)[234] zu Molekularkrankheiten gerechnet.

Huzella versuchte mit seiner »Interzellularpathologie« (1937)[149] nicht nur die Widersprüche zwischen »Zellularpathologie« und »Molekularpathologie« zu interpretieren, sondern sie in den Zusammenhang medizintheoretischer Vorstellungen zu stellen.

»Der uralte Gegensatz zwischen Vitalismus und Mechanismus, dessen Spannkraft von jeher das Lehrgebäude der Wissenschaft des Lebens trägt und den Fortschritt der Biologie und Medizin fördert, tritt heute auf dem Gebiet der Krankheitslehre, in der Gegenüberstellung der »Zellularpathologie« von Virchow und der »Molekularpathologie« von Schade, besonders deutlich hervor. Diesem Gegensatze, dessen Wurzeln bis tief zu den Grundprinzipien der Lebenslehre, ja bis zu den Problemen der Weltanschauung reichen, liegen Widersprüche zugrunde, welche zwischen der Zellenlehre, dem physikalisch-chemischen Erklärungsprinzip der Lebensvorgänge und der Ganzheitslehre bestehen. Diese Gegensätze haben sich heute derart zugespitzt, dass eine ernstliche Begriffsverwirrung besteht, welche eine Krise der Zellenlehre, einen Zwiespalt zwischen theoretischer und praktischer Medizin herbeiführte und sogar zu einer »Grundlagenkrise der Medizin« – wie es heißt – ausartete.«[149]

In der 244-seitigen Monographie über die submikroskopische Struktur des Cytoplasmas (Frey-Wyssling 1955[114]), die die Cytomorphologie, Cytochemie, Cytophysik und Cytophysiologie behandelt, wird R. Virchow nicht einmal namentlich erwähnt. Frey-Wyssling, der von den kolloidchemischen Vorstellungen über den Aufbau der Zelle ausgeht (»Es mag verwegen erscheinen, eine Monographie über die Morphologie eines Zellbestandteils zu schreiben, der sich auf Grund der Untersuchungen mit optischen Hilfsmitteln, wie sie bis 1933 zur Verfügung standen, als völlig strukturlos erwiesen hat«), interpretiert den Stand der Analyse der zum Beginn der elektronenmikroskopischen Ära bekannten Zellbestandteile und weist darauf hin: »Der Anschluß an die Molekularmorphologie ist nach wie vor nur mit Hilfe indirekter Methoden und hypothetischer Überlegungen möglich.« Im Wesentlichen handelt es sich bei seiner Darstellung um die Wiederentdeckung der Ende des vorigen Jahrhunderts z. T. schon bekannten Organellen und eine submikroskopische Charakterisierung. In den hypothetischen Grundvorstellungen bleibt Frey-Wyssling bei den Begriffen »Plasmagel« und «Plasmasol« und versucht die neuen Erkenntnisse in dieses Denkschema einzuordnen.

»Für die submikroskopische Morphologie des Cytoplasmas ergibt sich daher die reizvolle Aufgabe, abzuklären, wie aus den denkbar einfachsten Strukturelementen, nämlich aus kugeligen Teilchen, die komplizierten fibrillaren, lamellaren und reticularen Differenzierungen entstehen. Letztes Ziel wird dann in Zusammenarbeit mit der chemischen Strukturaufklärung der Proteine und Proteide die Erforschung des inneren Bauplanes dieser Makromoleküle als Substrat der Lebensvorgänge sein.«[114]

Bis zu den modernen Vorstellungen über eine Molekularpathologie wurden verschiedene wissenschaftliche Irrwege begangen, besonders bis zum ausgedehnten Einsatz des Elektronenmikroskops in der Zellbiologie, dem »goldenen Zeitalter« der Zellforschung. In »From Cell to Molecule« sieht Roizin (1966)[240] die weitere Entwicklung so:

Zu Virchows Zeiten war es die Zelle, die die fundamentale Einheit der Theorie der »zellularen Pathologie« darstellte. In unserer Zeit ist es das Molekül, das als die eigentliche und objektive biologische Einheit die Grundlage der »molekularen Pathologie« bildet.«[240]

Jedoch hat Plaut (1960)[222] schon ernsthafte Zweifel geäußert, »daß jemals eine Lebenseinheit auf Angström-Ebene gefunden wird.«

1988 kommt Kracht zu der Aussage, dass sich ein »Konzeptionswandel von der pathologischen Anatomie zur molekularen Zellpathologie« vollzogen hat. Er ist nicht von einem Paradigmawechsel überzeugt, sondern der Meinung, dass das bestehende Paradigma vielmehr in seiner Brauchbarkeit bestätigt und nur methodenbedingt umgeformt worden ist.

»Das von Virchow geschaffene Paradigma war die Basis für die Differenzierung der Pathologie an sich und für die Differenzierung der wissenschaftlichen Pathologie auf molekularer Ebene in unserer Zeit. Virchows Zellularpathologie ist zu einer differenzierten Zellularpathologie unserer Tage geworden. Sein Werk war und ist das Paradigma für die Pathologie im Sinne von Kuhn. Es war eine Idee und wurde ein Muster, niemals war es ein Dogma«[176]

Albrecht-Buehler (1990)[3] kritisiert die Orientierung der Zellbiologen auf die »Molekularisation« des Gebietes und diskutiert eine »nichtmolekulare« Zellbiologie mit der Argumentation, dass auch Moleküle zu komplex seien zur Erklärung fundamentaler biologischer Prozesse. Man müsste sie auf Interaktionen zwischen Elementarpartikeln wie Mesonen, Neutrinos, Photonen und Protonen zurückführen. Das Gegenargument, es wären zu komplexe, auch außerhalb von biologischen Systemen auftretende Vorgänge, die zur Erklärung von biologischen Prozessen nicht geeignet wären, weist Albrecht-Buehler (1990)[3] zurück. Dann wäre eine Brandmarkierung supramakromolekularer Zellkomponenten als «deskriptiv«, »ein Rückschritt«, auch nicht logisch. Er verweist auf die bestehende Konzeptionslosigkeit in der Unzahl zellbiologischer Experimente. Albrecht-Buehler (1990)[3] fordert deshalb, dass ein Konzept der Zellbiologie entwickelt werden muss, das den Platz der Zelle in der Hierarchie der Organisation der Biologie von der Ökologie zu Makromolekülen bestimmt. Er kommt zu dem Schluss, dass das Paradigma der molekularen Interaktionen als Basis zellbiologischer Funktionen als Axiom über die Stellung der Zelle in der Gesamthierarchie des biologischen Systems nicht geeignet ist.

1.4 Die moderne Zellpathologie

Die moderne Zellpathologie basiert auf den Untersuchungen der Ultrastruktur der Zelle, insbesondere der Zellorganellen und anderen Bestandteilen. Sie stellt den Übergang von der Zellpathologie der Mitte des letzten Jahrhunderts und der modernen Molekularpathologie der letzten 2 Jahrzehnte dar, ist aber als selbständiges eigenständiges Forschungsgebiet mit speziellen Interpretationsmöglichkeiten von Krankheitsprozessen anzusehen.

Eine eingehende Analyse der Arbeiten Virchows zeigt, dass er auch für diese Ebene der zellulären Pathologie schon Grundlagen gelegt hat.

»Als die relativ beständigen Theile der zelligen Elemente zeigen sich die Membranen und Kerne, als die mehr veränderlichen der Zellinhalt. Erleiden die ersteren wesentliche Veränderungen, so erhält sich auch die Zusammensetzung des letzteren nicht ungestört. Wachsende Theile büßen von ihrer Functionsfähigkeit um so mehr ein, je deutlicher sich an den Kernen Theilungs-Erscheinungen äußern; es folgt dann ein Zustand von Ermüdung, von Schwäche, der nothwendig eine Aenderung des moleculären Zustandes des wirkungsfähigen Zelleninhaltes andeutet. Andererseits ergibt sich, daß die Zellenmembran dem Durchtritte der Stoffe bald mehr, bald weniger günstig ist, daß sie verschiedene Stoffe verschieden durchläßt und zu verschiedenen Zeiten für dieselben Stoffe verschieden durchgängig ist.« R.V. 1855[313]

In der Arbeit »Alter und neuer Vitalismus« (1856) geht Virchow auf Funktionen von Zellkern und Zellmembran näher ein und auf weitere Bestandteile der Zelle als Grundlage für die Unterscheidung in einfache und spezifische Zellen:

»Wenn die Zellmembran eine gewisse elektive Einwirkung auf den Durchgang der Stoffe von außen nach innen und umgekehrt ausübt, so ist doch der Kern dasjenige Gebilde, welches innerhalb der Zelle selbst die Stoffe ordnet und als inneres Anziehungscentrum‹ als eigentlicher Mittelpunkt der erhaltenden Thätigkeiten dient. Auch der Kern findet sich durch die ganze Reihe der lebenden Wesen in gleichartiger Beschaffenheit vor, ja seine Eigenschaften sind fast noch constanter, jedenfalls weit klarer und bestimmter, wie die der Zellhaut.

Wenn die Zelle in ihrer Membran und in ihrem Kern relativ beständige Theile besitzt, so bildet der Zelleninhalt dagegen den relativ wechselnden Bestandtheil, der sich zwischen Kern und Membran in bald flüssiger, bald halbweicher Form anhäuft. Häufig ist er von sehr indifferenter Natur, indem er eine Lösung einfach eiweißartiger Stoffe mit geringen Salz- und Fettmengen darstellt; nicht selten dagegen erlangt er sehr differente Eigenschaften, indem sich darin besonders wirkungsfähige Substanzen, wie der Muskel- und Nervenstoff, das Hämatin und die Pigmente ausbilden. Daraus folgt die seit langer Zeit von mir festgehaltene Unterscheidung in einfache und specifische Zellen. Letztere sind die Träger der höheren, eigentlich thierischen Funktion, die wesentlich an den specifischen Zelleninhalt gebunden ist.« R.V. 1856[314]

Virchow sieht es als selbstverständlich an, daß die Analyse der Zellbestandteile zu einer weiteren Interpretation ihrer Funktion führen wird.

»Es darf nicht überraschen, daß der Werth der einzelnen, die vollendete Zelle zusammensetzenden Theile vielfach Deutung ausgesetzt ist und dass die Definition der Zelle immer neue Formulierungen erhält, trotzdem dass man immer dasselbe Gebilde oder wenigstens denselben Körper meint.« R.V. 1858 (1871)[345]

Die Bestandteile der Zellen werden unter dem Begriff der Organellen zusammengefasst. Sie sind durch eine einheitliche charakteristische Struktur und Funktion definiert, in bestimmten Zellarealen lokalisiert oder ubiquitär, können ständig oder temporär vorhanden sein. Ihre Existenz in verschiedenen Zelltypen hängt hinsichtlich Größe, Anzahl, Volumenanteil und Lokalisation von genetischen Faktoren ab und wird funktionsbedingt und/oder durch pathologische Einwirkungen, z.T. in erheblichem Umfang modifiziert. Während Virchow (1855)[313] die Zelle durch Bestandteile Zellkern, Cytoplasma, Zellmembran, Zelleinschlüsse charakterisierte, setzt sich nach unseren heutigen Kenntnissen die Zelle aus den nachfolgenden Komponenten zusammen, deren quantitative Differenzen mit die Zellspezifität ausmachen (David 1990)[81]:

1. Kern
 - Euchromatin
 - Heterochromatin
 - Nucleolus
 - Interchromatingranula
 - Perichromatingranula
 - Kernmembran
2. Organellen des Cytoplasmas
 - Mitochondrien
 - endoplasmatisches Retikulum
   - granuläre Form
   - agranuläre Form
 - Ribosomen/Polysomen
 - Golgi-Apparat
 - Zentriolen

- Lysosomen
- Peroxisomen
- Microfilamente
- Intermediärfilamente
- Microtubuli
- Zilien

3. Plasmamembran
- Microvilli
- Pseudopodien
- Filopodien, Lamellipodien
- Desmosomen
- Nexus (»gap junction«)
- »tight junction«

4. Grundplasma
- mikrotrabekuläres Gitterwerk

5. Einschlüsse
- Sekretprodukte
- Glycogen
- Lipide
- Pigmente
- Kristalle, Kristalloide
- Vakuolen
- Autophagosomen
- Heterophagosomen

1973 haben wir (David 1973)[54] die z. T. auch heute noch gültigen Erkenntnisse der Zellbiologie und -pathologie in folgenden 12 Punkten umrissen:

1. Die Zelle ist das kleinste selbständig lebensfähige Element im Tier- und Pflanzenreich.
2. Die Zelle ist nach hierarchischen Prinzipien aufgebaut.
3. Art und Stoffwechselspezifität der Zelle ist genetisch in der DNA des Kerns und der Mitochondrien determiniert.
4. Die Zelle ist ein kybernetisches, sich selbst regulierendes System mit zahlreichen Informations-, Steuerungs- und Rückkopplungsprozessen.
5. Zellen können nach unseren heutigen Kenntnissen nur aus anderen Zellen – meist auf mitotischem, selten auch auf amitotischem Weg – entstehen (»Omnis cellula e cellula«).

6. Zellen enthalten grundsätzlich einen Kern, Mitochondrien, granuläres und agranuläres Retikulum, Ribosomen/Polysomen, einen Golgi-Komplex, Microbodies, Lysosomen, daneben nicht unbedingt notwendige und spezifische Bestandteile, und werden von einer Plasmamembran umgeben.
7. Es gibt kein zelluläres pathologisches Ereignis, für das nicht ein physiologisches Äquivalent in einem anderen Alter oder anderem Zelltyp gefunden wird – z. B. Wachstum, programmierter Zelltod.
8. Zellen sind prinzipiell zu allen Grundleistungen befähigt (z. B. Pinozytose, Phagozytose), die auch bei einer hohen Spezialisierung nicht endgültig verlorengehen.
9. Die Lebensalter der Zellen sind nur bedingt von Funktionsphasen zu differenzieren. Sie werden durch quantitative, qualitative und lokalisatorische Differenzen charakterisiert.
10. Die Lebensdauer einer Zelle insgesamt und ihrer Organellen und Makromoleküle kann erheblich differieren.
11. Zelluläre pathologische Ereignisse können sich in 4 Richtungen entwickeln:
- qualitative Veränderungen
- quantitative Veränderungen
- Veränderungen der Lokalisation und der Wechselbeziehungen
- Veränderungen im zeitlichen Verhalten.

12. Die unterschiedliche Reaktionsweise und Anpassungsbreite von Zellen hängt ab von inneren Faktoren (Alter, Funktionszustand) und äußeren Faktoren (mit dem Blutstrom zugeführte, organismuseigene, immunologische und toxische Substanzen sowie nervale Faktoren).

Die moderne Zellularbiologie und Zellularpathologie ist in der Lage
- schon länger bekannte Krankheitenhinsichtlich Ätiologie und Pathogenese zu bestätigen und zu untermauern;
- falsche frühere Auffassungen zu widerlegen und durch moderne Anschauungen zu ersetzen;
- neue Krankheitsbilder aus bisher rein deskriptiven Symptomsammlungen herauszukristallisieren.

Mit der immer mehr in den makromolekularen Bereich gehenden Strukturanalyse wird die auf makroskopischer und mikroskopischer Ebene vorhandene morphologische Vielfalt immer eintöniger, da der funktionellen Vielfalt nur ein begrenztes Arsenal an Strukturen gegenübersteht, was die Zusammenarbeit z. B. von Molekularbiologen und Ultrastrukturforschern zwingend erfordert. Andererseits sind biochemische Analysen der intrazellulären Wechselbeziehungen der Zellorganellen, wie die Beziehungen Mitochondrien – endoplasmatisches Retikulum, Kern – endoplasmatisches Retikulum, bisher nicht möglich.

Die physiologischen Leistungen von Organen sind die Konsequenz morphologischer Organisation und biochemischer Aktivitäten der sie zusammensetzenden Zellen. Die Zellen sind gleichzeitig die kleinste integrative Einheit struktureller und funktioneller Manifestationen von Krankheiten.

Daraus ergibt sich, dass ein möglicher und realer Weg zum Verständnis von Krankheiten ein solcher ist, durch den Ereignisse verstanden werden können, die auf Veränderungen der Morphologie und Physiologie von Zellen beruhen.

Im letzten Jahrhundert hatte sich mit der Entwicklung der Medizin auch ein relativ festgefügtes Rüstzeug von Termini ausgebildet. Sie stellen vielfach das traditionelle Element dar und würden den Fortschritt hemmen, wenn nicht ihr Inhalt kontinuierlich, entsprechend dem Erkenntnisstand, geändert würde.

Die ultrastrukturelle Zellforschung hat in den letzten Jahren zur wissenschaftlichen Fundierung solcher allgemeinen pathologischen Grundprozesse, wie Proliferation, Ageneration, Hypertrophie, Atrophie, Hyperplasie, Hypoplasie, Dysplasie und Dystrophie geführt. Insbesondere quantitative Methoden eröffneten dabei neue Wege.

Man kann feststellen, dass es wenig pathologische Prozesse oder menschliche Erkrankungen gibt, für die die auf der ultrastrukturellen Analyse beruhende moderne Zellularpathologie nicht grundlegend neue Erkenntnisse oder neues Detailwissen erbracht hat.

Auf der zellulären und subzellulären Ebene sind die klassischen Krankheitsbilder andererseits nur in sehr begrenztem Rahmen zu diagnostizieren, weil oft sehr differente Eingriffe in Stoffwechselprozesse zu ähnlichen Strukturveränderungen der Zellbestandteile führen.

Wenn wir heute einerseits feststellen, dass zur Zeit erst wenige pathogenetische Mechanismen bekannt sind, die zu spezifischen Veränderungen bestimmter Zellkomponenten führen, so können andererseits für bestimmte Krankheiten oder Krankheitsgruppen Zellorganellenveränderungen primär oder sekundär verantwortlich gemacht werden, die zu der Vorstellung der »Organellenpathologie« geführt haben (David u. Reinke 1988[72], David 1990[81]).

»Organellen-Erkrankungen« sind solche Erkrankungen, bei denen nach unseren gegenwärtigen Kenntnissen der primäre Sitz der Wirkung und die primären morphologischen und funktionellen Veränderungen in der Organellenpopulation einer oder mehrerer Zelltypen liegt, was zu einem spezifischen Syndrom führt.

Mit dem Konzept der Organellopathien konnte eine neue Phase der eng korrelierten strukturell-molekularbiologischen Zellularpathologie begonnen werden (David 1990)[81].

Neben den schon eindeutig charakterisierbaren Organellenerkrankungen, den Mitochondriopathien, Lysosomopathien, Peroxisomopathien, Ziliopathien und Plasmamembranopathien fehlen bisher für die anderen Organellen sichere Befunde.

Die Organellenpathologie ist heute sicher noch in vielen Fällen hypothetisch und spekulativ. Sie beruht jedoch auf grundsätzlichen Erkenntnissen der Molekularbiologie, die zu gesicherten Ergebnissen in der Molekularpathologie geführt haben.

Grundprinzip der Zellularpathologie Virchows war die Tatsache, dass die Zellen die Grundlage der morphologischen Pathologie seien. Mit der Tatsache aber, dass die Zellen einen Verband bilden, in dem gleichartige Zellen zu einer Funktionsgemeinschaft verbunden sind oder auch nicht gleichartige Zellen einen höheren komplexen funktionellen Inhalt haben, entsteht die Problematik der funktionellen Erklärung von Zellverbänden, von Geweben und schließlich der Organe und des Organismus.

Die von Virchow postulierte »Abhängigkeit der Zellen voneinander« können wir heute zum Teil bereits gesetzmäßig erfassen.

Das aus dem Zellverband entstandene Gewebe realisiert das Zusammenwirken aus unterschiedlichen Zelltypen und der Interzellularsubstanz auf höherer Ebene, wobei die notwendigen Regel und Versorgungsprozesse sowohl durch das Nervensystem als auch durch das Gefäßsystem und die mit ihm zugeführten Nahrungssubstanzen als auch Hormone und andere den Stoffwechsel beeinflussende Substanzen bewirkt werden, eine Tatsache, die Virchow niemals geleugnet hat. Die bisher vorgenommene Unterteilung von Organen in zwei unterschiedliche Zellpopulationen, das Parenchym, das für die Funktion eines Gewebes charakteristisch sei, und das als Stützgewebe oder Stützmaterial charakterisierte Mesenchym verlangt funktionell und hinsichtlich des pathogenetischen Ablaufs von Schädigungsmechanismen eine Revision.

Besonders deutlich ist das z. B. für den Gesamtverband der Leber, der sowohl in seinem Aufbau neu zu interpretieren ist, als auch hinsichtlich des Zusammenwirkens der verschiedenen Zelltypen, d. h. der Sinusoidwandzellen und der Hepatozyten, wie auch der differenten funktionellen Bedeutung der Hepatozyten in den einzelnen Zonen eines Leberläppchens (David u. Reinke 1988[72]). Innerhalb des Organs spielen die Kooperationen zwischen Zellen eine besondere Rolle, wie sie in den Leberläppchen als »metabolische Zonierung des Leberparenchyms« (Jungermann 1985[161]) beschrieben worden ist.

Vor fast 20 Jahren habe ich die Forschungskomplexe auf dem Gebiet der Zellbiologie und Zellularpathologie versucht, in folgender Weise zu umreißen (David 1973[55]):

1. Erforschung des Lebenslaufes von Zellen von ihrer Entstehung bis zur Alterung und ihrem Verhalten in qualitativer und quantitativer Hinsicht einschließlich des Vergleichs der Funktionen und Leistungen sowie ihrer physiologischen Schwankungsbreite in den verschiedenen Lebensphasen.
2. Untersuchungen der inneren und äußeren Ursachen des Involutions-, Differenzierungs-, Dedifferenzierungs-, Malignisierungs- und Absterbeprozesses der Zelle als Grundlage für gezielte Beeinflussung dieser Vorgänge.
3. Erforschung von rhythmischen Prozessen in der Zelle, insbesondere ihrer physiologischen und molekular-biologischen Grundlagen, z. B. des Tag-Nacht-Rhythmus, des jahreszeitlichen Rhythmus und der Abhängigkeit von der Nahrungsaufnahme und anderen iterativen Vorgängen, um so Verständnis für genetisch bedingte oder erworbene z. T. auch beeinflussbare Faktoren zu gewinnen.
4. Analyse des Ablaufes von Stoffwechselprozessen in der Zelle und der Wechselbeziehungen und Kooperation der Zellorganellen und Kompartimente. Die bisherige Analyse der intrazellulären Lokalisation von Stoffwechselprozessen erfolgt im Wesentlichen

- durch die komplexe ultrastrukturelle und biochemische Untersuchung von Partikelfraktionen aus Zellhomogenaten, aus denen auf eine entsprechende Funktion der Partikel oder Organellen in der intakten Zelle Rückschlüsse gezogen werden;
- durch die Anwendung von elektronenmikroskopisch-histochemischen und autoradiographischen Methoden, die nur in einem Teil schon als optimal bezeichnet werden können;

- Durch die Beurteilung des morphologischen Verhaltens der Zellbestandteile unter bestimmten physiologischen oder pathologischen Bedingungen, wobei heute die Reproduzierbarkeit der Bedingungen oder ihrer Eindeutigkeit keineswegs immer gewährleistet sind.
  Die Problematik der Wanderung von Molekülen in der Zelle zwischen einzelnen Zellorganellen oder dem Zytoplasma und dem Kern ist zurzeit erst in einer Anfangsphase.

5. Festlegungen der Grundausrüstung einer Zelle und Bestimmung der Redundanz zellulärer Bestandteile in qualitativer und quantitativer Hinsicht.
   Theoretisch ist eine höher als ein Bakterium organisierte Minimalzelle denkbar, deren morphologischer Aufbau und Zusammensetzung an wichtigsten biochemischen Funktionen für ihre Lebensfähigkeit ausreichen müsste. Dazu gehören nach unseren heutigen Vorstellungen:

- ein Membransystem, das die Zelle umschließt, sie verschiedene Kompartimente und/oder Zellorganellen unterteilt und die Aktivitäten kontrolliert;
- ein zur Reproduktion der Zelle geeignetes System, das zur Herstellung exakter Kopien aller für die Zelle notwendiger Bausteine verantwortlich ist;
- ein Apparat, der die für die zellulären Reaktionen notwendige Energie über ein System gekoppelter Oxidationen liefert.

6. Erforschung von Struktur, Lokalisation und Wechselwirkungen von Atomen, Molekülen und Makromolekülen in Zellen einschließlich der Analyse von Membranstruktur und –funktion. Spezielle Fragen wären dabei:

- Welche Atome und Moleküle findet man in welcher Menge und an welchen Orten in der Zelle?
- Welche Moleküle sind spezifisch für bestimmte zelluläre Funktionen?
- Auf welche Weise erfolgt die Auswahl der Moleküle und Anpassung an ihre spezielle Funktion?
- Wie sind Struktur und Verhalten von Wasser in der Zelle?

7. Untersuchung der Realisierung genetischer Funktionen und der Wechselwirkung zwischen Kern und Zytoplasma.
8. Erforschung der Informationsübertragung zwischen Zellen oder aus dem Extrazellularraum auf Zellen einschließlich der morphologischen Voraussetzungen wie Antikörperaufnahme, Synapsenstruktur usw.

9. Aufklärung von Transportprozessen in die Zelle und innerhalb der Zelle einschließlich der Beeinflussung dieser Prozesse und des Problems von Schutzmechanismen der Zelle gegen die zeitweilige Eintrittsblockierung toxischer Substanzen.
10. Vergleichende Analyse von Struktur und Funktion von Zellen gleicher Organe von Tieren und des Menschen sowie der Zellen verschiedener Organe.
11. Untersuchung des Verhaltens und der Wechselwirkungen von Zellen im Verband, in Geweben und Organen im Verhältnis zur Einzelzelle, Probleme der Beziehungen zwischen Zelle und Umwelt, z. B. auch zu den Interzellularsubstanzen.
12. Aufklärung der zellulären Leistungen durch mathematische Modellierung der Zellprozesse sowie durch die Entwicklung kybernetischer Zellmodelle.
13. Erforschung der Möglichkeiten zur Konservierung von Zellen und Organellen über längere Zeit unter voller Erhaltung von Struktur und Funktion.
14. Untersuchung der Adaptionsprozesse der Zellen in prinzipieller Hinsicht und unter speziellen Bedingungen, z. B. auf Drogen verschiedener Art.
15. Erforschung der Wege und Möglichkeiten der Beeinflussung der Zellvermehrungsvorgänge, sowohl der Stimulierung als auch der Inhibition.
16. Untersuchung der Möglichkeiten einer Manipulation von zellulären Leistungen auf der Ebene der Gene (»Genchirurgie«). Weiterführung der Versuche zur Reparatur von DNA-Schäden, z. B. der Reparatur von Wirtszellen nach virusbedingten Störungen, der Strahlensensibilisierung durch Reparaturblockade und des Strahlenschutzes von Normalgeweben durch Reparaturverstärkung.
17. Erarbeitung von Methoden zur Stimulierung spezieller zellulärer Leistungen und ihrer Ausnutzung zur Produktion bestimmter Substanzen, z. B, von Hormonen wie Insulin.
18. Erforschung der Möglichkeiten zur Übertragung von Zellteilsystemen, z. B. der Übertragung einzelner Erbanlagen durch isolierte DNA oder von Zellorganellen als Ersatz für zugrunde gegangene oder geschädigte Bestandteile oder zur zielgerichteten Syntheseanregung einschließlich der Weiterführung von Kerntransplantationen.

19. Erarbeitung von In-vitro-Syntheseprozessen für Zellteilungssysteme oder Organellen zu therapeutischen oder anderen Zwecken. in
20. Erforschung der Möglichkeiten, Schutzmechanismen der Zelle auf äußere Einwirkungen zu indizieren, die prinzipiell anders als Immunmechanismen verlaufen.
21. Untersuchungen zur Bildung klonaler Ersatzorgane auf der Basis von Zellkulturen oder im Organismus, wie z. B. eine Klonierung von Fröschen durch Transplantation von Kernen aus Darmzellen oder aus anderen differenzierten Zellen in entkernte Eizellen erreicht wurde, einschließlich der Erforschung der Möglichkeiten der Anzucht von Embryonen aus isolierten somatischen Zellen.
22. Erforschung der Möglichkeiten und der Einsatzformen von Zellverschmelzungsprozessen aus verschiedenen Organismen, d. h. der Paarung nicht arteigener Zellen. Durch eine derartige Hybridisierung über eine intra- oder interspezifische Zellfunktion lassen sich schon heute genetische Schäden in vitro kultivierten Säugetierzellen korrigieren.

In diesen zwei Jahrzehnten haben sich in einigen Punkten sensationelle neue Ergebnisse erzielen lassen, in anderen sind wir nicht oder nur kaum vorangekommen, so dass im Wesentlichen Präzisierungen dieses Katalogs Programm auch der zukünftigen Zellforschung sein werden.

Für neue Entwicklungen und Ergebnisse können hier nur wenige Beispiele angeführt werden.

Durch die Hybridomtechnik werden Zellen produziert, die durch die Eigenschaften »Unsterblichkeit« und Synthese eines monoklonalen Antikörpers charakterisiert sind. Ihre Bedeutung z. B. in der Diagnostik von malignen Zellen ist gesichert, während ihr therapeutischer Einsatz für einzelne Krankheiten in der Diskussion steht (Riethmüller 1986)[238].

Antigen wird an Rezeptoren der Plasmamembran gebunden und phagozytiert und in Endosomen abgebaut und auf MHC Klasse II Molekülen präsentiert.

Antigen kann aber auch in Zellen produziert werden und sofort wieder abgebaut werden und auf MCH Klasse I oder Klasse II Moleküle repräsentiert werden (Melchers 1990)[203].

Eine Charakterisierung von Zellen durch Filament- und Plaqueproteine ermöglicht neue diagnostische Einblicke, insbesondere in Tumorzellen (Franke et al. 1988)[113]. Sie sind für die innere Architektur der Zellen sowie die Zellverbindungen und –verankerungen verantwortlich.

Auch durch die Ergebnisse der Cytosymbiose-Forschung, die auf die in der Evolution vor sich gegangenen hinter- und nebeneinandergeschalteten Cytosymbioseprozesse hinweisen, ist das System »Zelle« nicht verändert worden. Zuwachs und Reduktionen halten sich in quantitativer Hinsicht die Waage, qualitativ allerdings kann der Zuwachs immens sein (Sitte 1986)[262].

Obwohl wir heute eine Unmenge von Untersuchungsergebnissen und Daten auf zellphysiologischer und molekularbiologischer Ebene des Zellteilungszyklus haben, sind die molekulargenetischen Grundlagen, Initation und zeitliche Dimensionen des Gesamtvorganges im Wesentlichen noch unaufgeklärt (Gallwitz 1980)[118].

Viele Arzneimittel, Industriechemikalien, Pestizide, Umweltgifte und andere Substanzen sind nicht an sich toxisch, sondern entwickeln ihre Effekte erst nach Verstoffwechselung zu elektrophilen Intermediärprodukten oder zu Radikalspezies, die eine Wechselwirkung mit zellulären Molekülen zeigen. Diese Interaktionen bewirken Modifikationen der Zellkomponenten, d. h. Schädigung der zellulären Strukturen, meist der zellulären Membranen (Comporti 1989)[43].

Die Zukunft und neue Phase der Zellularpathologie hat einen festen Platz im Gesamtgebäude der Theorie der Medizin und wird durch folgende gegenwärtig erkennbare Entwicklungen gekennzeichnet:

- immer stärkere Integration interdisziplinärer Forschungsergebnisse in die Analyse der intrazellulären Struktur-Funktionsbeziehungen und die Synthese und Modellierung der Prozesse.
- Erforschung der Zell-Zell-Kooperation sowohl von Zellen gleichen Typs mit heterogener Zusammensetzung der Organellen und Enzyme, wie der Hepatozyten oder anderer Parenchymzellen, oder unterschiedlichen Typs, wie der Hepatozyten und Nichthepatozylen in der Leber, der Gefäßwand-, Bindegewebs-Parenchymzellen, der Tumorzellen und Zellen ihrer Wirtsorgane, den Wechselwirkungen mit der Extrazellulärsubstanz sowie der Bedeutung dieser Korrelationen und Interaktionen für pathologische Prozesse.

1.5 Methoden, Methodik und Experiment

1.5.1 Die naturwissenschaftliche Methode – Beobachtung und Mikroskopie

»Die Naturwissenschaften haben nur Ein haltendes, wirklich einigendes Band: das ist ihre Methode. Zuerst die Beobachtung und der Versuch, dann das Denken ohne Autorität; die Prüfung ohne Vorurtheil. Aber die Gegensätze der Beobachtung, der Inhalt des Denkens, wie verschieden sind sie in der Natur! Die folgerichtige Verfolgung der einmal erkannten Methode, wie große Hemmnisse findet sie!« R.V. 1859 (1862)[327]

Mit diesen Sätzen umreisst Virchow sein Programm der Forschung und zeigt, dass er diesem einen hervorragenden Rang einräumt, das in späteren Beurteilungen teilweise sogar über das formulierte Prinzip der Zellularpathologie gestellt wird.

Dieses Verdienst – verbunden mit der damit zusammenhängenden Kritik – wird auch dann weiter existieren, wenn ein Paradigmawechsel (der zur Zeit nicht sichtbar ist) hinsichtlich der Zellularpathologie einträte. Schon 1845 fordert er für die Krankheitsforschung 3 Voraussetzungen:

»... darzulegen, daß die Forschung über Krankheit und Heilung absolut einen dreifachen Weg gehen muß. Der erste ist der der Klinik: die Untersuchung des Kranken mit allen Hülfsmitteln der Physik und Chemie unter oberster Leitung der Physiologie und Anatomie. Der zweite ist der des Experiments: die Erzeugung der Krankheit und die Erforschung der Wirkung eines Arzneimittels am Thier. Der dritte endlich ist der der Mikroskopie: das Studium des Leichnams und seiner einzelnen Theile mit dem Skalpell, dem Mikroskop und dem Reagens.« R.V. 1845[283]

Virchow argumentiert sehr eindeutig, dass es nur durch das Mikroskop möglich war, eine Reform der Medizin vorzunehmen. Wie etwa 100 Jahre später bei Einführung des Elektronenmikroskops in biologisch-medizinischer Forschung wurden auch um 1850 die mikroskopischen Untersuchungsergebnisse vielfach als Artefakte abgetan:

»Da sie selbst das Mikroskop nicht kennen, so können sie allerdings nicht wissen, daß die Zahl der optischen Täuschungen verhältnismäßig klein ist, und dass die Mehrzahl derselben nur logische Täuschungen, falsche Deutungen richtig gesehener Objekte sind. Es sei endlich fern von mir, diejenigen anzuklagen, welche einige missverstandene Phrasen, einige kaum halb aufgefasste Gedanken mit ihrem alten Sauerteige zu einem geschmacklosen, unverdaulichen Gebäck zusammengeknetet haben: es sind nur diejenigen anzuklagen, welche ihnen Stellen als Lehrer anvertraut haben. Es ist, wie ich schon erwähnte, nothwendig, dass unsere Anschauungen um ebensoviel vorrücken, als sich unsere Sehfähigkeit durch das Mikroskop erweitert hat: die gesammte Medicin muss den natürlichen Vorgängen mindestens um 300mal näher treten. Statt neuere Entdeckungen in die bestehenden Lehrformeln aufzunehmen, müssen vielmehr auf Grund der Entdekkungen neue Formeln gefunden werden, aber dann dürfen wiederum nicht die alten durch Jahrtausend lange Erfahrungen festgestellten über Bord geworfen, sondern nur nach den neugefundenen zeitgemäß gemodelt werden. Das wird dann die wahre und »naturwüchsige« Reform der Medicin durch das Mikroskop, eine Reform, die allen beliebigen Anforderungen der Praxis und Klinik entsprechen und sie dafür reichlich entschädigen wird, dass das Mikroskop an und für sich nicht die diagnostische Bedeutung hat, welche man ihm unter kleinlichen und verkehrten Voraussetzungen zugeschrieben hatte.« R.V. 1847[288]

In vielen Publikationen weist Virchow auf die Doppelrolle des Mikroskops hin und wendet sich dagegen, sich damit zu begnügen, es zum nur diagnostischen Hilfsmittel zu degradieren und nicht als entscheidend für neue Entdeckungen in der Medizin zu nutzen.

»Trotz der großen Anerkennung, welche seit jener Zeit das Mikroskop erlangt hat, ist sein Einfluß im Grossen immer noch nicht durchgedrungen. Nur Wenige sind soweit gekommen, dass sie wirklich mikroskopisch denken gelernt haben, und das ist es eben, was wir verlangen. Für die meisten, namentlich der älteren Ärzte ist es mit der Mikroskopie, wie mit einer fremden Sprache, wo man freilich fremde Wörter gebraucht, aber in der eigenen Sprache denkt. Es ist für sie etwas Fremdes, das sie nur gebrauchen entweder der Mode wegen, oder aus Curiosität, oder zu einem bestimmten Zweck, namentlich zur Diagnose. Und da die Mode und die Neugierde etwas Vergängliches sind, so bleibt man schliesslich immer bei der Diagnose stehen, als dem einzigen praktischen Gesichtspunkte. Die lange und zum Theil glänzende Discussion, welche die Pariser Akademie der Medicin eben erst über den Krebs und das Mikroskop geführt hat, dreht sich fast ganz und gar um den Grad diagnostischer Zuverlässigkeit, den die mikroskopische Untersuchung (oder genauer, den die junge Pariser Mikrographen-Schule) darbietet.« R.V. 1855[313]

»Für die Frage von der Bedeutung des Mikroskopes überhaupt können jedoch diese vereinzelten Fälle nichts entscheiden. Diese kann nur darnach bemessen werden, was das Mikroskop für die Wissenschaft, für die Pathologie im Ganzen leistet. Denn man muss sich das klar machen, dass es ausser der angewendeten (diagnostischen) eine wissenschaftliche Mikroskopie giebt, und dass diese letztere es ist, welche das Urtheil endgültig bestimmen muss. In der Entwicklung der Medicin wird es am Ende darauf ankommen, ob das Mikroskop nur ein diagnostisches oder ein wirklich reformatorisches Mittel war.« R.V. 1855[313]

»Unser Ziel ist die Begründung einer pathologischen Physiologie und Alles, was bis jetzt vorhanden ist, stellt erst ein kümmerliches Bruchstück von dem dar, was erreicht werden muss. Da ist noch keine Zeit für Systeme, und man kann es den Lohnarbeitern und Industrierittern in der Wissenschaft überlassen, für diejenigen, die es brauchen, Systeme zusammenzuschmieden. Wie die Cultur sich jenseits des Oceans in neuen Ländergebieten durch Vagabunden und Räuber vorbereitet, so braucht auch die Wissenschaft Pioniere, welche ihr abenteuernder Trieb hindert, an der regelmäßigen Arbeit der eigentlichen Forscher Theil zu nehmen.« R.V. 1855[313]

Schon zur Zeit der Formulierung der Zellularpathologie waren immer wieder die widerstreitenden Ansichten von Theoretikern und klinisch und praktisch tätigen Medizinern ein Problem, das die Medizingeschichte beschäftigt, insbesondere seitdem die Medizin sich naturwissenschaftlicher Methoden bedient. Dabei werden sachliche und persönliche Argumente miteinander vermischt. Virchow geht ohne große Illusionen davon aus, wie mehr als ein Jahrhundert später Kuhn zum Paradigmawechsel äußerte, dass sich das Neue im Wesentlichen erst bei der nächsten Generation durchsetzen wird. Er hofft trotzdem, auch die »alten Autoritäten« überzeugen zu können.

»Möge man doch endlich einmal aufhören, die Streitpunkte in der persönlichen Beschaffenheit und der äusseren Stellung der Untersucher zu finden. Es liegt gar nichts daran, ob einer Professor der Klinik oder der pathologischen Theorie, ob er praktischer oder Spitalarzt ist, wenn er nur Material zur Beobachtung besitzt. Auch ist es nicht von entscheidender Bedeutung, ob er ein ungeheures oder ein bescheideneres Material vor sich hat, wenn er es nur auszubeuten versteht. Und um diess zu können, muss er wissen, was er will, und wie er das, was er will, erreichen kann, mit anderen Worten, er muss im Stande sein, richtige Fragen zu stellen und richtige Methoden zur Beantwortung derselben zu finden, wie ich des Weitläufigen in meinem Artikel über die naturwissenschaftliche Methode erörtert habe.« R.V. 1855[313]

»Gerade die Discussionen der letzten Zeithaben es klar gemacht, wie wenig man sich die Mühe genommen hat, den allgemeineren Standpunkt zu gewinnen. Die Schuld lag freilich auf beiden Seiten. Die praktischen Aerzte und Chirurgen stellten sich zu wenig die Aufgabe, den Verlauf der krankhaften Processe mit feineren Hülfsmitteln zu verfolgen, und die Anatomen, Chemiker und Physiker vom Fach überheben sich gewöhnlich der Sorge, durch die Erfahrungen der Krankenbeobachtung den Werth ihrer, oft sehr vereinzelten Beobachtungen zu prüfen. So war der Vorwurf nur zu oft begründet, dass die Praxis unwissenschaftlich oder doch nur unvollkommen wissenschaftlich und hinwiederum die sogenannte Wissenschaft unpraktisch sei. Einige verzagte Gemüther haben daraus den Schluss gezogen, dass die neuere Wissenschaft für die Praxis überhaupt unnütz sei und die letztere ihren eigenen Wegen fortwandeln müsse, während doch nur der Schluß zulässig ist, dass die Methode der Beobachtung sowohl bei den Praktikern, als bei den Anatomen und Chemikern, welche sich mit der Erforschung pathologischer Vorgänge beschäftigten, unvollkommen war.« R.V. 1855[313]

»Aber im Grossen ist es kein Zweifel, dass die bessere Methode sich ausgebreitet hat und dass die Entwicklung unserer Wissenschaft aus dem tumultuarischen Zustande jener Zeit, den man nicht mit Unrecht geradezu die Revolution in der Medizin genannt hat, in einen mehr ruhigen Gang eingelenkt ist, wo die Aussicht auf gedeihlichere Zeiten durch das Zusammenwirken immer zahlreicher Kräfte gesichert erscheint. Manche der alten Unruhstifter haben reumüthig gebeichtet und Besserung versprochen; andere haben stillschweigend eingelenkt und durch ihre Arbeiten gezeigt, dass sie sich der neuen Richtung bewusst geworden sind. Wir wissen auch das zu schätzen, und obwohl wir die Ueberzeugung haben, dass erst die jüngere Generation, welche nicht den Auszug aus Aegypten mitgemacht hat, im Stande sein wird, die ganze Bedeutung der jetzt geschehenen Reform zur Erscheinung zu bringen, so ist es doch im Interesse der älteren Generation von entscheidender Wichtigkeit, dass auch die alten Autoritäten an dem Fortschritte Theil nehmen.« R.V. 1855[313]

Wie scharf die Auseinandersetzungen gewesen sein müssen, lässt sich aus nicht wenigen Publikationen, wie z.B. der nachfolgenden entnehmen. Sie zeigt aber auch, wie sehr Virchow die Diskussion zur Klärung und Überprüfung eigener Argumente schätzte und als Quelle neuer Forschung ansah.

»Es lässt sich nicht leugnen, dass wir allmälig der Zeitnäher rücken, wo die wissenschaftlichen Gegner, welche anfangen, sich wenigstens anzuerkennen, nicht mehr die Wissenschaft gänzlich zerspalten. Man gewöhnt sich, den Fragen scharf ins Auge zu blicken, sie methodisch zu verfolgen und die Antworten nicht mehr ausserhalb der Erfahrung zu suchen. Freilich hindert das persönliche Conflicte nicht, aber für die Wissenschaft sind auch diese nicht ohne Gewinn. Denn man muss doch auf den Kampfplatz heraus, man muss Rede und Antwort stehen, man muss in der Erfahrung Gründe und Gegengründe anstreben, und bei alle dem übt man sich in consequenter Untersuchung, in folgerechtem Denken, in bescheidener Schlußfolgerung. Mit einem Worte, man gewöhnt sich an die naturwissenschaftliche Methode.« R.V. 1855[313]

»Es ist daher wohlmöglich, dass das Leben meines Buches, wie Hr. Griesinger sagt, eine mehr unruhige und schwankende Anregung giebt, denn alle Forschung geht von der Unruhe, vom Schwanken, vom Zweifel aus und mein Zweck war eben der, die traditionelle Trägheit, welche gerade die wichtigsten Fragen der Medicin niederdrückt, zu erschüttern. Ich wollte die Wissenschaft in ihrem Werden zu zeichnen versuchen. Aber ich kann mit gutem Gewissen behaupten, dass ich keinen »Werth auf die Aufstellung geistreicher Sachen lege«, wie mir Hr. Griesinger nachredet; ich habe durch die That gezeigt, daß ich auch bei dem Kleinen die Mühe nicht scheue, die Wahrheit zu verfolgen, aber ich halte immer an der Überzeugung fest, daß die einzelne Thatsache, so wahr sie sein mag, nur dann Geist erhält, wenn sie in ihren allgemeinen Beziehungen verfolgt wird, und dass nur jene Forschung zugleich befriedigen und nützen kann, welche das Streben nach der allgemeinen Wahrheit in keinem Augenblicke verleugnet.« R.V. 1859[319]

Es wird aber auch erkennbar, dass nicht nur für Virchows medizinisch-wissenschaftliche Zeitgenossen, sondern auch für ihn selbst die von ihm mit »Nein« beantwortete Frage »Ist nicht wirklich diese ganze zerfetzende Naturwissenschaft ein Irrweg?« eine wichtige Rolle spielt. Die naturwissenschaftliche Methode – heute eine Selbstverständlichkeit –, musste von ihm selbst errungen und vor sich selbst immer wieder verteidigt werden.

»Aber der Naturforscher hat es nicht so leicht, diese Einheit zu begreifen. Vergessen wir es nicht, daß die individuelle Einheit in der Gemeinschaft der Theile ruht und daß sie sich wohl empfinden, aber nicht wirklich vorstellen läßt ohne eine Einsicht in die Art, wie die Gemeinschaft der Theile zu Stande kommt. Die Wissenschaft vereint wohl, aber erst, nachdem sie getrennt hat; die erste Aufgabe des Forschers ist die Zerlegung, die Analyse, die Anatomie; nachher erst kommt die Zusammenfügung, die Synthese, die Physiologie. Wie lang ist dieser Weg und wie viel Täuschungen bringt er uns! Wir suchen die Einheit und wir finden die Vielheit; unter unseren Händen zerfällt und zerbröckelt das organische Gebäude und am Ende halten wir die Atome. Ist das wirklich der rechte Weg, der uns zur Erkenntnis des Individuums bringt? Dürfen wir da die Wissenschaft vom Leben suchen, wo wir nur den Tod finden? Ist nicht wirklich diese ganze zerfetzende Naturwissenschaft ein Irrweg, und ist es nicht in Wahrheit die höchste Zeit, daß man umkehre zu anderen Pfaden?« R.V. 1859 (1862)[327]

»Das Mikroskop hat den weiten Weg von den Organen bis zu den Elementen, von der organologischen bis zu der histologischen Forschung eröffnet. Damit ist endlich das Ziel erreicht, dem seit Vesalius die Anatomen zugestrebt haben. An die Stelle bloss regionärer und gröberer organologischer Betrachtungen ist die feinere Analyse der zusammensetzenden Elemente, der eigentlichen Sitze des Eigenlebens, getreten. Diese Elemente oder, wie wir sie in der Kürze nennen, die Zellen sind gegenwärtig der Gegenstand der ernstesten Studien; wie die Cellularpathologie die Grundlage der modernen Medicin geworden ist, so bildet die Cellulartheorie auch die allgemein anerkannte Voraussetzung aller Deutungen in der Physiologie und in der Pharmakologie.« R.V. 1897[396]

»Es lässt sich nicht verkennen, dass es recht misslich wäre, ohne Princip einfach empirisch weiter zu treiben. Für den blossen Forscher ist ein solcher Zustand eine Zeit lang erträglich, so lange nehmlich, als er sich ganz in Detailuntersuchungen bewegt. Versucht er es jedoch, sich darüber zu erheben, so verfällt er sehr leicht in Willkür und Einseitigkeit. Aber der practische Arzt ist ganz übel daran, wenn er in der Fluth immer neuer Erscheinungen, welche der Zufall ihm entgegenführt, jedes Fadens entbehrt, um den Zusammenhang der Einzelereignisse verfolgen zu können. Nur zu leicht wird er dann missmuthig über die überschwängliche Fülle von Detail, in welcher er keine Ordnung zu bringen weiss, und er wendet sich endlich von der Wissenschaft ab, um in einem empirischen Eklecticismus zu enden.« R.V. 1880[363]

Sosehr sich Virchow immer wieder dagegen verwahrte, dass die »Zellularpathologie« ein System sei, sondern sie als ein offenes veränderbares

»Prinzip« ansieht, sosehr wendet er sich auch dagegen, dass aus wenigen Beobachtungen und Befunden sehr schnell neue theoretische Gebäude erreicht werden, wohl wissend, dass nicht wenige, auch Ärzte, wie nach einem Rettungsanker danach greifen. Gerade ihnen hofft er mit seinem Prinzip der Zellularpathologie eine wissenschaftliche Basis für ihr Handeln zu geben.

»Wir befinden uns inmitten einer grossen Reform der Medicin. Zum ersten Male seit Jahrtausenden ist in unserer Zeit das gesammte Gebiet dieser so umfangreichen Wissenschaft der naturwissenschaftlichen Forschung unterworfen worden. Lehrsätze, welche zu den ältesten Ueberlieferungen der Menschheit gehören, werden der Feuerprobe nicht bloss der Erfahrung, sondern noch mehr des Versuches ausgesetzt. Für die Erfahrung werden Beweise, für den Versuch zuverlässige Methoden gefordert. Ueberall dringt die Forschung auf die feinsten, den menschlichen Sinnen zugänglichen Verhältnisse; die Erkenntnisse geht in zahllose Einzelheiten aus einander, welche das Bewußtsein von der einheitlichen Natur des menschlichen Wesens stören und welche Vielen mehr geeignet zu sein scheinen, einen Schmuck des Wissens, als eine Handhabe des Handelns darzustellen. Am meisten wird der ausübende Arzt bedrängt. Er, dem die Praxis kaum die Musse des Lesens vergönnt, dem sowohl die ausreichenden literarischen Hülfsmittel, als die Anschauung der neueren Erfahrungen nur zu oft abgehen, er findet sich verwirrt in einem Chaos, in welchem die Trümmer des Alten mit den Bausteinen des Neuen bunt durch einander geworfen zu sein scheinen.« R.V. 1858 (1871)[345]

»Dieser Vorzug erklärt sich, wie ich glaube, aus dem Umstande, dass das Archiv niemals seinem Versprechen untreu geworden ist, der Beobachtung die erste Stelle einzuräumen. Schon in dem einleitenden Artikel des ersten Heftes erklärte ich, »dass jetzt nicht die Zeit der Systeme sei, sondern die Zeit der Detail-Untersuchungen«. Ich sprach die Hoffnung aus, »dass man erkennen werde, dass nur die ruhige, fleissige und langsame Arbeit, das treue Werk der Beobachtungen oder Experimente, einen dauernden Werth habe«. »Die pathologische Physiologie«, sagte ich, »wird dann allmählich zur Entwickelung kommen, nicht als das Erzeugniss einzelner hitziger Köpfe, sondern als das Resultat vieler und mühsamer Forscher, – die pathologische Physiologie, als die Veste der wissenschaftlichen Medicin, an der die pathologische Anatomie und die Klinik nur Aussenwerk sind.« R.V. 1885[373]

»Mehr und mehr habe ich mich daran gewöhnt, die Kritik gewähren zu lassen, ohne jeden Augenblick in die Bewegung einzugreifen, und gerade in diesem Augenblick fühle ich um so weniger den Anreiz zu antikritischer Thätigkeit, als ich nicht ohne grosse Befriedigung sehe, wie meine Grundanschauungen auch bei denen, die ihnen oft und lange widerwillig entgegenstanden, Boden gewinnen und sich ausbreiten. Auch Gegner sprechen meine Sprache, manche erscheinen mir verwandt, und wenn sie in ihren Schlüssen zu anderen Sätzen gelangen, als ich sie entwickelt habe, so sind wir doch nahzu Eines in dem, was ich vom ersten Augenblick meiner Lehrthätigkeit als das Wesentlichste betrachtet habe: in der Methode.« R.V. 1897[395]

Jeder, der Virchows wichtiges Hilfsmittel, das Mikroskop, aus der Mitte des vorigen Jahrhunderts kennt, wird kaum verstehen, wie hiermit eine grundsätzlich neue Methode und Anschauung der Medizin entwickelt werden konnte, die bis heute bedeutungsvoll ist. Dazu kommt:

»Zur Zeít Rudolf Virchows war die histologische Technik nur unvollkommen entwickelt. Virchow benutzte zur mikroskopischen Diagnostik – zum mindesten in den Jahren 1848 bis 1850 – ungefärbte und nicht fixierte Frischschnitte mittels der Rasiermessertechnik. Diese Methode führte verständlicherweise leicht zu Trugschlüssen.«[97]

Erst nach den wesentlichen Entdeckungen Virchows wurden die Leistungsfähigkeit und das Leistungsspektrum der Lichtmikroskope weiter ausgebaut, eine noch bis heute nicht abgeschlossene Entwicklung. Dazu kamen die Einführung differenzierender Fixierungs- und Färbemethoden und schließlich die Möglichkeit der Anwendung von organisch-chemischen Substanzen zur Charakterisierung von Zellbestandteilen, so seit 1863 durch das Hämatoxylin für die Darstellung des Zellkerns durch Waldeyer, 1862 durch die Einführung von Anilinfarben durch Benecke und 1881 von Methylenblau durch Ehrlich.

In den letzten Jahrzehnten hat das Elektronenmikroskop der Zellforschung eine neue Dimension gegeben und der Zellularpathologie in mehrfacher Hinsicht erst die wissenschaftliche Basis ge schaffen (David 1972[53], 1973 [54, 55], 1974 [56], 1977 [57, 58], 1979[61], 1980[65], 1981 [66, 67, 68], 1982[69], 1989[78], 1990[81], 1991 [82, 83]), durch die die Erkenntnisse in Forschung, Diagnostik und Therapie beeinflusst werden.

Die weiteren Entwicklungen der biomedizinischen Elektronenmikroskopie, verbunden mit neuen Präparationsmethoden und der Einführung quantitativer Verfahren haben nicht nur in der Analyse zellulärer

Strukturen zu beeindruckenden Ergebnissen geführt, sondern auch die Forderung Virchows zu einer Patho(Zell-)Physiologie in vielen Punkten verwirklicht (David 1989[78]).

Bisher konnten jedoch die Lücken zwischen biochemischen und molekularbiologischen Befunden und den Ergebnissen der Ultrastrukturforschung nur zum Teil geschlossen werden, insbesondere wenn es sich um diskrete intrazelluläre Veränderungen handelt, die zwar ultrastrukturell phänomenologisch erkannt, aber nicht biochemisch charakterisiert werden können. Es ist Kracht voll zuzustimmen, was er in seiner Eröffnungsrede der 72. Tagung der Deutschen Gesellschaft für Pathologie 1988 formulierte:

»Erst die Elektronenmikroskopie gab Virchows Zellularpathologie die eigentliche Grundlage und rechtfertigte sie nachträglich. Heute wissen wir, wie wichtig es war, die Ultrastrukturpathologie der Zelle zu erarbeiten. Es wurden die Voraussetzungen für das Verständnis intra- und extrazellulärer Vorgänge und die Basis für das heutige molekularpathologische Denken geschaffen.«[176]

1.5.2 Das Experiment als Basis der medizinischen Wissenschaft

Neben der Beobachtung des Patienten und der mikroskopischen Untersuchung war das Experiment die dritte Säule Virchows wissenschaftlicher Methodik. Seine Zielsetzung dabei betont er schon 1847:

»Es wäre mehr als undankbar, jede willkürliche Deutung der wirklichen Erscheinungen, jeden Traum ausschweifender Phantasten, der über unsern Gegenstand zu Tage gefördert ist, hier besprechen zu wollen; ich citire dagegen zum Voraus einen schon früher von mir ausgesprochenen Grundsatz, daß man von Beobachtern nicht verlangen darf, »Ansichten und Meinungen zu widerlegen«. Jeder Naturforscher hat die Verpflichtung seine eigenen Angaben zu beweisen durch thatsächliche Erfahrungen der klinischen, anatomischen oder experimentellen Beobachtung oder durch anerkannte physiologische Sätze, aber keiner hat die Verpflichtung die unerwiesenen Angaben irgend eines, wenn auch noch so geistreichen und berühmten Speculanten durch mühsame Untersuchungen zu widerlegen oder überhaupt zu berücksichtigen. Dogmen und Autoritäten sind nur für das kindliche Zeitalter der Wissenschaft.« R.V. 1847[286]

»Das Experiment ist die letzte und höchste Instanz der pathologischen Physiologie, denn allein das Experiment ist für die Medicin der ganzen

Welt gleich zugänglich, das Experiment allein zeigt die bestimmte Erscheinung in ihrer Abhängigkeit von der bestimmten Bedingung, denn diese Bedingung ist eine willkürlich gesetzte.« R.V. 1847[287]

»Die Bedeutung des Nervensystems für den thierischen Organismus überhaupt und seine Betheiligung an diesen oder jenen pathologischen Vorgängen lernt man nicht aus der Betrachtung von Kranken, sondern nur auf dem freilich mühseligeren Wege des Experiments. R.V. 1858[313]

»Nicht einmal bei der Entwicklung der Hygieine wird man uns entbehren können, und noch weniger das Thierexperiment. Werden etwa auch die Hygieiniker dazu verurtheilt werden, die verschiedenen »Ursachen«, Kälte und Wärme, Trockenheit und Feuchtigkeit, Staub und schädliche Gase, Mikrokokken und Bakterien, persönlich auf sich einwirken zu lassen, um nach solchen Selbstbeobachtungen die Wirkungen derselben festzustellen und Gesetze zu formulieren? Verständige Regierungen werden begreifen, dass es ein Unsinn wäre, Menschenleben zu opfern, bloss weil es einer kleinen Zahl von Leuten einfällt, dass es unmoralisch sei, Thierleben zu opfern. Die Aerzte sind schon jetzt bei Epidemien aller Art, bei ihrer Thätigkeit in Hospitälern, auf dem Lande, bei nächtlichen Krankenbesuchen, bei Operationen und Sectionen mehr exponirt, als irgend eine andere Klasse der Bevölkerung es regelmässig ist, und es gehört die ganze Verblendung des Thierfanatiker dazu, von den Aerzten auch noch zu verlangen, dass sie die heilkräftige oder giftige oder indifferente Wirkung unbekannter Stoffe an ihrem eigenen Leibe erproben oder die Höhe zulässiger Dosen durch Selbstbeobachtung feststellen sollen.« R.V. 1881[365]

Mit der Verbreitung des Tierversuchs als wissenschaftlicher Methode entstanden auch die bald in Tierschutzvereinen organisierten Gegner, mit denen sich Virchow ausführlich auseinandersetzt.

»Im Namen der Humanität, der Sittlichkeit, der Religion fordert man die Unterdrückung des Thierversuches. Denn in Wirklichkeit handelt es sich nicht blos um die Vivisection, sondern um den Thierversuch, d.h. die experimentelle Methode überhaupt. Während man von Vivisection spricht, meint man in gleicher Weise auch alle schmerzhaften Einwirkungen, bei denen nicht geschnitten wird; ja, um kein Missverständnis aufkommen zu lassen, wird ausdrücklich nicht nur das physiologische, sondern auch das pathologische und pharmakologische Experiment angegriffen. Das Kriterium ist der Schmerz. Alles, was im Wege eines Versuches einem Thier an Schmerz zugefügt wird, das (sagt man) sei Thierquälerei, und insofern unsittlich und gegen die Religion.« R.V. 1881[365]

»Strafbare Thierquälerei liegt vor, wo unnützer Weise und zwecklos einem Thiere Schmerzen bereitet werden. Daher lässt sich nichts dagegen sagen, dass jeder Experimentator einer Aufsichtsinstanz unterstellt werde, aber sicherlich darf dies kein Thierschutzverein sein. Wer mehr Interesse für Hausthiere, als für Wissenschaft, d. h. für Erkenntniss der Wahrheit, hat, dürfte kein geeigneter Controlbeamter wissenschaftlichen Handelns sein. Wohin sollte es führen, wenn ein Experimentator, der in gutem Glauben seinen Versuch anstellt, sich vielleicht schon während des Versuches einem beliebigen Laien gegenüber oder nach dem Versuche vor dem Richter zu verantworten hätte, dass er nicht eine andere Methode oder andere Instrumente oder überhaupt einen anderen Versuch gewählt hat?« R.V. 1881[365]

»Ueber die Nothwendigkeit solcher Versuche kann natürlich nur der Forscher selbst entscheiden; über die Wahl von Ort, Zeit, Zulassung fremder Personen mag er verpflichtet werden, sich mit der Aufsichtsinstanz zu verständigen. Aber die Ausführung des Versuches muss in seiner Hand bleiben. So verstehen wir die Zusage von der Freiheit der Wissenschaft.« R.V. 1881[365]

»Die Angriffe, welche man gegen uns richtet, zerfallen, wenn man sie genauer prüft, der Hauptsache nach in zwei Kategorien. Einerseits behauptet man, die experimentelle Methode, ja die moderne Medicin überhaupt sei materialistisch, wenn nicht nihilistisch, in ihrem Endziel; sie verstosse gegen das Gefühl, gegen die Moral, gegen die Religion. Andererseits leugnet man, dass die Einführung der Thierversuche einen wirklichen Nutzen gehabt habe, dass die Medicin dadurch ernstlich gefördert worden sei, namentlich dass die Heilung der Krankheiten seitdem einen erkennbaren Fortschritt gemacht habe. Selbst diejenigen, welche einige Fortschritte zugestehen, meinen doch, man hätte durch die Anatomie allein eben so viel ermitteln können, als durch Experimente an lebenden Thieren.« R.V. 1881[365]

»Um so mehr erscheint es geboten, dass auch die Vertreter der medicinischen Wissenschaft ihre Stellung vertheidigen, und dass sie internationalen Angriffen auch internationale Schutzmittel entgegenstellen. Das mächtigste Schutzmittel aber ist die Wahrheit, und hier vor Allem die Wahrheit auf Grund sachverständiger Kenntniss. Können wir nicht vor aller Welt unser gutes Recht darlegen und auf Grund dieses Rechtes uns unter einander verständigen, so wird unsere Sache von vornherein als eine verlorene gelten müssen.« R.V. 1881[365]

»Wie kann man denn einen grossen Erfolg der Heilkunde erwarten, wenn man den Thierversuch abschneidet? Seit langer Zeit hat kein Arzneimittel schneller Anerkennung und grössere Anwendung gefunden, als das Chloral, dessen Wirkung in meinem Institut von Hrn. O. Liebreich auf experimentellem Wege entdeckt und festgestellt worden sind. Wie wäre es möglich gewesen, diese Wirkungen kennen zu lernen ohne Thierversuche? Die Thierfreunde sagen uns: versucht doch die neuen Mittel an euch selbst! Sie verweisen uns auf die Arzneiprüfung der Homöopathen. Aber ganz abgesehen davon, dass die Arzneiprüfungen der Homöopathen kein einziges neues Mittel kennen gelehrt haben, das auch nur entfernt mit dem Chloral zu vergleichen wäre, und dass diese Prüfungen selbst in Bezug auf die schon bekannten Mittel nicht einmal den bescheidensten Ansprüchen an eine wissenschaftliche Untersuchung entsprechen, dass sie also überhaupt nicht als ein Vorbild aufgestellt werden dürfen, so wird man doch nicht im Ernst verlangen können, dass sehr differente möglicherweise giftige Körper der Gegenstand der Selbstexperimentation der Aerzte oder der Menschen überhaupt werden sollen. Diese Art von Moral, welche den Thierversuch verbietet und den Versuch am eigenen Leibe oder an kranken Menschen anräth, entbehrt in der That der ersten Grundlagen einer verständigen Betrachtung.« R.V. 1881[365]

»Nicht jede dieser Einzelrichtungen ist in gleichem Maasse und gleich anhaltend aller der Mittel der Forschung und der wissenschaftlichen Vorbereitung bedürftig, wie sie der Medicin im Ganzen unentbehrlich sind. Von Zeit zu Zeit bereitet sich daher in gewissen dieser Einzelrichtungen eine fühlbare Einseitigkeit aus. Man glaubt sich selbst genug zu sein und man sieht mit Gleichgültigkeit, zuweilen mit einer Art vornehmer Verachtung auf die übrige Medicin herab. Selbst die rein wissenschaftlichen Disciplinen sind vor dieser Einseitigkeit nicht geschützt; im Gegentheil, der menschliche Hochmuth, die Neigung zur Selbstüberschätzung machen sich bei ihnen noch leichter geltend, als in den praktischen Disciplinen.« R.V. 1881[365]

»Wäre es erst gelungen, die Versuche am lebenden Thiere gänzlich oder zum grössten Theile zu hindern, so würde wahrscheinlich dasselbe Verfahren, welches man jetzt gegen die Vivisection eröffnet hat, auch gegen die Mortisection begonnen werden. Nur würden es nicht mehr

Thierschutzvereine sein, die wir uns gegenüber sähen, sondern Vereine für den Schutz menschlicher Leichen. Man würde nicht mehr gegen die Thierfolter, sondern gegen die Leichenschändung donnern. Unter der Fahne der Humanität, die man jetzt selbst für die Thiere entfaltet, würde man in noch viel eindringlicherer Weise den Feldzug gegen die Barbarei der Aerzte predigen. Man würde das Gefühl der Massen anrufen, die Mutter für den Körper ihres Kindes, den Sohn für die theuren Reste der Eltern. Man würde beweisen, dass es gegen das Christenthum sei. Man würde zeigen, dass die Anatomie des Menschen für die Behandlung der Krankheiten unnütz sei.« R.V. 1881[365]

»Man mag über die Entstehung des Menschen denken, wie man will, die Ueberzeugung von der principiellen Uebereinstimmung der menschlichen und der thierischen Organisation ist gegenwärtig allgemein angenommen. Alle biologischen Disciplinen, insbesondere die Physiologie und die Pathologie, schöpfen daraus den Antrieb zu correspondirenden Studien. Insbesondere Alles, was experimentell ergründet werden muss, wird in erster Linie am Thier versucht. Alles, was morphologisch sichergestellt werden soll, findet seine Stützen in der vergleichenden Anatomie, in der Histologie und Embryologie. Die Grundlagen der heutigen theoretischen Auffassung in der Medicin beruhen wesentlich auf der feineren Mikroskopie, für deren Ausarbeitung die thierischen Gewebe unentbehrliche Controlobjekte liefern. Genug, in der wissenschaftlichen Biologie sind die Grenzen zwischen Mensch und Thier immer undeutlicher geworden, aber, wohlgemerkt, nur die Grenzen zwischen dem abstracten Menschen und dem abstracten Thier.« R.V. 1898[399]

»... wir haben nur darüber zu wachen, dass die gewählten Wege mit derjenigen Vorsicht, Kaltblütigkeit und Aufmerksamkeit benutzt werden, welche nöthig sind. Alles Hasten, alle überstürzenden, vorzeitigen Schlussfolgerungen aus frühzeitig abgebrochenen Beobachtungsreihen müssen aufhören. Wir müssen dafür sorgen, dass die strengere Methode, die in der Wissenschaft so lange geherrscht hat, wieder überall Platz greift.« R.V. 1898[400]

»Wir Empiriker verachten vernünftige Erklärungen nicht: im Gegentheil, wir suchen sie, und wir finden erst dann die Ruhe der Befriedigung, wenn wir unsere Erfahrungen in einen rationellen Zusammenhang gebracht haben. Nur weisen wir die oft so nahe liegende Versuchung zurück, über die Grenzen der indirecten Autopsie und der empirischen Analogie hinaus Hypothesen zu vertheidigen, die rationell aussehen, aber durch die Beobachtung als falsch erwiesen werden. Wie oft sind solche Hypothesen gemacht und als irrationell erfunden worden! und wie viele der jüngeren Forscher verirren sich immer wieder in dieses trügerische Labyrinth!« R.V. 1900[406]

Noch zu Lebzeiten Virchows unterstützen andere wie Ponfick (1900)[224] die Notwendigkeit des Experiments:

»Das Gebiet der pathologischen Anatomie hört auf an der Grenze des Sichtbaren. Darüber hinaus kann nur das Experiment oder die directe Beobachtung lebendiger Vorgänge zur weiteren Erforschung der Vorgänge im Körper dienen.«[224]

Doerr (1958)[95] fasste die Bedeutung Virchows für die experimentelle Medizin und für die Durchsetzung der Zellularpathologie zusammen:

»Es wäre auch ganz falsch, wollte man verkennen, daß die »Sturzflut« der Entdeckungen, die aus den physiologischen Laboratorien besonders des deutschen Sprachgebietes in der zweiten Hälfte des neunzehnten Jahrhunderts hervorgegangen, weitgehend frei von einer wie auch immer zu denkenden geistigen Bindung an die zellulare Doktrin zustande gekommen ist.«[95]

Seine Pathologie beruhte auf zwei Säulen: Dem anatomischen Gedanken und dem »pathologischen Experiment«. Was das Experimentieren anbetrifft, so ist es nicht zweifelhaft, daß er, obwohl er nicht die experimentelle Begabung eines Carl Ludwig besessen hatte, gemeinsam mit seinem Freunde, dem Internisten Traube, zu den Begründern der experimentellen Medizin gerechnet werden darf.[95]

Bis heute ist es jedoch immer wieder nötig, sich mit der Bedeutung des Tierexperiments für die Medizin auseinanderzusetzen.

Die Widersprüchlichkeiten in der Interpretation des Zellbegriffs, die Notwendigkeit des Einsatzes des Experiments und neuer Methoden hat Liebegott (1973)[184] anhand von Beispielen dargelegt, z.B. der Herzmuskulatur.

Das Experiment als gezielter Eingriff in die Natur zur Beobachtung der dabei eintretenden Veränderung ist Grundvoraussetzung für die Aufklärung biologisch-medizinischer Fragestellungen und die Aufstellung von Hypothesen (Meessen 1979[201],1982[202]). Die meist monokausalen Prozesse sind andererseits nur bedingt mit den meist multikausalen Prozessketten der Pathologie gleichzusetzen.

Wesentlich für die wissenschaftlich fundierte Medizin ist die Verknüpfung von Beobachtung, Experiment und Theorie. Bei den dabei erzielten

Fortschritten müssen zur Umsetzung in die ärztliche Praxis zwei nicht deckungsgleiche Erfahrungsstränge zusammenlaufen, die sich ergänzen und kontrollieren, die wissenschaftlichen sowie die ärztlichen Erfahrungen (Buchborn 1986)[35].

Es bleibt die Tatsache, dass für die Entwicklung neuer Arzneimittel und Operationsmethoden der Tierversuch unerlässlich ist (Vogt 1991)[411]. Andererseits sind in jedem Fall zuerst Alternativmethoden in die Planung einzubeziehen und die Anzahl der Tiere auf das unbedingt Erforderliche zu reduzieren. Ein totales Verbot von Tierversuchen würde als Konsequenz den Eigenversuch des Menschen nach sich ziehen. Es kann nun einmal nicht abgestritten werden, dass die moderne Medizin im Wesentlichen auf den Ergebnissen des Tierexperiments beruht, wie neue Arzneimittel, neue medizinische Techniken, Organ- und Gewebetransplantation, Ersatz operativer Methoden durch schonendere, z.T. nichtinvasive Verfahren.

Bretschneider (1989)[31] hat eine Hierarchie experimenteller Methoden aufgestellt, die das Tierexperiment in das medizinische Methodenspektrum einordnet und einen hohen Grad von Akzeptanz erreichen müsste:

1. das reine chemische In-vitro-Modell
2. das biologische Modell auf Organellenebene
3. das biologische Modell der einzelnen Zelle
4. das biologische Modell des isolierten Organs
5. das biologische Modell des Gesamtorganismus ohne Überleben des Versuchstiers
6. das biologische Modell des Gesamtorganismus im Überlebensversuch
7. der Therapieversuch am Patienten.

Die mit Recht diskutierte Problematik des Tierexperiments hinsichtlich der Übertragung auf menschliche Krankheiten wird auch von Hecht (1991)[132] hervorgehoben. Die Einwände gegen das Modell Tier, aber in noch stärkerem Maße das Modell Zelle-Zellkultur, ergeben sich aus der fehlenden Übertragbarkeit auf die Einmaligkeit des Menschen als biopsychosoziale Einheit.

Deshalb sind Erkrankungen und Therapieversuche auf der molekularen, zellulären und Organebene durchaus im Tierversuch zu modellieren, wenig oder gar nicht die, die den Menschen in seiner Gesamtheit betreffen. Das heißt, dass Konzept und Zielsetzung jedes Tierversuchs eindeutig formuliert sein müssen, um seine Berechtigung und Notwendigkeit zu beweisen. Diese Forderungen sind im Tierschutzgesetz von 1987[275] im Wesentlichen erfüllt.

Der bedingungslose Glaube an die Übertragbarkeit aus dem Tierexperiment gewonnener Ergebnisse auf den Menschen hat andererseits viel zur Kritik beigetragen. Allergien, nur für den Menschen typische psychische Schäden können im Tierversuch vielfach nicht erkannt werden. Und von besonderer Problematik ist die Wahl des richtigen Versuchstieres, das die Übertragbarkeit als zwielichtig erscheinen lässt auch hinsichtlich der Tatsache, dass unter Umständen für den Menschen positive Ergebnisse durch negative Folgen bei der falschen Versuchstierart nicht zum Einsatz kommen.

Von hervorragender Bedeutung sind die Tierversuche in der Tumorforschung auf den Gebieten der Kanzerogenese und Diagnostik, Tumortherapie und präklinischen Toxizitätsprüfung (Fichter 1991)[107]. Sicher können diese »in vivo«-Versuche durch »in vitro«-Versuche vielfach ersetzt werden, andererseits induzieren diese sogar wiederum neue In-vivo-Versuche.

Entscheidend bleibt deshalb immer die Wahrung ethischer Grunsätze.

Die Problematik von Tiermodellen menschlicher Krankheitsbilder haben wir (David u. Leutert 1980)[63] in einem Symposium diskutiert. Der Tierversuch kann sicher immer nur partiell auf menschliche Krankheitsbilder oder als Modell für therapeutische Verfahren übertragen werden. Letztendlich können Tierversuche nur Modelle sein mit allen Problemen, die Modelle jeder Art haben.

Wie zur Zeit Virchows hat das Tierexperiment bis in die heutige Zeit nichts an emotionaler Betroffenheit, sachlicher und unsachlicher Kritik und wissenschaftlichen Argumentationen verloren. Die Standpunkte werden wohl nie in Übereinstimmung zu bringen sein.

1.6 Zellularpathologie und (als) Theorie der Medizin

Heftige Auseinandersetzungen bestehen seit über nun mehr als 1 Jahrhundert zur Zellularpathologie als Theorie der Medizin, als Bestandteil einer Theorie oder als Antithese zu anderen Theorien der Medizin. Wenn wir auf die ursprünglichen und von ihm nicht veränderten Vorstellungen Virchows zurückgehen, so muss die von ihm vehement verfochtene Aussage in den Mittelpunkt gestellt werden, dass es sich bei der »Cellularpathologie um kein System, sondern ein Prinzip« handele. Dabei legt er großen Wert darauf, dass er Erfahrungen früherer Generationen und moderne Erkenntnisse verbunden hat:

»Es war mir des öfters ein Trost, wenn mir von anderer Seite erklärt wurde, ich wolle die Pathologie in das Mittelalter zurückführen und ich brächte Sachen wieder zum Vorschein, die längst als abgethan bei Seite gesetzt seien. Beides mag wahr sein. Die Pathologie der vergangenen Zeit ist nicht überall so verwerflich, als es manchen bequemen Naturen erscheinen mag, und die Pathologie der Gegenwart ist nicht so vollkommen, daß man aufhören dürfte, für die Zukunft zu bauen, sondern vielmehr, um Beides, Humoral- und Solidarpathologie in einer empirisch zu begründenden Cellularpathologie zu vereinigen. Eine solche wird, wie ich zuversichtlich hoffe, die Pathologie der Zukunft werden.« R.V. 1855[319]

»Und ich muß es hier ausdrücklich wiederholen, dass die Cellularpathologie nur der Humoral- und Solidarpathologie entgegentritt, wo die eine oder die andere einen exclusiven Charakter annimmt, dass dagegen beide Richtungen, die humorale und solidare in der cellularen ihre Begründung, sowie ihre Stellung, wenngleich eine etrvas mehr untergeordnete, finden.« R.V. 1856[314]

In »Alter und neuer Vitalismus« hat Virchow 1856 schon fast das gesamte und auch heute bekannte Spektrum theoretischer Vorstellungen umrissen:

»Von Anfang an hat die Beobachter des Lebens der eigenthümliche Widerspruch beschäftigt, der sowohl in dem Ganzen, als in dem Einzelnen wiederkehrt und den wir auch an der Zelle wieder vorfinden. Ueberall besteht neben einander die Selbständigkeit und die Abhängigkeit, sowohl im Geistigen, als im Leiblichen, im Einfachen und im Zusammengesetzten des Lebens. Die einzelnen Beobachter und die einzelnen Schulen pflegen mehr die eine dieser Seiten ins Auge zu fassen und je nach der ihnen zukommenden allgemeinen Naturanschauung diese Seite als die wichtigere zu betrachten. Die Idealisten und Teleologen übersehen gewöhnlich über dem Anstaunen des Persönlichen und Individuellen, des Innerlichen und Autonomen im Leben jene beständige Abhängigkeit von äußeren Einwirkungen, jene ›Receptivität‹, welche die Materialisten in den Vordergrund rücken. Während jene, um mich auf die Medicin zu beschränken, aus der Selbständigkeit der organischen Wesen auf eine besondere autokratische Kraft schließen, die sie bald als Bildungskraft, bald als Naturheilkraft bezeichnen, so gelangen diese in ihren Extremen zu jeder Negation selbst der Zweckmäßigkeit der organischen Einrichtungen. Man muß sich hier sorgfältig hüten, die Sache nicht um der falschen Deutung wegen aufzugeben. Das Leben besteht im Wechsel, aber es würde aufhören, Leben zu sein, wenn dieser Wechsel nicht gewisse Grenzen hätte. Diese Grenzen setzen bestimmte Moderations- und Regulations-Einrichtungen voraus, sowohl in der einfachen Zelle, als in dem zusammengesetzten Zellen-Organismus.« R.V. 1856[314]

»Die Zukunft wird es lehren, ob auch mein Gesichtspunkt ein einseitiger, meine Bemühungen eitle waren. Aber ich hatte mir gerade vorgestellt, daß mein Gesichtspunkt, der nicht bloss dem Blute oder den Nerven, sondern allen Theilen des Körpers gerecht zu werden suchte, kein einseitiger, sondern ein überaus vielseitiger war.« R.V. 1860[322]

Virchow betont in vielen Arbeiten die große Flexibilität seines Prinzips, das jederzeit auf neue wissenschaftliche Erkenntnisse reagieren kann.

»Es handelte sich dabei vielmehr um ein allgemein biologisches Princip, welches den Mittelpunkt für alle Deutungen und den Ausgangspunkt für alle weiteren Untersuchungen im Gebiete der organischen Naturwissenschaften abgeben soll. Wäre die Cellular-Pathologie ein System gewesen, so wäre sie längst umgestürzt, und zwar schon durch mich selbst und durch meine Schüler, Der immer neue Fortschritt in der Erkenntnis der Natur hat zahlreiche Entdeckungen gebracht, welche mich genöthigt haben, frühere Vorstellungen aufzugeben und neue Gedankenreihen aufzustellen oder zuzulassen. Meine Gegner und das gedankenlose Publikum haben daher schon mindestens zehnmal das Ende der Cellular-Doctrin gekommen geglaubt. In ihrer Kurzsichtigkeit erkannten sie nicht, dass diese Doctrin in ihrem Princip ganz unversehrt bleibt, wenn auch die Membran nicht mehr als wesentlicher und nothwendiger Bestandteil der Zelle gilt oder wenn ein kleinerer oder größerer Theil der Eiterkörperchen nicht von Elementen des Bindegewebes hergeleitet wird. Ich kann jeden Fortschritt der Erkenntniss mitmachen, jede neue Wahrheit freudig begrüssen, jeden Versuch weiter dringender Erforschung hülfreich unterstützen, ohne die Besorgniss hegen zu müssen, dass die von mir vertretene Methode der Forschung und der Betrachtung der lebenden Natur dadurch zu Schaden komme.« R.V. 1871[347]

Die Zellularpathologie war aber auch deshalb so wirkungsvoll, weil neue erfolgreiche praktisch-medizinische Arbeit von ihr abgeleitet werden konnte.

»Was sich theoretisch als Cellularpathologie darstellt, das tritt praktisch als Localpathologie in den Gebrauch der Ärzte, und schon hat sich in wenigen Jahren eine Sicherheit in der Erkenntniss, eine Zuversicht im

Handeln, eine Gewissheit der Erfolge herausgestellt, wie sie in keiner Zeit früher für möglich gehalten worden ist.« R.V. 1874[352]

»… dass meistentheils nicht ganze Organe mit allen ihren Theilen afficirt werden, dass vielmehr in der Regel nur einzelne Theile der Organe Sitz der Krankheit werden, und zwar bald so, dass ein gewisser Organabschnitt ganz und gar erkannt, bald so, dass in den zusammengesetzten Organen nur eine gewisse Art der constituirenden Theile leidet, während eine andere Art intact bleibt oder secundär betheiligt wird.« R.V. 1880[364]

»Diese Erfahrungen sind es gewesen, welche für meine Lehre bestimmend waren und welche mich veranlassten, dem Organicismus die Cellularpathologie gegenüberzustellen. In so fern betrachte ich die letztere als den dritten grossen Schritt auf dem Wege der modernen Krankheitserforschung. Sie ist die consequente Ausbildung des Localisationsprincips, die Verfeinerung des Organismus, die Zurückführung der Krankheit auf die Elemente des lebenden Körpers. Die Erfahrungen des Regionismus und des Organicismus sind in ihr nicht verloren gegangen oder beseitigt, sondern im Gegentheil weitergeführt und im Einklange mit dem allgemeinen biologischen Princip formuliert worden.« R.V. 1880[364]

Das Lokalisationsprinzip ist wesentlicher Faktor einer gezielten Therapie.

»Ist denn nun diese fortschreitende Entwicklung der Pathologie wirklich therapeutisch unfruchtbar gewesen? Man vergleiche doch die Pathologie von vor hundert Jahren mit der heutigen: der Unterschied liegt auf flacher Hand. Die Therapie der Gegenwart hat nur noch eine sehr schwache Fühlung mit der Therapie des 18. Jahrhundert. Auch in der Therapie ist das Princip der Localisation zur vollen Herrschaft gekommen. Die Localbehandlung ist die Signatur der neuen Zeit.

Vielleicht wird mir entgegengehalten werden, die Localbehandlung sei noBch lange nicht Cellulartherapie. Ein solcher Einwand ist jedoch nur scheinbar berechtigt. Gäbe es Krankheiten, welche nur auf der Veränderung einer einzelnen Zelle beruhten, so würden auch die Behandlung auf diese einzelne Zelle gerichtet sein müssen. Wäre irgend eine Gehirnkrankheit auf eine einzelne Ganglienzelle, z. B. auf eine Bewusstseinszelle, zurückzuführen, so würde sicherlich alles Bestreben der Ärzte darauf abzielen müssen, diese Zelle wieder in einem normalen Zustand zu versetzen. Vor der Hand haben wir es jedoch, wie schon oben bemerkt, in der Praxis nicht mit Einzelzellen, sondern mit Zellgruppen zu thun. Jede Gruppe, oder anders ausgedrückt, jeder Krankheitsheerd besteht aus einer kleineren oder größeren, jedoch stets aus einer wirklichen SummBe lebender Elemente, mögen es nun gleichartige oder ungleichartige sein. Mit diesen Summen von Elementen hat es die Praxis zu thun, und sowohl die Diagnose und die Prognose, als auch die Therapie haben diese Summen oder Heerde zum Gegen stand. Das ist der wahre Sinn des Localisationsgedanken.« R.V. 1880[364]

»Es wäre vermessen, wenn ich behaupten wollte, Alles das, was ich zum Aufbau der cellularpathologischen Doctrin beigebracht habe, sei unverbesserlich. Ich bin mehr, als mancher meiner Nachfolger, von den Mängeln meiner ersten Ausführungen überzeugt, und ich erkenne gern an, dass in manchen Richtungen, z.B. in der Kenntniss der karyokinetischen Vorgänge, seitdem so grosse Fortschritte gemacht sind, dass die neuere Forschung Gesichtspunkte ergeben hat, durch welche in den Grundlagen der cellularpathologischen Anschauung eine Aenderung herbeigeführt worden wäre.« R.V. 1891[385]

Die Bedeutung der Zellularpathologie für die moderne Medizin hat Virchow 1891 zusammengefasst:

»So erscheint uns der menschliche Organismus als ein zusammengesetzter, trotzdem daß wir auf ihn in erster Linie den Ausdruck der Person anwenden. Die einfachen Theile, aus welchen er sich zusammensetzt, die Zellen, können, jede für sich, wiederum als Personen aufgefaßt werden, denn sie sind selbstlebend und selbstthätig, und ihre Kraft fließt aus ihrer eigenen Einrichtung ihrer Physis. In diesem Sinne ist der menschliche Körper keine Einheit im strengen, materiellen Sinne des Wortes, sondern eine Mehrheit, eine Art gesellige Einrichtung, gewissermaßen ein Staat. Es giebt auch keine einheitliche Kraft, welche ihn beherrscht und seine Verrichtungen von sich aus bestimmt, sondern nur ein Zusammenwirken vieler Kräfte, welche an die einzelnen lebenden Elemente geknüpft sind. Selbst die höchste einheitliche Erscheinung im Menschenleben, das geistige Ich, ist daher keine beständige Größe, sondern eine veränderliche.

Wenn trotzdem der menschliche Organismus uns als ein einheitlicher erscheint, so beruht dies auf dreierlei Umständen. Erstens ist in der Einrichtung des Gefäßsystems und des in ihm circulirenden Blutes ein durch den ganzen Körper zusammenhängendes System gegeben, welches den materiellen Verkehr der Stoffe vermittelt und eine gewisse Abhängigkeit der verschiedenen Theile vom Blute bedingt, zweitens besitzen wir in den Einrichtungen des Nervensystems, an welches auch die höchsten Leistungen des Menschen, die geistigen, geknüpft sind, eine durch den ganzen Körper verästigte und in großen Centralmassen, dem Gehirn und Rückenmark zusammenlaufende Einrichtung, welche einerseits befähigt ist, äußere Eindrücke aufzunehmen und zu den großen Centralmassen zu leiten, andererseits die Eigenschaft besitzt, auf andere Theile des Körpers Anregungen ausgehen zu lassen und sie zu bestimmten Thätigkeitsäußerungen zu veranlassen oder auch sie in ihren Thätigkeitsäußerungen zu hemmen.

Allein außer dem Blut nebst dem Gefäßapparat und außer dem Nervensystem mit seinen Mittelpunkten giebt es noch ein Drittes. Das ist die große Masse der Gewebe, aus welchen sich der Körper aufbaut, – Zusammenordnungen unendlicher Summen zelliger Elemente, welche in der verschiedenartigsten Weise eingerichtet und daher auch die verschiedenartigsten Leistungen hervorzubringen im Stande sind. Aber jede dieser Anordnungen, jedes dieser sogenannten Organe ist widerum eine Mehrheit aus zahllosen Elementar-Organismen, den Zellen zusammengesetzt, und wenn wir nun sehen, daß auch das Nervensystem ebenso zusammengesetzt ist, daß die Gefäße, das Herz und das Blut wiederum zusammengesetzte Anordnungen sind, so ergiebt sich wohl, daß jede Betrachtung oberflächlich, gleichsam äußerlich ist, welche sich nicht an die zusammensetzenden Elemente wendet.« R.V. 1975[354]

»Ergiebt eine solche Auffassung auf den ersten Blick eine Auflösung des Körpers, eine Zersplitterung der Anschauung, so zeigt doch als bald eine weitere Betrachtung, daß diese unzähligen Elemente nicht zufällig und nicht gleichgültig nebeneinander vorhanden sind. Sie gehören zu einander einmal wegen ihrer gemeinsamen Abstammung aus einem einfachen Grundelement, welche Gemeinsamkeit eine gewisse ursprüngliche Aehnlichkeit und Beziehung der Elemente untereinander bedingt, wie bei den Abkömmlingen einer Familie. Sie gehören aber auch zum andern deshalb zu einander, weil sie sich gegenseitig ihre Existenz verbürgen, weil das eine ohne die anderen sein Leben nur für kurze Zeit zu erhalten vermag. Sie werden also zusammengehalten durch das gegenseitige Bedürfniß. Der Gesammtorganismus, den sie zusammensetzen, ist zugleich ihr Schutz, er ist eine innere Nothwendigkeit.« R.V. 1875[354]

»Denn das letzte Ziel der cellularpathologischen Untersuchung ist die Localisation der Krankheit. Indem wir davon ausgehen, dass niemals der ganze Körper, d. h. alle einzelnen Bestandtheile des Körpers krank sein können, so ergiebt sich als Aufgabe die Auffindung desjenigen Theiles oder derjenigen Theile, welche Träger der Krankheit sind. Dies ist der

Punkt, von wo aus die Cellularpathologie ihre grössten Einwirkungen auf den Gesamtgang der modernen Medicin ausgeübt hat, auch in Disciplinen, deren Vertreter sich dessen nicht bewusst sind. Der Schritt von der Localpathologie zu der Localtherapie ist ein kleiner, und doch bedeutet er nichts weniger, als den Umsturz der alten Therapie. Vieles hat zusammengewirkt, diesen Umsturz zu beschleunigen, und eine grosse Zahl der bedeutendsten Aerzte, namentlich auch der Specialisten, ist dabei thätig gewesen. Aber es erscheint mir nicht vermessen, wenn ich den Anspruch erhebe, dass der erste Anreiz dann von der Cellularpathologie ausgegangen ist und dass sie auch nachher den deckenden Schild geliehen hat, um jeden Angriff principiell abzuwehren.« R.V. 1891[385]

Schon während des Lebens von Virchow und besonders nach seinem Tode entbrannte ein bis heute nicht beendeter Kampf von Anhängern und weiterführenden Interpreten der Zellularpathologie. Dabei spielen häufig wohlmeinende Theoretiker und Praktiker für das Grundverständnis eher eine negative Rolle, weil sie alles in das theoretische Gebäude der Zellularpathologie hineinzupressen versuchen, was nicht oder noch nicht aus der Zellularpathologie als naturwissenschaftlicher Methode erklärt werden kann. So werden wir heute den Vorstellungen Ebsteins (1903)[100], wenn überhaupt, nur sehr zögernd folgen:

»Ich habe die unheimliche Trias: Fettsucht, Gicht und Zuckerkrankheit unter der Bezeichnung: »Vererbbare zellulare Stoffwechselkrankheiten« zusammengefaßt und meine Ansicht, dass und warum diese Krankheitsprozesse auf einer unzureichenden Beschaffenheit der Zelle im ganzen, beziehungsweise ihrer einzelnen Teile – Kern und Protoplasma – beruhen, in einem kleinen Büchlein (Stuttgart 1902) zu be gründen gesucht. Für mich ist bei diesen drei Krankheiten eine unzureichende Beschaffenheit des Kerns, des Protoplasmas, eventuell beider die grundlegende Ursache. Die notwendige Konsequenz dieser Anschauung ist die, dass man bei der Behandlung dieser Krankheiten auf die Schonung und Stärkung der Zelle Bedacht nehmen muss, wo bei man in erster Reihe tunlichst die die Zelle schädigenden Momente wegzuschaffen bestrebt sein muss. Die Art und Weise, wie das gesche hen kann, schließt eine Reihe ausserordentlich wichtiger und keineswegs aussichtsloser Aufgaben für den Arzt ein.«[100]

Eine der bestfundierten Zusammenschauen von Zellularpathologie und der Konstitutionspathologie hat Kraus (1921)[177] in seiner Arbeit »Rudolf Virchow und die heutige Klinik« vorgelegt.

»Jede pathologische Untersuchung, welche die Struktur überhaupt, auch die Zellstruktur, vernachlässigt, muß auf die Dauer abwegig werden. Aber eine bestimmte einzelne äußere Form ist nicht mehr das allein Entscheidende. Das Hauptgewicht ist zu verlegen auf die Regulationsvorgänge für individuelle Entwicklung.«[177]

»Indem R. Virchow die Krankheit als Reaktion der Zellen auf Reize betrachtet, ist er höchst bemerkenswerterweise, entgegen den Anschauungen von Du Bois und Pflüger, analogen Betrachtungsweisen auf physiologischem Gebiet vorausgeeilt. Auf dem Boden, auf welchem sie zuständig ist und bleibt, darf die Zellularpathologie heute als morphologisch und physiologisch noch viel besser begründet gelten als zur Zeit ihrer Aufstellung. Überdies übernahm Virchow mit der morphologischen Zellenlehre auch von Johannes Müller die Irritabilität und die spezifische Energie als Besitz jeder Zelle. Dieses schon er wähnte Hervorkehren der vitalen Funktion beim Suchen des Krankheitsortes, welches nur leider die Nachfolger nicht immer in gleicher Weise berücksichtigt haben, macht die Cellularpathologie unverwüstlich. Die genotypische Konstitution der exakten Erblichkeitslehre und die Zusammenjochung respective besonders die chemische Korrelation im Phänotypus verknüpfen die ältere generelle Pathologie und die heutige Physiologie mit cellulären Auffassungen, soweit letztere nicht selbst im morphologischen und physiologischen Sinn er-weiterungsbedürftig sind.«[177]

»Obwohl ich selbst natürlich die Klinik niemals von ihrem Standpunkt aus an ein einziges Einteilungsprinzip für absolut gebunden hielt, bin ich immer vermittelnd dafür eingetreten, daß die gegenwärtige klinische Betrachtungsweise ohne jede Einschränkung an die Cellularpathologie anknüpfen kann, wenn nur das unbestreitbare Bedürfnis nach folgerichtiger Entwicklung des Lokalisationsgedankens und nach Ergänzungen des ursprünglichen Sinns zugestanden wird. Davon können wir allerdings nicht wieder abgehen, daß die Einheitlichkeit des Organismus auch in den pathologischen Erscheinungen immer mehr hervortritt, vielmehr als Virchow zuzugeben geneigt war, und eine zum mindesten gerade vom Kliniker nicht zu vernachlässigende Seite der Krankheit bildet. Meine eigene Stellung zur Cellularpathologie nähert sich am meisten der Auffassung Marchands, welcher dieselbe als letzten Versuch bezeichnet, die Pathologie unter einem großen Gesichtspunkt zusammenzufassen und ihrer weiteren Entwicklung eine bestimmte Richtung zu geben; der aber allerdings bezweifelt, daß unsere heutige Krankheitslehre noch die

Cellularpathologie in ihrem ursprünglichen Sinne ist. Ich selbst möchte nur betonen, daß den Organismusstandpunkt vertreten, keine Abkehr von der Cellularpathologie bedeutet.«[177]

»Die von mir hervorgehobene Einheit des Organismus, wie sie originär im Ei, in der genotypischen Konstitution, vorliegt und als das im zusammengesetzten Organismus vom Anfang der Individualitätsphase an alle ontogenetischen Stufen verbindende systematische Glied, als das sämtlichen Teilen gleicherweise inhärente Ganze (Arteigenheit), als der Inbegriff der vererbbaren spezifischen Reaktionsnorm gegenüber den Außenfaktoren erscheint, ist keine bloße Abstraktion, wie Virchow noch hätte annehmen können. Sie ist ebenso eine Tatsache, wie die Zelle. Anlagenbestand und Lebenslage bestimmen in wechselseitiger Bedingtheit die Entwicklungsarbeit. Die genotypische Konstitution ist in verschiedenster Richtung ein der experimentellen Analyse unterwerfbarer Gegenstand. Es gibt bereits eine ausgedehnte spezielle Pathologie derselben. Die heutige Konstitutionslehre findet hauptsächlich in ihr eine faßbare Grundlage. Aber auch hier möchte ich nicht unterlassen, nochmals hervorzuheben, daß eine »Gegenüber«-Stellung dieses Ganzen und der Cellularpathologie überflüssig ist, beide sind völlig vereinbar. Die integrative Wechselbeziehung im Phänotypus hat vor allem durch die Lehre von der inneren Sekretion und durch die neueren physiologischen Untersuchungen des zentralen Nervensystems, durch die moderne Lehre von der sympathischen Innervation eine Ausdehnung und Vertiefung gewonnen, die Virchow nicht voraussehen konnte. Der Arzt wird, sobald er es mit dem Phänotypus zu tun hat, nie ohne Berücksichtigung von lokalisierten Herden in Zellen und Gewebe auskommen. Aber auch die Pathologie kann bei der Erforschung der Krankheit nicht von vornherein und nicht ausschließlich celluläre Gesichtspunkte in den Vordergrund stellen und dabei stehenbleiben. Es gibt, wie in der Physiologie, auch in der Krankheitslehre Probleme, bei denen die Zellentheorie, wie Lubarsch sagt, nicht fördert, sondern eher hemmt.«[177]

Ernst (1921)[104] drückt die Korrelationen zwischen den beiden Auffassungen noch deutlicher aus:

»Wenn nun die Konstitution die Verfassung ist, von der die besondere Art der Reaktion abhängt, und da die Lebensäußerungen von Zellen abhängen, so ist auch das Konstitutionsproblem ein celluläres Problem.«[104]

Es geht dann aber weiter, indem er sagt:

»Nicht alle Physiologie ist Cellularphysiologie und nicht alle Pathologie ist Cellularpathologie. Und wenn man uns große Physiologen und berühmte Kliniker nennt, die ohne Schaden von der Cellularpathologie unberührt geblieben seien, so wird das dadurch erklärlich daß ein großer Teil physiologischer und pathologischer Probleme nicht als Zellenproblem zu lösen sind und für jeden Fall erst die passende Betrachtungsweise zu wählen ist, ob die Betrachtung von Massenkorrelationen physiologischer oder chemischer Natur, oder diejenigen der cellulären Einzelreaktionen ergiebiger sei.«[104]

Bei prinzipieller Anerkennung der Zellularpathologie hat sich Rössle (1921)[242] sehr grundsätzlich mit den positiven und negati ven Bemerkungen der Konstitutionspathologie auseinandergesetzt.

»Die Zellularpathologie ist damals so wenig wie heute darüber gestürzt, aber doch verkannte Virchow, der Vollender des anatomischen Gedankens, dass der Sitz der Krankheit nicht ihr ganzes Wesen auszumachen vermag. Das ›Wo‹ der Krankheit befriedigt höchstens den Anatomen von gestern, aber nicht den Arzt.«[242]

»Wenn es schon richtig ist, dass die Virchowsche Zellularpathologie die vorläufig letzte Konsequenz in der Durchführung des Lokalisationsgedankens in der Medizin ist, so darf man dies doch nicht in dem Sinne auffassen, als ob es für Virchow nur Lokalerkrankungen gegeben hätte, vielmehr hat er ausdrücklich die Möglichkeit von krankhaften Abweichungen des Gesamtorganismus immer festgehalten, allerdings diese als Störungen zellulärer Funktionen lokaler oder allgemeiner Art aufgefaßt. Wir sind auch heute über diese notwendige oder zum mindestens berechtigte Auffassung nicht hinausgekommen. In diesem Sinn sehen wir Virchows Lehre lebenskräftig und weitblickend genug, um auch noch denjenigen Fortschritten der heutigen Medizin sich anzupassen, denen gegenüber der reine Lokalisationsgedanke als solcher versagt, das sind 2 Gebiete: erstens die Lehre von den Korrelationen und zweitens die Lehre von der Vererbung. Gerade diese beiden Ge biete sind aber heute diejenigen, welche die Konstitutionsforschung am stärksten befruchten und auf welchen sie sich als ihre wissenschaftlich gesichertsten Stützen aufzubauen beginnt.«[242]

»Mit anderen Worten: Die Systematik der Krankheiten strebt und soll streben nach einer ätiologischen Einteilung. Virchow selbst war der Begriff der Konstitutionskrankheiten durchaus nicht fremd; in seinem Aufsatz über »Krankheit« in den gesammelten Verhandlungen zur wissenschaftlichen Medizin (1862) drückt er sich darüber folgendermassen aus: »Nach der Befruchtung beginnt an der individualisierten Eizelle das selbständige Leben mit den eigentümlichen Richtungen, welche vom väterlichen und mütterlichen Körper übertragen sind: die erblichen Richtungen.« Sodann, nachdem er die erworbenen Richtungen kurz gekennzeichnet hat, fährt er fort: »Die erblichen und erworbenen Richtungen, soweit sie krankhafte sind, zusammengenommen, geben den sog. »Konstitutionalismus« der Krankheiten. Eine Krankheit wird konstitutionell, wenn die Richtung der Lebensvorgänge längere Zeit hindurch von der gewöhnlichen normalen abweicht, so daß man nicht bloss örtliche Veränderungen der Bedingungen annehmen darf, sondern auf eine allgemeine, dem ganzen Organismus inhärente Veränderungen hingewiesen wird.«[242]

»Virchow hat mit dem obigen Sätzen in sehr feiner Weise zwei Quellen gekennzeichnet, aus denen die menschliche Persönlichleit fliesst, sei sie nun Objekt des Erziehens oder Objekt des Arztes. Die Gesamtpersönlichkeit in ihrer individuellen Gestaltung, gefolgt durch Vererbung und Erlebnisse, ist auch das, was wir unter Konstitution im ärztlichen Sinne verstehen.«[242]

»Es lag etwas von dem Fehler, den Organismus als eine Summe von Zellen anzusehen, auch in Virchows Anschauung vom Wesen der Krankheit; der Organismus ist aber gerade in bezug auf den hier in Betracht kommenden Hauptpunkt nicht mit der Zelle zu vergleichen; infolge ihrer spezifischen Differenzierung ist sie nicht nur in bezug auf ihr normales, sondern – und darauf kommt es hier an, in bezug auf ihr krankes Leben in ihren morphologischen und funktionellen Äußeren viel beschränkter, ja man kann sagen, je mehr wir in die Einzelheiten gehen, je tiefer hinein ins Mikroskopische wir die Krankheit verfolgen, desto einförmiger werden ihre Aeusserungen. Im Gegensatz dazu verhält sich der Gesamtorganismus gegenüber den Reizen der Umwelt sehr viel verschiedenartiger, und zwar gerade deshalb, weil er eben nicht bloss eine Summe von verschieden gearteten Zellen ist; wir se hen dabei noch ganz von der Tatsache der Individualität ab.«[242]

»So hat sich das grosse Prinzip der Zellularpathologie, das aus der Medizin eine biologische Wissenschaft gemacht, sie in die Reihe der Naturwissenschaften eingegliedert hat, siegreich durchgesetzt und wird auch weiter das feste Fundamentjeder naturwissenschaftlichen Krankheitslehre bleiben.«[108]

»Virchows Lehre hat tatsächlich eine neue Einheit geschaffen: eine Einheit des Normalen und Pathischen, eine Einheit aber auch aller Erkrankungen untereinander, die nunmehr letztlich ja auf die Veränderungen der Zelle zu beziehen sind. Auf das ›Einfache, Konstante und Monotone‹ war ja Virchows auf Regel und Gesetz absehender Blick gerichtet. Also wenn man will, eine Identitätslehre. Ein einheitliches Prinzip mit allen Vorzügen und Schwächen des Systems, eine letzte Zusammenfassung, die notwendig die üppigen Triebe der Mannigfaltigkeit beschneidet, ein Rahmen, in den sich die Dinge einfügen müssen, auch wenn es dabei eng hergeht.«[218]

»Darin liegt Stärke wie Verfallskeim der Virchowschen Lehre. Sie gipfelt in dem Aufbau einer Norm der Krankheiten aus der veränderten Zelle. Damit hat sie sich als unerhört fruchtbares Prinzip gezeigt, in dem wir heute noch auf allen Teilgebieten der Medizin gründen. Es ist aber klar, daß sie sich zu eng erweisen dort, wo ein über- und außerzellulares Geschehen als Grundlage physiologischer und pathologischer Prozesse erweisbar wird. Das ist aber in nicht geringem Umfang der Fall. Die zellige Organisation ist ein recht allgemeines und grundlegendes Prinzip des Lebendigen, aber eben nur ein Prinzip, das heute nicht mehr mit dem Anspruch auf Ausschließlichkeit auftreten kann. Um nur einiges wenige zu nennen: Die Ganzheitsregulationen, der Stoffwechsel, die vegetative Innervation, die innere Sekretion, die so genannte Konstitution überhaupt, aber auch rein Morphologisches wie der Aufbau der Histosysteme, das Mesenchym u. a. können nicht an die Grenze von Zellen im herkömmlichen Sinne gebunden sein. Andererseits ist es gerade die Zellenlehre, die die moderne Forschung weite Gebiete erobert bzw. erhalten hat: in der Erblichkeitslehre, der allgemeinen Geschwulstpathologie der Gewebsauspflanzung, der Lehre von der Immunität u. a. m.«[218]

»Die Cellularpathologie hat also den Lokalisationsgedanken nur in der medizinischen Wissenschaft, niemals in der praktischen Heilkunde verwirklichen wollen. Das letztere ist der große Irrtum der Praktiker, soweit sie gegen den Lokalisationsgedanken schreiben. So eifern sie auch gegen die Darstellung Virchows als Biologen.«[7]

»Der Haupteinwand, welcher der Cellularpathologie gerade in der heutigen Zeit gemacht wird, ist aber der, daß sie den somatischen Lokalisationsgedanken der Krankheiten immer wieder betont, während doch für jeden vernünftigen Arzt der Kranke eine Einheit darstellt, die nicht künstlich zerrissen werden kann. Alle diese Autoren, die mit voller Schärfe gegen Virchow Stellung nehmen zu müssen glauben, haben die Aufsätze Virchows über die Einheitsbestrebungen in der Medizin und die grundlegenden Artikel in seinem Archiv vermutlich nicht oder nur flüchtig gelesen. So sagt Virchow selbst in seinen wissenschaftlichen Abhandlungen vom Jahre 1849: »Aber ich habe die Überzeugung, daß ich mich niemals in der Lage befinden werde, den Satz von der Einheit des menschlichen Lebens und seine Konsequenzen zu verleugnen.«[7]

»Daraus geht ganz klar hervor, daß Virchow bei seinen Lokalisationsversuchen die krankhaften Veränderungen, nicht »die Krankheit« gemeint hat, und daß er nicht in anatomischen Veränderungen irgendwelcher Zellgruppe, sondern auch in chemischen Veränderungen aller Zellen des Körpers die krankhaften Veränderungen gesehen hat. Die Krankheiten sollen von dem Verständnis des Mediziners erkannt, der Kranke von dem seelenkundigen Arzt behandelt werden. Der Arzt soll auch mit dem Pfund seines Verstandes zu wuchern verstehen. Diagnostik und Therapie verlangen bald das eine, bald das andere. Nur wo sich beides zu einer glücklichen Einheit findet, kann von einem wahrhaft medizinisch geschulten Arzte gesprochen werden.«[7]

»Dabei wurden auf der einen Seite die Grenzen des Virchowschen Grundprinzips aufgezeigt (Fr. Büchner), auf der anderen wurde die Ausweitung seiner Gültigkeit für eine ganze Reihe neuer Forschungsgebiete sichtbar gemacht. So schloß zum Beispiel der Vertreter der Antikörperforschung aus den USA, William E. Ehrich, der dankbar seine vor Jahrzehnten in Deutschland empfangene Erziehung und Ausbildung bekannte, seine Ausführungen mit der Anerkennung der ›Zellularpathologie, ohne die es kein biologisches Denken gibt‹.«[206]

Während Büchner (1955)[36] die Besinnung auf die Bedeutung des zellulären Prinzips in Biologie und Pathologie fordert, schreibt Ackerknecht (1957)[1]:

»Virchow legte Wert darauf, daß die Zellular-Pathologie kein System, sondern nur eine Methode wäre. Der Begriff der Systeme stand um diese Zeit so im Mißkredit, daß er kaum anders handeln konnte. Verglichen mit älteren Systemen, war die Zellular-Pathologie zweifellos weit realistischer und weit elastischer, was zu ihrer Langlebigkeit beitrug. In ihrem all-umfassenden Streben, das einer tiefen und immer wiederkehrenden Notwendigkeit des menschlichen Denkens entspricht, trägt die Zellular-Pathologie dennoch alle Kennzeichen eines Systems. Virchow bewies eine größere Urteilskraft und mehr Glück, indem er seine Synthese auf einen weniger grundlegenden, aber mehr greifbaren und weit besser entwickelten allgemeinen Nenner stützte – die Zellular-Histologie.«[1]

»Es ist zu wünschen, daß die Einsicht in diese Situation in der Heimat der Zellenlehre vollends Platz greifen möge, um Theoretiker und Kliniker von einer Art von Ganzheitsbetrachtungen zu bewahren, die zur Erkenntnis der wahren Zusammenhänge keinen Deut beitragen. Die Harmonie des Organismus ist nicht weniger wunderbar, wenn dieses Ganze statt aus syncytialen Verbänden aus Zellindividuen und deren Produkten, den Interzellularsubstanzen, errichtet ist.«[11]

»Wenn ich die Zeichen der heutigen Medizin richtig sehe, – die Hochkultur der Zytologischen Blutforschung; die klinische Zytodiagnostik; die experimentelle Zellforschung mit Zell- und Gewebekultur und deren Verbindungen zur Immunitätslehre und zur Lehre von der Transplantabilität; die experimentelle Genetik; den ungestümen Drang nach einer »Ortung« biochemischer und pharmakodynamischer Prozesse; die ständig anwachsende Möglichkeit, psychotischer Zustände chemisch zu erzeugen oder als Stoffwechselanomalie zu interpretieren und dadurch einem naturwissenschaftlichen Verständnis besser zu er schließen; – wenn ich schließlich die Leistungen meines eigenen Faches, der morphologischen Substantiierung und Interpretation der Störungen des Zellstoffwechsels anführe, wenn endlich ein Hinweis erlaubt ist auf die im Rahmen der Jahrestagungen der Deutschen Gesellschaft für Pathologie stattfindenden Kolloquien über die ersten Ergebnisse einer elektronenmikroskopisch erarbeiteten pathologischen Histologie, wenn wir dies alles zusammenfassen, so drängt sich der Gedanke auf, daß der zellulare Bau unseres Organismus in Statik und Dynamik, in Werden und Vergehen, in gesunden und kranken Tagen heute mehr denn jemals gesicherter Besitz genannt werden darf.«[95]

»So berechtigt diese Bedenken an sich sind, so ist doch in den letzten zwanzig Jahren gerade dadurch ein Mißton aufgekommen, daß die Ganzheitslehre immer dann, freilich von wenig berufener Seite, zitiert wurde, wenn es darum ging, einen wenig bekannten Sachverhalt durch einen anderen nicht besser bekannten zu ersetzen. Die Ganzheit eines lebenden Systems ist seine »spezifische Ordnung«.[95]

»Die Ganzheitslehre leistet für bestimmte Bereiche der wissenschaftlichen Medizin Vorzügliches. Ich denke an die Verhaltens-, an die Umweltslehre, an die Herausschälung einer typischen, also diagnostisch brauchbaren klinischen oder pathologisch-anatomischen Syndromatik.«[95]

»Nach wie vor bildet die Zellularpathologie das solide Fundament, auf dem die Forscher und Ärzte stehen, auch wenn sie den Blick in den ultramikroskopischen Raum der Moleküle eindringen lassen, oder wenn sie – anders orientiert – sich bemühen, den Organismus in seiner Ganzheit mitsamt seinen rätselvollen psycho-physischen Korrelationen zu erfassen.«[173]

»Es würde wenig Sinn für Proportionen und damit wenig historischen Sinn überhaupt verraten, wenn man den offensichtlichen Mangel an ganzheitlicher Betrachtungsweise in Virchows Zellularpathologie als verhängnisvoll für die weitere Entwicklung der Heilkunde beurteilen wollte. Nur die Zellularpathologie, die Erforschung der Lebensvorgänge in den kleinsten Aktionselementen, hat es ermöglicht, die Ganzheit des Organismus in den einzelnen Lebensvorgängen wissenschaftlich zu erfassen und für die praktische Medizin erneut fruchtbar zu machen.«[173]

»Die Bedeutung von Virchows Zellularpathologie für seine Zeit lag darin, daß sie die steigende Flut biologischer und pathologischer Forschungsergebnisse ordnend zusammenfaßte, die einzelnen Fakten zur Synthese vereinigte. Diese Synthese, zur rechten Zeit mit Klarheit und Energie verkündet und verteidigt, wurde rasch als der Rahmen anerkannt, in den jeder die Resultate der eigenen Forschungsarbeit einordnen konnte; Virchow lieferte seinen Zeitgenossen gleichsam die Kategorien, in welchen sie hinfort die Wirklichkeit beobachtend und deutlich erfassen sollten. Die Beobachtungen jedes einzelnen verflochten sich mit Virchows Theorie zu neuen Erkenntnissen, in denen die beiden Ingredienzen nicht mehr zu trennen waren und die ihrerseits zur Erweiterung und Vervollkommung der Theorie dienten. Es ist infolgedessen schwierig, den Einfluß Virchows und seiner Zelhilarpathologie auf die Teilgebiete der Medizin genauer zu erfassen.«[173]

»Es ist zu erwarten, daß die Zelle für einige zukünftige Zeit, wenn nicht unsere Lebenseinheit so sicher die Haupteinheit der Forschung bleibt. Die zelluläre Doktrin wird eine der wichtigsten Führer in Fortschritt der Biologie und des Teils, den wir Medizinische Wissenschaft nennen.«[222]

»... die Zellularpathologie ist eine der letzten glänzendsten Schöpfungen der klassischen Naturwissenschaften.«[111]

»Viele Fachgenossen waren und sind bis zur Stunde der Auffassung, Cellularpathologie und Pathologie der Zelle seien dasselbe. Dies ist ein Irrtum. Denn Cellularpathologie ist ein Oberbegriff. Die Cellularpa thologie bedient sich der Ergebnisse pathophysiologischer Zellforschung. Ihr

Anliegen war jedoch ein weiter ausgreifendes. Ich sehe Virchows Absichten so:

1. Der Gedanke von der Einheit des Lebens, und zwar in allen lebenden Strukturen, findet in der Zelle seine leibliche Darstellung.
2. Die historische Bedeutung der Cellularpathologie liegt darin, daß sie in einer Zeit großer wissenschaftlicher Verwilderung die Autorität der Tatsachen herausstellte. Sie wandte sich gegen Dogmen, und sie brach Monopole. Sie redet einer konditionalistischen Betrachtungsweise das Wort.
3. Die Cellularpathologie darf als großartiger Versuch gelten, die Gesetzlichkeiten von Krankwerden und Kranksein unter einem Gesichtspunkt zusammenzufassen.
4. Die Cellularpathologie ist ein Prinzip der Anschauung. Ihre Kategoriale Form wird uns Pathologen zu einem morphologischen Bedürfnis.« (Ernst, 1926, Achelis, 1938).
5. So verstanden bedeutet uns die cellulare Organisationsform einen »Halte- und Ruhepunkt sub specie infinitatis« (Achelis, 1938).«[96]

»Die sogenannte Ganzheitslehre als Funktion der Gestaltphilosophie ist für uns in ganz anderer Hinsicht unentbehrlich. Es gibt für den Arzt keine bessere Schulung, das Einmalige bestimmter, syndromatisch zusammengefügter, krankhafter Lebensäußerungen begrifflich und diagnostisch zu bewältigen. Raumgestalt und Zeitgestalt gehören zusammen, sonst funktioniert die diagnostische Assimilation nicht. Aber wir dürfen doch, gerade im Hinblick auf Virchows Zellenlehre, nicht vergessen, daß ein »Ganzes« häufig nur in »Einzelheiten« zugänglich ist.«[96]

»Zur selben Zeit sind die wichtigsten Beiträge Virchows zu einer Theorie der Medizin und Allgemeinen Krankheitslehre bereits konzipiert, und zwar 1. die Zellularpathologie (in ihrer allerdings noch nicht end gültigen Fassung), 2. die Einheitsbestrebungen in der wissenschaftlichen Medizin mit den Kapiteln: Der Mensch – das Leben – Die Medizin – die Krankheit – die Seuchen, 3. der erste Band des von Virchow herausgegebenen Handbuchs der speziellen Pathologie und Therapie mit dem von ihm selbst verfaßten Kapitel über »Allgemeine Formen der Störung und ihre Ausgleichung«. Diese drei Werke enthalten die wichtigsten Beiträge Virchows einer Theorie der Medizin.«[153]

»Nicht eine ätiologische, sondern eine konditionalistische Pathologie wird hier begründet, deren Bedeutung in einer Vielfalt morphologischer und pathophysiologischer Befunde durch den Fortschritt der naturwissenschaftlich-medizinischen Erkenntnis und Methode erst in heutiger Zeit so recht hervortritt.«[153]

»Und noch ein Hemmnis hat die zellular-pathologisch geschulte Naturwissenschaft aufzuweisen. Ihre mechanistische Auffassung führte weniger beim praktischen Arzt, aber um so mehr in der Schulmedizin dazu, den menschlichen Organismus wie eine Maschine aufzufassen. Man analysierte ihn mit immer vollkommeneren Methoden und schätzte sich glücklich, exakte Diagnosen zu stellen. Darüber vergaß man sehr oft den Menschen, den allein sein Bewußtsein wesentlich von der Maschine unterscheidet. Mit der Vernachlässigung der menschlichen Persönlichkeit, der menschlichen Psyche, begab sich die medizinische Wissenschaft einer der wichtigsten Faktoren, Krankheitsgeschehen zu verstehen und zu heilen.«[423]

Kommen wir zu einigen Schlussbemerkungen für dieses Kapitel: Die Entwicklung der auf fundamentalen Ergebnissen der Zellforschung beruhenden Zellularpathologie als einer Säule der naturwissenschaftlichen Medizin seit 1855 zeigt den engen Zusammenhang zwischen Ideen, Experiment und Methodik. Sie ist als das entscheidende naturwissenschaftliche Paradigma der Medizin des 19. Jahrhunderts anzusehen (Cremer 1985)[44].

Mehr als 150 Jahre nach der Originalbeschreibung der Zelle ist es immer noch wissenschaftlich begründet, von der Zelle als Einheit zu sprechen, aber das Konzept der Natur dieser Einheit ist fundiert und verändert worden. Die Fragestellungen liegen jetzt bei der Adaptionsfähigkeit, Partnerschaft, Antagonismen und Wechselwirkungen der Einheit und auf der anderen Seite auf der Unterteilung der Zelle in kleinere Untereinheiten.

Die Konzentration der theoretischen Fragestellung auf die Pathologie der Zelle bedeutet eine hochgradige Reduktion der grundlegenden Problematik der Medizin. Jedoch genügt es nicht, allgemein über die Theorie der Medizin zu meditieren, sondern es kommt darauf an, Baustein auf Baustein zusammenzutragen und zusammenzufügen.

Meines Erachtens kann und will auch die moderne Zellularpathologie nicht die Theorie der Medizin sein. Sie gibt keine Auskunft über die suprazellulären Regulationsmechanismen des Gesamtorganismus, den Menschen als Individuum und über seine Beziehungen zu seiner biologischen und sozialen Umwelt. Andererseits wird es keine Theorie der Medizin ohne den Beitrag der zellulären Ultrastrukturforschung geben. Es geht in der Zukunft darum, diesen Anteil zu bestimmen und durch eine gezielte Forschung zu analysieren. Sicher ist, daß die Zellularpathologie keine anderen Vorstellungen zur Theorie der Medizin hemmt oder unterdrückt.

Sicher ist es problematisch, aus Zitaten die Gedankengänge eines Wissenschaftlers zu untermauern.

»Aber freilich, das ist keine Historie, die sich damit begnügt, eine Reihe abgerissener und vereinzelter Sätze aus allen Zeitaltern hintereinander aufzuführen, nur um des Scheines der Gelehrsamkeit willen, und ohne jene wahrhafte Einsicht in die Bedeutung des Gesagten, wie sie sich nur in dem Lichte seiner Voraussetzungen ergiebt. Wir Aelteren wissen diesen Unterschied wohl zu schätzen, da wir aus eigener leidiger Erfahrung nur zu gut beurtheilen können, welcher Unsinn einem Manne der früheren Zeit zugeschrieben werden kann, wenn man einen einzelnen seiner Sätze herausgreift und daran seine nachgeborene Weisheit erprobt.« R.V. 1877[355]

Interpretationen sind aber wohl keineswegs von größerem Wahrheitsgehalt und von den Vorstellungen des Autors und den wissenschaftlichen und oft auch philosophischen Grundanschauungen seiner Zeit kaum weniger geprägt.

Meine Vorstellungen möchte ich in 10 Thesen zusammenfassend in folgender Weise formulieren (David 1991)[82]:

»1. Virchows Zellularpathologie ist kein Dogma, sondern die unumgängliche und unwiderrufbare Erkenntnis, dass die Medizin eine naturwissenschaftliche Grundlage hat, die auf den Strukturen und Funktionen der Zelle als kleinster lebender Einheit beruht.
2. Die Virchowsche Zellularpathologie ist auch deshalb kein Dogma, weil sie nicht statisch auf einmal erzielten Ergebnissen stagniert, sondern durch den Einschluss neuer Erkenntnisse sich ständig weiterentwickelt und erneuert und natürlich auch nicht vor Fehlentwicklungen und Fehlinterpretationen gefeit ist.
3. Die Zellularpathologie hat als Paradigma über lange Zeit bestanden, und es gibt noch keine Anzeichen für einen Paradigmawechsel.
4. Mit dem ständigen und auch zukünftig zu erwartenden Einsatz neuer Methoden in der weiteren Erforschung und Fundierung der zellulären Prozesse unter normalen und pathologischen Bedingungen erweitert die Zellularpathologie das Gesamtspektrum der Erkenntnisse des Lebens und erweist sich nicht als ein einen Paradigmawechsel verlangenden Hemmschuh.

5. Die durch die neuen Methoden erwachsenden und lösbaren Fragestellungen ermöglichen eine große Tiefe, aber auch Breite der Erkenntnisse, eröffnen neue Problemkomplexe, stellen dialektische Widersprüche heraus, sind also Beispiel für eine aktive, blühende Wissenschaft und nicht eines wissenschaftlichen verödenden Ackers, auf dem außer dogmatischem Unkraut nichts mehr wächst.
6. Die moderne Zellularpathologie zeigt, wie durch naturwissenschaftliches Denken ohne Dogmatisierung die Medizin neue Ansätze für ihr Handeln in Diagnostik und Therapie gewinnt.
7. Die Zellularpathologie Virchows und in ihrem vollen Verständnis und Sinn die moderne Pathologie der Zelle haben niemals für die Medizin als Wissenschaft einen Alleinvertretungs- oder Allgemeingültigkeitsanspruch erhoben.
8. Ausgehend von der von Virchow auf gleiche Weise vertretenen sozialen Seite der Medizin kann und wird für eine zukünftige Medizin die Zellularpathologie immer nur einen, wenn auch wesentlichen, Teilaspekt einer Theorie der Medizin darstellen.
9. Beide Aspekte verlangen streng wissenschaftliches Denken und, besonders im Stadium heranreifenden Erkenntnisgewinns, die Abkehr von wissenschaftshemmendem Systemdenken und Verallgemeinerungen, die Verhinderung von Mystifizierung und Ideologisierung und die ständige Rückkehr auf und wechselseitige Überprüfung durch fun dierte Ergebnisse.
10. Wenn wir von diesen Voraussetzungen ausgehen, und es uns gelingt, die naturwissenschaftlichen und sozialen Komponenten in ein theoretisches Gebäude der Medizin zu integrieren, dann ist die Zellularpathologie nicht fehlleitendes Dogma, sondern auch für das 21. Jahrhundert eine wesentliche Basis medizinischen Denkens und Handelns. Beide Seiten in gleicher Weise zu fördern und in gegenseitig kooperativer Überprüfung zu entwickeln, ist auch Aufgabe der Medizin des nächsten Jahrhunderts.«

2. Krankheitsprozesse, Krankheitsursachen

2.1 Gültigkeit und Kritik des Virchowschen Grundkonzepts der Tumorpathologie

2.1.1 Struktur und Vermehrung der Tumorzellen

Schon 1847 nimmt Virchow zur Tumorproblematik Stellung:

»Alle Wissenschaftler, die sich mit der Erforschung der natürlichen Beziehungen der Körper gegen einander beschäftigen, haben das unter sich gemein, dass gewisse Fragen immer wieder von Neuem aufgeworfen, in neuen Richtungen behandelt werden müssen, ehe eine genügende Lösung derselben gefunden wird. Diese Schäden erscheinen so geheimnisvoll, wurzeln so tief und verlangen daher eine so vorurtheilsfreie Anschauung, dass erst späte Geschlechter die Bedingungen ihrer Existenz, die Gesetze ihrer Entwicklung, die Mittel ihrer Heilung zu erkennen vermögen. Manches Zeitalter ist vergangen, bevor es den Aerzten gelungen ist, nur die Morphologie des Krebses festzustellen.« R.V. 1947[285]

Grundsätzlich kann man feststellen, daß in der theoretischen Fundierung der neoplastischen Krankheitsprozesse und –bilder die Zellularpathologie ihre deutliche Bestätigung von Anfang an gefunden hat.

Schon seit den ersten Untersuchungen Müllers und Virchows wird nach einer spezifischen Krebszelle gesucht.

»Es ist ein grosses, weitverbreitetes Missverständniss der Untersuchungen Müllers, dass man die geschwänzten Körper als ein pathognomonisches Kennzeichen von Krebs betrachtet hat, – ein Missverständnis, welches eine ebenso grosse Unkenntnis der Entwicklungsgeschichte überhaupt, als der Müllerschen Untersuchungen insbesondere einschliesst. Müller sagt ausdrücklich (Ueber den feineren Bau der krankhaften Geschwülste, 1838, pag. 7): Die geschwänzten Körper sind keine dem Markschwamm eigenthümliche Bildung.« R.V. 1847[285]

»... und als man weiterhin in dem Krebs ausser Zellen noch Fasern und insbesondere Gebilde, die sich erst zu Fasern entwickelten, (geschwänzte Körper) entdeckte, so gewöhnte man sich sehr bald, diese letzteren als pathognomonisch für Krebs anzusehen.« R.V. 1847[288]

»In Bezug auf die morphologischen Bestandteile verlangte alle Welt zu sehen, wie die Dinge beschaffen seien, die eine so schlimme Einwirkung auf den Körper ausübten, und man erwartete von den Mikroskopikern nichts zuverlässiger, als dass sie specifische Krebszellen, specifische Sarkomzellen, specifische Tuberkelzellen aufweisen sollten. Bekanntlich, wenn man etwas recht kategorisch verlangt, giebt es auch Leute, die sich auf die Bahn begeben, den Auftrag auszurichten, und so haben die Mikroskopiker der vergangenen Zeit mit dem besten Willen sich diesem allgemeinen Drange gefügt. Es ist dann in der That dahin gekommen, dass man nicht blos specifische Elemente beschrieben hat, sondern auch wieder durch diese specifischen Elemente die heteroplastischen Geschwülste von den homeoplastischen zu unterscheiden sich bemühte.« R.V. 1863[331]

»Ja, es hat sich sogar gezeigt, dass kein einziges Neoplasma Zellen enthält, welche nur ihm eigenthümlich, im strengeren Sinne specifisch sind, dass also auch kein Neoplasma sui generis existirt. Ich betrachte es als einen bleibenden Gewinn meiner Arbeiten, dass wir jetzt wissen, dassjede auch noch so abweichend erscheinende Bildung in ihren Elementen, in ihren histologischen Bestandtheilen, die Reproduction nor maler, typischer Elemente und Gewebsbestandtheile ist. Ich schliesse daraus, dass jeder Organismus ein bestimmtes und unveränderliches Gebiet organischer Gebilde umfasst, über welche hinaus er absolut unfruchtbar ist.« R.V. 1897[396]

»Als vor etwa 50 Jahren durch die Einführung des Mikroskops in das Studium der pathologischen Dinge ein neues Hülfsmittel der Erkenntnisse geboten wurde, da waren es gerade die Chirurgen, welche darauf drängten, das neue Instrument zu diagnostischen Zwecken heranzuziehen. Niemals sind mehr ausschweifende Hoffnungen auf eine neue Methode der Untersuchung gesetzt worden. Und als man erfuhr, dass auch im Krebs der Hauptbestandteil aus Zellen bestehe, da verlangte alle Welt von den Mikroskopikern den Nachweis einer besonderen oder, wie man es ausdrückte, einer specifischen Zelle. Es hat damals nicht an »Mikrographen« gefehlt, die sich verführen liessen, diesem Verlangen zu entsprechen.« R.V. 1888[381]

Mit der Feststellung, daß es keine »spezifischen Geschwulstelemente gäbe, demonstriert R. Virchow gleichzeitig auch das Grundproblem der Tumordiagnostik und -therapie, das sich aus der engen Beziehung von normalem und malignem Wachstum ergibt.

»In der That, es giebt weder Zellen, noch Kerne, welche für den Krebs charakteristisch wären; in demselben Krebs können die verschiedensten Formen derselben vorkommen. Die reichste Phantasie würde kaum ausreichen, alle wirklich vorkommenden Gestalt-Verschiedenheiten der Krebszellen aufzufinden.« R.V. 1847[285]

»... und obwohl ich nicht leugnete, dass die angeführten Eigenschaften, insbesondere die Grösse der Kerne und Kernkörperchen, bedeutungsvolle Momente für die Diagnose abgeben könnten, so war es mir doch unmöglich, darin etwas Specilisches zu finden.« R.V. 1854[310]

Auch die fast 5 Jahrzehnte Ultrastrukturforschung haben zwar zahlreiche Einzelbefunde der Zellbestandteile, jedoch keine spezifische Veränderung erbracht (David 1988).

Dabei steht die Beurteilung des Zellkerns im Vordergrund. Sie betrifft Kernfläche und –volumen, die Kern-Zytoplasma-Relation, die Kernform, die optische Dichte, die Kerntextur und –inhomogenität-Faktoren, die auch mit automatischen Bildauswerteverfahren erfasst werden können und einer multidimensionalen Analyse zugänglich sind – sowie ultrastrukturelle Merkmale wie Segmentierung, Invaginationen, Chromatinveränderungen, wie die Reduktion des Heterochromatins, die Zunahme von Interchromatin- und Perichromatingranula, von Kernmembranporen sowie die Bildung von intranukleären Einschlüssen. Befunde am Zellkern sind wesentlich für die histologische und zytologische Diagnostik. Die DNA-Analyse von Tumorzellkernen kann als ein Parameter für Screening, Diagnose und Prognose genutzt werden (Steinbeck et al. 1989)[264].

Veränderungen des Nukleolus sind charakterisiert durch eine Hypertrophie, durch eine Makro- und Mikrosegregation, seine Verlagerung an die Kernmembran, die Zunahme der Zahl der Nukleoli. Außerdem kann es zu einer Verschiebung der Relationen zwischen den granulären und fibrillären Anteilen der Ribonukleoproteide kommen, können Einschlüsse unterschiedlichster Zusammensetzung auftreten. Die Ag-NORs (silver-stained nucleolar organizer regions) werden zur Diagnostik und zur prognostischen Beurteilung von Tumoren eingesetzt (Derenzini u. Trerè 1991)[86].

Das granuläre endoplasmatische Retikulum zeigt insgesamt eine im Vergleich zu entsprechenden Normalzellen einfachere Struktur. In den Zisternen kann sich amorphes, granuläres oder filamentöses Material ansammeln. Vielfach kommt es zur Fragmentierung und Degranulierung sowie zur Aufhebung der Beziehungen zwischen granulärem endoplasmatischem Retikulum und den Mitochondrien. Nicht selten treten fingerabdruckartige Formationen auf, und in vielen Tumorarten sind annullierte Lamellen in der Nähe des Kerns zu beobachten. Mit der Abnahme des granulären endoplasmatischen Retikulums in Tumorzellen wird vielfach eine Zunahme der freien Ribosomen und Polysomen beobachtet, die die erhöhte Produktion von Proteinen für den zellulären Wachstumsprozess anzeigen.

Das agranuläre endoplasmatische Retikulum zeigt ein unterschiedliches Verhalten. Während es in der Initiationsphase vielfach hyperplastisch ist und auch in einigen ausgebildeten malignen Zellen, wird in anderen eine Reduktion beim Übergang in Malignität nachgewiesen. Hypertrophiertes agranuläres endoplasmatisches Retikulum kann aber funktionell hypoaktiv sein, so dass auch die Existenz eines vermehrten endoplasmatischen Retikulums nicht mit entsprechenden Entgiftungseigenschaften verbunden sein muss.

Der Golgi-Apparat ist im Allgemeinen schlecht entwickelt und in seiner Größe reduziert, wobei grundsätzlich zwischen der Entdifferenzierung und der Reduktion des Volumens des Golgi-Apparates eine positive Korrelation bestehen soll. Vollständig entdifferenzierte Tumoren zeigen nur in seltenen Fällen einen Golgi-Apparat.

Insgesamt kann man feststellen, dass das relative Volumen der Mitochondrien mit steigender Wachstumsrate von Tumoren abnimmt. Die Mitochondrien selbst zeigen eine ungeheure Vielfalt der Struktur- und Größenveränderungen bis zur Bildung von Riesenmitochondrien und unterschiedliche Formvarianten. Spezielle Tumoren zeigen eine exzessive Zunahme des Gesamtvolumens der Mitochondrien, wie z. B. die Onkozytome, heute auch als Mitochondriome bezeichnet. Im Bereich der mitochondrialen Membran kann es zu abnormen Regulationsvorgängen der Glycolyse kommen, die als Warburg-Phänomen zusammengefasst werden.

Neben Cristaeveränderungen treten Einschlüsse in der Mitochondrienmatrix sowie Verdichtungen bis zur Ausbildung pyknotischer Mitochondrien auf. Longitudinal angeordnete Cristae sollen auf einen Mangel an Cytochromoxidase hinweisen.

Peroxisomen werden nur in Tumoren beobachtet, deren Ausgangszellen ebenfalls Peroxisomen enthalten, wie z. B. die Hepatozyten. Dabei ist die Zahl der Peroxisomen in malignen Tumoren umgekehrt proportional zur Wachstumsgeschwindigkeit und soll den Grad der Entdifferenzierung der Zellen ausdrücken.

Im Verlaufe der Karzinogenese der Leber sowohl im Experiment als auch in humanen Populationen ist die Speicherung von Glycogen wahrscheinlich eine Voraussetzung zur Entstehung von malignen Zellen. Erst in der Umwandlungsphase zu einem malignen Gewächs werden diese Glycogenmassen wieder abgebaut und durch Ribosomen und wenige Profile des granulären endoplasmatischen Retikulums bei gleichzeitigen Kern- und Nukleolusveränderungen ersetzt.

Ähnliche Karzinogen-induzierte Speichervorgänge von Glycogen bzw. Mucopolysacchariden (z. T. mit nachfolgender Lipidakkumulation) finden sich in hypernephroiden Nierentumoren und bei der Entwicklung von Cholangiomen der Leber.

Sekundäre Lysosomen unterschiedlicher Art sind in malignen Zellen nicht selten beobachtet worden. Es kommt zur Ausbildung von Myelinstrukturen und Lipofuszingranula, z. B. in menschlichen hepatozellulären Karzinomen.

Zytoplasmatische Einschlusskörper unterschiedlicher Art sind vielfach in malignen Zellen beobachtet worden. Innerhalb von malignen Zellverbänden treten verschiedene Zelluntergangsprozesse auf, die als Form der zellulären Selbstzerstörung angesehen werden und als Apoptose bezeichnet werden. Dabei bilden sich kondensierte Zellareale aus, die von Membranen umgeben und aus der Zelle ausgestoßen werden und von anderen phagozytiert werden können.

Microtubuli und Microfilamente sind in unterschiedlichem Ausmaß in malignen Zellen zu beobachten. Die Fähigkeit der Zellen zur Bewegung als eine Voraussetzung für eine Invasion in der Umgebung ist an die Anwesenheit von Actin-haltigen Microfilamenten gebunden. Intermediärfilamente (Zytoskelet-Proteine) sind für die differentialdiagnostische Charakterisierung der Zellen bestimmter, oft entdifferenzierter Tumoren wichtig (Erlandson 1989)[103].

Neben dem Zellkern wird der Plasmamembran bei der Malignisierung und der ausgebildeten malignen Zelle eine besondere Rolle zugesprochen (Mareel u. De Mets 1984)[196].

Charakteristisch für maligne Zellen ist die Veränderung des Enzymgehaltes (Rath 1986)[233]. Auf molekularer Ebene treten Veränderungen in der Relation von Zucker- und Sialsäureresten in den Glycolipiden und –proteiden, der Verteilung von Rezeptoren sowie der negativen Ladung der Oberfläche auf.

Mit der Behinderung des Zellkontaktes sind Störungen der Regulation der Zellteilung und eine ungehemmte Zellbewegung verbunden. Der Verlust der interzellulären Zellkommunikation führt zur metabolischen

Autonomie der malignen Zelle (Klaunig u. Ruch 1990)[169]. Die Tumorinduktion ist als zelluläres Problem mit aberranter Genexpression, Überexpression von Protooncogenen, ektopischer Expression in besonderen Zelltypen, Fehlen der Expression spezifischer zellulärer Gene, Inaktivierung oder Bindung von Genprodukten anzusehen (Altaner 1990)[4].

Störungen der Genexpression führen zur Transformation von Proto-Oncogenen zu Oncogenen. Wenn gleichzeitig tumorsupprimierende Gene verlorengehen, erfolgt der Übergang zum malignen Wachstum (Nusko et al. 1991)[213].

Amplifikation von Oncogenen und Prognose von Tumorerkrankungen ist gegenwärtig nur für wenige Tumortypen korrelierbar (Jandrig 1990)[157]. Als ein wesentliches Merkmal maligner Zellen wird ihre Entdifferenzierung gegenüber den Ausgangszellen angesehen. Dabei spielen die Reduktion von Zytoplasmaorga nellen, besonders des proteinsynthetisierenden granulären endoplasmatischen Retikulums, des Golgi-Apparates sowie der Verlust der Polarität der Organellenanordnung aber auch von Eigenschaften der Zellmembran eine Rolle. Jedoch kann dieser Prozess in unterschiedlicher Weise vor sich gehen (Thoenes 1973)[273], wie durch die Beibehaltung bestimmter Strukturen und Funktionsmerkmale, das Auftreten zusätzlicher funktioneller Eigenschaften und zellulärer Strukturen, oder die Entstehung gewebe- bzw. zellfremder Funktionsmerkmale wie der Metaplasie und Heteroplasie bis zu echten Umdifferenzierungen bis zum Verschwinden spezifischer Funktionsmerkmale in Form der Anaplasie und der Kataplasie.

Ausgehend von seiner Auffassung über die Zelle allgemein begründet Virchow ein zweites Prinzip, dass Zellen nur aus Zellen entstehen und dass eine Neuentstehung unter pathologischen Bedingungen nicht zu prinzipiell neuen Elementen führen kann:

»Alle pathologischen Formen sind entweder Rück- oder Umbildungen oder Wiederholungen typischer physiologischer Gebilde ... Aber ich läugne entschieden, dass irgend ein pathologischer, d. h. ein unter ungünstigen Bedingungen verlaufender Lebensvorgang im Stande sei, qualitativ neue über den gewöhnlichen Kreis der typischen Formen der Gattung hinaus liegende Bildungen hervorrufen ... Ich formuliere die Lehre von der pathologischen Generation, von der Neoplasie im Sinne der Cellularpathologie einfach: Omnis cellula a cellula.« R.V. 1955[313]

Die erhöhte Proliferation der malignen Zellen wird durch vermehrte Mitosen realisiert. Neben den vermehrten normalen Mitosen sind atypische Formen in den verschiedensten Mitosephasen nachzuweisen, die sowohl Defekte im Spindelapparat mit der Bildung von Tri- und Tetraastern und multipolaren Strukturen als auch asymmetrischen Verteilungen der Chromosomen sowie atypische Chromosomenformen beinhalten. Chromosomenanomalien sollen oftmals der Ausbildung maligner Zellen vorausgehen.

Der als wichtiges Wachstumskennzeichen angesehene Mitosein dex wird jedoch von Quinn und Wright (1990)[230] sowohl methodisch als auch substantiell angezweifelt.

Hauptereignis und Charakteristikum einer gut- und bösartigen Neoplasie ist das Kontrollmechanismen entzogene autonome Wachstum der Zellen, das die Zellen zum Verhalten einzelliger Organismen zurückführt. Wenn aber den beiden Ereignissen der gleiche Stimulus vorangeht, so ist zurzeit völlig offen, warum in einem Fall dieses Wachstum in bestimmten Grenzen in Form der benignen nicht invasiven Tumoren bleibt, in anderen Fällen aber schrankenlos und invasiv verläuft. Unbeantwortet ist auch die Frage, warum auch in malignen Zellkomplexen Phasen der Ruhe und des Nichtwachstums mit solchen einer hohen Wachstumsrate abwechseln.

Neben der hohen Wachstumsgeschwindiskeit der Tumorzellen spielt die Histolyse durch aggressive lytische und von diesen Zellen produzierte Faktoren eine besondere Rolle, verbunden mit der Auto-Lokomotion der Tumorzellen ist sie auch für den Metastasierungsprozess mit verantwortlich.

Rabes (1985)[231] definiert die erste Tumorzelle als eine Zelle, die zu autonomer Proliferation, Invasion und Metastasenbildung in der Lage ist. Im Sinne einer solchen Definition existiert eine Tumorzelle nicht, sondern sie entwickelt sich, ist möglicherweise Stammzelle einer Population von Zellen mit den Eigenschaften mit der endlichen Bildung eines malignen Tumors. In diesem kommt es zur Diversifikation der Zellen, entwickelt sich eine Heterogenität der Phänotypen hinsichtlich der Differenzierung, Proliferation und Sensitivität gegen die Chemo- und Strahlentherapie sowie der Fähigkeit zur Metastasierung.

Aus der genetischen Instabilität der Zellen von Neoplasmen resultiert als Konsequenz die Bildung mutanter Subpopulationen, die ein unterschiedliches Verhalten hinsichtlich Invasivität, Aggressivität und die Möglichkeit zur Metastasierung besitzen können. Aus der Koexistenz und Vermischung von varianten Subpopulationen entwickelt sich die Heterogenität eines Tumors. Aus der Unvorhersagbarkeit der Zahl und der Natur von Mutationen und daraus entstehender Subklone zusammen mit den kompletten Wechselwirkungen intra- und extraneoplastischer Einwirkungen ergibt sich, dass letztendlich jedes Neoplasma ein unterschiedliches Verhalten und eine differente Zusammensetzung hat. Diese intraneoplastische Differenz hat erhebliche Konsequenzen für die Tumortherapie.

1983 fasste Aschoff die damaligen Kenntnisse zusammen:

»Jedenfalls ist das Krebsproblem ein celluläres Problem. Wenn ein Virus das Krebsigwerden der bis dahin sich in den Organismus einfügenden Zellen bedingen sollte, so bleibt es doch ein Zellproblem. Auch hier haben wir es nicht nötig, die eigentliche Aktion aus den Zellen des Organismus heraus zu verlegen. Um so weniger, als Virchow bei Aufstellung seines Grundsatzes nur an die krankhaften Vorgänge im Organismus gedacht hat. Die Virusarten gehören aber, wie die Bakterien, zu den die krankhaften Zellvorgänge im Organismus auslösenden Ursachen. Sie sind niemals die krankhaften Vorgänge selbst. Virchow hatte also recht, wenn er die eigentliche Aktion des Organismus nicht aus den Zellen desselben heraus verlegen wollte. Einen krankhaften Prozeß im Organismus können wir uns trotz aller Verfeinerungen unserer Kenntnisse über die Krankheitsursachen ohne Zellen nicht vorstellen.«[7]

2.1.2 Genese und Einteilung der Tumoren

In seinen Vorlesungen geht Rudolf Virchow auch auf das Problem des Ursprungs oder der Genese von Tumoren ein:

»Die Bedingungen der Entstehung, des Wachsthums und des Untergangs des Krebses gehört zu den höchsten Fragen, welche die medicinische Praxis an die medicinische Wissenschaft stellen kann, und es könnte verwegen erscheinen, ihre Lösung jetzt auch nur versuchen zu wollen. Forschen wir zunächst nach den Gesetzen der Erscheinung; erst nachdem diese erkannt sind, darf der Geist die grössere Forschung nach dem Grunde der Erscheinung beginnen.« R.V. 1847[285]

»Sie ist ein Theil des Körpers; sie hängt nicht bloss mit ihm zusammen, sondern sie geht auch aus ihm hervor und ist seinen Gesetzen unterworfen. Die Gesetze des Körpers beherrschen auch die Geschwulst. Daher ist sie kein Naturobject, was man neben den Körperbestandteilen betrachten kann, sondern man hat sie innerhalb der einmal gegebenen Grenze des Körpers aufzufassen ... Ich glaube, daß wir gegenwärtig in der Lage sind, überall zeigen zu können, daß eigentlich specifische Geschwulst-Elemente, welche gar keine Analogie hätten, mit etwas, was sonst am Körper vorkommt, überhaupt gar nicht existieren. Man muß immer festhalten, dass die Geschwulst, sie mag so parasitisch sein wie sie will, doch immer ein Bestandteil des Körpers ist, der unmittelbar aus dem Körper hervorgeht und sich nicht etwa aus einem beliebigen Saft an irgend einer Stelle des Körpers unabhängig durch eigene Kräfte der Substanz entwickelt.« R.V. 1863[331]

»Da unzweifelhaft die Geschwülste mindestens Naturprodukte sind, so haben sie zunächst, wie jede Erscheinung dieser Welt, das Recht und den Anspruch, objectiv beurteilt zu werden nach ihrem Wesen, nach ihren Eigenschaften; die Bedeutung, welche sie für andere Erscheinungen, also insbesondere für andere Theile des Körpers oder den ganzen Körper haben, muß für die Untersuchung ein zweiter, ein sekundärer Punkt sein. Es verhält sich in der Pathologie ebenso wie in den anderen Naturreichen«. R.V. 1863[331]

Die Feststellung Virchows über den Ablauf eines neoplastischen Prozesses weisen mit beeindruckender Schärfe auf die heute zwar besser aufgeklärten, aber immer noch bestehenden theoretischen, diagnostischen und therapeutischen Grundprobleme hin.

»... dass die Geschwulst eigentlich in jedem Augenblick etwas Werdendes ist und dass, selbst wenn sie endlich bis zur Akme ihrer Entwikkelung gekommen ist, sie nicht auf dieser Akme, in dem einmal gewonnenen Zustande zu verharren pflegt, sondern dass auch über die Akme hinaus immer neue Veränderungen eintreten. Die Lebensgeschichte der Geschwulst zeigt einen fortwährenden Wechsel, der viel grösser ist als der Wechsel, den wir im gesammten Körper oder in einzelnen Organen desselben beobachten. Wir werden nachher noch darauf zurückkommen müssen, wie innerhalb der Geschwülste die einzelnen Theile sich wieder verschieden verhalten, eine verschiedene Lebensdauer, eine verschiedene Entwicklungsgeschichte haben; hier ist es zunächst wichtig, hervorzuheben, dass ohne Vorstellung von dem Immer-Neuwerden der Geschwulst wir kein Bild ihrer Entwickelung gewinnen können.« R.V. 1863[331]

Kettler (1971)[166] kommt zu dieser Schlussfolgerung:

»In der Beantwortung der Frage: Woraus entsteht ein Gewächs? erleben wir quasi die Entstehungsgeschichte der Zellentheorie noch einmal mit. Man könnte von einem Paradebeispiel der Anwendung der Zellentheorie sprechen.«[166]

Er widerspricht damit den Äußerungen von Klebs:

»So sehen wir Karzinome im Gefolge chronisch entzündlicher Prozesse, aber auch im Gefolge angeborener Anomalien auftreten und andererseits eine Übertragung von normalen oder karzinösen Epithelien in die Lymph- oder Blutwege vollständig erfolglos bleiben: es wird nur dann gelingen, Karzinome künstlich bei Tieren hervorzubringen, wenn man die allgemeinen Ernährungsverhältnisse eines Teiles so zu gestalten vermag, daß eine dauernde Überernährung der Epithelien stattfindet ...

Wir können demnach auch auf diesem wenig aufgeklärten und der Zelularpathologie günstigsten Gebiet die Autonomie der Zellen als Krankheitsprinzip nicht anerkennen ... (E. Klebs: Über Zellularpathologie und Infektionskrankheiten)«[29]

Nicht diese Feststellung, sondern der nachfolgende Satz Virchows sind bis heute bestehen geblieben:

»Was wir dem kommenden Jahrhundert zu überliefern haben, das ist die sichere Ueberzeugung von der Allgemeingültigkeit des Satzes, dass alles Leben, das grosse und das kleine, continuirlich fortgepflanzt wird.« R.V. 1897[396]

Aber auch die kritische Auseinandersetzung mit dem Kliniker, eine wie heute von der Diskussion des Einzelfalls bis zu Definitionsfragen gehende Problematik, beschäftigte Rudolf Virchow:

»Ich lehne also, wenn es sich um eine Eintheilung der Geschwülste handelt, den Gesichtspunkt des Parasitismus ebenso vollständig ab, als die immer von Neuem noch vor wenigen Jahren mit so grosser Zuversicht von Billroth wiederholte Forderung, dass die klinische Anschauung das leitende Prinzip sein müsse. Man kann nur in der Weise den Grund zu einem System der Oncologie legen, dass man, von der Genesis ausgehend, die anatomische Geschichte der Geschwülste so sicher als möglich darstellt. Erst an diese Geschichte lässt dich die klinische Beobachtung in einer zuverlässigen Weise anknüpfen und gewiss ist eine vollständige Physiologie der Geschwülste ohne eine klinische Beobachtung unmöglich. Es ist aber unnütz, ja schädlich, das Spätere zum Früheren zu machen und der Umstand, dass die reinen Anatomen, insbesondere die unerfahrenen Mikrographen viele falsche Behauptungen aufstellen und viel Verwirrung angerichtet haben, kann die Thatsache nicht vergessen machen, daß die Praktiker, namentlich die Chirurgen, aus der Verwirrung nie herausgekommen sind.« R.V. 1863[331]

Schon 1854 äußert er sich auch zu dem uns heute in gleicher Weise beschäftigenden Problem von Gut- und Bösartigkeit:

»Für diese Gewächse discutiert man seit langer Zeit die Frage von ihrer gut- und bösartigen Natur. Man denkt dabei nicht an die mehr zufälligen Einwirkungen der Gewächse, welche .je nach der Localität, der Schnelligkeit der Bildung, den secundären Veränderungen sehr verschiedenartig sein können und von welchen man immer anerkannt hat, dass sie bei an sich gutartigen Gewächsen zuweilen sehr gefährlich und bei den bösartigen unter Umständen sehr gering sein können. Vielmehr meinte man damit die aus der inneren Eigenthümlichkeit der Gewächse resultierende Beziehung derselben zu den Nachbartheilen und dem Gesamtorganismus, und dachte bei den gutartigen Gewächsen nicht sowohl an einen nützlichen Einfluss derselben auf den Körper, als vielmehr an eine relative Unschädlichkeit.« R.V. 1854[312]

»Vielmehr halte ich es für ganz unmöglich, irgend einen befriedigenden Gesichtspunkt der Classification aufzufinden, der nicht in der inneren Natur der Geschwülste selbst begründet ist, der nur von ihren äusseren Beziehungen, nicht von ihrer inneren Einrichtung und ihrer Entstehung ausgeht. Da wir nun aber unglücklicher Weise weder durch die Chemie noch durch die Physiologie Anhaltspunkte haben, welche über diese inneren Verhältnisse und die Entstehungsgeschichte vollständigen Aufschluss geben, da wir wesentlich auf die Anatomie angewiesen sind, so liegt es nahe, dass man sich gegenwärtig zunächst auf den anatomisch-genetischen Standpunkt stellt und von diesem aus die Eintheilung versucht.« R.V. 1863[331]

»Eine solche Trennung hat aber auch einen praktischen Werth, insofern die homologen Geschwülste im Allgemeinen alle in die Klasse der Hyperplasien, der blossen Wucherungen des normalen Gewebes hineingehören, und daher das Praejudiz der Gutartigkeit an sich tragen. Es entspricht also allerdings diese Gruppe im Grossen dem, was man unter dem Namen der gutartigen Geschwülste bezeichnet hat. Andererseits entspricht auch im Grossen der Begriff der Bösartigkeit der heterologen Gruppe; nur nicht so, dass diese Geschwülste alle in gleicher Weise bösartig seien, sondern so, dass man innerhalb dieser Gruppe eine Scala der Bösartigkeit, der Schädlichkeit aufstellen muss, und dass auf den untersten Stufen derselben Geschwülste stehen, die nur in dem allerunerheblichsten Maasse bösartig sind, so dass man sie allenfalls mit in die Reihe der gutartigen hinüber rechnen könnte.« R.V. 1863[331]

Heute spielt diese Skala der Bösartigkeit, die Bestimmung der Dignität eines Tumors, des Grades der Malignität und das Stadium eine ganz entscheidende Rolle für therapeutische Konsequenzen. Sie sagen etwas über den möglichen Ablauf und somit über die Prognose aus. Die Stadieneinteilung, wie sie z. B. im TNM-System angewandt wird, bedeutet die Festlegung des Zustandes eines Tumors zu einem bestimmten Zeitpunkt, wobei die Größe des Tumors, seine Ausbreitung, sein histologischer Typ, der Differenzierungsgrad, Metastasen und andere Variable für die Behandlung und Prognose wichtig sind. Diese Festlegungen müssen aber für jeden Tumortyp erarbeitet werden und sind keinesfalls immer in gleicher Weise zur Beurteilung vorhanden (Gerber und Wicki 1990)[120]. Sie bedeuten die Voraussetzung für den Vergleich von Therapieverfahren und Überlebenszeiten. (Kunze 1986[179], David, 1988[74])

In der weiteren Zukunft werden sicher die biologischen Marker für die Stadieneinteilung zusätzlich eine Rolle spielen ebenso wie die Computertomographie und Kernspinresonanz (MRT) bei der nicht invasiven Bestimmung der Ausbreitung eines malignen Gewächses.

Das Gesamtsystem der Stadien- und Gradeinteilung stellt insgesamt hohe qualitative und besonders quantitative Anforderungen an die Pathologie. So enthält der Erlanger standardisierte Begutachtungsbogen für maligne Magentumoren etwa 80 Positionen, von denen ungefähr 70 allein oder unter Mitarbeit des Pathologen zu beantworten sind, der für colorectale maligne Tumoren 85 Positionen, von denen ebenfalls mehr als 70 durch den oder mit dem Pathologen ausgefüllt werden müssen. Eine Untersuchung von bis zu 100 Lymphknoten hinsichtlich Größe, neoplastischer Infiltration und weiterer histologischer Veränderungen ist darin z. B. vorgesehen. Malignes Wachstum ist nicht etwas Konstantes, sondern ein Mikromilieu entwickelnder Vorgang. Durch die Existenz von differenten Tumorzell-Klonen ist eine Vorhersagbarkeit dieses Wachstums in zeitlicher Hinsicht und ihrem Ausmaß in exakter Weise zurzeit nur bedingt möglich, wenn auch das »Staging« und »Grading« für den Gesamtorganismus einen gewissen prognostischen Wert hat.

»Im Allgemeinen sind bei dieser Betrachtung dreierlei Momente zu berücksichtigen. Erstlich die örtliche Veranlassung, Causa occasionalis, welche die Entstehung einer Geschwulst an einer bestimmten Stelle bedingt; denn da bekanntlich das Gesetz der Causalität in der ganzen lebenden Natur gilt, so wird man zugestehen müssen, dass ein bestimmter Grund vorhanden sein muss, warum an einem bestimmten Theil eine

Geschwulst entsteht. Daran schliesst sich unmittelbar die zweite Frage, die nach der begünstigenden Einrichtung der Stelle, an welcher die Einwirkung stattgefunden hat, nach der Causa praedisponens, oder technisch gesprochen, der Praedisposition des Theiles, vermöge welcher er gerade zu dieser Art der Erkrankung disponirt ist. Drittens endlich die allgemeine Veranlassung, welche man sich denken kann und welche Viele sich denken als beruhend in einer besonderen Substanz oder in einer besonderen Veränderung von Substanzen, welche sich in den thierischen Flüssigkeiten befinden, also in der Regel eine Veränderung, die man sich ausgehend denkt vom Blute und die man schliesslich zurückführt auf eine Dyskrasie. Dies sind die drei Dinge, welche bei der Frage von der Entstehung der Geschwülste und dem Werth der einzelnen hauptsächlich discutirt worden sind: veranlassende örtliche Ursache, Praedisposition und Dykrasie.« R.V. 1863[331]

»Das Gebiet der pathologischen Dinge, welche man mit dem Namen der Geschwülste belegt, ist keineswegs ein streng wissenschaftlich abgegrenztes. Im Gegenteil, es ist vollständig unmöglich, wenn man die verschiedenen Dinge, welche in den verschiedenen Zweigen der Medizin als Geschwülste bezeichnet werden, zusammennimmt, zu sagen, was eigentlich ihr gemeinsames Charakteristikum ist, wodurch sie sich von anderen Dingen unterscheiden. Es ist sehr wichtig, von vorn herein festzustellen, dass Geschwülste nicht eine ihrer Natur und ihrem Wesen nach abgegrenzte Gruppe von Dingen sind, sondern dass man sie abgrenzt einfach nach dem praktischen Bedürfniss, nach der durch die jeweilige Lage der angewendeten Wissenschaft gebotenen Zweckmäßigkeit« R.V. 1863[331]

2.1.3 Kriterien der Malignität und die gegenwärtigen Möglichkeiten der morphologischen Tumordiagnostik

In seiner 4. Vorlesung der «Krankhaften Geschwülste« geht Rudolf Virchow auf die Kriterien der Malignität ein, wenn er schreibt:

»Die Merkmale, welche man, wie gesagt für die Heterologie einer Geschwulst anzuführen pflegt, sind folgende:

1. die lokale Progression, das Wachstum durch Bildung neuer accessorischer Herde im Umfang des Mutterknotens, das, Was man, wenn die Geschwulst ulcerös wird, das Fressen nennt, und worauf seit dem Mittelalter der Name Cancer besonders hinweist. Denn Cancer im mittel-

alterlichen Sinne bedeutet das Fressen des geschwürig gewordenen, nicht das des geschlossenen Tumors.
2. die Recidivierung in loco nach der Exstirpation,
3. die Erkrankung der Lymphdrüsen,
4. die Bildung der metastatischen Herde in entfernten Organen, wie Generalisation.« R.V. 1863[331]

Die bei der Diagnostik für den Pathologen bestehenden Schwierigkeiten haben sich bis heute nicht wesentlich verändert.

»Hier kann die Untersuchung eines Stückes der Neubildung sehr leicht zu einem Irrthum Veranlassung geben, nur ist dann der eigentliche Irrthum auf Seiten des Klinikers, nicht des Anatomen. Denn dieser kann natürlich nur über das Auskunft geben, was ihm unterbreitet worden ist; der Kliniker ist es, der den Befund des Anatomen in Verbindung mit seinen eigenen Beobachtungen bringt, oder der den Anatomen durch Mittheilung seiner Beobachtungen zu einem eigenen Urtheil über die Bedeutung seines Befundes in den Stand setzen muss.« R.V. 1888[381]

Insbesondere das Merkmal, »die locale Progression«, das im Wesentlichen mit den »Eigenschaften maligner Zellen« gleichzusetzen ist, kann heute in viele Komplexe aufgeschlüsselt werden.

Die meisten, wenn nicht alle Tumorzellen zeigen als wahrscheinlich entscheidenden Faktor eine genetische Schädigung. Die Erforschung der genetischen Schädigung der Krebszelle und der Erklärung, wie diese Schädigung biochemische Funktionen beeinflußt, ist wesentlich zum Verständnis der zerstörenden Wirkungen des Karzinoms (Bishop 1991)[26].

Als Regulationsmechanismen, die z. T. noch hypothetisch sind, der Tumorzellen sind zur Zeit bekannt: Proliferation, Chemoattraktion, Gewebeorganisation, Gewebeabbau, Motilität, Ablösung, Anheftung, Extravasation und Proliferation an neuem Ort (Mareel et al. 1985)[195]. Dazu produzieren die Tumorzellen zahlreiche Wachstumsfaktoren, Zytokine, Chemoattraktantien, Motilitätsfaktoren, proleolytische Enzyme und ihre Inhibitoren (Herlyn u. Malkowicz 1991)[138]. Daraus resultieren das invasive und infiltrierende Wachstum mit der Zellokomotion, Chemotaxis und Basalmembranzerstörung.

Invasive Zellen sind dadurch charakterisiert, dass sie ihre Gewebsverbände verlassen und in Nachbargewebe eindringen. Diese Eigenschaft ist nicht spezifisch für maligne Tumoren, sondern ist auch anderen Zellarten, wie den Granulozyten, den Osteoklasten, Endothelzellen und Trophoblastzellen eigen. Im Gegensatz zu diesen Zellen ist jedoch das invasive Wachstum maligner Zellen ein progressiv-kontinuierliches, das nicht mehr endet und durch die Destruktion des Wirtsgewebes charakterisiert ist.

Die invasiv wachsende Zelle besitzt die Fähigkeit zur Lokomotion, zur Produktion lytischer Faktoren und zur Phagozytose von Wirtsgewebe. Sie wächst vorwiegend in präexistierenden Räumen, kann sich jedoch auch neue Räume bilden durch Zerstörung des umgebenden Gewebes. Zwischen der Zytokinese und der Invasivität von Zellen bestehen im allgemeinen negative Korrelationen, wobei jedoch Zellen in einzelnen Phasen ein proliferatives Verhalten und in anderen ein invasives Verhalten aufweisen können.

Bei der Invasion bilden sich Pseudopodien aus, die sich durch Defekte der Basalmembran schieben (Liotta et al. 1983)[185]. Die invasiven Zellen haben einen erhöhten Gehalt an Actinfilamenten, bilden den Plasminogenaktivator, Collagenasen, Elastase und proteoglycanabbauende Enzyme. Proteolytische Enzyme werden von der malignen Zelle oder von Wirtszellen, wie den Gefäßendothelzellen, Fibroblasten, Makrophagen, Mastzellen oder Lymphozyten gebildet.

Die von den malignen Zellen produzierten lytischen Faktoren können auch den Prozeß der Angiogenese auslösen.

Für die Invasion und Metastasierung spielen die Basalmembranen, ihre Struktur und ihre Komponenten eine besondere Rolle und ihre Beziehungen zu Glycoproteinrezeptoren der Zellmembran (Segen u. Shapiro 1988)[258].

Tatsache ist, dass die Basalmembran ein Produkt der Zelle ist, die sie umgibt, dass aber auch lytische Faktoren zu ihrer Zerstörung im Wesentlichen von diesen Zellen gebildet werden.

Insgesamt kann man feststellen, dass lokale Defekte in der Kontinuität der Basalmembran, insbesondere der Lamina densa, erste Zeichen einer Progression bei der Entwicklung des invasiven Wachstums sind. Die Existenz von fragmentierten oder völlig zerstörten sowie auch herdförmig reduplizierten Basalmembranen ist als ein wesentlicher Faktor für das invasive Wachstum anzusehen.

Grundsätzlich ist festzustellen, dass in malignen, invasiv wachsenden Zellen der Umsatz der Basalmembrankomponenten desorganisiert ist und das Wechselspiel zwischen der Synthese von Basalmembransubstanzen und ihrem Abbau gestört ist, wobei außerdem atypische Bestandteile und Bindungs- und Abgaberegionen eine Rolle spielen, so dass Fragmente ektopischer Basalmembranen auch außerhalb der engen Beziehungen zwischen ihnen und den malignen Zellen beobachtet werden können.

Die Proliferation an der Tumoroberfläche ist ausbalanciert mit der Zellnekrose im Zentrum. Wenn der Tumor beginnt, angiogene Moleküle freizusetzen, beseitigt die erfolgende Vascularisation die Diffusionsbegrenzung durch das solide Gewebe. Daraus resultiert eine rapide Vergrößerung des Tumors und die Möglichkeit zur Metastasierung (Cross und Dexter 1991)[45].

Eine aberrierende Produktion von (autokrin) sezernierten Wachstumsfaktoren spielt bei der Tumorbildung durch einen Anstieg der Proliferationsrate und den Grad der zellulären Autonomie eine Rolle (Cross u. Dexter 1991)[45]. Dabei sind auch die Wachstumsfaktor-Rezeptoren für die Wachstumsregulierung und malignes Wachstum (Ullrich u. Schlessinger 1990)[280] wesentlich. Voraussetzung für ein progressives Wachstum maligner Zellen ist die Tatsache, daß bei einer Tumorgröße von über 1–2 mm und einer Zahl von 1 Million Zellen eine Vaskularisierung des Komplexes notwendig ist. Wenn dieses nicht der Fall ist, können nur noch die peripheren Zellen einer etwa 0,15 mm dicken Randzone proliferieren. Avaskuläre Tumoren mit verzögerter oder nicht realisierter Vaskularisation gehen in einen Schlafzustand über. In diesem stehen die proliferierenden Zellen des äußeren Zellbereiches des Tumorknötchens in Balance mit den abgestorbenen Zellen im Zentrum. Erst das Eindringen von Kapillaren stimuliert das Wachstum und lässt ein rapides Proliferationsgeschehen zu. Das exponentielle Wachstum setzt die Vaskularisation voraus. Somit ist die Fähigkeit der Tumorzellen, eine Angiogenese zu induzieren, die Grundbedingung für die Entstehung eines malignen Prozesses.

Der maligne Prozess ist nicht zu verstehen, wenn man nur die maligne Zelle betrachtet. Er besteht in gleicher Weise aus der anderen Seite, der während dieser Malignisierung sich ausbildenden Wirtsmechanismen, die immunologischer als auch nichtimmunologischer Art sind.

Die aus einem komplexen, dreidimensionalen Gitterwerk von Kollagen und Elastin aufgebauten extrazellulären Matrixbezirke sind der primäre Angriffspunkt der malignen invasiv wachsenden Zelle. Nach einer Verbindung von Zellmembranrezeptoren der Tumorzellen mit spezifischen Glycoproteinen wie Laminin und Fibronectin werden von den angelagerten Tumorzellen hydrolytische Enzyme abgegeben bzw. Wirtszellen zur Sekretion induziert.

Die Matrixkomponenten des Extrazellularraumes sollen danach durch die malignen Zellen aufgelöst werden oder zur Desmoplasie angeregt werden.

Neben der genetischen ist eine phänotypische Unterschiedlichkeit in den Subpopulationen eines Tumors festzustellen, die aus der Mikroumgebung, den Tumorüberwachungsmechanismen, den subzellulären Veränderungen, der Ernährung der Zellen, hormoneller Einflüsse und unter Umständen therapeutischen Maßnahmen resultieren.

Metastasierende Subklone sind charakterisiert durch Veränderungen der Glycoproteine der Zelloberfläche, insbesondere der Sialinsäure, der Glycosyltransferasen und Glycosidasen. Sie zeigen auch ein unterschiedliches Bindungsverhalten an physiologischen Substraten, z. B. dem Laminin und dem Kollagen Typ IV der Basalmembran.

Von den etwa 10^9 Zellen eines 1 g schweren Tumorknotens sind nur wenige Zellen zu einer Metastasierung befähigt, da nur sie die notwendigen Eigenschaften der Invasivität, der Ablösungsfähigkeit, der Aggregation mit Thrombozyten, des Überlebens in der Zirkulation, der Fähigkeit der Anheftung an anderem Ort, der Extravasation und des progressiven Wachstums an der neuen Stelle haben.

In Abhängigkeit von den Subklonen, die für die Metastasierung befähigt sind, besitzen Metastasen ähnliche oder völlig differente Strukturen von Primärtumoren,

Auch zur wichtigen Eigenschaft bösartiger Tumoren, der Rezidivierung, nahm Virchow Stellung:

»Daher betrachtete ich weder die sogenannte Recidive, das heisst, das Wiederhervorwachsen von Geschwulstmassen an dem Orte der Operationsstelle, noch das Auftreten von ähnlichen Geschwülsten in entfernten Organen, das, was man in der neueren Zeit gewöhnlich die Generalisation genannt hat, als Ereignisse, welche unabhängig von der ersten Geschwulst, als das Resultat der Einwirkung einer Dyskrasie auf diese These zu betrachten wären. Gerade bei den localen Recidiven sehen wir auf das allerbestimmteste, wie sie zu Stande kommen durch eine Erkrankung, welche sich von dem Orte der ersten Bildung schrittweise in die Nachbarschaft fortsetzt und welche auch ohne irgend einen operativen Eingriff in gleicher Weise fortschreitet. Es ist dies ein Vorgang, den man genau kennen muss, wenn man überhaupt das Wachstum der meisten Geschwülste begreifen will.« R.V. 1863[331]

»Was Virchows Stellung zur Kachexiefrage anbetrifft, so deckt sie sich fast vollkommen mit dem, was wir auch jetzt noch als allein gesichert ansehen können. »Prüfen wir die Fälle«, schreibt er, »in denen die Kachexie besteht, so ergibt sich wieder, daß ein großer Teil davon eben infolge des lokalen Geschwulstverlaufes eintritt, der mitunter mit großem Stoffverbrauch, mit beträchtlichen Blutungen, mit starken Säfteverlusten, mit fauligen Zuständen verbunden ist die auf den Körper zurückwirken.«[189]

»Auch hinsichtlich des Problems der Geschwulstmalignität sind wir nicht wesentlich über Virchow hinausgekommen. Kaum, daß man das Problem schärfer formuliert hat. Auch Virchow betonte schon, daß die Malignität sich in destruierendem Wachstum, Metastasenbildung und Eintritt von Kachexie äußere. Und auch er wußte schon, daß dies entweder auf einer Änderung des Zellcharakters oder auf einer Schädigung und Schwächung der Gewebswiderstände und des Gesamtorganismus beruhen könne. Und darüber sind wir auch jetzt noch zu keiner Entscheidung gelangt.«[189]

1949 stellte K. H. Bauer fest:

»Ohne Krebsmorphologie wären alle anderen späteren Fortschritte, auch die mit ganz anderen Methoden der Krebsforschung erzielten, undenkbar. Umgekehrt würde natürlich derjenige, der die Morphologie zum hauptsächlichen, oder gar alleinigen Traggrund machen würde, allseitig und von der vielgestaltigen Wirklichkeit des Krebsgeschehens weit entfernt bleiben. Es gibt vor allem in der Physik, Chemie, Biochemie, Strahlen- und Chemogenetik viele Krebsprobleme, die weder mit dem Mikroskop, noch mit dem Ultramikroskop zu fassen und doch sehr wesentlich und wirksam sind.«[16]

Trotz Einsatz von Computertomographie (CT), Magnetresonanztomographie (MRT) und -spektroskopie (MRS), Einzelphotonen-Emission-Computertomographie (SPECT) und Positronen-Emissions-Tomographie (PET), Methoden der In-Vivo-Biochemie, Molekularer Erkennungssitze, Immunszintigraphie bleibt die Histopathologie der entscheidende Faktor der Tumordiagnose und –therapie (Wagner u. Conti 1991[412]; Nunnaly u. Antich 1991[212]).

Im gewissen Sinne repräsentativ für maligne Tumoren aller Lokalisationen konnten wir für den Magen-Darm-Kanal feststellen, dass trotz Einsatz eines großen Forschungspotentials die Bilanz der letzten 100 Jahre ernüchternd ist (David 1991)[84].

Alle Publikationen, die optimistische Vorstellungen zur Aufklärung der Pathogenese, zur Erhöhung der diagnostischen Sicherheit und zur prognostischen Aussage entwickelten, sind entweder widerlegt oder zumindest relativiert worden. Sind die Methoden noch nicht genügend entwickelt, oder ist im Grundsätzlichen unserer Überlegungen der Ansatz falsch? Wir können zurzeit dazu nichts wissenschaftlich Fundiertes sagen. Es bleibt vorläufig die Aufgabe bestehen, Analysen auf den verschiedensten Gebieten weiterzuführen und das sich entwickelnde Methodenarsenal zu nutzen, so dass sich der gegenwärtige Stand in folgende 5 Punkte zusammenfassen lässt:

1. Während Ende des 19. Jahrhunderts der Pathologe postmortal die Diagnose eines gut- oder bösartigen Tumors mit Hilfe eines HE-Schnittes stellte, ist der wesentliche Fortschritt darin zu sehen, dass heute in einem überwiegenden Teil der Fälle mit der gleichen Methode aus Gewebe lebender, vielfach erfolgreich behandelbarer Patienten die Diagnose gestellt wird.
2. Durch die Gradeinteilung mit Hilfe zeitaufwendig herauszuarbeitender histologischer Kriterien und den Einsatz der DNA[113] -Analyse konnten zwar Anhaltspunkte für eine prognostische Einschätzung des weiteren Verlaufs gewonnen werden, eine entscheidende Relevanz für die Klinik haben sie derzeit nicht.
3. Mit den Methoden der Elektronenmikroskopie, Histochemie, Immunhistochemie, Molekularbiologie und Gentechnologie wurden wichtige Kenntnisse zur zellulären und molekularen Struktur während des Malignisierungsprozesses gewonnen, sie stellen derzeit aber fast ausschließlich sich z. T. widersprechende Bausteine für das Verständnis von Ätiologie und Pathogenese dar. Ein neues Diagnosekonzept oder für die Prognoseeinschätzung wichtige Anhaltspunkte können daraus bisher nicht abgeleitet werden.
4. Da das vorliegende Spektrum neuer Forschungsergebnisse noch sehr punktuell ist, bedarf es sicher weiter eines hohen personellen und materiellen Einsatzes von Forschungspotential, um ein mögliches Gesamtkonzept zur Ätiologie und Pathogenese für alle Tumoren und im speziellen des Magen-Darm-Kanals zu entwickeln. Für die Diagnostik sind darüber hinaus solche Methoden notwendig, die schnell, wenig aufwendig und ökonomisch tragbar sind und gleichzeitig eine hohe Sensitivität und Spezifität haben.
5. Der wichtigste Fortschritt in der Diagnostik von malignen Tumoren des Magen-Darm-Kanals leitet sich aus der in interdisziplinärer Zusammenarbeit von Klinik, bildgebender Diagnostik und Pathologie

entwickelten Stadieneinteilung, im Wesentlichen der TNM-Klassifikation, ab. Sie verlangt vom Pathologen eine verantwortungsvolle, qualitativ hochwertige Diagnostik mit Methoden, insbesondere den HE-gefärbten Präparaten, die im Prinzip vor 100 Jahren bekannt waren, deren Umfang aber um mehrere Zehnerpotenzen höher ist und meist unter Zeitdruck gestellt werden muss. Diese fachärztlichen Leistungen sind nicht zu automatisieren, jedoch sind die Anforderungen an die Institute für Pathologie als Partner der Kliniker in der Tumordiagnostik und –therapie nur dann in der Zukunft zu erfüllen, wenn alle technischen Arbeitsprozesse in hohem Maße automatisiert werden. Im Gegensatz zu der Zeit vor 100 Jahren, aber auch noch vor 10-20 Jahren haben die Ergebnisse pathohistologischer Untersuchungen entscheidende Konsequenzen für die Behandlung von Patienten und für vergleichende Studien zur Therapieverbesserung auf nationaler und internationaler Ebene.

2.1.4 Das Lokalisationsprinzip und therapeutische Vorstellungen

Aus den grundsätzlichen Ausführungen Virchows zu den »Krankhaften Geschwülsten« leitet sich auch die wirkungsvolle Tumortherapie ab, wobei das Lokalisationsprinzip von entscheidender Bedeutung war.

»Wenn man aber weiter sagt: sobald ich eine Geschwulst exstirpire, dann entstehen in der Nähe oder an entfernten Punkten andere ähnliche Geschwülste, so setzt man voraus, dass diese anderen nach der Exstirpation entstehen. Das ist der Punkt, der in dieser Theorie eine Petitio principii enthält. Wir wissen gegenwärtig, dass zur Zeit der Exstirpation von Geschwülsten sehr häufig andere Theile schon erkrankt, aber noch keineswegs so sehr verändert sind, dass sie für die gröbere chirurgische Betrachtung ein erkennbares Object darstellen. Diese schon bestehenden, aber noch latenteren Erkrankungen finden sich manchmal in der unmittelbaren Umgebung einer Geschwulst. Der Chirurg glaubt, er operire im gesunden Gewebe, er schneide die Geschwulst ganz und gar heraus, aber wenn man die Sache genauer ansieht, so findet man, was übrigens die besseren Chirurgen seit länger als hundert Jahren wussten, dass das stehengebliebene Gewebe schon erkrankt ist.« R.V. 1863[331]

»Oder es wird vielleicht in loco die Geschwulst vollständig exstirpirt; die nächsten Lymphdrüsen werden befühlt, man erkennt noch nichts Besonderes an ihnen, sie erscheinen nicht erheblich vergrössert, höchstens vielleicht ein wenig angeschwollen, wie bei allen Reizungszuständen. Man lässt sie drinnen, und nach kurzer Zeit fangen sie an zu wachsen und bilden eine selbständige Geschwulst; ja sie können einen grösseren Umfang erreichen als die ursprüngliche Geschwulst.« R.V. 1863[331]

»Es hat manches Jahr gedauert, ehe ich an der Hand der Erfahrungen dahin gelangte, mit den Dogmen der alten Medicin zu brechen. Als ich anfing, waren die Chirurgen so messerscheu gegenüber den Carcinomen geworden, dass manche von ihnen überhaupt nicht mehr derartige Geschwülste operiren wollten, andere wenigstens die grössten Reserven machten. Meiner Anschauung gemäss trug ich kein Bedenken, der frühen Operation das Wort zu reden. »So lange eine Neubildung sich noch als eine solitäre erweist, darf die Hoffnung auf einen glücklichen Verlauf auch bei den gefürchtetsten Arten der Neubildung nicht ganz aufgegeben werden« (Spec. Path. u. Ther. I. S. 350). Und später (S. 352): »So lange man die Ueberzeugung festhalten darf, dass es sich um einen wesentlich localen Vorgang handelt, so wird es gewiss gerechtfertigt sein, unter allen Verhältnissen dessen Beseitigung zu versuchen.« R.V. 1888[381]

»Jetzt ist das fast antiquirte Weisheit. Ist doch sogar von hervorragender Stelle aus das Verdienst, die primär-locale Natur der malignen Geschwülste erkannt zu haben, für die modernen Chirurgen in Anspruch genommen worden. Es ist das für mich eine sehr werthvolle Wahrnehmung gewesen. Denn es kommt doch nicht vorzugsweise darauf an, von wem die Lehre herstammt, sondern ob sie wahr ist, und dass sie jetzt wenigstens für wahr gehalten wird, dafür giebt es keinen besseren Beweis, als dass chirurgische Praktiker es als eine besondere Leistung »der Chirurgie« darstellen, dass sie diese Wahrheit aufgefunden habe. Jedenfalls hat dieser Glaube die gute Folge gehabt, dass immer früher operirt wird und dass die Zahl der operativ geheilten Fälle mehr zunimmt«. R.V. 1888[381]

»Ist der Krebs in seinem Beginn und oft noch sehr lange ein örtliches Leiden, so muss es auch möglich sein, ihn in dieser Zeit örtlich zu heilen.« R.V. 1888[381]

Mit der Publikation Rudolf Virchows »Zur Entwicklungsgeschichte des Krebses ...«, 1847[285], vor etwa 150 Jahren also, begann eine neue Phase der Tumorforschung, -diagnostik und der Suche nach Therapiemöglichkeiten. Entscheidend waren dafür neben den sich schnell entwickelnden Möglichkeiten einer mikroskopischen Untersuchung die Ausarbeitung eines neuen Konzeptes, das in seinen Grundzügen auch heute noch wirkungsvoll ist, während in Einzelergebnissen vieles überholt ist.

Gegen den auf falschen Auffassungen beruhenden therapeutischen Nihilismus wandte sich schon der 26jährige Virchow 1847:

»... indem man nun vom teleologischen Standpunkt aus einen Theil der Geschwülste als bösartig verschrie, hat man sich nicht bloss das Studium ihrer Entwickelung abgeschnitten, sondern man hat auch den einzelnen Kranken effektiv geschadet. Während man mit grossem Selbstgefühl einen Krebs als ein noli me tangere proklamirte und einem Tuberkulösen den sicheren Tod prophezeite, entblödete man sich nicht, alle Versuche, ein Heilverfahren für diese Krankheiten aufzufinden, als Marktschreierei zu bezeichnen, und dieselben Aerzte, welche mit dem Ton der Infallibilität einen unschuldigen Hautausschlag als den Ausdruck einer tiefen skrophulösen Dyskrasie, eine unbedeutende Augenentzündung als das Produkt schwerer hämorrhoidaler oder arthritischer Erkrankungen hinstellten, sahen mit stolzer Selbstbefriedigung die an krebsigen und tuberkulösen Krankheiten Leidenden, welche sie vor den Händen jener Marktschreier bewahrt hatten, einem qualvollen Tode entgegen siechen. Das ist die wahre Höhe dieser kleinlichen und engherzigen Teleo-Ontologie! Wenden wir unseren Blick zu den Tiefen der einfachen Mikroskopie zurück.« R.V. 1847[288]

»Denn wenn auch nur eine einzige Ausnahme als wirklich beobachtet zugestanden wird, so ist damit entschieden, das der Krebs heilen könne und dass er nicht unheilbar ist; es kann sich dann nur noch um die Statistik der Heilungen handeln, und hier ist Alles darüber einig, dass die Heilungen äusserst selten sind. Für den einzelnen Fall ist es aber gewiss, nicht gleichgültig, ob gar keine Möglichkeit der Heilung zugestanden wird oder ob unter gewissen Verhältnissen noch eine Hoffnung bleibt.« R.V. 1856[315]

Virchow setzt zur Fundierung der Diagnostik und zur Beurteilung der Therapie für eine auf Autopsiedaten beruhende Mortalitäts- und Geschwulststatistik ein:

»Das hat nun freilich seine grossen Schwierigkeiten und der bis jetzt einzige Weg, um sie auch nur annähernd zu überwinden, ist in der Mortalitätsstatistik gegeben. Aber selbst diese ist in ihrem gegenwärtigen Zustande wenig darnach angethan, für ganze Länder brauchbare Grundlagen der Forschung zu geben. Abgesehen davon, dass viele Geschwulstkranke an anderen Uebeln sterben, welche die Wahl der Rubrik bestimmen, in die der einzelne Fall auf die Mortalitätstabelle eingetragen wird, so ist die Diagnose der inneren Geschwülste auch so unsicher, dass viele Fälle als Geschwulstfälle gezählt werden, wo eine Autopsie gar keine Geschwulst nachweist, und umgekehrt, dass die Autopsie Geschwülste als Todesursache nachweist, wo die klinische Diagnose nicht darauf gerichtet war.« R.V. 1863[332]

Im Gegensatz zu den Angriffen gegen die »Schulmedizin« in unserer Zeit, als deren Begründer (oder auch Verursacher) Virchow angesehen wird, hat er sich sehr eindeutig für die Nutzung aller therapeutischer Möglichkeiten eingesetzt.

»Leider fehlt es an ausreichenden Bestätigungen. Es scheint mir, daß man in der ärztlichen Praxis dieser Seite der therapeutischen Forschungen zu skeptisch gegenüber steht. In einer so verzweifelten Lage, wie sie durch das Auftreten des Carcinoms für einen Menschen geschaffen wird, ist man berechtigt, auch solche Mittel zu versuchen, von deren Wirksamkeit man sich kein klares Bild entwerfen kann. Hier ist das Feld für therapeutische Versuche, natürlich nicht für Versuche mit jedem, von irgend einem Schwärmer oder gar Abenteurer vorgeschlagenen Mittel, aber wohl mit solchen Mitteln, für deren Wirksamkeit einigermaassen beglaubigte Beobachtungen beigebracht sind. Ausser den frischen und begrenzten Carcinomen, die man mit dem Messer oder mit einem anderen Zerstörungsmittel angreifen kann, giebt es eine so grosse Zahl von bösartigen Geschwülsten, denen gegenüber jedes operative Eingreifen hoffnungslos ist, dass es an Gelegenheit zur Nachprüfung medicamentöser Stoffe nie fehlt.« R.V. 1888[381]

»Eine Theorie dieser Heilungen lässt sich bei dem mangelhaften Material nicht geben. Nur das scheint mir vorläufig ausgeschlossen, dass es Methoden giebt, durch welche eine Immunität der Gewebe gegen die Infection durch einen bestehenden Krebs, also eine Widerstandsfähigkeit gegen die Invasion, herbeigeführt werden könnte.« R.V. 1888[381]

In seiner Beurteilung der Leistungen Virchows auf dem Gebiet der Tumorforschung konnte Ackerknecht (1957)[1] deshalb feststellen:

»Virchows Buch zeigt deutlich den Auftrieb, den die Chirurgie vom Lokalismus schon vor dem Erscheinen des Listerismus empfing. Es spiegelt Virchows eigenes starkes Interesse und seine nicht unbeträchtliche Wirksamkeit auf dem Gebiet der Chirurgie auch in seinen späteren Jahren wider. Er war sich des Einflusses, den er durch seine Auffassung auf die Chirurgie ausgeübt hatte, im besonderen auch durch seine persönliche Freundschaft mit so bedeutenden Chirurgen wie Carl Mayer,

A. V. Graefe und Langenbeck, voll bewusst. Im Falle der Tumoren musste Virchow nur gegen die Humoraltheorie kämpfen; seine andere Zielscheibe, die Neuropathologie, fehlte hier, da praktisch nie eine neuropathologische Theorie der Tumoren von irgendeiner Konsequenz vorgebracht worden war.«[1]

»Selbst Virchows letzte systematische Diskussion des Krebsproblems aus dem Jahre 1888 enthält einen äußerst scharfsinnigen und fruchtbaren neuen Gedanken. Angesichts der Tatsache, daß die Karzinome eine Neigung zur regressiven Metamorphose haben, glaubte Virchow, daß die therapeutische Forschung solche Substanzen suchen sollte, die diese Regression veranlassen oder beschleunigen könnten! Das ist genau das Ziel, das durch die Bestrahlungstherapie während der letzten vierzig Jahre verfolgt worden ist. Trotz unvermeidlicher Irrtümer blieb Virchow bis zu seinem Ende der größte Meister der Onkologie.«[1]

Der gegenwärtige Stand und die Konzepte der Tumortherapie im Vergleich zur Zeit Virchows können hier nur skizzenartig dargestellt werden. Als wesentlich für die Situation und Erfolge wird die 5Jahres-Heilung angeführt. Sie könnte, wenn der gegenwärtige Wissensstand allen in der Welt zugänglich gemacht wird, 30-40 % erreichen. (Tanneberger 1986)[270].

In der Zeit von 1950–1985 erhöhte sich die 5-Jahres-Überlebenszeit von Tumorpatienten von 25 % auf 50 %. Für die nächsten 2 Jahrzehnte kann man einen Anstieg auf 60–65 % erwarten (Tubiana 1991)[277]. Der Fortschritt wurde durch eine frühere Diagnose und Veränderungen der Therapie bewirkt.

Bei der Einführung von Ergebnissen der Grundlagenforschung zeigt sich, dass diese oft sehr spezifisch und nur gegen Tumorzellen mit eindeutig definierten Eigenschaften wirken. Auch aus diesem Grund haben In-vitro- und tierexperimentelle Untersuchungen nur einen begrenzten Wert. Aber auch nach klinischen Studien bleibt das Problem der unterschiedlichen individuellen Reaktionen jedes Tumors (Tubiana 1991)[277]. Sie betrifft insbesondere das Problem der Heterogenität der Tumorzellen und der verschiedenen Subclone, die unterschiedliche Behandlungsergebnisse erklären können. Aus diesem Verständnis könnten neue Behandlungsstrategien abgeleitet werden, die darauf gerichtet sein müssten, kontrollierende Subclone so lange zu erhalten, bis auch aggressiv wachsende Subclone durch die Therapie vernichtet werden können. Der Erfolg der Therapie wird außerdem vom relativen Proliferationsverhalten von Normalgewebe und Tumorgewebe eines Patienten bestimmt (Langen 1986)[181].

Zelluläre Kriterien sind sowohl für die Effektivität der Strahlentherapie (Merkle 1990)[205] als auch der Zytostatikabehandlung entscheidend. Dabei kann die Chemoresistenz menschlicher Tumorzellen nur ein Zytostatikum oder in Form einer »Multidrug Resistance« zahlreiche Substanzen betreffen (Ludwig 1989)[190]. Deshalb sind die neuen Strategien der Tumorchemotherapie auf die neoplastische Zelle gerichtet, was sowohl die Verhinderung therapieresistenter Zelllinien, die Erhöhung der Spezifität der Therapie z. B. durch monoklonale Antikörper als auch die Prävention vor der Einwirkung von Kanzerogenen auf Zellen bestimmter Organe betrifft (Mechl 1990)[200].

Als neue Ansätze der Tumortherapie werden genannt: neoadjuvante Tumorchemotherapie, drug carrier, biologische Responsemodifier, Hormon- und Immuntherapie bei Präneoplasien, Therapie mit monoklonalen Antikörpern (Tanneberger 1986)[270].

Denkbar wäre auch die Entwicklung von neuen therapeutischen Prinzipien in Richtung von Differenzierungs- und Reifungssubstanzen, die eine Ausreifung von Tumorzellen bewirken und damit ihr uneingeschränktes Wachstum aufheben, sowie zur Beeinflussung des Metastasierungsprozesses, die gezielte Stimulierung immunologischer und nichtimmunologischer Abwehrreaktionen des Wirtsgewebes.

Der Gebrauch von molekularen Markern zur Tumordiagnose nimmt in großem Umfang zu (Cline 1989)[42]. Jedoch ist ihr Einsatz zur Prognose in der Klinik noch sehr begrenzt. Mit den neuen Amplifikations- und Hybridisierungstechniken wird eine neoplastische Zelle unter 10^5-10^6 Zellen zu entdecken sein. Jedoch ist in vivo eine Erkennung kleiner Tumorkomplexe mit Hilfe von Markern zur Verbesserung therapeutischer Einsätze gegenwärtig nicht realisierbar, und wahrscheinlich wird ihr Einsatz für eine Primärdiagnose und zum Screening nicht möglich werden (Lamerz 1989[180], Broen 1990[32].

Ein besonderes Problem ist die Behandlung überlebender maligner Zellen, die entweder infolge fehlender Kontrollmechanismen schneller wachsen können oder im Ruhestadium über längere Zeit persistieren und dann erst zu einer Remission führen.

Erste Ansätze zu neuen Therapieprinzipien ergeben sich aus der Entdeckung der Oncogene und Pro-Oncogene und der Beeinflussung der Wachstumsfaktoren und ihrer zellulären Rezeptoren.

In der auf Methoden der Gentechnik beruhenden Gentherapie (Rosenberg u. a.) – Zelltransfer- oder adoptive Immuntherapie – werden neue Wege der Therapie beschritten, in deren Mittelpunkt spezifisch veränderte Zellen (Lymphozyten) stehen.

Es besteht jedoch keineswegs – wie ausgeführt und belegt – ein Widerspruch zu Virchows Vorstellungen, wenn auch alternative, biologische Methoden (Anders von Ahlften 1991)[5] in der Krebstherapie wie auch die psychische Behandlung der Patienten eingesetzt werden. Der auf den Erkenntnissen der Naturwissenschaften seine theoretischen Vorstellungen für eine moderne Medizin entwickelnde Virchow war schließlich auch über Jahrzehnte ein die Medizin praktisch ausübender Arzt, für den das Ergebnis und nicht die Methode einer Therapie im Vordergrund stand.

2.1.5 Abschließende Bemerkungen zu Virchows Tumorpathologie

Mit der Feststellung, daß es keine »spezifischen Geschwulstelemente« gäbe, demonstrierte Virchow die Grundlage für eine neue Tumorpathologie:

»Meine Auffassung der Geschwülste weicht in vielen Stücken von der hergebrachten ab. Sie beruht zunächst auf den Grundsätzen, welche ich in der Cellularpathologie des Näheren entwickelt habe und sie verstösst in Hauptpunkten gegen uralte humoral-pathologische Ueberlieferungen. Aber ich gebe mich der Hoffnung hin, daß sowohl in der Pathogenie und Aetiologie, als auch in der Prognose die von mir vertretene Richtung eine fruchtbare sein werde, und dass der Versuch einer neuen Ordnung des onkologischen Wissens nicht bloss für die unmittelbare Anwendung nützliche Anhaltspunkte gewähren, sondern auch einen starken Anstoss zu neuen und geregelten Beobachtungen geben werde«. R.V. 1863[331]

Lubarsch interpretiert 1921 die Leistungen Virchows auf dem Gebiet der Tumorpathologie in folgender Weise:

»Wollte ich noch auf alle Punkte eingehen, in denen Virchow in seinem Geschwulstwerk noch heute nachwirkende Anregungen gegeben hat, so würde ich noch viele Seiten schreiben können. Je mehr man sich in dieses Werk vertieft, um so mehr ist man entzückt und ergriffen nicht nur von der Gründlichkeit und Menge der darin aufgespeicherten Erfahrungen, der glänzenden Beobachtungen, sondern auch von dem weiteren und umfassenden Blick des Verfassers, der kaum eine Möglichkeit der Forschungswege aus den Augen ließ und ebenso die Fragen der Erblichkeit, wie der Beziehungen zu nervösen Störungen, den humoralen und den cellulären Vorgängen seine Beachtung schenkt. Auch hier zeigt sich der auf das Allgemeine gerichtete Geist Virchows, der schon damals, um einen neuzeitlichen Ausdruck zu gebrauchen, »allgemeine Biologie« trieb.«[189]

Wie bei allen Großen der Wissenschaft und Literatur, die ihre Vorstellungen über mehr als ein halbes Jahrhundert formuliert und niedergelegt haben, lassen sich bei Virchow Stufen dieser Vorstellungen aber auch kontroverse Anschauungen herausarbeiten. Die Leistungen Virchows zur Tumorpathologie liegen sicher nicht in der Darstellung und Diagnostik spezieller Tumoren, einschließlich ihrer Genese und Interpretation. In diesem Bereich sind, nicht selten Fehler und falsche Vorstellungen festzustellen, denen wir heute nicht mehr folgen können und die mehr als ein zeitgeschichtliches Bild der pathologischen Anatomie des vorigen Jahrhunderts medizin-historisches Interesse finden können.

Die wohl zeitlose Modernität der Anschauung Rudolf Virchows zur Tumorpathologie liegt in seinen allgemeinen Schlussfolgerungen, die als Thesen über mehr als ein Jahrhundert Allgemeingültigkeit behalten haben und durch die Kenntnisse im Wesentlichen der letzten 1 bis 2 Jahrzehnte auf dem Gebiet der Tumorforschung, Elektronenmikroskopie, Molekularbiologie, Genetik und Immunologie sowie anderer ihre Untermauerung und Interpretation gefunden haben. Erst Virchows lokalistisch an der Zellularpathologie orientierte Tumorpathologie schuf die Voraussetzungen zu einem aktiven chirurgischen Eingreifen, was bei der humoral-pathologischen Krankheitstheorie unsinnig sein musste (David 1988)[74].

Andererseits: Der Satz Virchows ist auf jeden Fall noch immer nicht endgültig und vollständig positiv zu beantworten.

»Wollte man auch Jemand auf das Blut pressen, dass er sagen sollte, was Geschwülste eigentlich seien, so glaube ich nicht, dass man irgend einen lebenden Menschen finden würde, der in der Lage wäre, dies sagen zu können.« R.V. 1863[331]

2.2 Zellularpathologie, Bakteriologie und Immunologie

2.2.1 Die Entdeckungen der Bakteriologie – Liquidation oder Fundierung der zellularpathologischen Krankheitsauffassung

Auf keinem anderen Bereich der medizinischen Wissenschaft hat es so viel objektive Kritik und emotionell-subjektive Angriffe gegen Virchow sowohl zu seinen Lebzeiten als auch danach gegeben, wie in der Bakteriologie. Hier stießen zwei grundsätzlich unterschiedliche Auffassungen zum Krankheitsprozess zusammen, hier wurden aber auch die Meinungen des Kontrahenten oder der Gegenseite bewusst oder unbewusst verfälscht.

Am besten lassen sich die Situation und die differenten Standpunkte durch eine Auswahl von Zitaten demonstrieren. Dabei ist davon auszugehen, dass Virchow den Begriff »Infektion« geprägt hat und schon 1856 zum ersten Mal zu dem Problemkomplex Stellung genommen hat.

»Die inficirenden Säfte (Miasmen, von naivo, inficio) dringen in die Gewebselemente ein, wahrscheinlich meist in Folge specifischer Affinität der Stoffe, und erregen in ihnen neue Entwicklungsvorgätge, ganz nach Art des Samens.« R.V. 1856[315]

»Solche Erreger sind die meisten der unter der Bezeichnung von Miasmen und Contagien zusammengefassten Stoffe. Die Hundswuth, die Pocken, der Rotz, die Syphilis, die eigentlichen Vergiftungen der thierischen Oekonomie durch Aufnahme faulender Substanz zeugen dafür. In allen diesen Krankheiten werden die krankhaften Phänomene durch die Einbringung bestimmter, zunächst in die Säfte gerathender Stoffe hervorgerufen. Manche der letzteren wirken so vorwaltend auf die Vorgänge am Nervenapparat, dass man sie solidistisch aufzufassen geneigt wird, z. B. Hundswuth.« R.V. 1856[315]

»Die Dauer der Nachwirkung muss natürlich in einem gewissen geraden Verhältnisse zu der Intensität der inneren Bewegung des Erregers gedacht werden, nicht zu der Menge desselben, denn zwischen der inneren Bewegung und der Menge (dem Volumen) der verschiedenen Erreger findet offenbar kein bestimmtes Verhältniss statt. Vielmehr kann ein Minimum eines sehr energischen Erregers sehr dauernde und grosse Wirkungen haben, indem sich die ursprüngliche katalytische Bewegung immer weiter propagirt.« R.V. 1856[315]

»In seiner »Classification der Erkrankungen« gibt Virchow 1879 folgende Aufstellung der ansteckenden Krankheiten:

»I. Infektionskrankheiten. (Miasmatische, zymotische, contagiöse.) Variola. Variolosis. Varicella. Scarlatina. Rubeola. Morbilli. Miliaria. Erysipelas. Phlegmona diffusa (Pseudoerysipelas). Diphtheria. Gangraena nosocomiasis. Pyaemia (Sephthaemia, Ichorrhaemia). Carbuculus (Anthrax). Typhus (T. fever, T. exanthematicus). Febris typhoides (T. abdominalis). Febris recurrens (Relapsing fever). Typhus interodes (Febris typhosa biliosa). Febris flava americana. Pestis orientalis. Pestis indica. Cholera asiatica. Dysenteria. Intermittens. Stroma. Rheumatismus articulor acutus. Febris rheumatica. Rheumatismus chronicus. Influenza. Beriberi. Syphilis constitutionalis. Syphilis primaria (Ulcus molle) etc...

II. Zoonosen (Von Tieren übertragene Krankheiten) Pustula maligna. Malleus humidus et farciminosus. Hydrophobia ...«.

III. Intoxikationen mit tierischen Giften. (Schlangenbiß, pflanzlichen (Ergotismus), mineralischen (Jod), durch Gase und Alkohol.

IV. Pflanzliche und tierische Parasiten.

a) pflanzliche Soor (Aphthen, muguet). Tinea (Porrigo).
Herpes tonsurans, circinatus. Mentagra. Sycosis.

b) tierische: Scabies, Phthiriasis, Taenia (Bothriocephalus).
Cysticerus. Echinikokkus. Filaria. Trichina spiralis. etc.)«[109]

Aus zahlreichen Publikationen Virchows ist deutlich, dass er schon in den 1850er Jahren mikroskopische Krankheitserreger beobachtete, dass er die Entdeckungen der Bakteriologie akzeptierte, dass er sich jedoch gegen Verallgemeinerungen und die darauf resultierenden theoretischen Ableitungen wandte.

»... so könnte man wohl meinen, es sei eine Pflicht, sich im Sinne der induktiven Erweiterung unseres Wissens vorzustellen, alle Kontagien und Miasmen seien belebt. Ja meine Herren, ich will zugestehen, daß diese Auffassung eine sehr große Wahrscheinlichkeit für sich hat ... Allein trotzdem haben sie mit Recht gewartet, bis der Nachweis der infizierenden Organismen geliefert war. Und so gebietet die Vorsicht auch jetzt noch Zurückhaltung. Wir dürfen nicht vergessen, daß die Geschichte unserer Wissenschaften eine große Menge von Tatsachen darbietet, welche uns lehren, daß sehr verwandte Erscheinungen auf sehr verschiedene Weise sich vollziehen können.« R.V. 1879[356]

»Wenige Entdeckungen haben so unmittelbare und so glückliche Erfolge geliefert, wie die bakteriologischen, die in der Hand eines so geschickten Experimentators, wie es Pasteur war, in zahlreichen technischen Gewerben eine förmliche Revolution hervorbrachten und zugleich für die praktische Hygiene neue Gesichtspunkte eröffneten. Die Ueberzeugung von der Richtigkeit dieser Gesichtspunkte ist jetzt so allgemein, dass auch die Gesetzgebung sich derselben nicht hat verschliessen können. Selbst die internationale Gesetzgebung ist auf diesen Boden gestellt worden.« R.V. 1897[396]

»Wie unmöglich ist es, auch bei den strengsten mechanischen Prämissen, des Lebens in der Analyse der infectiösen Krankheitserscheinungen zu entrathen, das lehrt am besten der Versuch des Herrn Pacini, eine bis zur mathematischen Formulierung durchgebildete Theorie der Cholera zu geben. Er geht bekanntlich davon aus, dass die Cholerapilze im Darm die Causa morbi sind, aber er berechnet doch die Krankheit nicht blos nach der Zahl der Pilze, sondern nach einer sehr zusammengesetzten Formel, in welcher die vitalen Factoren die Hauptrolle spielen. Möge man daraus auch anderswo lernen, dass es unmöglich ist, selbst bei der strengsten Richtung in der Pathologie das Leben zu eliminieren. Die medicinische Logik hat bekanntlich, selbst nachdem sie sich als selbständige Disciplin etablirt hat, noch erst sehr mässige Erfolge zu verzeichnen. Hüten wir uns wenigstens davor, dass wir vor lauter Exact-Scheinen nicht die Grundlagen der biologischen Methode verlieren!« R.V. 1980 [363,364]

» ... und ich habe speciell ausgeführt, welche bedenklichen Consequenzen die Annahme einer directen Abhängigkeit der Infectionskrankheiten von Pilzen für die Auffassung des Arztes von seiner persönlichen Verantwortlichkeit und von dem blossen Einflusse des Hospitals, der Ventilation u. s. w. ausübe. Schon damals erklärte ich mich in viel weiterem Maasse als früher geneigt, Pilze als Krankheitsursachen anzuerkennen. Seitdem mache ich noch weitere Zugeständnisse. Aber das Zugeständniss kann ich nicht machen, dass ich mit dem Nachweise eines Pilzes und seiner allgemeinen Beziehung zu einer Krankheit die Acten als geschlossen und die Doctrin als fertig anerkenne.« R.V. 1880 [363,364]

Insbesondere mit diesen letzten Sätzen wurde die heutige Auffassung der Infektionskrankheiten in ihren wesentlichen Zügen formuliert, und hieraus resultieren auch die positiven Interpretationen über Virchows Einstellung zur Bakteriologie.

»Wohl keiner der vielen Nachrufe, die nach seinem Tode erschienen, keine seiner Biographien geht an die Frage nach R. Virchows Stellung zur Bakteriologie und Serologie vorbei. Alle stellen sie aus seinen zahlreichen eigenen Äußerungen zur Sache – vielleicht mancher der Biographen nicht ohne Überraschung – übereinstimmend fest, daß er bei aller Schärfe der Kritik, die er an Untersuchungsergebnissen jeder Art anlegt, kaum je in der Ablehnung ätiologischer Entdeckungen zu weit gegangen ist, ja, daß er vielfach in der theoretischen Durchdringung der Probleme der Infektion seinen Zeitgenossen weit vorauseilte.«[186]

Noch zu Lebzeiten Virchows formulierte Braatz (1895) die Stellung von Zellularpathologie und Bakteriologie in der medizinischen Wissenschaft.

»Es ist doch eine zu offenbare Entstellung, wenn den Anhängern der bakteriologischen Richtung die Absicht zugeschrieben wird, als wollte sie auch nur ein Tüpfelchen von dem, was die pathologische Anatomie wirklich Wertvolles geleistet hat und noch leisten wird, in Frage stellen. Die wirklichen Errungenschaften der pathologischen Anatomie sind nicht in der mindesten Gefahr. Wohl sollen aber die vorherrschenden Anschauungen der jetzigen pathologisch-anatomischen Schule da ergänzt und korrigiert werden, wo sie selbst als solche nichts geleistet hat und nie etwas leisten kann, auf dem Gebiet der ätiologischen Experimentalforschung.«[30]

»Aber jene prinzipiellen Gegner der Bakteriologie, welche jetzt in immer größerer Zahl ans Tageslicht kommen, brauchen eigentlich beim Studium einer Krankheit gar nicht mit dem Suchen nach dem Mikroben anzufangen, sondern halten sich an die Hauptsache: an die Zelle, an den Organismus, den Zellenstaat und an die äußeren Lebensverhältnisse. Darin liegt der ganze Unterschied. Und wie weit man mit diesem Verfahren gekommen ist, zeigt uns klar und deutlich det Zustand, in welchem sich die medizinische Wissenschaft trotz aller pathologischen Anatomie vor der Entdeckung der Koch'schen Methodik befunden hat, jenes Chaos der Begriffe über die Aetiologie der Krankheiten.«[30]

»Einen Vorteil für die medizinische Wissenschaft hat noch diese ganze Diphtherieepisode: Das Zeitalter zeigt in seiner Aufregung sein wahres Gesicht. Es kommt jetzt besser an den Tag, welche Ansichten die herrschenden sind, und es offenbart sich eine entschiedene Opposition gegen die Bakteriologie. So ist es aber immer noch jeder neuen medizinischen Disziplin gegangen, so ging es der Anatomie, als Vesal gegen Galens Autorität auftrat, so ging es Harvey, als er den Blutkreislauf entdeckt hatte, genau so ging es der mikroskopischen Anatomie: Sie wurden zunächst von dem Augenblick an auf das heftigste bekämpft, als sie stark genug geworden waren, Anspruch auf Aufnahme in die Grundanschauungen ihrer Zeit zu machen. Das ist auch der innerste Grund der Heftigkeit, mit welcher jetzt die Bakteriologie bekämpft wird. Die Diphtherieheilserumfrage hat diesen Kampf nur zu einem offenen gemacht.«[30]

»Übereinstimmend mit Löhlein kann man wohl feststellen, daß es häufig überrascht, wie Virchow trotz der Schärfe der Kritik, die er an den Untersuchungsergebnissen jeder Art übte, kaum je in der Ablehnung aetiologischer Ergebnisse zu weit gegangen ist. Vielfach ist er in der theoretischen Durchdringung der Probleme seinen Zeitgenossen sogar weit vorausgeeilt. Virchow selbst war es, der den Ausdruck ›Infektionskrankheit‹ in die Terminologie einführte. »An Stelle des von ihm geprägten Ausdruckes ›Infektionskrankheiten‹ brauchte er im gleichen Sinne den Ausdruck ›virulente Krankheit‹.«[109]

»Die Ziele der Bakteriologie wurden, wie auch Rosenbach betont, von einer Vielzahl der damaligen Forscher nicht klar erkannt. Man versuchte nicht, die aufkommende Bakterienfurcht der Bevölkerung zu beheben, sondern die«Laboratoriumswissenschaftler« waren durch die Erfolge der Mikrobienlehre so geblendet, daß sie nach immer weiteren Entdeckungen suchten, eine genaue Aufklärung der Zusammenhänge aber außer-acht ließen. Gegen diese einseitige Betrachtungsweise der Bakteriologen wendet sich auch Virchow, besonders als sein Lebenswerk, die Zellularpathologie, durch die Angriffe der«Nurbakteriologen« bedroht ist. Es gelingt ihm, diese für die gesamte Medizin so gefährliche Situation durch die Synthese von Bakteriologie und Zellularpathologie auszuräumen.«[109]

»Unter diesen Umständen überrascht es nicht, daß Virchow etwas zurückhaltend war, sich der Bakteriologie anzuschließen. Doch ist es überraschend, daß er in der Lage war, nicht nur in späteren Jahren eine ausgewogene Auffassung des Gegenstandes zu erreichen, sondern auch wichtige Beiträge für die ersten Stadien der Wissenschaft der pathogenen Keime – der Parasitologie – zu liefern. Während das erstere ein gutes Zeugnis für seine großartige Objektivität und Selbstkontrolle ist, ist das letztere ein Ausdruck seines oft bemerkten Spürsinns für vielversprechende neue Strömungen.«[1]

»... obwohl die Methoden und vor allem die vielen Hinweise in mancher Hinsicht stark modifiziert oder völlig verworfen wurden, ging man bei der Erforschung der Infektionskrankheiten doch zum größten Teil die Wege, die Virchow vorgezeichnet hatte.

Dies, Virchows mäßigender Einfluss und seine ständige theoretische Überprüfung der Forschungsergebnisse, rechtfertigen den Wunsch, daß ihm endlich ein Platz unter den großen Bakteriologen eingeräumt wird, und daß diejenigen, die ihn wegen seiner teilweise unnachgiebigen Haltung in einzelnen Fragen angreifen, ihre Meinung noch einmal überprüfen.«[109]

»Lubarsch vertritt die Ansicht, daß Virchow mit seiner stets kritischen Zurückhaltung und seinem steten Drängen nach bessere¡ Methodik und überzeugenden Beweisen der Entwicklung der Bakteriologie zu einer Wissenschaft mehr gedient hat als urteilslose begeisterte Forscher, die sämtliche Rätselfragen der Krankheitslehre durch die Pilzlehre glaubten gelöst zu haben.«[109]

»Sein Beharren auf sozialen und konstitutionellen Faktoren neben den bakteriellen in der Verursachung der Infektionskrankheiten erwies sich in der Tat als fortschrittlich, nicht als reaktionär. Zugegeben, Virchow war mehr an dem Krankheitsprozeß als an den Krankheitsursachen interessiert; doch ihm daraus einen Vorwurf zu machen, einen Virchow und einen Claude Bernhard zu tadeln, daß sie nicht Pasteurs oder Robert Kochs waren, erscheint als ein ebenso vernünftiges Stück historischer Kritik wie der Vorwurf gegenüber Weinstöcken, daß sie keine Äpfel tragen.«[1]

Der Streit über die Bedeutung der Bakteriologie ist mit persönlichen Auseinandersetzungen verbunden, die sich besonders in den differenten Auffassungen von Virchow und Koch sowie Virchow und Klebs äußern.

»Vorauszuschicken ist, daß Virchow pflanzliche und tierische Mikroben schon lange kannte, ehe Kochs Ära begann. Er hatte unendliche Mengen von Mikroben im Gedärm von Choleraleichen gesehen (1848); ihm waren Sarcinen als Erreger von Pneumonomykosen (1856) geläufig; mit Trichinellen experimentierte er ab 1860. Sozusagen unter seinen Augen hatte sein Assistent Otto Obermeyer in der Berliner Charité das Spirillum febris recurrentis entdeckt (1873). Von seiner Entdeckung sprach Virchow 1874 im Ton der Anerkennung, desgleichen vom Fund der Milzbrandbazillen durch Pollender, Brauell und Davaine unter Hinweis auf eine »jüngste Seuche unter dem Damwild im Grunewald« und deren Übertragungsgefahr auf Menschen. Ich weiß, daß er später einmal beim Vorkommen einer verdächtigen Krankheit solchen Gatterwildes Koch um sein Urteil bat und nach der Aussprache mit ihm zusammen speiste.«[127]

»In Moskau nennt er 1897 die Kenntnis der Bakterien, verglichen mit der Kenntnis der Zellen, »ein anderes, nicht geringeres, vielleicht sogar wichtigeres Produkt der wissenschaftlichen Bemühungen unserer Zeiten«. Die Hälfte seiner Huxley-Vorlesung von 1898 »Neue Fortschritte in der Wissenschaft und ihr Einfluß auf Medizin und Chirurgie« ist einem positiven Überblick über die Leistungen der Bakteriologie gewidmet. Er betonte die »unsterblichen Verdienste«, den »erstaunlichen Erfolg« von Pasteurs Arbeit, die »neue Straßen zur Medizin und Technologie eröffnet« hat. Er lobte Kochs Entdeckung der Cholera- und Tuberkulose-Bazillen (in dieser Beziehung weit großmütiger als Koch selbst, der z. B. in seiner Rede bei der Aufnahme in die Akademie den Namen Pasteur nicht einmal erwähnte.)«[1]

1895 schreibt Virchow:

»Der bekannte Versuch von Robert Koch, dem glücklichen Entdecker einiger der wichtigsten pathogenetischen Bakterien, aus Reinculturen des Tuberkelbacillus eine »Lymphe« zu gewinnen, welche heilend und immunisierend auf die Tuberkulose wirke, führte auf einen neuen Weg, der schliesslich die Serumtherapie in den Vordergrund des praktischen Interesses gebracht hat.« R.V. 1895[394]

»In dem Streit um die Tuberkulose hat Virchow gegen Robert Koch schließlich doch Recht behalten. Denn ist auch die Entdeckung des Tuberkelbazillus eine wahrhaft unvergleichliche, diagnostisch hochwichtige Leistung, für die ungeheure Buntheit des Krankheitsbildes bleibt Virchows »Zellenstaat« die vorherrschende Bedingung.«[143]

»Derselbe Umstand, der Metchnikoff Virchow so teuer machte, veranlaßte Koch, nicht nur seine Entdeckung zu verneinen (Internationaler Medizinischer Kongreß 1900), sondern auch einen »Charaktermord« Metchnikoffs zu versuchen. Siehe die unveröffentlichten Briefe von Koch an Flügge in der H. B.-Jacobs-Sammlung des Johns Hopkins Institute of the History of Medicine.«[1]

»Nur einmal hat selbst dieser Gewaltige der Wissenschaft sich von dem klar erkannten Wege abdrängen lassen – durch die Wucht einer Entdeckung: in den Protokollen der berühmten Konferenz zur Erörterung der Cholerafrage finden wir wiederholt wörtlich wiedergegebene Äußerungen Virchows, in denen er den Kommabacillus ausdrücklich als »das Ens morbi« anerkennt. Nichts kann den überwältigenden Eindruck besser charakterisieren, den die Ergebnisse von Robert Kochs genialen Forschungen machen mußten, als die Tatsache, daß der größte Mediziner seiner Zeit ihnen gegenüber einen Augenblick die Grundanschauung vergaß, die er seiner Wissenschaft als richtungsgebend mit auf den Weg gegeben hatte.«[186]

In dem aufgezeigten Zusammenhang wird immer die klare Größe und Bescheidenheit Robert Kochs bemerkenswert bleiben, der 1884 über seine Entdeckung des Tuberkelbazillus niedergeschrieben hat, es biete diese ätiologische Klärung – in Rücksicht auf die Kenntnis und Ergreifung des Erregers – im Einzelnen etwas Neues. Es habe aber die pathologische Anatomie schon vor der Entdeckung dieses Bazillus die Tuberkulose als eine Infektionskrankheit aufgefasst und dementsprechend auch ihre Ätiologie dargestellt. »Nach dieser Richtung hin«, so fuhr Koch wörtlich fort, »haben meine Untersuchungen also der Wissenschaft keine wesentlichen Fortschritte gebracht.« Diese Umgrenzung der großartigen Leistung Robert Kochs durch ihn selbst hat der sehr gerecht urteilende Virchow-Schüler und Nachfolger Johannes Orth gebührend herausgestellt, derselbe Orth, der Virchows großes Verdienst um die morphopathologische Analyse jener im Lauf der Tuberkulose auftretenden Organveränderungen unterstrich; das waren analytische Mühen, die nach Richtigstellung der ätiologisch-dualistischen Auffassung von Schwindsucht und Tuberkulose – auf Grund von Kochs bakteriologischer Erkenntnis – für die klinische Diagnose wie für Prognose und Therapie der Lungentuberkulose eine wertvolle Grundlage geschaffen hätten (Dtsch. med. Wschr. 47 Nr. 40, 1921)[127].«

»Wie auch bei anderen Krankheiten, so ging es Virchow bei der Klärung der Aetiologie der Tuberkulose primär darum, den pathologischen Argumenten Geltung zu verschaffen. Wie Virchow meint, wiederholt sich dasselbe Schauspiel im Grunde bei jedem parasitären Krankheitserreger von neuem. Zuerst wird der Erreger entdeckt, dann folgt die Erforschung seiner Lebensweise, und schließlich taucht die Frage auf, wie der Parasit die Krankheit erzeugt. Erst in diesem letzten Stadium kommt die Angelegenheit nach Virchows Ansicht wieder zur Pathologie zurück, und zwar zu derselben Pathologie, welche auch schon früher vorhanden war. Das Prinzip muß nach Virchows Worten auch tatsächlich gewahrt bleiben, und man darf nicht dabei auf halbem Wege stehen bleiben. Wer den vieldeutigen Prozeß der Tuberkulose verstehen will, »der muß etwas mehr lernen, als Bacillen färben«.[109]

»Virchow ließ sich auch in dieser Frage nicht durch den allgemeinen Taumel in der Freude, endlich ein Medikament gegen die Krankheit gefunden zu haben, die mehr Opfer forderte als der Krieg, mitreißen. Er beurteilte die Lage nüchtern aus der Kenntnis der Tatsachen heraus, die seiner Meinung nach erst genau erforscht werden sollten, ehe man an einen Erfolg des Tuberkulins glauben konnte.«[109]

Der Gegensatz zwischen Virchow und Robert Koch wurde durch den im Nationalsozialismus gedrehten Film mit einer negativen Charakterisierung Virchows und einer Fast-Heroisierung Kochs besonders betont und dabei Virchows Haltung zu Kochs Entdekkungen durch Weglassung wesentlicher Faktoren verändert bzw. verfälscht (Aschoff 1940)[8].

Der massivste Angriff gegen Virchow und die Zellularpathologie wurde, basierend auf den Ergebnissen der Bakteriologie, durch seinen ehemaligen Schüler Klebs geführt.

»Herr Klebs bringt einige Beispiele zum Beweise dafür bei, dass ich mich geirrt habe oder dass spätere Untersucher über meine Erfahrungen hinausgekommen sind. Ich habe gegen seine Beispiele Einiges einzuwenden und ich werde darauf zurückkommen. Aber selbst zugegeben, es wäre ganz so, wie er es sagt, folgt daraus irgend etwas gegen das von mir aufgestellte Princip? Die Sache würde eine ganz andere Bedeutung haben, wenn ich nicht blos ein Princip, sondern ein System aufgestellt hätte. Nun weiss ich aber leider seit langer Zeit, dass es viele Menschen giebt, welche eine gute Sache dadurch verderben, dass sie dieselbe übertreiben, und daher habe ich in der Vorrede zur zweiten Auflage der Cellularpathologie (1859) mit gutem Bedacht vor der Auffassung gewarnt, als wolle meine Lehre ein System sein. »Die Freunde«, sagte ich, »werden in diesem Buche keinen Abschluss, kein System, kein Dogma finden, und die Gegner werden genöthigt sein, endlich einmal die Phrasen aufzugeben und sich an die Sachen selbst zu machen.« Man sieht daraus wenigstens, dass es mir fern lag, dem Fortschritt im Wissen eine Schranke setzen oder das von mir Gebrachte als unantastbares Dogma hinstellen zu wollen. Im Gegentheil, die Cellularpathologie war auf Zuwachs berechnet, ... Bakterien, d.h. kleinste Sonderorganismen, mindestens von der Dignität, wenn nicht mit der Ausstattung von Zellen, erzeugen Störungen, – sind denn das nicht lauter cellulare Vorgänge?« R.V. 1880 [363, 364]

»... weil die thatsächlichen Beweise für die Allgemeingültigkeit der einen oder der anderen oder überhaupt irgend einer Infectionstheorie noch nicht geliefert sind. Hr. Klebs sieht in dieser meiner zuwartenden Stellung einen Mangel an gutem Willen. Ich hatte geglaubt, dass ich meine Willfährigkeit, den Thatsachen ihr Recht widerfahren zu lassen, hinreichend vor der Welt bekundet hätte, als ich in einer 1874 gehaltenen Rede über die Fortschritte der Kriegsheilkunde, besonders auf dem Gebiet der Infectionskrankheiten (abgedruckt in den Gesammelten Abb. aus dem Gebiet der öffentlichen Medizin und der Seuchenlehre. Band II, S. 170) in eingehender Weise die neuen Erfahrungen über den parasitären Charakter gewisser Infectionskrankheiten darlegte und anerkannte. Aber weder waren damals, noch sind jetzt Beweise für alle Infectionskrankheiten vorhanden. Was kann ein gewissenhafter Forscher und Lehrer unter diesen Umständen anders thun, als sagen, was er weiss und was er nicht weiss? Soll ich, der ich von Anfang meiner wissenschaftlichen Laufbahn an die Forderung gestellt habe, allgemein gültige Gesetze nicht aus einzelnen Erfahrungen abzuleiten, jetzt aus blosser Courtoisie das Gegentheil tun? Niemals ist es mir eingefallen, den Zweifel auf Gebiete zu tragen, wo thatsächliche Beweise vorlagen, Aber ich will es nicht verhehlen, ich empfand eine tiefe Antipathie gegen die blossen Theorien, welche einfache Generalisationen von Einzelerfahrungen darstellen.« R.V. 1880 [363, 364]

»Wenn Herr Klebs diese Bemerkungen in Erwägung nimmt, so wird er, denke ich, auch zugestehen, dass die ganze, von ihm angeregte Streitfrage auf eine falsche Grundlage gestellt ist. Sowohl pflanzliche, als thierische Parasiten sind Krankheitsursachen. Sie gehören daher in die Aetiologie, und so begreift es sich denn auch, dass sie, wie er sich ausdrückt, in der Cellularpathologie keinen Platz gefunden haben. ... Was ich in der Cellularpathologie erörtern wollte, das war das Verhalten der Elemente des lebenden Körpers in den allgemeinen Formen des Erkrankens oder kürzer die Geschichte der Elementarvorgänge der Krankheit. Daraus sollte sich nach meiner Meinung die Lehre von dem Wesen der Krankheit aufbauen. Dazu bedurfte ich der einzelnen Ursachen nur gelegentlich, um Beispiele zu geben... Hätte die »Cellularpathologie« jemals die Prätention erhoben, eine allgemeine Pathologie zu sein, so würde sie auch die Aetiologie ganz enthalten. Da dies aber ausgesprochenermaassen nicht beabsichtigt war, so dürfte auch die Beweisführung, dass die Cellularpathologie mit der modernen Infectionstheorie unverträglich sei, hinfällig erscheinen.« R.V. 1880 [363, 364]

»Darum culminirt auch das verdammende Urtheil meines Kritikers (Klebs) in folgendem abfälligem Satze: »Diese, die wichtigste Aufgabe der Medicin (als Heilkunde) wird aber nicht von der Cellularpathologie erfüllt, für dieselbe besitzt diese Krankheitstheorie keinen Raum, denn sie vernachlässigt alles, was den cellularen Veränderungen vorangeht, und ist absolut unfruchtbar geblieben in der Erkenntniss aller derjenigen Krankheitsprozesse, bei denen celluläre Veränderungen gar nicht oder spät auftreten.« R.V. 1880 [363, 364]

In den Jahrzehnten nach Virchows Tod wurde es immer mehr erkennbar, dass seine Einstellung die in die Zukunft weisende für die Medizin war und Klebs auf seine Rolle als Entdecker von einzelnen Bakterien beschränkt bleibt. »Wenn man Virchow eine feindliche Einstellung gegenüber der neu entstehenden Bakteriologie vorwerfen wollte, so muss man bedenken, dass sich seine angebliche Abneigung doch nur gegen die sogenannten »Pilzjäger« richtet. Man kann nicht, wie es der Kreis der Bakteriologen um seinen Schüler Klebs leider allzu häufig getan hat, die Causa morbi mit dem Ens morbi, dem Wesen der Krankheit identifizieren; ein Krankheitserreger kann nicht gleichzeitig die Krankheit selbst sein. Oft ist es sogar den Pathologen nicht möglich, aus der Art der Veränderungen Rückschlüsse auf die Causa zu ziehen, wie es Virchow an dem Beispiel der Lebercirrhose anschaulich schildert.«[109]

»Es ist daher auch unverständlich, wenn nach dem Aufkommen der Bakteriologie immer mehr Stimmen – mehrere französische Autoren, die Wiener Schule und unter den deutschen Pathologen nicht zuletzt Klebs – laut wurden, die eine Ablösung der Zellularpathologie forderten, weil sie der Meinung waren, diese verhindere die Entwicklung der neuen Forschungsrichtung.

Derartige Angriffe gegen seine Lehre mussten Virchow zur Verteidigung herausfordern. So weist er in seinem Archiv 1880 überzeugend die Sinnlosigkeit und völlige Grundlosigkeit der Behauptung »la pathologie cellulaire a vecu«, die in einer französischen Zeitung veröffentlicht worden war, nach. Daher zitiert er die anerkennenden Worte Hans Buchners »Mit Rücksicht auf den bisherigen Zustand der Pathologie wird man finden, daß die cellular-pathologischen Anschauungen, deren Begründung wir Virchow verdanken, durch die neue Erkenntnis im Gebiet der Infektionskrankheiten eine umfangreiche und beinahe ungeahnte Bestätigung gewinnen.«[109]

»War dieses schon eine schwere persönliche Anschuldigung gegen Virchow, so war das Gesamturteil von Klebs über die Zellularpathologie geradewegs vernichtend. Klebs sah danach die wichtigste Aufgabe der Medizin als Heilkunde von der Zellularpathologie nicht erfüllt, da diese für die Krankheitstheorie der Infektionsprozesse und die damit verbundene parasitäre Theorie keinen Raum besässe. Das zellulare Prinzip vernachlässigt nach Klebs Worten alles, was den zellularen Veränderungen vorangeht, und ist »unfruchtbar geblieben in der Erkenntnis aller derjenigen Krankheitsprozesse, bei denen zellulare Veränderungen gar nicht oder spät auftretent«.[109]

»Trotz dieser einflußreichen Position wirkte die Bakteriologie durch ihren neuen Dogmatismus aber auch mechanisierend auf das medizinische Denken einiger großer Bakteriologen wie Klebs u. a. Die doch sehr komplexe Krankheitsidee wurde in der Begeisterung über die scheinbar unaufhörlichen Entdeckungen immer neuer Erreger in die zu einfache Formel »Organismus plus Erreger« gedrängt. Man verfiel wieder in den Fehler der naturhistologischen Schule des Simplifizierens. Klebs und andere Bakteriologen sahen in den Parasiten das Wesen der Krankheit, während Virchow in den belebten Krankheitserregern nur in einem gewissen Grade die auslösende Ursache für das Zustandekommen krankhafter Zellprozesse sah.«[109]

»Dass die bakterielle Infection ihre schädlichen Wirkungen nicht in der Blutflüssigkeit, sondern in den Geweben entfaltet, ist so klar, dass es wohl nicht erforderlich ist, darüber weiter zu sprechen. Gerade in Veränderung zahlreicher, und zwar bei verschiedenen Infectionen verschiedener, Gewebe ist so charakteristisch, dass Symptomatologie und Therapie dadurch unmittelbar Anatomie schon längst festgestellt, ehe überhaupt noch die Bakterien dieser Krankheiten entdeckt waren, und das wissen wir auch von einer Reihe von Krankheiten, die wir infectiös nennen, deren Bakterien aber bis jetzt vergeblich gesucht werden. Gerade diese Gewebsveränderungen oder, anders ausgedrückt, diese Organerkrankungen werden noch lange Gegenstand der besonderen Forschung bleiben, wenn die ätiologischen Umstände (ob Bakterien oder nicht?) vielleicht längst festgestellt sind. Sie repräsentieren vorzugsweise das cellularpathologische Element der Lehre von den Infectionskrankheiten, und sie zeigen abschliessend, wo die Angriffspunkte für die virulenten Stoffe liegen.« R.V. 1891[385]

»Die specifischen Stoffe des Serums und der Gewebssäfte werden überhaupt erst wirksam, wenn sie Zellen treffen, welche durch sie in ihrer Thätigkeit bestimmt werden. Sie verhalten sich in dieser Beziehung genau so, wie die Bakterien, deren genauere Kenntniss ein anderes, nicht minder, ja vielleicht noch mehr bedeutungsvolles Produkt der wissenschaftlichen Arbeit unserer Zeit darstellt. Auch die Bakterien sind Zellen, und auch sie erzeugen durch ihre Lebensthätigkeit specifische Stoffe, die bald als Gifte, bald als Fermente, zuweilen als Nährmittel wirken... Aber an keiner Stelle und zu keiner Zeit können wir die Zellen, die Gewebselemente, entbehren. Wo sie fehlen oder zu Grunde gehen, da hört auch die lebendige Thätigkeit auf.« R.V. 1897[396]

Seine kritische Distanziertheit, aber auch endgültig positive Beurteilung der Ergebnisse der Bakteriologie formulierte Virchow 1895:

»Indess ist es begreiflich, dass die Hoffnung, auch hier die gewünschten parasitären Mikroorganismen doch noch aufzufinden, nicht bloss in den Köpfen sanguinischer Forscher oder dogmenlustiger Jünger sich erhält, und dass jede neue Wendung in der Kenntniss selbständiger Organismen, wie neuerlich gewisser Protozoen, unter krankhaften Verhältnissen zu einer meist sehr willkürlichen induktiven Erweiterung der dogmatischen Formeln führt. Für den ruhigen Betrachter hat dieses Treiben zuweilen etwas beängstigendes. Aber der grosse und trostreiche Unterschied gegenüber der Methode der früheren speculativen und apriorischen Pathologen liegt darin, dass jeder Schritt auf dem Wege der heutigen Forscher genau controlirt werden kann, und dass selbst die grössten Enthusiasten von realen Dingen ausgehen, welche der experimentellen Kritik zugänglich sind. Die reiche Fülle thatsächlicher Beobachtungen und der Eifer in der Verfolgung auch der kleinsten Wesen hat sicherlich etwas höchst Erfreuliches gegenüber der Oede und der Trägheit, welche die Signatur der ätiologischen Forschung vor 100 Jahren waren.« R.V. 1895[394]

2.2.2 Serumtherapie und Anfänge der Immunologie

In Ableitung von den Ergebnissen der Bakteriologie wurde ein wesentlicher Angriff gegen die Zellularpathologie möglich, der auf der erfolgreichen Entwicklung der Serumtherapie beruhte. Sie wurde als die Wiederentstehung der Humoralpathologie interpretiert und sollte die Alternative der Virchowschen Zellularpathologie sein. Deshalb schreibt auch Winau (1991)[419], dass die Ergebnisse Behrings nicht in die Vorstellungen Virchows, der sich mit allen Mitteln gegen eine Wiederbelebung der Humoralpathologie wandte, passten. In der Auseinandersetzung mit Virchow lehnte Behring die Bedeutung der Zellen im Rahmen infektiöser Krankheit strikt ab.

Dass die Ergebnisse dieser wichtigen Forschungsergebnisse von Virchow anerkannt und wesentlich für die Zukunft der Medizin angesehen wurden, zeigen seine Äußerungen. In der Interpretation dieser Ergebnisse sah er jedoch auch unter Nutzung der Untersuchungen Metschnikoffs eine Bestätigung der Zellularpathologie. Er legte damit auch eine wesentliche Grundlage für die heutige Immunologie.

»In den Augen Vieler hat daher die Serum-Therapie die höchste Bedeutung erlangt. Sie ist in der That mit Anerkennung zu begrüssen. Und doch ergiebt eine unbefangene Beurtheilung und noch mehr eine sorgsame Untersuchung, dass alle diese Wirkungen nicht eintreten würden, wenn nicht Zellen vorhanden wären, welche den Stoffwechsel beherrschen und deren Thätigkeit die wirksamen Stoffe hervorbringt.« R.V. 1897[396]

In seiner positiven Beurteilung der Serumtherapie sieht Virchow jedoch keine Zerstörung der Zellularpathologie:

»Von da bis zum Heilserum ist noch ein starker Schritt, denn bei diesem handelt es sich um die Erzeugung neuer Stoffe im Körper, und wenn sich diese auch im Serum finden, so ist doch nicht nachgewiesen, ja nicht einmal wahrscheinlich, dass sie im Serum selbst, ohne bestimmte Mitwirkung von Zellen, mögen diese nun Gewebszellen oder Blutzellen sein, entstanden sind. Die nächste wissenschaftliche Aufgabe muss es sein, diese Fragen zu lösen. Sie wird zugleich einen Anhalt dafür gewähren, ob es nöthig ist, die Grundlage der Cellularpathologie zu ändern.« R.V. 1895[394]

»Für meine heutigen Betrachtungen ist es nicht erforderlich, alle die einzelnen Kategorien von Krankheiten und »Serum«-Arten durchzugehen, welche dabei in Betracht gezogen sind. Ich kann um so mehr darauf verzichten, als eine allgemeine, überall anerkannte Theorie nicht gewonnen worden ist. Das neue Jahrhundert wird noch viele und harte Arbeit auszuführen haben, ehe die Menschheit mit Ruhe auf einen gewissen Abschluss der prophylaktischen Untersuchungen wird rechnen dürfen. Vorläufig wird die Prüfung aller einzelnen Serum-Arten und das Studium der einzelnen ansteckenden Krankheiten mit Eifer fortgesetzt werden müssen. Dass es immunisierende Stoffe, also Schutzstoffe gegen Krankheiten giebt, kann nicht zweifelhaft sein. Aber es ist gefährlich, die Erfahrungen über Immunisation und über Ansteckung nach einfachen Schemata von einem Fall auf den anderen, von einer Thierart auf die andere zu übertragen.« R.V. 1900[406]

»... so beschränke ich mich hier darauf, die noch offene Frage von den Vaccinen kurz zu berühren. Ich thue es namentlich mit Rücksicht auf den Umstand, dass gerade das eine der wichtigsten Aufgaben für die Forschung des kommenden Jahrhunderts sein wird.« R.V. 1900[406]

Besonders heftig waren die Angriffe Behrings gegen Virchow, der sich jedoch von emotioneller Subjektivität zu sachlicher Kritik wandelte.

»Von den Angriffen, welche in Anlaß des Behring-Virchow'schen Streites auch gegen die Bakteriologie gerichtet wurden, leidet ein großer Teil daran, daß es die wertlose Sophistik der erregten Leidenschaft in die wissenschaftliche Diskussion hineinträgt.«[30]

»E. v. Behring ging soweit, ihn als den grössten Hemmschuh der neuzeitlichen Medizin und die Humoralpathologie als die einzige zulässige zu erklären. Diese Sinnlosigkeit richtet sich selbst, aber sie zeigt doch, wie weit die Erbitterung über Virchows starres Festhalten am anatomischen Standpunkt ging.«[108]

»Erst als Behring seine wissenschaftliche Attacke mit persönlichen Schmähungen in der allgemeinen Presse vervollständigte, erhielt er eine wohlverdiente kurze Zurückweisung aus Virchows Feder. Daß Virchow nicht nur den größeren Verstand, sondern auch den größeren Charakter besaß, wird graphisch durch die Tatsache illustriert, daß Virchow gerade in diesem Augenblick öffentlich den Wert des neuentdeckten Behringschen Diphtherie-Antitoxins bezeugte.«[1]

»Als die Serumtherapie gefunden war, kam ich als Mitglied der Medizinischen Fakultät nach Marburg. Ich hörte bei Herrn von Behring, dem Entdecker der Serumtherapie in Deutschland. Er sah in der Cellularpathologie nur eine augenblickliche Verirrung und glaubte, daß die Schutzkörper durch direkte Einwirkung z. B. des Diphtherie- oder Tetanusgiftes auf das Blut entstehen, und zwar nahm er eine Umwandlung dieser Gifte zu den Schutzkörpern unter dem Einfluß des Blutes an. Er hob gegenüber der Cellularpathologie die Bedeutung der Humoralpathologie hervor. Es ist sicher, daß die Systeme der Humoral- und Solidarpathologie genau wie der falsche Vitalismus als Systeme der Medizin immer wieder ihr Haupt erheben, aber ich glaube gezeigt zu haben, daß sie nicht in der Lage sind, die Cellularpathologie Virchows zu stürzen.«[7]

Etwa 20 Jahre später formulierte E. v. Behring in seinen »Gesammelten Abhandlungen« (Neue Folge 1915) dann eine abgewogene Stellungnahme:

»Virchow, der Magister mundi im anatomischen Denken, hat die medizinische Wissenschaft von vielen Irrtümern und falschen Vorurteilen gereinigt, und ich bin weit davon entfernt, seine überragende Bedeutung auf dem Gebiet der pathologischen Anatomie verkleinern zu wollen. In bezug auf die Lehre von den Krankheitsursachen (Krankheitsätiologie) sah ich mich jedoch genötigt, ihn zu bekämpfen. Was speziell die Diphtherie angeht, so läßt sich leicht beweisen, daß nie und nimmer für diese Krankheit ein Heilmittel von der Natur des Diphtherieantitoxins hätte gesucht und gefunden werden können von jemand, der auf dem Boden von Virchows Einteilung und Bezeichnung der Krankheit stehen blieb.« – «Das antitoxische Heilserum hätte schwerlich zur Anerkennung gebracht werden können, wenn Virchows Diphtheriebegriff in der Statistik der herrschende geblieben wäre!« (E. v. Behring, Gesammelte Abhandlungen. Neue Folge 1915)[104].

Als Problem und Negativum wird Virchows Haltung zu Semmelweis und seinen Leistungen bestehen bleiben.

»An dem Martyrium, das Semmelweis zu erdulden hatte, trägt Virchow einen großen Teil der Schuld. Nächst seinem Eintreten für die Kurierfreiheit war seine Bekämpfung der Semmelweisschen Lehre sein folgenschwerster Irrtum.«[33]

Andererseits stellte Fischer (1965)[109] in seiner Analyse über Virchow und die Bakteriologie zu diesem Punkt fest:

»Außerdem beruhten die Vorwürfe von Semmelweis gegen Virchow, wie auch später die Ablehnung und der offene Kampf zwischen Behring und Virchow, zum Teil auf Arbeiten, die weit zurücklagen. Schon in seinem Gutachten über die in Prag zu errichtende Gebäranstalt spürt man deutlich, wie Virchow sich zu der Semmelweisschen Auffassung durchringt. Ackerknecht schreibt, dass Virchow die Theorien von Semmelweis zwar nicht im gesamten annahm, aber seine Reinigungsmethoden selbst benutzte und empfahl, wodurch er, wie er 1863 behauptete, auf seiner Abteilung in der Charité keinen Fall mehr von Kindbettfieber hatte, obwohl er gleichzeitig mit Leichen umging.

Auf einer Sitzung der Berliner Gesellschaft für Geburtshilfe im Februar 1864 hebt Virchow die großen Verdienste hervor, die sich die Wiener Schule und vor allem Semmelweis bei der möglichst weitgehenden Einschränkung des Kindbettfiebers erworben habe. Allerdings ist Virchow der Ansicht, dass man die Bedeutung der Infektion übertrieben habe.

Es ist fraglich, ob Semmelweis noch vor dieser Anerkennung durch seinen großen »Widersacher« etwas erfahren hat, denn in diesem Jahr starb er in einer Nervenklinik.«[109]

Die Auffassung der Infektionskrankheiten als eine Wechselwirkung (»Kampf«) zwischen Zellen führt logisch dazu, das Geschehen im Rahmen der Zellularpathologie zu erklären und ordnet sie damit nach unseren heutigen Gesichtspunkten dem Formenkreis der Immunpathologie zu.

»Dieses alles ist zu untersuchen, und erst aus einer solchen Kenntniss könnte sich die eigentliche Theorie der Infectionskrankheit zusammensetzen. Diese Theorie aber muss nothwendig cellularpathologisch sein, denn wenn sie es nicht wäre, so müsste die Infectionskrankheit verlaufen, ohne irgend welche lebenden Theile zu verändern, was nicht denkbar ist. Ob die Veränderung gerade eine pathologisch-anatomische ist, das macht dabei gar nichts aus. Denn die Cellularpathologie hat es nicht blos mit anatomisch erkennbaren, sondern auch mit nur physiologisch nachweisbaren Veränderungen zu thun. Das habe ich so oft erörtert, dass Herr Klebs sich die Mühe wohl hätte ersparen können, glauben zu machen, als sei die Cellularpathologie am Ende, wenn man an einer Zelle keine Veränderungen ihrer Substanz sehen kann. Ich sage ihm dagegen, eine wahre Theorie der Infectionskrankheiten hat noch gar nicht angefangen, wenn man sich auf die grobe Empirie von dem Nachweise eines Pilzes als Krankheitsursache beschränkt.« R.V. 1880 [363, 364]

»Vorläufig werden wir also auch wohl noch fortfahren dürfen, die Zelle als Trägerin sowohl des Lebens, als der Krankheit anzusehen.

Es ist selbstverständlich, dass dieser Satz, insofern er ein theoretischer ist, nicht unmittelbar für die medicinische Praxis benutzt werden kann. Was den Arzt interessirt, das ist niemals eine Zelle, sondern immer eine Summe von Zellen, und die Krankheit im Sinne des practischen Arztes, im Sinne der speciellen Pathologie wird immer in dieser letzteren Weise verstanden werden müssen.« R.V. 1880 [363,364]

»Andererseits wird es die Aufgabe der nächsten Zukunft sein, die Untersuchung der lebenden Zellen in Bezug auf ihre Widerstandskräfte und den Mechanismus ihres Wehrkampfes in weit grösserer Ausdehnung aufzunehmen, als es bisher der Fall war.

Dasjenige Verhältniss, welches aufzuklären den eigentlichen Kern der specifisch-pathologischen oder, noch allgemeiner ausgedrückt, der medicinischen Forschung über diese Krankheitsformen bildet, habe ich gelegentlich als den Kampf der Zellen gegen die parasitären Mikroorganismen oder, kürzer, wenngleich nicht ganz correct, gegen die Bakterien bezeichnet. Augenscheinlich treten sich hier zwei lebende Mikroorganismen feindlich gegenüber: die mikroskopischen Zellen, die vitalen Elemente des Körpers einerseits, die noch kleineren Pilze, diese niedersten Pflänzchen, andererseits. Beide sind mit einem Leben, also auch mit einer Thätigkeit, mit eigenen Kräften ausgestattet. Welcher von beiden ist der Angreifer? Wie macht er seinen Angriff? Widersteht der andere und vermittelst welcher Eigenschaften? Welcher von beiden wird vernichtet?

Das sind die Fragen, welche zu beantworten sind. Dass die Krankheit ein Kampf sei, ist eine alte These.

So kehrt, wie ich denke, auch diese Frage folgerichtig wieder in den Gedankenkreis der Cellularpathologie zurück. Es bedarf keiner Neuordnung des Wissens, um den neuen Thatsachen ihren Platz in dem bisherigen Erfahrungsgebiete zu sichern. Möge nur die Zahl der neugewonnenen Thatsachen eine recht grosse sein! Es war vor Kurzem meine Aufgabe, durch eine strengere Unterscheidung zwischen Krankheitsursachen und Krankheitswesen (dieses Archiv 1880. Bd. 79, S. 1 und 185) die aus der fortschreitenden Kenntniss neuer pflanzlicher Parasiten hervorgegangene Ueberschätzung der Krankheitsursachen in etwas herabzumindern. Wolle niemand daraus eine Unterschätzung dieser Ursachen folgern. Jede Bereicherung des Wissens in dieser Richtung wird mir willkommen sein. Aber möge auch niemand vergessen, dass die Aetiologie nur eine Vorstufe der Pathologie ist und dass die Aufgabe der letzteren erst gelöst ist, wenn der Krankheitsprozess d. h. der Gesammtablauf der gestörten Lebensthätigkeiten klargelegt ist.« R.V. 1885[374]

»Aber ich denke, dass man allmählich die Wahrheit meines Satzes anerkennt, dass die Bakterien Krankheitsursachen, aber nicht Krankheitswesen sind. Auch hat sich mehr und mehr das bestätigt, was ich seiner Zeit sagte, dass die wirksamen Schädlichkeiten in der Mehrzahl der Fälle nicht die Bakterien, sondern die durch sie hervorgebrachten virulenten Stoffe sind. Dagegen ist der Streit über einen anderen Punkt noch nicht ausgetragen. Nach meiner Auffassung besteht die infectiöse Krankheit in einem Kampfe der Zelle des Körpers und der Bakterien, in welchem bald die einen, bald die anderen siegen. Als der sichtbare Ausdruck eines solchen Kampfes erschien mir der zuerst von Herrn Metschnikoff beobachtete Vorgang, dem er später den Namen des Phagocytismus beigelegt hat. Noch auf dem internationalen Congress trug sich das Sonderbare zu, dass Sir Joseph Lister in dem ersten Vortrage von Phagocyten als von zweifellosen Wesen sprach, während Herr Robert Koch im nächstfolgenden Vortrag ihre Existenz ebenso bestimmt in Abrede stellte.« R.V. 1891[385]

»Wie Virchow auf der Innsbrucker Naturforscherversammlung sagt, verläuft die Krankheit je nach Intensität der Infektion »und je nach Geneigtheit, Bereitschaft und Widerstandskraft des befallenen Kranken« verschieden. Virchow hat sich also mit seinen Ausführungen scharf gegen die sogenannte »ontologische« Krankheitsauffassung ausgesprochen.

»Die Krankheit war für ihn kein Fremdwesen, sondern eine Eigenfunktion des Körpers«. Virchow dagegen leugnet nach Lubarschs Aussage gar nicht den Zusammenhang der Geschehnisse, sondern er differenziert den Geschehnisablauf noch genauer. Immanente Ursachen prägen eine Organisation, aber erst von innen oder außen hinzukommende Bedingungen vermögen diese in bestimmter Richtung angelegte Organisation wirklich zur Erscheinung zu bringen.«[109]

»So vermag man, wie auch Orth meinte, erst nach einer Verbindung von Zellularpathologie mit den Kenntnissen der Mikrobiologie die Erscheinungen der Infektionskrankheiten in ihrer Konsequenz deutlich zu erkennen.«[109]

»Die Vorstellungen, die wir heute über die Rolle der Microorganismen bei der Verursachung von Krankheiten haben, ist in vielen Dingen näher denen von Virchow als seiner bakteriologischen Opponenten.«[223]

- »Er warnte vor der Übertragung von Immunisierungsexperimenten von einer Krankheit oder einer Species auf die andere.
- Er nahm Toxine und Endotoxine 20 Jahre vor ihrer Entdeckung an.
- Er erkannte die Bedeutung der Metschnikoffschen Arbeiten vor den Bakteriologen.
- Er versuchte eine Balance zu finden zwischen endogenen und exogenen Faktoren, wie wir es heute tun.«[223]

»Die Hervorhebung der dominierenden Rolle der Konstitution des Wirts hat der Bakteriologie geholfen, sich besser in das Gesamtbild der modernen Medizin einzugliedern, als es eine einfache Anerkennung aller Entdeckungen bewirkt hätte.«[223]

»Zwischen Bakteriologie und Cellularpathologie besteht kein Gegensatz.«[104]

Die Entwicklung der Immunologie wird von Virchow als eine Fortsetzung der Zellularpathologie als Basis der Zukunft der Medizin angesehen. Auch an seiner jahrzehntelangen Wirkungsstätte, der Charité, werden diese Leistungen jedoch nicht als erwähnenswert angesehen (Nitschke 1991)[211].

»Wo kann der Sitz dieser Immunität sein? Unsere heissblütigen Injectionisten sagen kühn: im Serum. Als ob das Serum im Blute der Stoff wäre, der endlos lange eine einmal gewonnene Eigenthümlichkeit zu bewahren im Stande wäre! Gerade die am meisten wandelbare Flüssigkeit sollte die Eigenschaft einer persistenten Substanz haben! Einige Heisssporne haben sogar die Zeit für gekommen erachtet, die Wiederkehr der Humoral-Pathologie zu proclamiren. Meiner Meinung nach mit Unrecht.« R.V. 1900[406]

»Persistente Eigenschaften setzen auch persistentes Gewebe voraus. Daher habe ich die Ueberzeugung, dass auch der Sitz der dauernden Immunität im Gewebe sein muss, und da das lebende Gewebe seine vitalen Eigenschaften überall den Zelle n verdankt, dass auch die Immunität an bestimmten Zellen haften muss. Diese Zellen mögen ihre Eigenschaften auf ihre Nachkommenschaft im Sinne der Erblichkeit oder auf ihre Nachbarschaft oder selbst auf fremde Theile des Organismus metastatisch (disseminirend) übertragen. Sie mögen auch vorübergehend das Serum beeinflussen. Aber dauernde Immunisierung kann nur zu Stande kommen nach Art der Befruchtung. Wie durch den Samen die in den Zellen der Testikel erzeugte Flüssigkeit mit ihren »Fäden« auf die Eizelle übergeht, so müssen auch bei der Immunisirung alte oder junge Zellen des Gewebes von der immunisirenden »Lymphe« aufnehmen und dadurch dauernde Aenderungen ihrer Substanz erfahren. Ob diese Aenderungen jemals mikroskopisch oder chemisch werden nachgewiesen werden können, steht dahin. Man möge danach suchen.« R.V. 1900[406]

»Wie auf dem Gebiete der speziellen Ätiologie der Infektionskrankheiten, so auch auf dem weiteren der allgemeinen Ätiologie ist die Entwicklung der Forschung im wesentlichen die Wege gegangen, die Virchow ihr vorzeichnete. Mag er – selten genug – in Einzelheiten geirrt haben, die Beherrschung des Wissens seiner Zeit im Verein mit der meisterhaften Beherrschung der Methode der Wissenschaft befähigten ihn, seinen Zeitgenossen vielfach weit vorauseilend zu den ätiologischen Problemen von sehr hoher Warte aus Stellung zu nehmen. Gerade seine grundsätzlichen Äußerungen zu dieser Frage sind nicht veraltet, mehr als das: sie sind nicht in Gefahr, je zu veralten, solange die naturwissenschaftliche Methode für die Medizin maßgebend ist.«[186]

»Daß dagegen die Lehre der Phagocytose und die auf ihr aufgebaute Opsonin-, Aggressin- und Alexintheorie ganz cellularpathologisch sind, muß jedem einleuchten.«[104]

»Paul Ehrlich scheint dies bald erkannt zu haben. Ehrlich hat in seinem »Nobel-Vortrag« (1909) über die Partialfunktionen der Zelle klar zum Ausdruck gebracht, daß der Zellbegriff die Achse sei, um die die ganze Wissenschaft vom Leben gravitiere. Die Immunitätsforschung besitzt seit Ehrlichs Tagen eine feste Bindung an die Tätigkeit immunokompetenter Zellen, und es waren Pathologen, die Begriffe wie reticuloendotheliales System, histiocytäre Defensivreaktion und aktives Mesenchym (Aschoff, Siegmund) konzipiert haben. Herr Letterer hatte in seinem vorjährigen Freiburger Akademie-Vortrag hierauf hingewiesen.«[96]

Im letzten Jahrzehnt des 20. Jahrhunderts sind die Leistungen Virchows hinsichtlich ihres Einflusses auf die Medizin im Wesentlichen in 4 Punkten zusammenzufassen:

1. Virchows Vorstellungen und Interpretationen über die Rolle von Mikroorganismen im Krankheitsgeschehen haben sich als grundsätzlich richtig erwiesen. Sie sind Ursachen von Krankheiten, ihre Existenz allein macht aber die Krankheit nicht aus.
2. Für die Entstehung einer Infektionskrankheit ist das Verhalten von Zellen und die Wechselwirkung zwischen Krankheitserregern und den Zellen und die Gesamtreaktion des Organismus notwendig.
3. Virchow prognostizierte trotz seines Widerspruchs gegenüber den theoretischen humoralpathologischen Vorstellungen der Entdecker der Serumtherapie und Vakzination diese als wichtige weiterführende Entwicklung für die Medizin.
4. Aufbauend auf seinen zellularpathologischen Vorstellungen sah Virchow im Besonderen in der zellulären Immunologie ein wichtiges Prinzip der zukünftigen Medizin.

2.3 Gleichheiten und Unterschiede der Virchowschen Entzündungsauffassung zu den heutigen Vorstellungen

In der bis heute fortdauernden Diskussion über den Begriff der Entzündung – bis zu dem Vorschlag hin, ihn überhaupt abzuschaffen – und über Auslösemechanismen und Ablauf mit in dem jeweiligen Zeitraum und zwischen den einzelnen Perioden der wissenschaftlichen Entwicklung ausgefochtenen kontroversen Anschauungen können die Ansichten Virchows als ein Zwischenstadium angesehen werden. Dabei sind bei ihm auf Grund der methodischen Möglichkeiten und der grundsätzlichen Auffassungen zwar einzelne aus der Zeit geborene, heute gegenstandslose Vorstellungen vorhanden, die meisten stellen jedoch auch heute noch die Marksteine der Entzündungsforschung dar.

Schon 1852 fasste Virchow seine Vorstellungen zusammen, die er in den nächsten Jahrzehnten zwar noch modifizierte, aber nicht grundsätzlich änderte.

»Es darf als sicher vorausgesetzt werden, dass alle vorurtheilsfreie Beobachter an den Erscheinungen, die wir unter dem Begriff der Entzündung zusammenfassen, drei Reihen zu unterscheiden vermögen, von die eine an dem Cirkulationsapparat, die zweite an den Nerven, die dritte an den Geweben vor sich geht. Die deutsche Medicin – und die ausserdeutsche ist ihr zum Theil darin gefolgt – hat seit der Zeit, dass man das Mikroskop zur Erläuterung der krankhaften Vorgänge herangezogen hat, in der Betrachtung jener Erscheinungen meist einseitige Wege eingeschlagen, und nachdem man anfangs fast nur die Veränderungen an der Circulation beachtet hatte, ist man in den letzten Zeiten hauptsächlich auf die Nerven zurückgegangen, indem man die Gewebe mehr oder weniger unberücksichtigt ließ. Von der Ueberzeugung ausgehend, dass nur die gleichzeitige Berücksichtigung aller drei Reihen eine den Thatsachen äquivalente Anschauung gewähren könne, bin ich in verschiedenen früheren Arbeiten auf die Formel der älteren Aerzte zurückgegangen, dass nämlich die Entzündung, sowie überhaupt jeder locale pathologische Prozess, als eine Anomalie der Ernährung zu fassen sei, oder noch schärfer formulirt, dass die entzündlichen Erscheinungen den Excess aller oder bestimmter einzelner Vorgänge der Ernährung ausdrücken.« R.V. 1852[307]

»Diese gesetzt, zeigt sich bei der Analyse der Entzündungs-Erscheinungen:

1. dass eine Störung in den Diffusionsverhältnissen zwischen Blut und Gewebe in der Art zugegen ist, dass entweder die Resorption gesteigert ist, oder dass die Exsudation zugenommen hat, oder dass beides gleichzeitig stattfinden.
2. dass die Nerven des erkrankten Theiles sich im Zustand der Erregung, der Excitation oder Irritation befinden.« R.V. 1852[307]

»Will man nun die Entzündung genau studieren, so hat man jedenfalls dreierlei zu thun: man muss den Zustand des Gewebes, den Zustand der Capillarcirkulation und den Zustand der Nerven prüfen. Die Pathologie oder, wie ich lieber sagen möchte, die pathologische Physiologie hat mit den Capillaren angefangen und ist dann zu den Nerven übergegangen; die pathologische Anatomie schlägt ganz natürlich den umgekehrten Weg ein, der übrigens den Vorteil hat, dass er sichere und leichtere Resultate liefert, insofern die Veränderungen an dem Gewebe bleibende, gewissermassen erstarrte sind. Fälschlich hat man gesagt, es seien das materielle Veränderungen, als ob die Veränderungen an den Gefässen und Nerven nicht ebenso gut materielle wären; der Unterschied liegt nur darin, dass wir einmal die ruhende, das andremal die bewegte Materie zu untersuchen haben; die Untersuchung der ruhenden Materie gehört aber der pathologischen Anatomie, die Untersuchung der bewegten der pathologischen Physiologie an.« R.V. 1852[307]

»Die alte Charakteristik der Entzündung nach ihren vier Cardinal-Eigenschaften, Röthe, Schmerz, Geschwulst und Hitze zeigt ja hinlänglich, dass seit Alters her die Anschauung von dem gleichzeitigen Leiden der verschiedenen, einen Theil constituirenden Elemente festgehalten ist und dass man sowohl die Gefässe mit ihrem Blut, als auch die Nerven und die Gewebe mit seinen Ernährungs- und Exsudatflüssigkeiten in Rechnung gezogen hat. Wenn demnach die Entzündung als die Totalerkrankung eines Theils angesehen werden muss, so schliesst diess sich selbst aus, dass man einfache Zustände der Hyperämie, der Neuralgie, der Exsudation, der Gewebsmetamorphose als entzündliche ausgiebt. Es folgt daraus von selbst, dass man diese elementaren Krankheits-Vorgänge von den zusammengesetzten, zu denen eben die Entzündung gehört, trennt.« R.V. 1852[307]

45 Jahre später fasst Virchow die Kenntnisse über die Entzündung aus seiner Sicht zusammen:

»1. Die Entzündung, wie man sie gegenwärtig definiren kann, ist kein einheitlicher Vorgang mit constanten Merkmalen.
2. Ihrem Wesen nach lassen sich mindestens 4 Arten der Entzündung unterscheiden: die exsudative, die infiltrative, die parenchymatöse oder alterirende und die proliferirende. Jede derselben liefert andere Produkte.
3. Das Bedürfniss, diese verschiedenen Arten in einem gemeinsamen Namen zusammenzufassen, ist weniger ein wissenschaftliches, als ein praktisch-diagnostisches. Man will die entzündlichen Exsudate, Infiltrate, Metamorphosen und Neubildungen von den nicht entzündlichen unterscheiden.
4. Das diagnostische Interesse wird verstärkt durch das therapeutische, insofern die verschiedenen Arten der Entzündung eine gewisse Gemeinsamkeit der Behandlung erfordern.
5. Der Zustand der Gefässe und der localen Circulation bietet nicht unerhebliche Differenzen in den verschiedenen Arten der Entzündung dar. Während die entzündliche Hyperämie in den exsudativen und infiltrativen Entzündungen als ein Hauptgrund der eintretenden

Störungen erscheint, tritt sie bei den alterirenden (metamorphosirenden) und proliferirenden in eine secundäre Stellung.

6. Der Zustand des Parenchyms ist nicht geringeren Verschiedenheiten unterworfen. Die exsudativen Entzündungen bedingen die geringsten, die proliferirenden und alterirenden die grössten Veränderungen des Parenchyms.
7. Der gemeinsame Charakter der im engeren Sinne entzündlichen Veränderungen an den Gefässen und an dem Parenchym beruht darin, dass jedesmal der Grund der Veränderung in einer Reizung zu suchen ist, welche gewisse Thätigkeiten (Actionen, Reactionen) hervorruft. Die erste Rücksicht des Diagnosten muss daher stets dahin gerichtet sein, zu ermitteln, ob der Prozess überhaupt ein irritativer ist.
8. Die Irritation betrifft sowohl Nerven, als Gefässe, sowohl specifisches, als nicht specifisches Parenchym. Sie ist je nach der Constitution der gereizten Theile und nach der Natur der einwirkenden Schädlichkeiten verschieden. Diese Schädlichkeiten sind zuweilen mechanischer, sehr viel häufiger chemischer Natur. Auch die reizenden Wirkungen vieler Bakterien beruhen auf ihren chemischen Produkten.
9. Die nicht unberechtigte Vergleichung der Entzündung mit dem Fieber, welche sich auf die Temperatursteigerung der äusseren Theile stützt, gilt nicht für die Entzündung im Ganzen, sondern nur für die verstärkte Fluxion zu dem entzündlichen Theil, soweit eine solche überhaupt möglich ist.« R.V. 1897[397]

Aus der Vielzahl der Publikationen, Monographien, Hand- und Lehrbuchbeiträge dieses Jahrhunderts, die sich mit der Auffassung Virchows über die Entzündung auseinandersetzen, sollen die von Lubarsch (1921)[188] als seinem 2. Nachfolger auf dem Lehrstuhl an der Berliner Charité und von Doerr (1957)[95] exemplarisch angeführt werden.

»Denn es kommt nicht darauf an, was die Ärzte Entzündung nennen wollen, sondern welche Vorgänge dem Symptomenkomplex entsprechen, der als eine einheitliche akute Erkrankung immer wieder die Aufmerksamkeit der Ärzte auf sich gelenkt hat. Denn der Standpunkt, den Virchow im Jahre 1852 einnahm, daß die Vorstellung von der Entzündung »eine wirkliche Wahrheit« enthielte und noch »unter sehr veränderten wissenschaftlichen Voraussetzungen Realität« besitze, scheint mir immer noch der richtige und den Vorzug von seinem späteren zu verdienen, wonach weniger ein wissenschaftliches, als ein praktisch-diagnostisches und therapeutisches Bedürfnis für die Aufstellung des

Entzündungsbegriffs bestände. Nur muß man sich bei der Beurteilung auf diejenigen Lebenserscheinungen beschränken, die bei bestimmten Schädigungen mit Gesetzmäßigkeit an den der äußeren Wahrnehmung zugänglichen Teilen zu beobachten sind oder mit Sicherheit an inneren Organen erschlossen werden können. Was da für Vorgänge stattfinden und wie sie zusammenhängen, das läßt sich erforschen. Den Boden für eine wissenschaftliche, biologische Forschung verliert man aber, sobald man eine oder die andere der beteiligten Reaktionen herausgreift oder den vorgestellten Zweck oder erreichbaren Erfolg der Reaktionen in den Mittelpunkt der Erörterungen stellt. Das muß zu einer Verwässerung und einer gefährlichen Verbreiterung des Entzündungsbegriffs führen. Deswegen ist es nach meiner Meinung kein glücklicher Gedanke, den »Zweck« des entzündlichen Vorgangs in den Vordergrund zu stellen, nicht wegen des »teleologischen« Gedankens, sondern weil dies am allerleichtesten mißverstanden wird.«[188]

»Worauf es ankommt und worüber tatsächlich auch Einigkeit herrscht, sind folgende Punkte: 1. Die Entzündung ist kein einfacher, sondern ein zusammengesetzter Vorgang. 2. Die Entzündung gehört zu den reaktiven, den von selbst (automatisch) einsetzenden Ausgleichsvorgängen (»automatische Selbstregulationsmechanismen«). Auch darüber besteht kaum noch ein Streit – ich verweise nur auf Marchand, Neumann, Aschoff, Herxheimer, mich u. a., daß bei der akuten Entzündung stets alternative, flüssige und zellige Exsudations- und produktive Vorgänge vereinigt sind. Man möge sich mit diesen sehr wichtigen Ergebnissen zunächst begnügen und nun nicht verlangen, daß die Art, wie sich diese Vorgänge miteinander verbinden, zeitlich und innerlich stets in gleichem Abhängigkeitsverhältnis zueinander ständen. Hier zeigt sich vielmehr Virchows Scharfblick, wenn er hervorhebt, daß die Entzündung kein »einheitlicher« Vorgang sei, d. h. daß er nicht immer unter demselben Bilde auftreten könne. Das Einheitliche in den verschiedenen Entzündungskrankheiten liegt vielmehr in dem reaktiven und verwickelten Charakter des Vorgangs.«[188]

»Neuerdings hat Schade den sehr dankenswerten Versuch gemacht, die Entzündungserscheinungen in ihren Einzelheiten vom kolloidchemischen Standpunkt aus zu betrachten, ein Versuch, der eher zu einer naturwissenschaftlich biologischen Begriffsbestimmung und Erfassung des Wesens des Entzündungsvorganges führen kann als Erörterungen über die »defensive« Natur der Entzündung. Auch das ist ein Weg, den

Virchow angedeutet hat, wenn er betonte (sein Arch. 4, 280), daß »Entzündung und Verbrennung chemisch-mechanische Vorgänge seien« und die »Umsetzungsfähigkeit, die Zersetzbarkeit und Zerstörbarkeit« der Elementarteile wichtiger und ständiger seien als Röte, Schmerz und Geschwulst. Immer überwiege das chemische Moment, und »das morphologische, die veränderte Beschaffenheit der Elemente ist erst die Konsequenz davon«.

Mit diesen Worten Virchows möchte ich die Übersicht über die Entwicklung der Entzündungslehre schließen. Denn sie zeigen, dass Virchow trotz aller Irrtümer im Einzelnen und trotzdem manche seiner Grundanschauungen als nicht haltbar erkannt sind, auch wieder den genialen Scharfblick für das Wesentliche gehabt und Ziele gezeigt hat, die auch heute noch nicht erreicht sind.

Sucht man nach alledem Virchows Entzündungslehre kurz zusammenzufassen, so ergibt sich folgendes: 1. Die Entzündung ist ein irritativer, zur Zerstörung von Gewebe führender Vorgang. 2. Sie ist kein einheitlicher Vorgang und in ihren Erscheinungsformen von der anatomischen Beschaffenheit des befallenen Gewebes abhängig. 3. Die Bedeutung und das Verhalten der Gefäße und des örtlichen Blutumlaufs ist bei den verschiedenen Arten der Entzündung verschiedenartig bei einem Teil derselben von hauptsächlicher und beherrschender, bei einem anderen Teil von mehr nntergeordneter, nebensächlicher Bedeutung.«[188]

»Soweit die Gegebenheiten. Bevor wir in eine Kritik eintreten, mag die Frage erlaubt sein, welche Gebiete der Pathologie eine besondere Förderung durch Virchow erfahren haben. Wenn wir seinem einstigen Assistenten F. v. Recklinghausen folgen, so galt sein Hauptanliegen der Entzündungslehre und der Geschwulstlehre. Mit beiden Problemen ist Virchow nicht recht fertig geworden. Aber dies geht der heutigen Medizin nicht anders. Was die Entzündung anbetrifft, so war Virchow viel zu sehr Arzt, um, wie vor ihm und nach ihm geschehen, das Phänomen deshalb zu leugnen, weil seine pathologisch-anatomische Erfassung Schwierigkeiten machte. Und er war viel zu sehr Physiologe, um vermessen genug zu sein, das Geschehen bei der Entzündung nur und ausschließlich morphologisch charakterisieren zu wollen. Nach Virchow stellt die Entzündung die Antwort einer Zelle auf einen komplexen Reiz, den Entzündungsreiz, dar. Die Zelle quittiere die Läsion durch eine Änderung ihrer Stoffwechselqualitäten. Danach kann man eine Entzündung im Sinne Virchows als Ausgleichreaktion gegen eine stattgehabte Schädigung auffassen. Der Schwerpunkt der – initialen Veränderungen liegt also beim Gewebe, gleichsam im Parenchym. Ein entzündliches Exsudat entstehe durch Attraktion serös-zelliger Bestandteile aus den Gefäßen der Örtlichkeit.«[95]

»Diese These, die uns Heutigen nicht mehr als absolut indiskutabel erscheint, fand Widerspruch durch Virchows eigenen Schüler Julius Cohnheim. Die Cohnheimsche Alterationstheorie der Entzündung, die den Schwerpunkt der Prozesse in einer Permeabilitätsstörung der Blutstrombahn sieht, ist heute, mit bestimmten Einschränkungen, die herrschende Lehre. Ich habe vor Jahresfrist in meiner Kieler Antrittsvorlesung eine Abwägung der Virchowschen und Cohnheimschen Entzündungstheorie versucht. Mit Marchand möchte ich glauben, daß Virchows Lehre die im Grunde besser durchdachte und breiter fundierte ist. Ich bin überzeugt, daß, wenn es gelingt, die Biochemie oder die Pharmakologie ernstlich an diesen Fragen zu interessieren, eine gewisse Rehabilitation Virchows im Bereiche der Entzündungslehre zustande kommen wird.«[95]

Seit Virchows Definition der Entzündung und ihrer Interpretation durch Lubarsch (1921)[188] und Doerr (1957)[95] hat sich an der Konzeption dazu nichts grundsätzlich verändert.

Entzündung definieren wir gegenwärtig als einen komplexen Reaktions- und Regulationsvorgang des Gefäß-Bindegewebsapparates als gesetzmäßige Folge nach Einwirkung von die individuelle Toleranzgrenze überschreitenden, entzündungserregenden Reizen. Sie manifestiert sich als Schädigung (Alteration) der ortsständigen Zellen und Gewebebestandteile, Durchblutungsstörungen und sekundären resorptiven, phagozytierenden und proliferativen Vorgängen.

In der praktischen histologischen Beurteilung werden unterschiedliche Befunde als Entzündung interpretiert:

- die entsprechend der Definition in geordneter Reihenfolge ablaufenden Vorgänge
- die grundsätzlichen Veränderungen auch bei Fehlen einzelner Komponenten
- die Existenz aus den Gefäßen ausgewanderter Granulozyten im Gewebe.

Mit der Feststellung, dass eine Alteration von Zellen und Gewebeverbänden, eine lokale Reaktion der Gefäße und des umgebenden Bindegewebes sowie Folgeprozesse, insbesondere in Form von proliferativen Vorgängen, die Entzündung charakterisieren, entspricht die Beschreibung der Virchows aus dem Jahre 1852 mit den Präzisierungen aus dem Jahre 1897. Die Fortschritte im weiteren 20. Jahrhundert betreffen den Übergang von der Phänomologie zu einer Analyse der kausalen und formalen sowie zeitlichen Pathogenese.

Wir kennen das gesamte Spektrum der möglichen Ursachen wie mechanische, physikalische, chemisch-toxische, Mikroorganismen bis zu höher differenzierten Lebewesen sowie endogene Faktoren, die den Entzündungsvorgang auslösen können.

Für den einheitlichen Entzündungsablauf sind im Wesentlichen 2 Faktorengruppen verantwortlich:

- Zellen (Granulozyten, mononukleäre Makrophagen, Lymphozyten) mit spezifischen Funktionen wie Zellwanderung, Phagozytose, Substanzabgabe durch Degranulation
- Mediatoren, d. h. chemische Substanzen, die direkt oder indirekt entzündliche Reaktionen hervorrufen und als Bindeglied zwischen den Entzündung-auslösenden Faktoren und den Gewebeelementen wirken.

Auch der zeitliche Rahmen der akuten Entzündung kann aufgrund experimenteller Untersuchungen näher bestimmt werden. Innerhalb von 5 Minuten nach Setzen eines Reizes kommt es zu einer nerval-bedingten Gefäßkontraktion, der eine durch Mediatoren beeinflusste Gefäßdilatation mit erhöhter Durchlassfähigkeit folgt. Bis 120 Minuten erhalten bzw. steigern andere Mediatoren die Gefäßerweiterung, wobei Flüssigkeit und Zellen in die Umgebung austreten.

Die Mediatoren stammen aus verschiedenen Substanzgruppen, wie Proteinen, Peptiden, Enzymen, Fettsäurederivaten und Aminosäureabkömmlingen. Sie sind entweder präexistent in Zellen, z. B. Histamin in den Granula der Mastzellen und basophilen Granulozyten, werden wie die Prostaglandine erst als Reaktion auf Entzündungsreize neu synthetisiert oder aus ihren inaktiven Vorstufen im Plasma aktiviert.

Insgesamt finden demnach bei der Entzündung folgende reaktive Vorgänge statt: Gewebeschädigung, Gefäßreaktionen, Austritt von Blutflüssigkeit in das Gewebe, Auslösung von Granulozytenfunktionen (Margination an der Gefäßwand, Emigration ins Gewebe, Chemotaxis, Degranulierung, Phagozytose), Proliferation des lokalen Bindegewebes, Narbenbildung. Durch die Änderung intrazellulärer Steuerungsprozesse, immunpathologische Reaktionen auf Autoantigene und Störungen übergeordneter Steuerungsmechanismen kann es zur Selbsterhaltung der Entzündung kommen.

Trotz der Grundsätzlichkeit des Ablaufs der Entzündung können lokale und allgemeine Faktoren sie modifizieren. Dazu gehören die Art und Intensität des auslösenden Reizes, Grad und Ausdehnung der Alteration, die Gewebeart, das Organ und die Beschaffenheit des Gefäß-Bindegewebskomplexes und die Durchblutung. Als allgemeine Faktoren spielen die Fähigkeit zur Antikörperbildung, hereditäre Faktoren, Alter, Geschlecht, Ernährungszustand, Blutversorgung, endokrine und vegetative Einflüsse, Stoffwechselstörungen und Begleiterkrankungen eine Rolle.

Letztendlich ist es heute gut bekannt und beachtet, dass es im Rahmen der Entzündung zu systemischen Veränderungen kommen kann, die die Funktionen einzelner Organe oder des Gesamtorganismus in Form von Änderungen in der Blutzusammensetzung, des Endokriniums, des vegetativen Nervensystems, immunologischer Reaktionen u. a. betreffen.

Eine vergleichende Analyse der von Virchow (1897) zur Entzündung formulierten 9 Punkte mit unseren gegenwärtigen Kenntnissen zeigt den hohen Deckungsgrad:

1. Was Virchow »keinen einheitlichen Vorgang« bezeichnete, nennen wir heute »komplexen Vorgang« mit den von Virchow charakterisierten Unterarten.
2. Die von Virchow unterschiedenen 4 Entzündungsarten, die exsudative, die infiltrative, die parenchymatöse oder alterierende, und die proliferative, werden heute in 3 Arten, die alterative, die exsudative und proliferative, zusammengefasst.
3. Diese sind nicht voneinander isoliert, sondern gehen nach heutiger Vorstellung gesetzmäßig ineinander über. Wenn die von Virchow aufgezählten Gruppen auch als Reihenfolge anzusehen sind, so sehen wir heute den zeitlichen Ablauf anders: Alteration, Exsudation, Proliferation.
4. Alteration und – gleichgesetzt – parenchymatöse Entzündung interpretieren wir als Schädigung des Zellstoffwechsels.
5. Die Bedeutung der Durchblutungsstörungen im Entzündungsprozess wird heute in gleicher Weise gesehen wie durch Virchow.
6. Die Gemeinsamkeit der Therapie aller Entzündungsarten findet heute z. B. durch den umfassenden Einsatz der Antibiotika ihre Bestätigung.
7. Die von Virchow als wesentlich bezeichnete Einwirkung auf Nerven, Gefäße und Parenchym entspricht unserer Vorstellung vom Gefäß-Bindegewebsapparat (Histion) einschließlich den organspezifischen Zellen.

8. Der Komplex der Ursachen und der Weg der Entzündungsauslösung über chemische Produkte ist unserer heutigen Konzeption der Mediatoren gleichzusetzen.
9. Die Unterscheidung der örtlichen Temperatursteigerung als bedingt durch eine verstärkte Durchblutung zum allgemeinen Fieber durch Virchow hat sich im Wesentlichen als berechtigt erwiesen.
10. Die heute bekannte Wechselwirkung zwischen lokalem entzündlichem Geschehen und den Reaktionen des Gesamtorganismus wird durch Virchow unterbewertet, bedingt wohl durch seine vorwiegend lokalistischen Vorstellungen, aber auch weil klinische Beobachtungen durch Untersuchungsergebnisse des Gesamtorganismus nicht untermauert werden konnten.

Es ergibt sich als Resümee, dass wir in Beobachtung und Interpretation der Grundphänomene der Entzündung kaum über Virchow hinausgekommen sind. Andererseits besitzen wir tiefere Einblicke in den Gesamtprozess, z. B. in die Wechselwirkung von Zellen, extrazellulären Arealen und Mediatoren, ohne sie bisher voll erklären zu können, sowie eine Unzahl kaum geordneter Einzeldaten und daraus resultierende Möglichkeiten zum therapeutischen Einwirken.

3. Der Krankheitsbegriff Virchows, seine Weiterführung und Interpretationen

3.1 Zellularpathologie als Grundlage

Seitdem Krankheiten existieren, beschäftigen sich die Menschen damit, ihr Wesen zu ergründen und von der jeweiligen Interpretation, Möglichkeiten zur Behandlung abzuleiten. Im Zentrum der Diskussion der 2. Hälfte des 19. und des gesamten 20. Jahrhunderts stehen dabei Akzeptanz, Kritik und Ablehnung der Vorstellungen Rudolf Virchows.

Diese sind keineswegs, wie allgemein behauptet, allein auf die Zellularpathologie orientiert und niemals als allgemeine Theorie formuliert worden. Aufgabe einer solchen Theorie wäre es nach Vogel (1982)[410] in Anlehnung an Bunge (1967)

- eine systematische Ordnung zu schaffen, indem sie logische Beziehungen zwischen vorher ungeordneten Fakten herstellt
- zunächst ungeordnete bekannte Fakten mit Hilfe von ihr ableitbarer Hypothesen zu erklären
- Wissen zu vermehren, indem sie es ermöglicht, Voraussagen zu formulieren, die gezielt durch Beobachtung oder Experiment an der Wirklichkeit überprüft werden können
- die Prüfbarkeit von Hypothesen zu verbessern, Probleme klarer zu formulieren und Modelle der Wirklichkeit zu schaffen, die schrittweise präzisiert werden können.

Eine allgemeine Theorie der Krankheit in diesem Sinne gibt es auch heute nicht, und es ist fraglich, ob es sie überhaupt geben wird. Für bestimmte Gruppen von Krankheiten sind dagegen theoretische Vorstellungen entwickelt worden. Wenn es auch kein natürliches System der Krankheiten gibt, so ist doch die Aufstellung von Krankheitseinheiten, eines Systems von Krankheitsbildern praktisch wichtig für die Diagnose und therapeutische Maßnahmen. Über die Gesamtproblematik, die wechselnden Anschauungen zum Krankheitsbegriff in historischer Sicht liegt eine umfassende Übersicht von Diepgen (1969) vor.

Wie weit Virchow zellularpathologische Vorstellungen in seine Interpretation der Krankheit eingebracht hat, zeigen die Zitate.

»Die höheren Thiere und vor allem der Mensch in ihrer feineren und complicirteren Organisation, dem endlichen Resultate der Bildung, Aus- und Umbildung fortgehender Reihen von Zellen, – diejenigen lebenden Wesen also, welche nicht mehr einfache Zellen, auch nicht mehr blosse Haufen einheitlich verbundener Zellen, sondern die äusseren Differenzirungen der Zellen zu specifischen Geweben der allermannichfaltigsten Art darstellen, dürfen desswegen doch nicht bei so allgemeinen Begriffen, wie Leben und Krankheit, im Gegensatze zu den niederen Thieren und Pflanzen aufgefasst werden.« R.V. 1849 (1856)[315]

»Alle Krankheiten lösen sich zuletzt auf in active oder passive Störungen grösserer oder kleinerer Summen der vitalen Elemente, deren Leistungsfähigkeit je nach dem Zustande ihrer moleculären Zusammensetzung sich ändert, also von physikalischen und chemischen Veränderungen ihres Inhaltes abhängig ist.« R.V. 1855[313]

»Krankhaft wird eine ungewöhnliche sowohl, als eine gewöhnliche Störung von dem Augenblick, wo die Aussicht vorhanden ist, dass sie in ihrem weiteren Verlaufe zur Vernichtung des Lebens, d.h. zum Tode führen kann; nur muss man das Leben dabei nicht bloss als summarisches des ganzen gesellschaftlich zusammengesetzten Zellenorganismus betrachten, sondern auch das Leben der Einzelzellen und der kleineren Zellengruppen (Orange usw.) ins Auge fassen.« R.V. 1856[314]

»Für uns ist diese sehr einfach. Das pathologische Wesen ist die kranke Zelle und die Krankheit hat keine andere Einheit, als das Leben, von dem sie nur eine besondere Art darstellt; nämlich die einheitlich lebende Zelle. Das Leben der kranken und der gesunden Zelle unterscheidet sich nicht dadurch, dass bloss die äusseren Bedingungen andere sind, oder dass die Zelle eine Störung erfahren hat, denn Störungen finden ja immerfort Statt, sondern durch den Charakter der Gefahr, den das Leben der kranken Zelle an sich trägt.« R.V. 1856[314]

»Jede Krankheit beruht in der Veränderung einer kleineren oder grösseren Summe zelliger Einheiten des lebenden Körpers; jede pathologische Störung, jede therapeutische Wirkung findet erst dann ihre letzte Deutung, wenn es möglich ist, die bestimmte Gruppe von zelligen, lebenden Elementen anzugeben, welche davon getroffen wird, und die Art von Veränderung zu bestimmen, welche an den einzelnen Elementen einer solchen Gruppe eingetreten ist. Das viel gesuchte Wesen (Ens) der Krankheit ist die veränderte Zelle.« R.V. 1858[318]

»Dass die Krankheit überwunden, der Tod hinausgeschoben wird, das erfolgt durchjene regulatorischen Einrichtungen, deren wir oben gedachten und auf die wir wohl ein anderes Mal zurückkommen, Einrichtungen, welche sich sowohl in der einzelnen autokratischen Zelle, als in der Zusammenfügung sich gegenseitig beeinflussender Zellen zu einem Sammelorganismus realisiert finden.« R.V. 1856[314]

»Die kleinste, überhaupt denkbare Krankheit sitzt in dem kleinsten, erkennbaren Elemente des lebenden Körpers, d.h. in einer Zelle, mag diese als solche bestehen, oder mit besonderen Ausseneinrichtungen versehen sein. Jede grössere Krankheit oder jede Krankheit im Sinne der gewöhnlichen und der technischen Sprache ist der Gesammtausdruck der Vorgänge von einer gewissen Summe solcher Elementartheile. Sie wird verstanden, sobald die Grösse dieser Summe, die Beschaffenheit der betheiligten Elementargebilde und die Natur ihrer Veränderungen festgestellt ist. So ist der Gegenstand der Forschung, die erste Forderung jeder naturwissenschaftlichen Untersuchung klar bestimmt...« R.V. 1874[352]

Jede Definition einer Krankheit als Muster zellulärer Antworten führt zu der Erkenntnis, dass viele solcher Muster durch Prozesse bedingt sind, die verschiedene Organe betreffen. Letztendlich leitet sich aber jeder pathologische Vorgang aus einem physiologischen ab, eine Anschauung, die Virchow gegen die Vorstellungen seiner Zeit vertrat.

»Darauf antworte ich ohne Rückhalt: ja, und so sehr ich auch darin abweiche von vielen der lebenden Zeitgenossen, so bestimmt man auch noch in den letzten Jahren die ganz besondere (spezifische) Natur der Elemente vieler pathologischer Gewebe hervorgehoben hat, so bin ich doch überzeugt, dass jedes pathologische Gebilde ein physiologisches Vorbild hat, und dass keine pathologische Form entsteht, deren Elemente nicht zurückgeführt werden können auf ein in der thierischen Oekonomie gegebenes Vorbild.« R.V. 1858 (1871)[345]

»Mit dieser Veränderung der Auffassung, welche die Krankheit auf das Zellenleben zurückführt, ist allerdings ein wesentlicher Punkt verlorengegangen, welcher gerade die ältere Wissenschaft beherrscht und welcher die Notwendigkeit der Klassifikation am meisten nahebrachte, nämlich der Begriff von der Einheit der Krankheit, die Vorstellung, daß die Krankheit gewissermaßen ein Wesen für sich sei, eine Form der Existenz, welche wie etwas Fremdes und zugleich Selbständiges in den Körper eingedrungen sei und sich auch wieder neben den Teilen des Körpers besonders geltend machen könne. Wir haben diesen Begriff allmählich aufgegeben. Niemand denkt mehr daran, Krankheit und Leben als nebeneinander hergehend aufzufassen, im Gegenteil, wir wissen jetzt, daß die Vorstellung von der leiblichen Natur der Krankheit, von ihrer Wesenheit eben nur aus dem Mißverständnis hervorgegangen ist, daß man die einzelnen kranken Theile, d. h. die kranken Elemente (Zellen) noch nicht kannte, sie noch nicht nachzuweisen imstande war.« R.V. 1867[328]

In einer weiterführenden Form sehen auch Diepgen et al. (1969)[93] in Störungen der zellulären Struktur und Funktion Grundlagen von Krankheiten:

»... Zellphysiologie und Zellpathologie können erst dann als überwunden gelten, wenn die Entstehung belebter und autogen fortpflanzungsfähiger Wesensformen aus unbelebten chemisch einfachen Stoffen als eine Funktion biotischen Geschehens erwiesen wäre. Auch die Morphe ist eine Funktion des Lebens. Das Studium der gestaltlichen Veränderungen des Lebendigen hat in Einzelheiten wie in der Gesamtschau krankhafter Veränderungen gerade bei immer mehr ausgebauter und verfeinerter Methodik nichts von seiner Bedeutung für die Erkenntnis des Wesens der Krankheit verloren ...

Rössle, der bedeutende Pathologe, mahnte die Theoretiker, die sich mit dem Krankheitsbegriff auseinandergesetzt hatten, dass ihre gegenseitigen Vorwürfe und Angriffe gegen die Cellularpathologie immer wieder auf der unmöglichen Forderung beruhen, dass eine Theorie mehr bieten soll als die einseitige Erklärung eines verwickelten Geschehens. Die zur Zeit bestehenden Meinungsverschiedenheiten beruhen nach ihm zum Teil auf der Verkennung der Tatsache, dass die Krankheit ein Prozess, ein Ablauf von krankhaft veränderten natürlichen Reaktionen ist, und dass jede Krankheit nur unter Berücksichtigung aller Entwicklungsstufen des pathologischen Geschehens verstanden werden kann. Dabei ergebe nur diese Erkenntnis und die Berücksichtigung dieser Faktoren die wahre »Geschichte der Krankheit.«[93]

Fischer (1922)[108] interpretierte dagegen die Vorstellungen Rössles wesentlich anders:

»Auch Angriffe Rössles gegen die Zellularpathologie bezeugen nur die völlige Verkennung des Problems. Er schreibt, Virchow habe »verkannt, dass der Sitz der Krankheit nicht ihr ganzes Wesen auszumachen vermag« – natürlich, denn »ganzes Wesen« ist ein Widerspruch in adjekto, das »Wesen« einer Erscheinung ist der als wesentlich herausgegriffene Teil, das ganze Wesen ist also unlogisch – und gewiss: Alles erklärt der

Sitz der Krankheit nicht. Das hat aber auch die Virchowsche Zellularpathologie niemals behauptet, sondern nur behauptet, dass das Wesen der Krankheit in der veränderten Zelltätigkeit liege. Die Zellen können dabei natürlich über den ganzen Körper verstreut sein, so dass von einem umschriebenen Sitz in manchen Fällen überhaupt nicht die Rede ist. Krankheit ist aber trotz Rössle erst da, wenn die Tätigkeit der lebendigen Zelle irgendwie alteriert ist, vorher nicht. Es wundert mich gar nicht, dass Rössle auf solcher Verkennung der Grundlagen der Pathologie zu der völlig verfehlten Forderung kommt, »die Systematik der Krankheiten soll streben nach einer ätiologischen Einteilung«.[108]

»Es ist sehr bezeichnend, dass hier gar keine Krankheiten, sondern zum Teil konstitutionelle Körperzustände, zum Teil noch recht nebelhafte subjektive Begriffe angeführt werden. Darum werden wir«, folgert Rössle, »eine dem Lokalisationsgedanken übergeordnete Klassifikation der Krankheiten durch Erkennung der Krankheitsanlagen gewinnen müssen«. Das Unlogische dieser Ausführungen im einzelnen nachzuweisen, ist kaum nötig. Vor allem verstehe ich nicht, wie man im gleichen Atem, im selben Aufsatz erst eine »ätiologische Einteilung und Systematik der Krankheiten« und dann eine »Klassifikation nach den Krankheitsanlagen« fordern kann. Eine Systematik jedoch, die auf wissenschaftliche Logik Anspruch machen will, wird immer »das Wesen der Krankheit«, also die veränderte Tätigkeit der lebendigen Substanz, der Zellen zu Grunde legen müssen.«[108]

Doerr (1958)[95] stellt kritisch fest, dass Krankheit nicht nur durch und nicht nur in einer Erkrankung von Zellen entsteht und besteht, sondern auch in einer Störung der Beziehungen der einzelnen Territorien zueinander begründet sein kann. Fruhling (1961)[117] weist besonders darauf hin, daß die Anhänger Virchows im Gegensatz zu Virchow selbst viele seiner Vorstellungen verabsolutierten und damit auch in ihrer Grundaussage veränderten. Die Äußerungen Fischer-Wasels (1968)[111] sind in diesem Sinne mit Zurückhaltung zu betrachten:

»So kam es, daß nicht nur Virchow, sondern die ganze medizinische Welt seine Theorie als die einzige Wahrheit hinnahm. Aus der Theorie wurde fast ein Glaubenssatz.

Leider muß ich Ihnen bezüglich des Lebenswerkes dieses vorzüglichen Mannes etwas Wasser in den Wein schenken. Indem Virchow die Ausschließlichkeit seiner Lehre postulierte, machte er einen wesentlichen Fehler. Letztlich hat er nur patholog-anatomische Krankheitsbilder geschaffen. Damit erfaßte er nur einen Teil des kranken Menschen, aber nicht den Menschen selbst.

Der Arzt dem Kranken gegenüber ist etwas anderes als der Wissenschaftler im Labor, denn der Kranke mit seinem Leid benötigt auch den Trost des Arztes und seine persönliche Führung. Dies wird aber an der Hochschule nirgends gelehrt. Damit muß der Arzt in seiner Praxis selbst fertig werden. Mit seiner spezifischen Persönlichkeit muß er die Mängel der wissenschaftlichen Medizin überbrücken.«[111]

Kliniker wie Kraus (1921)[177] sehen dagegen in einer weiterentwickelten Zellularpathologie durchaus eine Basis für das Krankheitsverständnis.

»Was wir Kliniker von der Cellularpathologie wünschen, ist nur, daß sie viel mehr als bis jetzt physikalischen (physikalisch-chemischen) Erwägungen Rechnung trägt und auch noch mehr experimentelle Wege einschlägt. Die experimentelle Morphologie hätte vor allem Entwicklungs- und Wachstumsfragen zu verfolgen und die praktisch so wichtige Lehre von der Regeneration zu fördern. Das Virchowsche Schema sollte immer weitherziger durchgeführt werden. Noch mehr als bisher wären die histioiden Modelle auf physiologische (experimentelle) Paradigmen, an denen es nicht fehlt, zurückzuführen.«[177]

Dass weder Zellular- noch Molekularpathologie Krankheit an sich erklären können, darin ist Doerr (1971)[96] zuzustimmen.

»Die Molekularpathologen der Gegenwart, welche wissenschaftlich auf der makromolekularen subcellularen Stufe der Krankheitsforschung arbeiten, begeben sich prinzipiell wichtiger Aspekte. Die makromolekulare Stufe des Lebens, von A. Portmann (1970) die »apparative« genannt, macht uns zwar reich an technischen Einsichten. Dagegen ist nichts einzuwenden, solange Technik ein Mittel der Selbstdarstellung eines Menschen ist. Die ausschließliche Beschäftigung mit der apparativen Stufe macht uns arm, denn sie gibt uns keinen Begriff von der Innerlichkeit. Das Besondere der lebendigen Gestalten aber ist deren Innerlichkeit. Wir verstehen mit Portmann hierunter die Übersetzung der Ergebnisse der morphologischen Forschung aller Dimensionen in die Formensprache einer Sphäre, welche jenseits der visuellen Anschauung liegt.«[96]

Hecht (1989)[131] interpretiert Krankheit als Ausdruck reversibler (akuter) oder irreversibler (chronischer) Störungen von informationsspeichernden Strukturen (DNA), von metabolisch-epigenetischen Prozessen und Prozessen des psychischen Lebens.

Für die Ganzheit des Organismus mit seinen komplexen Regulationsvorgängen hatte Virchow also sehr wenig Verständnis; seine Auffassung von der Anatomie der Zellen war stark übertrieben und führte ihn auch zu Fehldeutungen gewisser pathologischer Vorgänge. Sie hinderte ihn, die entscheidende Rolle der Blutgefäße, der Hyperämie, bei der Entzündung richtig zu sehen. Man hat (nicht erst in unserem Jahrhundert wegen dieser Einseitigkeit von Virchows Auffassung der Zelle und wegen seiner Blindheit für die Ganzheit des Organismus seine Zellularpathologie für überholt und abgetan erklärt. Das ist meines Erachtens vollkommen unrichtig: Virchows Zellularbiologie ist durch neuere und neuste Forschungen nicht widerlegt, sondern differenziert und erweitert worden, Gerade dadurch hat sie sich als eine erstklassige wissenschaftliche Theorie erwiesen.«[173]

Gegen die Zellularpathologie als Grundlage für das Krankheitsverständnis wandten sich in der Mitte dieses Jahrhunderts Ricker (1924) mit seiner »Relationspathologie« und Speranskij mit der »Neuralpathologie«. Nach Plaut (1953)[223] folgte Ricker zwar Virchows Ideen, sogar unter Nutzung der gleichen Worte und Begriffe, bekämpfte jedoch die Zellularpathologie, indem er dem Nervensystem in Verbindung mit dem Gefäßsystem die entscheidende Rolle zuwies, wie es auch Speranskij tat. Diese Theorien werden von Scharf (1990)[248] als ein »naturwissenschaftlich groteskes Kartenhaus« bezeichnet.

3.2 Krankheit als lokales und allgemeines Geschehen; Regulationsprozesse des Organismus

Neben den zellularpathologischen Vorstellungen sah Virchow schon von Beginn seiner Tätigkeit an in der Krankheit jedoch wesentlich mehr.

»In diesen Dingen ist die Lehre von der Krankheit eigentlich schon enthalten. Die Krankheit ist nichts Neues, sie ist kein fremdes, hergekommenes Wesen, kein Kampf feindlicher Potenzen, ein Hereindringen äußerer Kräfte. Die Erscheinungen des Lebens erfolgen nach bestimmten Gesetzen, die ihrerseits nur unter bestimmten Bedingungen möglich sind. Fehlen diese Bedingungen ganz, so tritt der Tod ein; fehlen sie zum Theil, so werden gewisse Erscheinungen unmöglich; ist eine Reihe von Bedingungen günstiger als andere, so werden auch die von ihr resultirenden Erscheinungen lebhafter sein und umgekehrt.« R.V. 1845[284]

»... dass die Krankheit das Leben selbst ist, welches wegen des Wechsels der äusseren Dinge, unter veränderten Bedingungen, in anderer Form zur Erscheinung kommt, dass hier nirgend ein Kampf ist, sondern nur ein Ablauf gesetzmässiger, ausnahmeloser Vorgänge und dass der immanente Grund dieser Vorgänge, die Lebensgesetze fort und fort dieselben bleiben.« R.V. 1849 (1856)[315]

»Wir betrachten die Krankheit nicht als etwas Persönliches und Besonderes, sondern nur als die Aeusserung des Lebens unter veränderten Bedingungen, aber nach den selben Gesetzen, wie sie zu jeder Zeit, von dem ersten Moment an bis zum Tode, in dem lebenden Körper gültig sind. Mag demnach jemand geistig oder körperlich, was unserer Anschauung nach gleichfalls keine Differenz ist, erkranken, immer sehen wir dasselbe Leben vor uns mit denselben Gesetzen, nur dass diese unter anderen Bedingungen sich anders manifestieren.« R.V. 1851[306]

»Das Nachtheilige der Systeme ist in dem Maasse stärker hervorgetreten, als die Ausdehnung der einzelnen Disciplinen eine Spaltung der früher einigen, medicinischen Wissenschaft herbeiführte. Diese Spaltung war in dem Augenblicke offen gegeben, wo der Begriff der Krankheit im Gegensatze zur Gesundheit, die Physiologie im Gegensatze zur Pathologie ausgebildet wurde. Die Anschauung von der Krankheit wurde bald anthropomorphisch: man personificirte erst die Krankheit, dann die Krankheiten, stattete sie mit Eigenschaften aus, genug, man kam endlich dahin, dass man sie als individuelle, dem Leben feindliche, parasitische Wesen betrachtete. In den Zeiten des Verfalls von Rom war man wenigstens darin consequent, indem man den Polynosismus mit dem Polytheismus verband und den einzelnen Krankheiten einzelne Gottheiten unterlegte. Die ontologischen Systeme der neueren Zeit sind die gefährlichsten, weil die am wenigsten logischen gewesen.« R.V. 1856[315]

»... wie groß die Zahl, wie groß die Summe der kranken Elemente ist, welche den krankhaften Hergang begründen, und aus deren Störung sich das zusammensetzt, was wir nachher in dem Kollektivbegriff Krankheit zusammenfassen.« R.V. 1867[328]

»Man muß sich nämlich klarmachen, daß nicht ein einziger Gesichtspunkt eine einzige Form, die Sachen anzusehen, als genügend erscheinen kann, in einem Gebiet, welches an sich eine so außerordentlich große Mannigfaltigkeit der Erscheinungen bietet. Die krankhaften Vorgänge vollziehen sich immer innerhalb eines größeren Organismus, der seine Tätigkeit neben den kranken Teilen ausübt. Daher ist die Gesamterscheinung einer Mißdeutung in hohem Grade ausgesetzt.« R.V. 1867[328]

»Wie in dem Leben der Staaten, so ist auch in dem Leben der Individuen der Zustand der Gesundheit des Ganzen bedingt durch das Wohlsein und die Innigkeit der Beziehungen der Einzelglieder; sobald einzelne Glieder anfangen, in eine der Gemeinschaft nachtheilige Unthätigkeit zu versinken oder gar auf Kosten des Ganzen eine parasitische Existenz zu führen, so ist die Krankheit gegeben. Die Krankheit zerstört alle Illusionen über die substantielle Einheit des Organismus; sowohl das Leiden, als die Heilung sind nur möglich, so lange in der großen Gemeinschaft immer ein gewisser Restwirkungsfähiger gesunder Theile dem Leben erhalten bleibt.« R.V. 1859 (1862)[327]

»Diese Accomodationsfähigkeit, welche der Mensch besitzt, um an ganz abnorme Verhältnisse sich zu gewöhnen, die Möglichkeit, welche die Einrichtung des menschlichen Körpers darbietet, regulatorische Akte herbeizuführen, d.h. die abnormen Einwirkungen, welche auf den Körper stattfinden, auszugleichen, diese regulatorische Thätigkeit des Körpers ist es, die uns die erstaunliche Möglichkeit gestattet, bis in die höchsten Grade der nördlichen Halbkugel, bis fast an den Pol vorzudringen und dann wieder unter den glühenden Sonnentropen auszuhalten. Sie gestattet uns, in kurzen Zeiträumen die äußersten Differenzen des Druckes zu erleiden, sei es, daß wir uns in ungewohnte Tiefen begeben oder daß wir ungewöhnlich hoch steigen.«[165]

»Die Krankheit beginnt in dem Augenblicke, wo die regulatorische Einrichtung des Körpers nicht ausreicht, die Störungen zu beseitigen. Nicht das Leben unter abnormen Bedingungen, nicht die Störung als solche erzeugt eine Krankheit, sondern die Krankheit beginnt mit der Insuffizienz der regulatorischen Apparate. Wenn dieser Apparat nicht mehr ausreicht, um in Kürze die natürlichen Lebensverhältnisse wiederherzustellen, dann ist der Mensch krank. Daher kann unter den selben Verhältnissen der eine mit starkem regulatorischen Apparate ganz gut durchkommen, vielleicht mit einigen unangenehmen Sensationen; der andere wird vielleicht längere Zeit sich unbehaglich fühlen, es dauert Stunden, tagelang, ehe er sich an die neuen Verhältnisse gewöhnt, wie man sagt, der dritte erkrankt sehr bald, der vierte schleppt sich einige Tage, vielleicht wochenlang hin, ehe die Krankheit wirklich zum Ausbruch kommt.« R.V. 1869[340]

»Diese scheinbar so großen Differenzen, die man so oft benutzt, um hinzuweisen auf die Unzuverlässigkeit, die bekannten Krankheitsursachen als ausreichende Gründe einzusehen, erklären sich alle, wenn wir die verschiedene Energie der regulatorischen Einrichtungen ins Auge fassen, wenn wir erwägen, daß jeder einzelne in seiner Eigenschaft als Individuum, weil er Individuum ist, Besonderheiten hat, Besonderheiten seiner Einrichtung, seiner Körperkonstitution, Besonderheiten, welche nicht dem genannten Geschlechte, nicht der ganzen Rasse, nicht dem ganzen Volke, ja nicht einmal der ganzen Familie zukommen, sondern ihm ganz allein eigentümlich sind.« R.V. 1869[340]

»In der Regel müssen wir zugestehen, daß das, was wir sehen, der kämpfende Körper ist und so ergibt sich denn, daß die Krankheit ein Lebensvorgang ist, überhaupt nicht ein Wesen, ein Vorgang, der durch eine gewisse Sukzession von Zuständen verläuft, von denen der eine mit einer gewissen Notwendigkeit aus dem anderen hervorgeht.« R.V. 1869[340]

»Jetzt erst kommen wir an die eigentlichen Krankheiten. Die Krankheiten sind weder bloße Ursachen, noch bloße Störungen, noch bloße fehlerhafte Zustände. Die wirkliche Krankheit ist ein Vorgang, also eine Reihenfolge von Zuständen, die einer aus dem anderen hervorgehen, und zwar art lebenden Theilen. Kein lebloser Gegenstand, kein todter Körper erkrankt. Wohl kann eine Pflanze oder ein Thier erkranken, aber nur so lange als sie leben, und auch nur an solchen Theilen, welche noch lebendig sind. Daher ist jede Krankheit ein Abbruch am gesunden Leben, denn derselbe Theil kann nicht gleichzeitig auf gesunde und auf krankhafte Weise leben. Die Krankheit ist also ein Lebensvorgang. Und zwar nennen wir diejenigen Lebensvorgänge krankhaft, welche von der regelmäßigen Form des typischen Lebens abweichen und welche gleichzeitig mit dem Charakter der Gefahr behaftet sind. Denn die Krankheit strebt zum Tode, sei es zum örtlichen, sei es zum allgemeinen, und somit widerstreitet sie dem gesunden Leben.« R.V. 1875[354]

Doerr (1958)[95] interpretierte Virchows Vorstellungen von philosophischer der Warte:

»Virchow bekannte sich zu einer gereinigten Form des Vitalismus: »Die biologischen Gesetze haben durchgreifende Gültigkeit und die Krankheit ist nur eine der Manifestationsweisen derselben. Darum sind wir auch in der Pathologie Vitalisten.« Er wollte als Realist, nicht als Materialist gelten.«[95]

Virchow sieht im Krankheitsprozeß auch das gesamte Individuum:

»Was sie aber noch ausserdem gewonnen hat und was gerade mir, wie ich wohl annehmen darf, die grosse Ehre verschafft hat, heute unter so auserwählten Vertretern der Wissenschaft zu sitzen, das ist der wiedergewonnene Zusammenhang der Pathologie mit der Gesammtentwickelung der Naturwissenschaft. Es ist nicht mehr die Krankheit, welche wir suchen, sondern das veränderte Gewebe; es ist nicht mehr ein fremdartiges, in den Menschen eingedrungenes Wesen, sondern sein eigenes Wesen, das wir erforschen.« R.V. 1874[352]

»Wenn die Krankheit eintritt, tritt zugleich der Charakter der Gefahr in die Wahrnehmung des Beobachters; erst von diesem Augenblick an sprechen wir von Krankheit. Da erwägen wir jedesmal die Beziehungen auf den Organismus im Ganzen, wir untersuchen den Wert, welchen der Vorgang für den Organismus als Ganzes hat; bei der bloßen Pathologie kümmern wir uns häufig um das Ganze gar nicht, es ist vollständig ausreichend, wenn wir die Abweichung an den einzelnen Stellen erkennen.« R.V. 1885[372]

Kettler (1964)[165] führte Virchows Krankheitsvorstellungen fort:

»Zum anderen bedeutet nicht jedes irgendwie »abwegige« Leben bereits eine Krankheit. Diese ist ja nicht nur ein gestörtes Leben schlechthin, sondern wir postulieren mehr: Die Krankheit im engeren Sinne, die wir seit jeher als Nosos bezeichnen, d.h. dieses irgendwie gestörte Leben verläuft nicht gleichbleibend, nicht in einer Ebene. Vielmehr liegt ein Krankheitsprozeß vor, d.h. die Krankheit zeigt in sich selbst noch eine Entwicklung. Die Abweichungen von der Norm wandeln sich laufend. Krankheit ist wie ein Drama mit verschiedenen Akten: Sie beginnt, erreicht einen Höhepunkt und endet. Dabei entsprechen diesen einzelnen Phasen bestimmte klinische, physiologische und pathologisch-anatomische Äquivalente.«[165]

Gerok (1988)[121] geht von einer Interpretation der Krankheit als veränderten Regulationsprozessen aus. Er setzt sich mit »Ordnung und Chaos als Elemente von Gesundheit und Krankheit« auseinander, mit der Aussage, dass die einfache Zuordnung von Ordnung zur Gesundheit und Chaos zur Krankheit nur teilweise möglich ist. So sind im Zustand der Gesundheit neben Elementen der Ordnung auch solche des Chaos vorhanden. Krankheit kann sowohl durch Unordnung als auch durch erstarrte Ordnung gekennzeichnet sein.

Wesentliche Angriffe gegen Virchows Krankheitsinterpretation richten sich gegen seine Hinweise, dass Krankheiten zu lokalisieren sind.

»Allein ist leicht einzusehen, dass eine Veränderung an einen anatomischen Ort geknüpft sein kann, ohne dass sie auf anatomischem Weg erkannt werden kann. Ist zum Beispiel ein Gift eingedrungen, so können wir nicht zweifeln, dass es in die Substanz eingeht, dass die Teile nach einer gewissen Zeit das Gift in sich enthalten; allein niemand wird daran denken wollen, diese Giftpartikelchen, welche in so minimalen Größen enthalten sind, anatomisch erkennen zu wollen, sei es chemisch oder mikroskopisch. Wir müssen uns also vergegenwärtigen, dass allerdings verschiedene Methoden möglich sind, um das Wesen der einzelnen Krankheiten zu erforschen, und keineswegs alle Krankheiten ein anatomisches Wesen haben... Jede Störung hat daher einen lokalen, anatomischen Anfang, einen Sitz... Man muss sich jedoch hüten zu glauben, dass die anatomische Untersuchung der Organe oder Gewebe diesen Sitz jedesmal nachzuweisen imstande wäre.« R.V. 1956[316]

Virchow blieb jedoch dabei nicht stehen, sondern betont eine Wechselwirkung zu den allgemeinen Erscheinungen.

»Ist die Krankheit aber ein Lebensvorgang, so muß sie auch an bestimmte lebende Theile gebunden sein. Daher sagen wir: die Krankheit hat einen Sitz, und es ist eine der schwierigsten Aufgaben des Arztes, jedesmal herauszubringen, wo in dem gegebenen Falle die Krankheit »sitzt«. Doch ich muß mich sofort verbessern. In sehr vielen Fällen sitzt die Krankheit an mehreren Orten. Wenn jemand eine Lungenentzündung hat, so bekommt er gewöhnlich ein heftiges Fieber. Dann sitzt die Entzündung in der Lunge und das Fieber in den Centralmassen des Nervensystems, – Beides aî gaîz verschiedenen Stellen. Ist das eine Krankheit? Noch im Anfange dieses Jahrhunderts rechnete man die Lungenentzündung unter die essentiellen Fieber; jetzt rechnet man sie zu den örtlichen Entzündungen. Aber noch jetzt »behandelt« man hauptsächlich das Fieber, während man die Heilung der Entzündung der Natur überläßt. Man geht technokratisch gegen das Fieber an und man rechnet auf eine physiokratische Resolution der Entzündung. Ich will nicht davon sprechen, daß bei vielen Leuten, die an Lungenentzündung leiden, zugleich der Magen und die Nieren erkranken. Das Gesagte wird schon hinreichen, zu zeigen, daß gerade die Forschung nach dem Sitze der Krankheit uns von der Vorstellung ableitet, als sei die Krankheit eine Einheit. Diese Einheit besteht nur in dem sogenannten »Krankheitsbilde«. Sie ist also eine bloß figürliche, eine gedachte, eine abstracte. In Wirklichkeit sind die meisten Krankheiten Vielheiten. Ja es giebt Krankheiten, bei denen die Zahl der Sitze oder«Heerde« unzählig ist.« R.V. 1875[354]

»Da aber die meisten Krankheiten keine Elementarprocesse, sondern zusammengesetzte Processe sind, bei denen Veränderungen mehrerer oder vieler Zellenterritorien coexistieren oder sich aneinander reihen, so bedarf es nicht bloss für die specielle Pathologie, sondern auch für die Lehre von den Krankheiten überhaupt, der weiteren Untersuchung über die betheiligten Zellen oder Zellgruppen, und zwar in erster Linie immer wieder der Untersuchung über den Ort oder die Orte der Störung, d.h. über das »Wo« der Krankheit, also über die dabei befallenen anatomische Theile. Diese Untersuchung lässt sich nicht durch das Messer allein, also nach der gewöhnlichen, also anatomischen Methode, ausführen; häufig ist die Zuhülfenahme der experimentellen und der klinischen Untersuchung erforderlich. ... Im Gegentheil, die Localaffektion ist nur durch die pathologische Anatomie, das Fieber nur durch die klinische Beobachtung oder experimentell zu ergründen. Da aber auch das Fieber auf gewisse Orte im Nervensystem zurückzuführen ist, so wird der »anatomische Gedanke« dadurch nicht geändert.« R.V. 1895[394]

»Es mag gleich hier bemerkt werden, dass auch die fieberhaften Krankheiten in der Regel keine einheitlichen Vorgänge sind. Mit dem Fieber, dem Allgemeinleiden, vergesellschaften sich sehr häufig Localkrankheiten. Man hat es hier also mit Collectiv-Vorgängen zu thun, bei denen es für ein wissenschaftliches Verständnis nothwendig ist, sowohl das Allgemeinleiden als die Localleiden getrennt zu beobachten. Jedes derselben hat seinen Verlauf für sich, und selbst dann, wenn ein gewisser Parallelismus in beiderlei Verläufen eintritt, wird das Verständnis der Heilung erst dann gewonnen, wenn man jeden von beiden für sich kennen gelernt hat.« R.V. 1899[402]

3.3 Kausalität, Konstitution und Umwelt

»Es ist ganz wohl möglich, daß nebeneinander diese Dinge existieren, daß, wenn die Krankheit etwas anders ist, als die Ursache, die eine Krankheit durch diese, die andere Krankheit durch jene Ursache hervorgebracht wird. Auf diese Weise befreien wir uns vom Drucke der Theorie, wir gewöhnen uns allmählich, jede einzelne Krankheit auf ihre Ursache zu führen, uns nicht behindern zu lassen dadurch, daß wir wissen, daß eine Krankheit durch einen Organismus hervorgebracht worden ist, festzustellen, daß die andere Krankheit nicht durch einen Organismus hervorgebracht worden ist.« R.V. 1869[340]

»Nun sehen wir freilich, daß eine ganze Menge von krankhaften Veränderungen vor sich gehen, welche nicht bloß an einer Stelle Veränderungen hervorbringen, sondern an vielen, wo gleichzeitig vier, fünf, sechs Teile des Körpers affiziert sind. Und doch ist auch hier die Krankheit lokal, es ist niemals das Ganze krank ... Hier wurde unzweifelhaft derjenige Gesichtspunkt, welcher zugleich auch in anderer Beziehung die höchste Wichtigkeit besitzt, nämlich der genetische, die besten Anhaltspunkte bieten. Denn jeder fragt zunächst, wie ist der komplizierte Vorgang zustande gekommen? Was hat die verschiedenen Teile veranlaßt sich so und so zu verändern? Wir kommen damit zur Lehre von den Krankheitsursachen. Unzweifelhaft würde es außerordentlich vorteilhaft sein, wenn wir in der Lage wären, jedesmal zu sagen: die Reihe von Veränderungen, die wir hier haben, ist von der und der Ursache hervorgebracht. In der Tat, wo wir die Ursache klar erkennen, da tragen wir keinen Augenblick Bedenken auch den ganzen Komplex von Störungen nach der Ursache zu benennen.« R.V. 1867[338]

Klebs (1878) stellt in seiner Kritik an der Zellularpathologie fest:

»Noch viele derartige Beispiele könnten ausgeführt werden, welche die neugewonnenen therapeutischen Aufgaben illustrieren; es könnte darauf hingewiesen werden, wie auf Grund derselben Anschauung die moderne Hygiene anfängt, sich zu einer selbständigen bedeutungsvollen Disziplin zu entwickeln, welche ihre Objekte, die Krankheitsurschen, außerhalb des menschlichen Körpers aufsucht; indessen werden diese wenigen Andeutungen genügen, um die Unzulänglichkeit der Zellularpathologie als einer allgemeinen Krankheitstheorie darzutun. Sie teilt hiermit das Schicksal vieler, vielleicht der meisten medizinischen Theorien, welche, teilweise richtig, zwar die Entwicklung unserer Kenntnisse eine Zeitlang mächtig zu fördern imstand sind, dann aber neuen Gesichtspunkten Platz machen müssen. Diese durch die Tatsachen gerechtfertigte Überzeugung kann nicht die Achtung vor dem Schöpfer dieser Theorie vermindern, wohl aber nötigt sie uns, seine Schüler, Nachfolger und Verehrer, auf der neugefundenen Bahn mutig und ohne Zagen vorwärts zu schreiten, auch wenn wir es nicht mehr Hand in Hand mit ihm tun können ...«[zit. 29]

Virchow verkennt die Wichtigkeit der Erforschung der Krankheitsursachen in keiner Weise, er wendet sich jedoch immer wieder dagegen, sie mit dem Wesen der Krankheit gleichzusetzen.

»... › daß es eine Zeitlang scheinen könnte, als werde sich die ganze Medizin in Bakteriologie auflösen. Auch hier ist wieder ein Ruhepunkt gewonnen. Wir erkennen jetzt, daß die Mikroorganismen Krankheitsursachen sind, gegen welche die lebende Substanz der Zelle ihre Wehrkämpfe ausführt, und nachdem es anfangs aussah, als genüge das Auffinden eines Mikroorganismus, um sofort die Folgen seiner Einwirkung und die Mittel zu seiner Bekämpfung zu finden, so ist jetzt die weitere und schwierigere Bahn eröffnet, den Mechanismus sowohl der Einwirkung des Mikroorganismus, als der Abwehr derselben durch die Zellen zu ergründen. Nicht das Ziel der Forschung, nicht die Methode der Erkenntnis, sondern nur das Gebiet der Untersuchungen ist ein anderes geworden.« R.V. 1886[378]

»Die vornehmste Stelle unter ihnen nehmen gegenwärtig die Bakterien ein. Natürlich die empirischen, oder sagen wir deutlicher, die sichtbaren. Ihre Zahl wird täglich grösser, und wenn auch nicht jede als solche präconisirte Mikrobe eine gesicherte Stellung einnimmt, so können wir doch getrost sagen, dass eine grosse Schaar der wichtigsten Krankheiten mikrobischen Ursprungs ist.« R.V. 1900[406]

Hueppe (1893)[147] versuchte, Bakteriologie und Zellularpathologie miteinander zu verbinden und einen neuen Kausalitätsbegriff in die Medizin einzuführen, indem er Prädisposition, Reiz und äußere Bedingung für die Krankheit verantwortlich machte. 1923[148] formulierte er, dass es sein Ziel gewesen sei, »den Menschen selbst mit seinen angeborenen und erworbenen Anlagen in den Mittelpunkt des ärztlichen Denkens« zu stellen. Der Kliniker Martius (1898[197], 1923[198]) führte diese Vorstellungen weiter zur Konstitutionspathologie. Verworn (1912)[282] und von Hansemann (1912)[130] erweiterten die Diskussion durch den Begriff »Konditionalismus«.

Die gegenwärtige Situation zur Kausalitätsproblematik in der Medizin hat von Engelhardt (1985)[102] zusammengefasst:

»Die Überlegungen zum Ursachenbegriff haben bis in die Gegenwart kein Ende gefunden, sie besitzen auch heute noch Gültigkeit. Multifaktorielles, interdependentes und gewichtendes Denken stößt bleibend auf Widerstand; das gilt nicht nur für die Medizin, sondern läßt sich in anderen Wissenschaften ebenfalls beobachten. Spezialisierung, therapeutisches Engagement und ideologische Voreingenommenheit begünstigen gleichermaßen monokausale Ansätze, seien diese nun der Anlage der Umwelt, der Genetik, Milieutheorie oder dem labeling approach verpflichtet. Notwendigkeit und Berechtigung, theoretische und praktische Dimensionen zu unterscheiden, werden nur zu oft nicht anerkannt oder angemessen berücksichtigt. An den Auseinandersetzungen ist deutlich geworden, daß die Konzeption des Ursachenbegriffs sich nicht nur auf die Theorie der Krankheitsentstehung, des Krankheitsprozesses und Krankheitszustandes auswirkt, sondern ebenso Folgen für die Praxis, für Prävention, für Therapie und Rehabilitation, sowie die individuelle und soziale Situation des kranken Menschen besitzt.«[102]

Rössle (1921)[242] sah bei Virchow eine stärkere Betonung kausaler Faktoren,

»Die Auffassung vom Wesen der Krankheit ist in der Geschichte der Medizin natürlich immer stark von dem jeweiligen Wissen auf dem Gebiet der Pathogenese der Krankheiten beeinflusst gewesen, aber in der Anschauung Virchows trat aus den angegebenen Gründen die kausale hinter die formale Pathogenese zurück. Da diese aber höchstens eine Verzeichnung, aber kein prinzipiell falsches Bild vom pathologischen Geschehen gab, so hielt seine Lehre, auf nüchterner Naturbeobachtung und Experiment gegründet, dem Ansturm der Meinungen leicht stand, die durch die junge Bakteriologie aufwucherten, und in denen eine oft kritiklose Ueberschätzung exogener Faktoren in der Pathogenese so weit getrieben wurde, dass man in dem pathogenetischen System Umwelt und Mensch, Reiz und Zelle, die letzteren von beiden Paaren fast vergass. Das äussere Moment in der Entstehung der Krankheit fand dann noch stärkere Betonung, als neben den Mikroorganismen pflanzlicher und tierischer Natur infolge der Industrialisierung der Kulturländer und speziell in Deutschland infolge der Unfallgesetzgebung die Forschung sich der Untersuchung der äusseren Krankheitsursachen verstärkt zuwandte.«[242]

Diepgen (1952)[92] stellt die engen Beziehungen zwischen Virchows Vorstellung zur Rolle von Krankheitsursachen und dem Verhalten des Organismus her.

Er widerspricht damit Rössle, wonach Zellularphysiologie und Zellularpathologie die Ansprüche der Konstitutionsforschung nicht erfüllen.

'Jeder Mensch reagiert auf die Krankheitsursachen gemäß seiner Individualität, seiner »Körperkonstitution«, den Besonderheiten seiner Einrichtung, die »ihm ganz allein eigentümlich sind«. Das ist doch nichts anderes als konstitutionspathologisches Denken.«[92]

Nach Virchow beschränkt sich jedoch die Verursachung von Krankheiten nicht auf tierische und pflanzliche Erreger, sondern kann auch sozial bedingt sein:

»Denn sehen wir nicht überall die Volkskrankheiten auf Mangelhaftigkeiten der Gesellschaft zurückdeuten? Mag man sich immerhin auf Witterungsverhältnisse, auf allgemeine kosmische Veränderungen und Aehnliches beziehen, niemals machen diese an und für sich Epidemien, sondern sie erzeugen sie immer nur da, wo durch die schlechten socialen Verhältnisse die Menschen sich längere Zeit unter abnormen Bedingungen befanden.« R.V. 1851[306]

»Aber es gibt allerdings eine Krankheit, welche durch das Gefängnis herbeigeführt wird, die moderne Medizin hat unter der Reihe der sogenannten Kulturkrankheiten – Krankheiten, welche durch die Kultur herbeigeführt wurden – auch sogenannte Gefängniskrankheiten.« R.V. 1869[340]

Fruhling (1961)[117] ordnet den Krankheitsbegriff in den Rahmen der Korrelationen zwischen Organismus und Umwelt ein. Ihm ist seines Erachtens mit der Analyse und Interpretation der Komplexe: Krankheit und Leben; die Objektivität der Krankheitsgesetze; das Pathologische und das Normale; lokale Begrenzung oder Generalisierung, näher zu kommen. Er kommt zu der Schlussfolgerung:

»Die Krankheit entspricht einem Komplex biologischer Phänomene, die einen gegebenen Typ einer vitalen Reaktion darstellen: Eine aus der Umwelt kommende Gleichgewichtsstörung erzeugt das Auftreten einer lokalen Reaktion, die einen genauen Treffpunkt besitzt, von normalen Reaktionen spezifisch und qualitativ verschieden ist. Diese pathologische Reaktion entspricht einer Funktionsentartung, demnach auch einer Veränderung der Struktur der lebenden Materie und ihrer biochemischen, metabolischen, endokrinen usw. Auswirkung. Diese Reaktion neigt dazu, die Phänomene zu generalisieren und durch das Spiel der reziproken Wechselwirkungen das Auftreten von neuen Zyklen pathogener Wirkungen und pathologischer Reaktionen hervorzurufen.«[117]

Kettler (1963)[165] hebt die dreifache Bedeutung von Umweltfaktoren hervor, die

- als direkte exogene Krankheitsursachen wirken können,
- einen der beiden obligatorischen, die Konstitution formenden Faktoren darstellen können, nämlich die erworbenen nachhaltigen Umwelteinflüsse,
- die Erbmasse auf dem Wege über induzierte Mutationen grundsätzlich verändern können.

Den Menschen in der modernen Industriegesellschaft krankmachende

Faktoren waren zu Zeiten Virchows nicht existent oder kaum in Ansätzen sichtbar (Jörgensen 1991)[160], wie

- Überbevölkerung in Ballungszentren mit Auflösung von Bindungen mit daraus resultierender Isolierung, Anonymität, Heimatverlust, Unüberschaubarkeit der eigenen Situation, Lebensangst
- Überschreiten der Dichte- und Pferchungstoleranz mit der Folge übergroßer, andauernder Nähe von Mitmenschen und damit Distanzverlust im Beruf
- Spezialisierung bzw. Überspezialisierung mit daraus resultierender Eintönigkeit der Arbeit und Brachliegen der Anlagen und Fähigkeiten vieler Menschen
- Auflösung der (bäuerlichen) Großfamilie mit potentieller Pathologie der Kleinfamilie
- Entindividualisierung durch Computer und Datenbanken, was in einem allgemeinen Unbehagen und dem Gefühl der Gefahr mündet
- Entromantisierung des Sexualverhaltens, Vermarktung der Sexualität
- »Parteienfilz« mit konsekutiver Parteienverdrossenheit.

Jörgensen (1991)[160] fügt weitere Faktoren aus Bildungssystem und politischen Utopien (Gleichheitstraum, Kommunismus/Marxismus) hinzu.

Die Bedeutung genetischer Faktoren für Krankheiten hat ebenfalls zugenommen, was Vogel (1982)410 in folgender Weise formulierte:

»Wir haben vor uns keine klare Alternative mehr zwischen »gesund« und »krank«, sondern eine abgestufte Reihe von genetisch bedingten Krankheitsdispositionen. Ihre Analyse gelang zuerst dort, wo sie so stark sind, daß sie unter allen Umständen zur Krankheit – und zwar zu gut unterscheidbaren, in den Ursachen und den zugrundeliegenden Mechanismen relativ leicht aufklärbaren Krankheitsbildern – führen müssen. Die an diesen Beispielen erarbeiteten theoretischen Konzepte und Forschungsstrategien helfen dann bei der schrittweisen Aufklärung komplexer Krankheitsbilder und schließlich bei der Erkennung spezifischer Empfindlichkeiten und Gefährdungen schon weit im Vorfeld der Krankheit. Gleichzeitig zwingen sie uns, den Krankheitsbegriff immer wieder neu zu überprüfen und zu verfeinern – weg von der globalen Betrachtung von Phänomenen, die nur Folgezustände zahlreicher, im einzelnen oft verschiedener Ursachen und Abläufe sind und hin zu einem Krankheitskonzept, das sich an einer möglichst tief bis zu den letzten Ursachen durchgreifenden Analyse orientiert. In der Hilfe bei der konsequenten Ausarbeitung dieses differenzierten, kausal orientierten Krankheits-Konzepts liegt der Beitrag der Humangenetik zu einer Theorie der Krankheit.«[410]

3.4 Synthesen und Antithesen in Versuchen zu neuen Formulierungen des Krankheitsbegriffs

Eine allseitig anerkannte Krankheitsdefinition existiert heute bis auf die Akzeptanz der Definition der Weltgesundheitsorganisation als Arbeitsgrundlage nicht. Hier können nur einige z. T. divergierende Vorstellungen hierzu, insbesondere der letzten Jahrzehnte, aufgelistet werden.

»Lassen Sie mich Ihnen jetzt noch den Versuch einer prägnanten Formulierung des Krankheitsbegriffs vortragen, die unter Berücksichtigung der von mir vorhin geübten Kritik erfolgte: »Krankheit ist ein prozeßhaft gestörtes gesundes Leben und verläuft unter dem Bilde funktioneller und morphologischer Atypien. Meist ist es die Folge eines Mißverhältnisses zwischen der veränderten Anpassungsfähigkeit des Organismus (den inneren Krankheitsbedingungen) und den wechselnden Umwelteinflüssen, nur selten einer pathologischen Vererbung.«

Wenn wir uns zum Schluss rückblickend die Frage vorlegen, ob wir damit über Virchow wesentlich hinausgekommen sind, so müssen wir – je nach charakterlicher Veranlagung resignierend oder nicht – antworten: Im Prinzipiellen nein! Wir dürfen dabei allerdings weder vom jungen noch vom alten Virchow isoliert ausgehen, sondern eklektisch jeweils das für uns passende aus seinen beiden Lebensetappen auswählen. Gewiss übersehen wir heute eine wesentlich größere Palette ätiologischer Faktoren einschließlich der Berufskrankheiten und haben die objektive Erkennung krankhafter Prozesse durch Spezialmethoden der Biochemie, durch Elektronenmikroskop und vieles andere mehr ungeheuer verfeinert bzw. verbreitert, auch wissen wir um damals unbekannten Mechanismen der Pathogenese. Durch unsere Kenntnisse von der Allergie, der Vererbungslehre und den Enzymopathien sind uns auch die inneren Krankheitsbedingungen um vieles klarer geworden. Bezüglich der synoptischen Definition des Wesens der Krankheit sind wir aber über Virchow nicht viel hinausgekommen.«[165]

»Die naturwissenschaftliche Medizin läßt uns im Stiche, wenn die Rückführung von Krankheitssymptomen auf ein körperliches Substrat nicht gelingen will. Sie hat eine Grenze dort, wo offenbar wesensmäßig gleiche Krankheiten individuell verschieden ablaufen.

Jede Bestimmung einer Person ist notwendig kasuistisch. Sie lebt einmalig-eventual. Jeder Kranke bietet Erscheinungen, die – genau genommen – nie da waren und nie wiederkehren, was ihre Bedingtheit und Gestaltung anbetrifft.«[96]

1961 wurden auf einem Symposium »Arzt und Philosophie« vom Standpunkt des dialektischen Materialismus Thesen zum Krankheitsbegriff formuliert, von denen einige zitiert werden sollen:

»... Darauf fußte Virchows, von spontanem naturwissenschaftlichem Materialismus getragene Anwendung der Zellenlehre auf die Pathologie (Zellularpathologie). Sie war ein bedeutender Fortschritt gegenüber der Humoralpathologie seiner Zeit (Rokitansky) und der »romantischen Medizin«. Sie weist jedoch eine Reihe mechanistisch-metaphysischer Schwächen auf: Virchow reduzierte den Organismus auf die bloße Summe seiner Zellen und sah die Krankheit als rein lokalen Prozeß, als lokale Veränderung von Zellen an. Er vernachlässigte, daß der Organismus ein Ganzes ist und mit seiner Umwelt eine Einheit bildet. Die Einseitigkeit seiner mechanistisch-morphologischen Betrachtungsweise führte Virchow auch zu vitalistischen Inkonsequenzen.

7. Besonders einflußreich bis in die Gegenwart ist die Theorie vom »allgemeinen Adaptionssyndrom«, die »Stresstheorie« (Selye). Sie faßt zwar die Krankheit als einen Komplex von sukzessiven Reaktionen auf und fördert damit eine synthetische Betrachtungsweise der Krankheit, besitzt jedoch sehr wesentliche Mängel vor allem bezüglich der Rolle des Nervensystems und der höheren Nerventätigkeit, so daß auf ihrer Grundlage der Krankheitsbegriff naturwissenschaftlich nicht hinreichend definiert werden kann.
8. Die Bedeutung der konsequent materialistischen Pawlowschen Lehre für die Erarbeitung des wissenschaftlichen Krankheitsbegriffs besteht hauptsächlich darin, daß nach ihr die Reaktionen des Organismus auf Umwelteinflüsse mit der naturwissenschaftlichen Methode des bedingten und unbedingten Reflexes nachweisbar sind. Die über das erste und (beim Menschen) zweite Signalsystem wirkenden Umweltfaktoren werden gemäß den Gesetzmäßigkeiten der bedingt reflektorischen Tätigkeit zu Reizen mit umweltbedingter Signalbedeutung. Über die kortiko-viszeralen Beziehungen greift die Umwelt durch die neuroendokrine Efferenz in die Funktionen der inneren

Organe und Organsysteme ein und beeinflußt deren Reaktionsbereitschaft auch gegenüber schädigenden Agenzien. Darüber hinaus können Umweltreize zu Signalen schädigender Agenzien werden und krankhafte Prozesse hervorrufen bzw. modifizieren. Das erklärt wissenschaftlich materialistisch die sogenannten psychosomatischen Erkrankungen.

17. Krankhafte Prozesse dagegen sind »atypische« Prozesse, die als Folge einer Überforderung »typischer« Anpassungsreaktionen des Organismus bei Einwirkungen aus der Umwelt entstehen oder sich aus einer »endogenen« Störung des Stoffwechsels und der Regulationsmechanismen ergeben. Sie sind von »typischen« Prozessen dem Ausmaß, dem Ort und der Zeit nach verschieden (Heterologie der allgemeinen Pathologie). – Eine Gegenüberstellung von endogenen und exogenen Ursachen und Bedingungen ist nur in einer aktuellen Situation sinnvoll, da zwischen ihnen kein absoluter Gegensatz besteht. Auch die endogenen Faktoren sind entweder individuell erworben (Disposition) oder das Ergebnis von Wechselwirkungen zwischen Organismus und Umwelt in vorangegangenen Generationen (Konstitution, Erbfaktoren).

18. Sind krankhafte Prozesse von solchem Ausmaß und solcher Intensität (Quantität), daß durch sie der ganze Organismus und damit die typische Reaktionsfühigkeit des Organismus als Ganzes gegenüber der Umwelt wesentlich beeinträchtigt wird, befindet sich der Organismus im Zustand (Qualität) der Krankheit. Der Übergang zwischen Gesundheit und Krankheit ist fließend; seine Form ist jeweils durch die konkrete Art und Erscheinungsweise einer Krankheit bestimmt.

19. Krankheit ist demnach eine zeitweilige, labile, durch funktionelle und strukturelle Abweichungen vom »Typischen« und durch Gegenreaktionen gekennzeichnete Form des Lebens als Folge einer Störung in den Wechselbeziehungen zwischen Organismus und Umwelt oder als Folge einer Störung des inneren Gleichgewichts. Diese Veränderungen sind so weitgehend und anhaltend wirksam, daß die typischen Reaktionen des Organismus insgesamt oder in Teilen für längere Zeit überfordert und damit die Anpassungs- und Regulationsfähigkeit des Organismus wesentlich eingeschränkt ist.

23. Eine Reihe von Krankheiten ist mit der gesellschaftlichen Daseinsweise des Menschen unmittelbar verbunden. So ist mit der Entwicklung der gesellschaftlichen Produktivkräfte die Möglichkeit der Ent-

stehung neuer Krankheiten (Berufs- und Zivilisationskrankheiten) verknüpft, bestimmte, für den Menschen spezifische Krankheiten ergeben sich aus den gesellschaftlichen, zwischenmenschlichen Beziehungen, die über das zweite Signalsystem, d. h. durch die sprachliche Kommunikation im weitesten Sinne, verwirklicht werden (Neurosen, verschiedene Störungen im Bereich des vegetativen Nervensystems).«[271]

Virchow und insbesondere seine Zellularpathologie werden als die Basis der Schulmedizin und ihrer therapeutischen Vorstellungen angesehen. Die Diskussion über Schulmedizin und biologische Medizin (Alternativmedizin, Ganzheitsmedizin) wird dabei z. T. heftig und emotionell, z. T. sachlich geführt. Wenn man von der Feststellung ausgeht, »Schulmedizin ist selbstverständlich die Basis jeder medizinischen Forschung und Tätigkeit« (Ost 1991)[217], ist eine durchaus akzeptable Diskussionsgrundlage gegeben, denn zur Schulmedizin kann es keine Alternative im Sinne von Entweder-Oder geben, dagegen können sich innerhalb der Medizin Alternativen ergeben. Von ihnen sind oft später etablierte medizinische Vorstellungen und Behandlungsverfahren ausgegangen. Schließlich war auch Virchows Auffassung der Medizin als Naturwissenschaft zuerst ein Alternativmodell.

Ausgehend von der psychosomatischen Medizin haben sich die Vorstellungen einer »Ganzheitsmedizin« entwickelt. Es wird davon ausgegangen, daß die naturwissenschaftliche Medizin infolge ihrer strengen Denk- und Ordnungsprinzipien und Kausalitätsvorstellungen der Individualität des Patienten nicht Rechnung trägt. Eine Definition des Begriffs »Ganzheitsmedizin« existiert nicht, und gute Ärzte haben immer den Menschen als Ganzes betrachtet, ohne den Begriff zu kennen oder strapazieren zu müssen. Daß therapeutische Eingriffe regulierend in den Organismus eingreifen (es muß auf Virchows Anschauung der Krankheit als Störung der Regulations- und Adaptionsvorgänge hingewiesen werden), ist eine selbstverständliche Voraussetzung jeder Behandlung, wobei der initialen Rolle eines Reizes eine entscheidende Bedeutung zugemessen wird, indem Steuerungsmechanismen der Organsysteme in Gang gesetzt werden (Seng 1991)[259].

Büchner (1954)[37] wendet sich gegen ein mögliches Wiederaufleben naturphilosophischer Anschauungen zu Krankheit. Er interpretiert schwere Krankheit »als den Hinübergang des Menschen aus der Scheingeborgenheit des Gesichertseins in die wahre Geborgenheit des Preisgegebenseins« und führt weiter aus: »Krankheit ist damit die Repräsentanz unseres uneingeschränkten Preisgegebenseins in die Gnade... Der Kranke steht mit jeder schwereren Krankheit in einem geheiligten Bezirk.«

Doerr (1971)[96] geht auf Büchners Freiburger Abschiedsvorlesung »Theorie und Pragma« und die Sammlung »Von Größe und Gefährdung der modernen Medizin« (1961) ein:

»Wir werden nicht umhin können, zuzugeben, daß die stärkere Differenzierung auch im Felde der Krankheitsforschung zu einer methodischen Spezialisierung geführt hat, welche uns Mühe bereitet, das »Thema« zu erkennen.

Er anerkennt uneingeschränkt, daß niemand der technischen perfektion bestimmter kurativer Möglichkeiten seine uneingeschränkte Bewunderung versagen kann und wird. Aber es zieht doch wie ein roter Faden durch alle Vorlesungen und Vorträge die Sorge um die Erhaltung der Würde des uns anvertrauten Kranken.«[96]

Doerr (1971)[96] führt dann weiter aus:

»Ludolf Krehl hat in seinem nur einem kleinen Kreise zugänglich gemachten Tagebuch aus dem l. Weltkrieg klargemacht, daß die Fortentwicklung des menschlichen Weltbildes nur durch den Eintritt der Persönlichkeit des Kranken als Forschungs- und Wertungsobjekt begründet liege. Dieser Subjektivismus (bezogen auf das Subjekt des kranken Menschen) oder Personalismus (bezogen auf die Persönlichkeit des Kranken) ist ein spezifischer Wesenszug Krehlscher Krankheitsforschung. Nach Krehls eigenen Worten bedeuten beide die Wiedereinsetzung der Geisteswissenschaften als zweite, neben den Naturwissenschaften gleichberechtigte tragende Säule der wissenschaftlichen Medizin. Diese »Subjektivität« gehört also ganz fest in das wissenschaftliche Programm einer anthropologischen Medizin.«[96].

In seiner ausführlichen Studie über Gesundheit und Krankheit als natur- und geisteswissenschaftliches Problem befasst sich Müller (1969)[209] mit Fragen wie »Individualspezifische und lebensgeschichtliche Krankheitsentwicklungen«, Krankheitsbewußtsein – Krankheitserkenntnis«, »Die psychosomatische Problematik in naturwissenschaftlicher Sicht«. Er führt aus: »Gesundheit ist also auf allen Organisationsstufen des Lebens das Ergebnis biologischer Ordnungen und Anpassungen im eigenen organismischen Bereich und in den Beziehungen zu den gegebenen Umweltfaktoren. Diese biologische Ordnung ist selbstverständlich ein grundlegendes Element auch der Gesundheit des Menschen. Die Frage nach der

Gesundheit des Menschen ist aber in dem Maße umfassender zu stellen, als der Mensch die Kreatur überragt. Dieses Herausragen aus der Kreatürlichkeit tritt uns in der Tatsache entgegen, daß der Mensch in seiner biologischen Ordnung nicht nur von den materiellen Umweltfaktoren und von seinen biologischen Innenweltfaktoren getragen wird, sondern integrierend auch von leiblich-psychischen und geistigen Einflüssen, deren Harmonie Grundvoraussetzung auch seiner biologischen Ordnung ist. Die Sonderstellung betrifft auch die Beziehungen des Menschen zu seiner Mitwelt, die den Menschen als gesellig angelegtes Wesen auch hier eine optimale Ordnung anzustreben zwingt, und sie betrifft seine Umwelt in der Weise, daß es ihm mit fortschreitender Technik immer mehr in die Hand gegeben wird, sie zu ändern. Gesundheit des Menschen hat einen zweifachen Aspekt: er liegt einmal im individuellen Gesundheitsstreben zur Erhaltung des optimalen personalen Befindens und zum anderen in einer allgemeinen Gesundheitserhaltung als Ziel im Ordnungsbereich der menschlichen Gesellschaft begründet... Die medizinische Wissenschaft steht in der polaren Spannung zwischen naturwissenschaftlicher und geisteswissenschaftlicher Orientierung. Der Grund für eine solche Stellung liegt darin, daß die Wirklichkeit des Menschen nicht erschöpfend in seiner Animalitas, die er als Lebewesen mit dem Tier teilt, begriffen werden kann. In der Hominisation ist die spezifische Geistigkeit des Menschen verwirklicht, die ihn als Höchstform einer Entwicklungsstufe über das Tier erhebt. Wir würden dem Wesen des Menschen als des am stärksten durchseelten und allein geistbegabten Wesens der Schöpfung nicht gerecht, wenn wir nicht diese beiden existentialen Besonderheiten in die Überlegungen über seine Krankheitsweisen mit einbezögen.«[209]

Auf den Einfluss des Werks und der Ansichten Viktor von Weizsäckers (Rorarius 1991)[241] auf die moderne Medizin, z. B. dass die Gesundheit aus der Krankheit entstände, die maßgebliche Beteiligung des Menschen am Krankheitsgeschehen und die philosophische Interpretation, kann hier nur hingewiesen werden.

Jaspers (1958)[158] geht von der Definition der Weltgesundheitsorganisation zur Gesundheit als »Zustand vollkommenen körperlichen, geistigen und sozialen Wohlbefindens« aus, die er kritisiert:

»Solche Gesundheit gibt es nicht. Nach diesem Begriff sind in der Tat alle Menschen und jederzeit irgendwie krank. Wenn aber der Krankheitsbegriff keine Grenzen mehr hat, jeder sich als Dasein schon krank fühlen und zum Arzt gehen darf, wenn der Arzt für alle Leiden da sein soll, dann tritt die existentielle Verwirrung ein ...

Alles scheint in bester Ordnung. Täglich werden die großen therapeutischen Erfolge an zahllosen Kranken erzielt. Aber erstaunlich: Es wächst eine Unzufriedenheit bei Kranken und Ärzten. Seit Jahrzehnten ist zugleich mit dem Fortschritt die Rede von Krise der Medizin, von Reformen, von Überwindung der Schulmedizin und Neugründungen der gesamten Krankheitsauffassung und des Arztseins.

Woran liegt das?

Erstens: Die soziologischen Folgen des technischen Zeitalters wirken durch die Organisation des Arztwesens auf den ärztlichen Beruf bis zur Bedrohung der Idee des Arztes selber.

Zweitens: Die naturwissenschaftliche Medizin hat eine Tendenz, sich dem Exakten zu unterwerfen, statt es zu nutzen, den Arzt durch den Forscher überwältigen zu lassen.

Drittens: Da an der Grenze der naturwissenschaftlichen das ärztliche Tun nicht aufhört, gerät der Arzt an ihr in Verwirrung, hineingezwungen in die Glaubens- und Ziellosigkeit vieler moderner Menschen und des öffentlichen Zustands überhaupt ...

Durch die Loslösung der ärztlichen Mittel aus dem Eigentum und der freien Verfügung des einzelnen wird das ärztliche Handeln als Betrieb organisiert. Kliniken, Krankenkassen, Untersuchungslaboratorien treten zwischen Arzt und Kranken. Es entsteht eine Welt, die das in seiner Wirkungskraft so immens gesteigerte ärztliche Tun ermöglicht, dann aber dem Arztsein entgegenwirkt. Ärzte werden zu Funktionen ...

Die Beschränkung auf die naturwissenschaftliche Medizin ist für den Forscher ungefährlich. Er ist noch nicht Arzt. Der Arzt aber bedarf im Unterschied vom beschränkten Forscher der Universalität. Zwar gibt es keine Ganzheitsmedizin. Das Ganze ist kein Gegenstand, sondern eine Idee. Aber der souveräne Arzt will universal die möglichen Gesichtspunkte zur Verfügung haben und als Mensch in der menschlichen, in der geistigen Welt zu Hause sein ... Nur der Arzt im Umgang mit den einzelnen Kranken erfüllt den eigentlichen Beruf des Arztes. Die anderen betreiben ein redliches Gewerbe, aber sind nicht Ärzte.«[158]

3.5 Virchows Vorstellungen zur Therapie auf natur- und erfahrungswissenschaftlicher Basis

Virchow, der neben seiner Tätigkeit als Pathologe und seinen vielfältigen politischen Verpflichtungen immer auch noch als behandelnder Arzt tätig war, sah es als selbstverständliche Notwendigkeit an, von seinem Krankheitsbegriff ausgehend, auf die Therapie einzuwirken und zu therapeutischen Auffassungen Stellung zu nehmen.

»Soll man denn etwa die Pharmakologie wieder auf Krankheiten der Säfte zurückführen? Ist nicht die Aufgabe einer verständigen Materia medica, die Wirkung der einzelnen Arzneistoffe auf einzelne Theile des Leibes kennen zu lehren? Erst fragt man: wirkt ein Arzneikörper auf das Blut, auf die Nerven, auf das Herz, auf die Nieren? Dann untersucht man, ob es die Blutkörperchen, ob es Gehirn oder Rückenmark, Nervenzellen oder Nervenfasern, ob es Herznerven oder Herzmuskulatur, Nierennerven oder Nierenzellen sind, welche afficirt werden. Und wenn man dahin kommt, so wird man auch eine Cellulartherapie gewinnen, die jetzt freilich Hr. Addison etwas eilig in Angriff genommen hat.« R.V. 1860[323]

»Dieser Vorstellung stehen anscheinend entgegen die sogenannten Universalmethoden der Therapie. Ich sage anscheinend, weil es in Wirklichkeit keine Universalmittel giebt, vorausgesetzt, dass man darunter solche Mittel versteht, deren Wirkung keine locale sei. Sicherlich giebt es viele Mittel, welche in den Körper eindringen und sich darin weit und breit, vielleicht sogar einzelne, welche sich nahezu in alle Theile verbreiten, aber ihre Wirkung liegt nicht in dieser weiten Verbreitung. Vielmehr tritt sie stets an einzelnen Theilen hervor, und wenn sie salutär ist, so hängt dies davon ab, dass sie gerade die kranken Theile trifft.« R.V. 1880[364]

»So sind wir dahin gekommen, Gehirnmittel, Rückenmarksmittel, Mittel für das sympathische Nervensystem zu erhalten; ja, wir sind auch damit nicht zufrieden, wir fragen, ob das Mittel motorische oder sensitive Theile, ob es Augen-, Herz oder Darmganglien afficire. Es mag sein, dass es Aerzte und Pharmakologen giebt, welche sich nicht bewusst sind, dass dies Cellulartherapie sei, aber wenn sie die Ganglien offenbar nur deshalb afficirt werden, weil sie Ganglienzellen enthalten, und dass mit dem Fortfall dieser Zellen auch jede Wirkung des Mittels auf das Ganglion ausbleiben würde, so werden sie am Ende zugestehen, dass auch sie dem cellularen Princip nachstreben.« R.V. 1880[364]

»In der That sind die Transplantations-Erfahrungen von höchstem theoretischem Interesse. Wenn es möglich ist, aus dem Verbande des menschlichen Körpers gewisse Elemente oder Gruppen von Elementen zu trennen, ohne dass sie aufhören, Lebenserscheinungen zu äußern und sich zu erhalten, so folgt daraus, dass jener Verband, wie ich es in der »Cellularpathologie« ausgedrückt habe, nicht in dem hergebrachten Sinne ein einheitlicher, sondern vielmehr ein gesellschaftlicher oder genauer genossenschaftlicher (socialer) ist. Aus demselben können Elemente und Elementargruppen ausscheiden, ohne dass der Bestand der Genossenschaft dadurch aufgehoben wird; es können aber auch Elemente oder Elementargruppen in denselben eintreten, ohne dass die Genossenschaft vernichtet wird, ja, ihr Eintritt kann sogar die Wirkung haben, die Genossenschaft aufzubessern und zu stärken. Das ist der Grund, warum gerade auf dem Gebiete der Transplantation Cellularpathologie und Cellulartherapie sich auf das Nächste berühren.« R.V. 1880[363]

»Die cellulare Theorie und der Nachweis der Vita propria s. cellularis sind an sich sehr abstruse Dinge und man kann ohne weiteres Verständnis damit keinen Kranken heilen. Und doch sind sie die Grundlage, ja gewissermaassen die Bürgschaft für die localisirende Therapie geworden, und sie werden es sicherlich von Tag zu Tag mehr werden, wenn erst die Materia medica in grösserer Ausdehnung den Weg gewandelt sein wird, den die Toxikologie in so erfolgreicher Weise schon seit längerer Zeit verfolgt.« R.V. 1881[365]

Am Ende seines Lebens (1899) nähern sich Virchows Einstellungen fast denen der Naturheilkunde, entsprechen aber auch denen, wie er sie schon 1845 geäußert hat.

»Die Behandlung des kranken Körpers besteht einfach darin, die für die Erscheinungen des Lebens günstigen Bedingungen hervorzurufen, also von den physiologischen Erfahrungen den bestmöglichen Gebrauch zu machen.« R.V. 1845[284]

»Wenn die Krankheit weiter nichts, als Leben unter veränderten Bedingungen ist, so bedeutet Heilen im Allgemeinen das Herstellen der gewöhnlichen, normalen Bedingungen des Lebens oder Herstellen der gewöhnlichen, normalen Vorgänge desselben.

Die Vernichtung der ontologischen Auffassung der Krankheiten ist auch eine Vernichtung der ontologischen Therapie, der Schule der Specifiker. Der Gegenstand der Therapie sind nicht Krankheiten, sondern

Bedingungen; überall handelt es sich nur um das Wechseln der Lebensbedingungen.« R.V. 1849 (1856)[305]

»Die Theorie der »Heilkunst« geht daher am sichersten aus von der sogenannten »Naturheilung« oder »freiwilligen« Heilung, wie sie sich schon ohne Zuthun des Arztes und ohne Anwendung von »Mitteln« vollzieht. Darauf ist basirt oder sollte basirt sein die »Naturheilung«; und wenn es gelingt, ihren Verlauf und ihre Bedingungen zu erkennen, so ist nichts natürlicher, als dass der Arzt versucht, diesen Verlauf in normaler und zuträglicher Weise zu gestalten und die Bedingungen dazu herzustellen. Dann wird er nach der uralten Vorschrift minister naturae, nicht Herr, sondern Diener der Natur. Sein Verfahren dabei ist, wie schon die Alten es genannt haben, ein physiokratisches.« R.V. 1899[402]

Nach Bier (zit. Aschoff 1940)[9] stand Virchow in vielem den Naturheilverfahren nahe, was in solchen Äußerungen erkennbar wird:

»Die Naturheilung, indem sie den durch die physiologischen Verhältnisse mit Notwendigkeit gebotenen und nicht erst durch eine besondere spezifische Kraft eingeschlagenen Weg verfolgt, vollendet sich daher vollständiger oder unvollständiger, je nachdem die Bedingungen für den Eintritt der physiologischen Ausgleichung durch die präexistierende Beschaffenheit der Teile günstiger oder weniger günstig ist...

Die Mittel, welche der Arzt zur Ausgleichung der Störungen in Anwendung bringen kann, liegen erfahrungsgemäß nicht außerhalb der Breite der physiologischen Möglichkeiten; die Kunstheilung ist der Naturheilung nicht entgegengesetzt. Die Aufgabe des Arztes ist es, die Prädispositionen zu schwächen und zu tilgen und die Ausgleichung der einmal eingetretenen Störungen zu erleichtern ...«[25]

Aschoff (1940)[8] kommt zu dem Schluss, dass die Naturheilkunde hinsichtlich der Therapie mit diesem Standpunkt Virchows durchaus übereinstimmen kann.

Klebs (1878) wandte sich ausgehend von seiner Grundkritik an der Zellularpathologie auch gegen die darauf basierenden Therapievorstellungen:

»Diese, die wichtigste Aufgabe der Medicin (als Heilkunde), wird aber nicht von der Zellularpathologie erfüllt, für dieselbe besitzt diese Krankheitstheorie keinen Raum, denn sie vernachlässigt alles, was den zellulären Veränderungen vorangeht, und ist absolut unfruchtbar in der Erkenntnis aller derjenigen Krankheitsprozesse, bei denen zelluläre Veränderungen gar nicht oder spät auftreten ...

Wir besitzen keine zellulare Therapie, und wenn wir eine solche besäßen, würden wir durch dieselbe ebensowenig erreichen ...«[zit. 29]

Diese Einstellung widerspricht der von Ackerknecht (1957)[1] erheblich:

»Die Zellular-Pathologie hatte trotz allem einen großen Einfluß auf die Therapie gehabt, indem sie die Lokaltherapie, die Chirurgie eingeschlossen, verstärkte. Die Zellular-Pathologie hatte bei der Anwendung von »allgemeinen Heilmitteln« das Prinzip aufgestellt, daß zwischen bestimmten Drogen und bestimmten Körperteilen und Zellen eine bestimmte Affinität besteht. Dieses wurde Ehrlichs Leitprinzip und damit das der ganzen modernen Chemotherapie.«[1]

In ähnlichem Sinne äußert sich auch Jacob (1972)[154]:

»Andererseits lehnt er aber auch eine Medizin ab, die keine Folgerung für die Therapie zieht, die nicht den Anspruch erhebt, zum Nutzen der Kranken da zu sein.

Die therapeutische Bedeutung (der Zellularpathologie) liegt darin, daß sie dazu beitragen konnte, Medikamente zu entwickeln, die in die physiologisch-chemische Tätigkeit bestimmter Zellen eingreifen, zum anderen beinhaltet die Zellularpathologie ein gewisses lokalistisches Prinzip, das z. B. beim Carcinom dem Chirurgen den Mut zum sofortigen Eingreifen und Entfernen des Tumors gibt, der nach der Krasenlehre als unheilbar galt.«[154]

Virchows gesamtes wissenschaftliches Leben ist verbunden mit der letztendlich wichtigsten Aufgabe der Medizin, dem Heilen.

»Nach unserer Anschauung involviert der Begriff der Medizin, der Heilkunde, ohne weiteres den des Heilens. Das Anstreben einer realen Ausführung dieses Zwecks (d. h. des Heilens) enthält die Aufgabe der praktischen Medizin. Die praktische Medizin ist eigentlich nie, auch nicht in den Händen der größten Meister, die wissenschaftliche Medizin selbst, sondern nur eine Anwendung derselben. Die wissenschaftliche Medizin ihrerseits hat zum Gegenstand die Erforschung der veränderten Bedingungen, unter denen sich der erkrankte Körper befindet, die Festigung der Abweichungen, welche die Lebenserscheinungen unter bestimmten Bedingungen erfahren, endlich die Auffindung der Mittel, durch welche diese abnormen Bedingungen aufzuheben sind.« R.V. 1847[287]

»Gewiß, die Therapie kennt den Riesen sehr gut, dessen weithin fallender Schatten in allen Provinzen der Medicin manchen frischen Keim erstickt und manch fröhliche Blume vor der Zeit gebleicht hat. Es ist die Ontologie, welche der pathologischen Mikroskopie nicht minder tiefe Wunden geschlagen hat, als der Therapie und Diagnostik.« R.V. 1847[288]

»Die Therapie hat also auch von diesem Standpunkte aus das Recht, sich einfach empirisch zu construiren, ja sie hat die Verpflichtung, sich nicht alsbald mit jeder unbewiesenen Vermuthung zu associiren und eine Hypothese zu fabriciren, wo man ebensoweit mit der einfachen Erfahrung kommt. Allein muss man deshalb den Theil der medicinischen Wissenschaft, der nun noch nicht in einer strikten Verbindung, in einem logischen oder wie man sagt rationellen Connex mit den Resultaten der »Praxis« steht, verläugnen?« R.V. 1847[299]

»Die Verzweiflung an der Therapie, welche sich durch die immer zunehmende Vernachlässigung der klassischen Literatur, durch die Schuld der klinischen Lehrer, durch die Unzugänglichkeit der grossen Spitäler, endlich durch die Missgriffe der physiologischen, chemischen und rationellen Therapeuten (sic) unter einem grossen Theil besonders der jüngeren Aerzte findet, hat, wie es nicht mehr zu läugnen ist, in den letzten Jahren auch unter den Laien mehr und mehr um sich gegriffen. Die Unsicherheit der Arzneimittel und der Unglaube an die ärztliche Geschicklichkeit sind so gangbare Phrasen, dass kaum noch ein Roman geschrieben zu werden scheint, in dem nicht ein Arzt eine klägliche Rolle spielt.« R.V. 1849[303]

»Nicht jeder, der Contagien in sich aufnimmt, wird krank, wenn auch eine vorübergehende Verunreinigung seines Blutes höchst wahrscheinlich ist. Jede Substanz, die in das Blut aufgenommen wird, ist so lange unwirksam, oder wenigstens pathologisch gleichgültig, als sie nicht ein Organ afficirt und, wenn auch nicht immer sich selbst, so doch ihre Wirkung localisirt hat.

Mit diesem Satze, den wir für einen der praktisch wichtigsten halten, können wir auch unsere Stellung zur modernen Therapie leicht erklären. Schon in dem Leitartikel des zweiten Bandes (1848), welcher die Standpunkte in der Therapie behandelte, haben wir uns darüber offen ausgesprochen. Wir haben uns ohne Umschweif gegen die exspektave Methode, gegen die pathologisch-anatomischen Scepticismus, gegen die therapeutische Verzweiflung erklärt. In der That, wir glauben an die Wirksamkeit von Arzneien, weil wir die Beziehungen bestimmter Stoffe zu specifischen Orten im Körper für ausgemacht ansehen.« R.V. 1854[310]

»Aber wer glaubt ihnen, dass Alles, was sie behandelt haben, gerade das war, wofür sie es hielten? und wer hat nicht die Ueberzeugung, dass manche Krankheit gerade dann vorhanden war, wenn sie an deren Existenz gar nicht dachten? Was hilft da alles Pochen auf die Praxis, wenn man nicht genau weiss, was man vor sich hat! Freilich, wenn Alles, was bösartig ist, ein Krebs sein muß, und Alles, was unschädlich oder mässig schädlich verläuft, absolut keiner sein darf, wenn man mit seinem Resultate schon fertig ist, bevor man noch angefangen hat, so ist es gar nicht der Mühe werth, noch Worte darüber zu verlieren.« R.V. 1855[313]

»... wenn nicht der Satz von der Unheilbarkeit des Krebses sich als Gesetz einführte. Denn damit ist von vornherein die Auffassung des Krebses als eines möglicherweise localen Uebels ausgeschlossen und die Doctrin mit Nothwendigkeit zu der Annahme gedrängt, dass der Krebs jemals aus constitutionellen Ursachen hervorgehe, welche der ärztlichen Kunst nicht zugänglich sein. Die lange Discussion, welche in der französischen Akademie am Ende des vorigen und im Anfange des laufenden Jahres gepflogen worden ist, hat diess deutlich dargelegt. Abe¡ man ist sich nicht klar darüber geworden, dass der Streit ein rein formeller war, soweit er sich auf den Krebs bezog. Denn wenn auch nur eine einzige Ausnahme als wirklich beobachtet zugestanden wird, so ist damit entschieden, dass der Krebs heilen könne und dass er nicht unheilbar ist; es kann sich dann nur noch um die Statistik der Heilungen handeln, und hier ist Alles darüber einig, dass die Heilungen äusserst selten sind. Für den einzelnen Fall ist es aber gewiss nicht gleichgültig, ob gar keine Möglichkeit der Heilung zugestanden wird oder ob unter gewissen Verhältnissen noch eine Hoffnung bleibt.« R.V. 1849[305]

»Diese Besonderheiten in der Einrichtung des einzelnen beeinflussen natürlich die Gestaltung der Krankheit. Sie bestimmen, ob die Krankheit eintreten wird oder nicht, ob sie lange oder kurz dauern wird, ob sie übel ausgeht oder nicht. Die Tätigkeit des Arztes ist darauf gerichtet, wenn einmal die Krankheit schon da ist, die Aktion dieser regulatorischen Apparate zu unterstützen und frei zu machen. Und das meint man, wenn der Arzt Diener der Natur heißt, nicht magister, sondern minister naturae.« R.V. 1869[340]

»Wäre die Biologie fertig, kennten wir die Lebensgesetze und die Bedingungen ihrer Manifestation genau, wüssten wir bestimmt die Folgen jedes Wechsels dieser Bedingungen, so würden wir eine rationelle Therapie haben und die Einheit der medicinischen Wissenschaft würde hergestellt sein.« R.V. 1856[315]

Virchow selbst stellt in Rückschau und Gegenwartsdarstellung fest:

»Es ist heute nicht mehr nöthig, darüber zu schreiben, dass die wissenschaftliche Medicin auch die beste Grundlage für die ärztliche Praxis ist. Es genügt, darauf hinzuweisen, wie vollständig sich selbst der äussere Charakter der ärztlichen Praxis in den letzten 30 Jahren geändert hat. Überall sind Methoden der Wissenschaft in die Praxis eingeführt worden. Die Diagnose und Prognose des Arztes stützt sich auf die Erfahrungen des pathologischen Anatomen und Physiologen. Die Arzneimittellehre ist eine biologische und damit eine experimentierende Wissenschaft geworden. Die Lehre von den Heilprocessen ist nicht mehr geschieden von der Lehre der physiologischen Regulationsvorgänge. Und selbst die chirurgische Praxis ist bis in den Grund verändert worden, nicht durch die Empirie der Kriege, sondern in einer viel mehr eingreifenden Weise durch eine ganz theoretisch aufgebaute Therapie.« R.V. 1877[355]

»Wie kann man denn einen grossen Erfolg der Heilkunde erwarten, wenn man den Thierversuch abschneidet? Seit langer Zeit hat kein Arzneimittel schnellere Anerkennung und grössere Anwendung gefunden, als das Chloral, dessen Wirkung in meinem Institut von Hrn. O. Liebreich auf experimentellem Wege entdeckt und festgestellt worden sind. Wie wäre es möglich gewesen, diese Wirkungen kennen zu lernen ohne Thierversuche? Die Thierfreunde sagen uns: versucht doch die neuen Mittel an euch selbst! Sie verweisen uns auf die Arzneiprüfungen der Homöopathen. Aber ganz abgesehen davon, dass die Arzneiprüfung der Homöopathen kein einziges neues Mittel kennen gelehrt haben, das auch nur entfernt mit dem Chloral zu vergleichen wäre, und dass diese Prüfungen selbst in Bezug auf die schon bekannten Mittel nicht einmal den bescheidensten Ansprüchen an eine wissenschaftliche Untersuchung entsprechen, dass sie also überhaupt nicht als ein Vorbild aufgestellt werden dürfen, so wird man doch nicht im Ernst verlangen können, dass sehr differente, möglicherweise giftige Körper der Gegenstand der Selbstexperimentation der Aerzte oder der Menschen überhaupt werden sollen. Diese Art von Moral, welche den Thierversuch verbietet und den Versuch am eigenen Leibe oder an kranken Menschen anräth, entbehrt in der That der ersten Grundlage einer verständigen Betrachtung.« R.V., 1881[365]

In der Behandlung von Krankheiten sieht Virchow zwei Zielrichtungen, die Wiederherstellung des geschädigten Organs und die Normalisierung der Veränderungen des Gesamtorganismus.

»Als Methode in der Behandlung erkennen wir ferner nur zwei: eine, welche entweder durch direktes Hinwegnehmen der krankmachenden Ursache wirkt (der grösste Theil der Chirurgie) oder durch Aufhebung ganzer Gruppen von abnormen Bedingungen dem primären Krankheitsprozess ein schnelles Ende setzt (die abortive Methode); und eine zweite, welche die Ausgänge der Krankheiten besorgt und die Bedingungen für das Eintreten spontaner Heilungen durch Neubildung, Vernarbung, Rückbildung etc. herbeizuführen strebt (die exspektative Methode).« R.V. 1849[303]

»Aber man wolle wohl bemerken, dass bei der Pneumonie eigentlich zwei Heilungen für eine Krankheit erfordert werden: die Defervescenz des Organismus und die Restitution des Organs. Erstere geht vom Nervensystem aus, letztere von den Lungen selbst.« R.V. 1899[402]

Der Kliniker Kraus (1921) hebt die Bedeutung Virchows für die Einstellung zur Therapie in der Medizin hervor:

»Es ist ein großes Verdienst Virchows, mit anderen darauf bestanden zu haben, daß der Begriff der Medizin ohne weiteres den des Heilens einschließt. Er hat, gestützt auf positive wissenschaftliche Arbeit größten Stiles und nicht auf bloße Versprechungen hin, die heutige pragmatistische Periode der Klinik mit ins Leben gerufen. Man kann nur zustimmen, wenn Virchow sagt, die praktische Medizin sei nicht die wissenschaftliche Medizin selbst, sondern nur die Anwendung der letzteren; aber einen grundsätzlich verschiedenen wissenschaftlichen und praktischen Standpunkt solle es nicht geben.«[177]

Wie Diepgen (1940)[89] betont auch Panne (1967)[219], dass es Virchow als eine der wichtigsten Aufgaben ansah, der Therapie eine neue sichere Basis zu schaffen.

In der Vorrede zum »Handbuch der speziellen Pathologie und Therapie« (1854)[312] bekennt Virchow:

»Ich besitze zwei Fehler, deren ich mir mit Freuden bewußt bin, nämlich den, auch die alten Ärzte für wackere Beobachter zu halten, und den vielleicht noch größeren, an die Therapie zu glauben.« R.V. 1854[312]

Die wissenschaftliche Therapie unserer Zeit hat sich insbesondere auch in der kritischen Beurteilung ihrer Erfolge neue Maßstäbe gesetzt. Schuster (1991)[355] hat sich mit den Voraussetzungen und der Charakterisierung einer rationalen Therapie auseinandergesetzt, ausgehend von den in den USA aufgestellten Evidenzgraden mit abnehmender Aussagesicherheit: Grad I: randomisierte Studien mit hoher Aussagekraft (in der Regel große Fallzahlen); Grad II: randomisierte Studien (meist relativ kleine Fallzahlen); Grad III: nichtrandomisierte Studien mit kontemporärer Vergleichsgruppe; Grad IV: nichtrandomisierte Studien mit historischer Vergleichsgruppe; Grad V: Fallserien ohne Kontrollgruppe.

Homöopathische Therapieversuche lassen sich keiner dieser Evidenzgruppen zuordnen, sondern können als nichtrationale Therapieverfahren bezeichnet werden, die bei Befindensstörungen ohne gravierenden Krankheitswert helfen können und selten oder nicht schaden, jedoch die Gefahr einer Nichterkennung schwerer Krankheiten beinhalten.

Gesunde Lebensführung und präventiv-prophylaktische Maßnahmen sind aber auch in Virchows Therapiekatalog enthalten.

»Gymnastik (Arbeit, Turnen) und Ventilation sind die großen Regulatoren dieser Störungen. Ohne sie krankt das Blut, ohne sie sinkt das Leben, ohne sie gewinnt der Tod immer reichere Beute und die fieberhafte Arbeit unserer Civilisation beschleunigt nur den Verfall der Generation.« R.V. 1859 (1862)[328].

»Nur ein gewisser, wenngleich der größere Theil der ärztlichen Thätigkeit bezieht sich auf das Heilen von Krankheiten. Wichtige Abschnitte der Medicin, z. B. die Geburtshülfe, die Pflege der Neugeborenen, die ganze Diätetik beziehen sich auf Verhältnisse des gesunden Lebens; deren Ueberwachung der Arzt übernimmt, um den Eintritt der Krankheit zu hindern. Mit jedem Jahr breitet sich das Gebiet dieser Wirksamkeit aus. Die polizeiliche Medicin oder, wie man von einem umgekehrten, um nicht zu sagen, verkehrten Standpunkt aus gewöhnlich sagt, die Sanitätspolizei wird immer mehr zur öffentlichen Gesundheitspflege, und als die höchste Aufgabe dieser überaus weitgreifenden Wissenschaft erscheint die Vorbeugung gegen die sogenannten vermeidlichen Krankheiten. Man hat auch das Heilen genannt: curatio prophylactica. Aber es ist selbstverständlich, daß es nur insofern wirkliches Heilen ist, als die Beseitigung der krankmachenden Ursachen nicht bloß Gesunde, sondern auch solche angeht, welche schon eine Gleichgewichtsstörung erfahren hatten oder welche geradezu erkrankt sind.« R.V. 1875[354]

»Nun ist es ja selbstverständlich, dass sich die Prophylaxe auf die Krankheitsursachen und unter diesen wiederum vorzugsweise auf die Causae externae richtet. Der menschliche Körper steht, soweit es sich um die Vorbeugung der Krankheiten handelt, erst in der zweiten Linie der Betrachtung, und es ist deshalb nicht zu verlangen, dass eine Theorie der Krankheit auch zugleich eine Theorie der Krankheitsursachen geben soll. Unzweifelhaft hat die ätiologische Betrachtung der Krankheiten einen hohen praktischen Werth, und ich habe, wie ich denke, niemals zu erkennen gegeben, dass ich die auf ein solches Ziel gerichtete, Bestrebungen unterschätze.« R.V. 1880[363]

»Wir sind so sehr an diese Verpflichtung gewöhnt, dass wir Hygieine und Prophylaxe sogar immer als Zubehör der Medicin und keiner anderen Wissenschaft angesehen haben. Aber es ist ein leeres Gerede, wenn man sagt, die Prophylaxe werde die Therapie, ja gewissermassen die Medicin überflüssig machen. Die Einrichtung dieser unvollkommenen Welt ist der Art, dass es sicherlich nie an Kranken fehlen wird, so lange es noch Menschen giebt, und wir fürchten uns nicht vor der Drohung, dass man uns nicht mehr gebrauchen werde.« R.V. 1881 (1889)[405]

»Der Arzt wird dann zugleich helfen und belehren, und es wird nicht mehr vorkommen, dass von einer Heilmethode, wie die Hydrotherapie, die in eigenen grossen Anstalten und mit oft sichtbarem Erfolge geübt wird, kein Hospitalarzt, kein Kliniker Kenntniss nimmt, noch weniger einen Schritt thut, um die prätendirten Erfahrungen der Wasserdoktoren zu prüfen und für die Wissenschaft zugänglich zu machen! denn das Beharrungsvermögen (vis inertiae) und der Fortschritt schliessen sich aus, trotzdem, dass eine neuere politische Partei sich den Namen Conservativ-Liberaler beigelegt hat.« R.V. 1849[303]

Büchner (1954)[37] wendet sich gegen die These: Der Mensch macht seine Krankheiten, und dass die Krankheit nicht mehr prozessuales Geschehen sondern Symbol, subjektiv an ein sinnerfülltes Leben angeschlossen sei. Er sieht die Basis in naturwissenschaftlichen Gesetzen und hält die Krankheit für ein »sinnloses prozessuales Geschehen« ohne Symbolcharakter. Von dieser Grundeinstellung kommt er zu dem Schluss:

»Selbstverständlich vermag der Kranke kraft seiner Freiheit ja oder nein zu seiner Krankheit zu sagen. Er kann ihr einen tiefen, einen sein Leben verwandelnden Sinn geben. Er kann mit seinem Wesenskern durch die Hülle der Krankheit hindurchwachsen ... Und selbstverständlich gilt auch von diesen Krankheiten, daß sie den Menschen als unauflösbare leib-seelische Einheit treffen. Alle körperlichen Krankheiten, soweit sie schwer sind, gehen mit mehr oder weniger deutlichen Veränderungen auch im Seelischen einher. Aber der Arzt kann dem Kranken keine wesentliche Hilfe gewähren und erst recht nicht die Krankheit heilen, indem er sich auf die Psychopathologie dieser Krankheit konzentriert; er kann lindern, aber er kann von hier aus nicht heilen. Die Heilung muß vielmehr am Körperlichen ansetzen, wenn sie auf die Wurzel der Krankheit stoßen will.«[37]

In dem Festhalten der »jüngsten Medizin an dem ihr immanenten naturwissenschaftlichen Prinzip« sieht Büchner (1954)[37] jedoch keinen Verzicht zu der Vorstellung, dass der Mensch eingefügt sei in den Kosmos, nicht nur Wesen der Freiheit und Einheit von Geistseele und Leib sondern auch Kreatur.

3.6 Gegensätze von schulmedizinischen, alternativen und paramedizinischen Therapievorstellungen bei Virchow und heute

Auch Virchow spricht schon von Schulmedizin und Schulen der Medizin. Dass Erfahrungen genauso wie die wissenschaftliche Ausbildung des Mediziners für ihn eine Selbstverständlichkeit auch für die Schulmedizin sind, um die richtige Heilung in die Wege zu leiten, ist vielfach zu belegen.

Die Psyche der Patienten viel besser beurteilend als der Gesetzgeber, wandte er sich gegen ein Gesetz gegen das Kurpfuschertum mit dem Argument, daß solch ein Verbot niemals umgesetzt werden könne, aber die Patienten nun gerade veranlasse, z. B. Homöopathen aufzusuchen. Gegen unwissenschaftliche Therapiemethoden und eine Ideologisierung der Medizin hat er sich davon ausgehend vielfach vehement eingesetzt.

»Jede äußere Einwirkung ist nur ein Mittel, um die innere Einrichtung des Körpers, die Physis zu freier und geordneter Thätigkeit zurückzuführen.

So löst sich der Gegensatz der Schulen. Kein Arzt darf nur auf die Natur rechnen, aber auch kein Arzt kann das durch Kunst herstellen, was von selbst im Körper vorgeht. Das ist das Werk der lebenden Theile des Organismus. Jeder Arzt wird auf die Thätigkeit dieser Theile zählen müssen, aber er darf deßhalb nicht die Hände in den Schooß legen. Im Gegentheil, es werden oft die gewaltthätigsten Eingriffe nöthig sein, um die Thätigkeit der Theile zu regulieren. Wie viel in der einzelnen Krankheit die Natur leisten kann, wie viel der Arzt zu leisten hat, das läßt sich nur aus der Erfahrung ableiten, und kein Schulsystem vermag das a priori zu berechnen. Wie weit dagegen in dem einzelnen Falle ärztlich zu handeln, wie weit der natürliche Hergang durch den Arzt zu beeinflussen ist, das ist nicht bloß eine Sache der Erfahrung, sondern häufig genug eine Sache der wissenschaftlichen Schätzung, welche nur der gebildete Arzt vorzunehmen im Stande ist. Die Erfahrung allein bildet auch im ärztlichen Stande nur Abenteurer, denen zuweilen Großes gelingen mag, aber denen sich anzuvertrauen, jedesmal ein Wagniß ist. Nur die Erfahrung, welche durch die Wissenschaft geordnet und geleitet ist, vermag die Schranken sicher zu ziehen, bis wohin die Technokratie greifen darf, und das Gebiet zu bezeichnen, in welchem die Natur, in welchem die physischen Heilkräfte des Organismus die Alleinherrschaft haben.« R.V. 1875[354]

»Vergeblich wird man sich dann darauf berufen, dass noch keine einzige Schule der Medizin existirt hat, welche ohne gründliche Kenntniss der Anatomie dauernde Fortschritte der Wissenschaft oder der Kunst des Heilens begründet hätte. Die Homöopathen und die sogenannten Naturärzte, die schon jetzt auf dem Platze sind, um die Reihen der Antivivisectoren zu verstärken, werden hervortreten und ihre Erfolge preisen. Der Skepticismus, der von Zeit zu Zeit in den Kreisen der Aerzte selbst um sich greift, und der nur zu leicht unter denen Anhänger findet, die für sich selbst oder ihre Angehörigen vergeblich die ärztliche Hülfe angerufen haben, er wird höhnend darauf hinweisen, wie oft der Arzt machtlos der Krankheit gegenüber steht. Man wird die Therapie als ein werthloses Gerümpel verwerfen und uns vorhalten, wie es jetzt schon die Petitionen der Thierschutzvereine thun, dass die Therapie durch die Hygiene, die Behandlung der einzelnen Kranken durch die öffentliche Gesundheitspflege zu ersetzen sei. Und man wird den Glauben zu erwecken suchen, dass die Prophylaxe ohne Anatomie und Thierversuch bestehen könne. R.V. 1881[365]

»Der heutige Arzt ist durch eine Fülle von Umständen, welche die verfeinerte und täglich complicirter werdende Cultur mit sich bringt, in eine schwierige Lage gekommen. Es wird für ihn immer schwieriger, in dem Kampfe um das Dasein auf ehrliche Weise sein Brot zu verdienen. Die Concurrenz des Wissens wird vielfach durch die Concurrenz der Reclame ersetzt. Wie es vorkommt, dass selbst ein akademisch gebildeter Arzt um der Concurrenz willen sich entschliesst, Homöopath zu werden, so geht es auch in Betreff der Naturheilkunde, und so wird es erst recht gehen, wenn die angestrebte Volks-Heilkunde eine anerkannte Stellung erreichen sollte. Wie oft stossen wir schon jetzt auf einen Pfuscher oder einen Quacksalber, der sich in die Gestalt eines wissenschaftlichen Arztes gehüllt hat. Das ist eine nur zu häufig zu machende Erfahrung. Daraus entwickelt sich jener ärgerliche Concurrenzstreit, der immer grössere Dimensionen annimmt, und der das Leben vieler anständiger und auf das Sorgfältigste vorbereiteter Aerzte verbittert. Darum ruft man nach der Hülfe des Staates, man verlangt Aenderungen der Gesetzgebung, man fordert Strafgesetze, wo nur Gesetze des Anstandes, der Selbstachtung, der Collegialität maassgebend sein sollten. Das ist eine der schlimmsten und zugleich eine der zweischneidigen Folgen des Kampfes gegen die »Schul-Medicin«. Glaubt man denn, durch Pfuscherei-Verbote die Kranken zwingen zu können, dass sie sich von einem geprüften akademischen Arzt behandeln lassen und denselben gut bezahlen? Selbst wenn es gelänge, jede Pfuscherei mit der Schneide des Gesetzes zu bedrohen, so würde daraus doch nicht folgen, dass das Publicum sich gänzlich von den Pfuschern trennte und Hülfe nur bei geprüften Aerzten suchte. An die Stelle bestrafter Pfuscher würden neue Quacksalber treten. Wir älteren, die wir noch unter der Herrschaft der alten Pfuschereigesetze gelebt haben, wir kennen die Hartnäckigkeit der Kranken; wir haben es erlebt, dass die Bestrafung eines Pfuschers ein Lockmittel für die Anziehung neuer Patienten gewesen ist.« R.V. 1900[406]

»Es ist nicht ohne Interesse, die Schriften der Natur-Heilärzte zu mustern. Ist es einem derselben gelungen, ein neues Princip für die Auffassung des Wesens der Krankheit aufzufinden? Ich denke, nicht. Keine einzige neue Krankheit ist durch sie aufgedeckt worden. Im Gegentheil, sie bewegen sich auf den Wegen, welche die gelehrte Medicin eröffnet und gangbar gemacht hat. Ihre Ruhmestitel suchen sie nicht in der Doctrin, nicht in einer wissenschaftlichen Erkenntniss der krankhaften Processe, nicht in der Pathologie, sondern in der praktischen Uebung, in der Behandlung der einzelnen Kranken, in Summa in der Therapie. Für sie handelt es sich nicht darum, Schüler zu bilden, welche in der Methode des Denkens und Beobachtens den Zöglingen der »alten« Schulen gleichgstellt werden können; sie sind zufrieden damit, Anhänger zu gewinnen, welche aus dem endlichen Ergebniss ihrer Erfahrungen am eigenen Leibe, oder aus der Bekanntschaft mit anderen Hülfesuchenden ein Urtheil über den praktischen Werth der angewendeten Behandlung ableiten. Denn die »öffentliche Meinung« fragt wenig nach dem inneren Werth einer Methode, für sie existirt kein Bedürfniss nach einer eingehenden Erfahrung über den Hergang der Heilung, oder nach dem wissenschaftlichen Grunde der sogenannten Heilung; sie will nur ein summarisches

Urtheil über den Erfolg, und dazu gehört nicht so sehr ein thatsächliches Verständniss, als vielmehr ein rechter Glaube an den Heilkünstler und an die Wirkungen seines Verfahrens. Wenn die alten Zauberer, die Medicin-Männer der Wilden und die Schamanen der culturlosen Stämme Glauben finden und gefunden haben, warum sollen nicht die modernen Zauberärzte Gleiches verlangen dürfen?« R.V. 1900[406]

»Schon hat man begonnen, die Schul-Medicin als veraltet und unbrauchbar darzustellen, und ihr gegenüber eine volks-Medicin als das Desiderat der Gegenwart zu schildern. Die sogenannte Natur-Heilkunde beansprucht schon das Verdienst, den Ersatz gefunden, und an die Stelle gelehrten Medicin, der Medicin der Universitäten und der akademisch geschulten Männer, eine Medicin der Ungelehrten, der Laien und der selbstdenkenden Praktiker gesetzt zu haben.« R.V. 1900[406]

»Allein jede Aenderung in den Voraussetzungen der wissenschaftlichen Anschauung von dem Wesen der Krankheit und der Heilung bringt eine Erschütterung des Glaubens und eine neue Form des Aberglaubens mit sich. solche Aenderungen sind von dem Fortschreiten der Wissenschaft untrennbar. wenn Licht und Elektricität nicht mehr als wirkliche Substanzen, sondern als besondere Formen der Bewegung erkannt werden, so folgt daraus eine so grosse Aenderung in der Vorstellung von den »Imponderabilien«, dass der Ungebildete, der vielleicht auch nicht die Geduld hat, auf die Formulirung neuer Glaubenssätze zu warten, sich sofort entschliesst, einem Abenteurer zu folgen, der die neue Anschauung praktisch zu verwerthen versteht. Als wir lernten, Gährung und Fäulniss, Infection und Contagion auf mikroskopische Wesen, sagen wir kurzweg auf Bakterien zu beziehen, da trat der Gedanke an die chemischen Vorgänge dieser Processe so sehr in den Hintergrund, dass alle Mahnung zu ruhiger Erwägung vergeblich war. Erst langsam sammelte man weitere Erfahrungen über chemische Substanzen, welche nachhaltige Wirkungen auf lebendes Gewebe auszuüben im Stande sind. Dann bemächtigte sich nicht nur die experimentirende Wissenschaft, sondern auch die Industrie dieser Substanzen, und sehr bald wurde sie Gegenstände des Handels und einer an neuen Erfindungen sich überraschend schnell ausbreitenden Reclame. wo liegen da die Grenzen zwischen Pfuscherei und wirklicher Wissenschaft? An dieser Schwierigkeit scheiterten nur zu oft die Gesetzgebung, die richterliche Entscheidung, die Thätigkeit der Polizei, aber auch, das wollen wir nicht vergessen, das wissenschaftliche Urtheil.« R.V. 1900[406]

»Darüber wird vielleicht mancher gute Arzt, der kein gläubiges Publicum findet, zu Grunde gehen. Wir können ihn vielleicht retten durch die Kraft der Association, aber wir können ihm keine Reichthümer zuführen durch drakonische Gesetze gegen die Pfuscher. Das wäre nur möglich, wenn wir solche Gesetze machen und durchführen könnten gegen den Aberglauben. Dieser ist die wahre Quelle der Irrthümer des Publicums. Er ist so alt, wie die menschliche Gesellschaft und wie die Vorurtheile, die sich von Geschlecht zu Geschlecht und von Mensch zu Mensch forterben. sie werden genährt durch die Streitigkeiten der Aerzte und durch die Reclame, welche sie gegen einander richten und in welcher sie durch die Hülfe zahlreicher Speculanten unterstützt werden. Die wenigen Fälle, in denen der Strafrichter, die Polizei und das Anstandsgefühl des Arztes selbst die gewissenlose Reclame zurückdrängen können, genügt nicht, um den Zustand der Geister zu ändern und sichere Grundlagen für das Urtheil, geschweige für die Urtheilsfähigkeit zu gewinnen. Das lässt sich nur durch langsame und geduldige Erziehung erreichen.« R.V. 1900[406]

Es ist beeindruckend, daß diese Zitate Virchows aus dem Jahre 1900 am Ende des 20. Jahrhunderts in der gleichen Weise wiederholt und als gültig angesehen werden können. Die Gegensätze haben sich z. T. noch verschärft, insbesondere weil die Schulmedizin bei allen ihren Erfolgen auch sichtliche Angriffspunkte bietet, denen sie zu wenig Aufmerksamkeit widmet.

Im »Lehrbuch der Naturheilverfahren« (Schimmel 1990)[250] werden diese Verfahren als solche charakterisiert, die aus der Medizin und der Volkserfahrung erwachsen sind, die auch deshalb heute eine Rolle spielen, weil bei vielen ein Unbehagen an der modernen Medizin existiert. Dieses äußere sich z. B. in der Kritik:

»1. Am Übereinsatz von Medikamenten, vor allem solchen mit erheblichen Nebenwirkungen. 2. An zu rabiaten Methoden der Diagnostik und Therapie. 3. An der Entpersönlichung durch eine Rezept- und Apparatemedizin. 4. An der Zerlegung der Ganzheit Mensch in die Teilbereiche der Facharztzuständigkeiten. 5. An Egoismus und Anspruchshaltung der Patienten, die lieber Pillen schlucken, als ihre krankmachenden Verhaltensweisen ändern. 6. An unseren inhumanen, anonymen, sterilen Krankenhäusern.«[250]

Heine (1991)[136] wendet sich in seinem »Lehrbuch der biologischen Medizin« gegen die »dogmatisch an der Virchowschen Zellularpathologie festhaltende Schulmedizin«. Auch die therapeutischen Vorstellungen sollen sich im Gegensatz dazu auf den ganzen Körper richten.

»Das Prinzip der Mitte ist hier, im Unterschied zur zweiwertigen Logik der Virchowschen Zellularpathologie, in der Wesensgleichheit aller Krankheitsprozesse formuliert. Da alle Krankheitsprozesse gleichen Wesens sind und nicht der Stoff, sondern die Dosis das Heilsame ist, müssen viele Krankheiten durch die Heildosis ein und desselben Mittels heilbar sein und muß die Heildosis unzähliger Mittel ein und dieselbe Krankheit lindern oder heilen können, ganz wie es die Erfahrung lehrt. Stets ist der ganze Körper betroffen, der auch die Beseitigung oder Etablierung einzelner örtlicher Symptome vollzieht.«[136]

Dem Virchowschen »Zellularparadigma« wird nur für akute Erkrankungen eine Bedeutung zuerkannt. Die zitierten Darlegungen Virchows aus den verschiedensten Publikationen beweisen die Fehlinterpretation seiner Vorstellungen. Die Ansicht von Meyer zu Schwabedissen (1991)[207], dass Naturheilkunde beinhaltet, die Kunst und das Können mit wissenschaftlichem Handwerkszeug zu wissen, in Erfahrung zu bringen und zu beobachten, wie die Natur heilt, weil der Arzt nur Heilung durch von außen zugeführte Stoffe vermittelt, entspricht in vielem den Ansichten Virchows.

Alternativen sind dann in der Medizin berechtigt, wenn die wissenschaftlichen Kenntnisse über eine Krankheit gering sind. Andererseits ist eine mit allgemeinen Begriffen hantierende Ganzheitsmedizin sicher nicht die Alternative zu einer hochspezialisierten naturwissenschaftlich orientierten Medizin. Problematisch und sicher nicht für den Patienten nützlich ist, wenn sich Vertreter der beiden Richtungen mit dogmatischem Bekennertum gegenüberstehen.

In nicht wenigen Artikeln setzt sich Virchow mit deutlich formulierter Ablehnung mit der Homöopathie auseinander.

»... und wenn die Homöopathie mit ihren Decilliontel-Gaben und die »scheidekünstige« Erfahrungsheillehre mit adäquaten Wässern die Aufmerksamkeit der Aerzte zu erregen gewusst haben, so dürfte es vielleicht als eine gewisse Bescheidenheit aufgenommen werden, wenn wir uns mit einer nur dreihundertmaligen Verdünnung und Vertheilung ihrer Anschauung begnügen.« R.V. 1852[308]

»Weniger groß, doch um so bedeutungsvoller durch ihren Einfluß auf leicht bewegliche Volksmassen, ist die Kohorte der Propheten des Aberglaubens. Homöopathie und Hydropathie, Magnetismus und Exorzismus – Phantome des Mittelalters – erheben ungestört ihr Haupt, und das Licht der Wissenschaft ist noch nicht klar genug, um sie ungesäumt zerstreuen zu können. Und doch sind das noch nicht die schlimmsten Widersacher unserer frischen und lebensvollen Wissenschaft. Das ist vielmehr die Schar der Ueberglӓubigen in Theorie und Praxis, denen eine Autorität über alles geht und die auf dem Wege wandeln, der einerseits zu Parasiten und Oxyproteinkrasen, andererseits zu Quassia-Übeln und Chelidonium-Krankheiten führt.« R.V. 1845[283]

»Diess ist eine der Thatsachen, welche die Möglichkeit der sogenannten homöopathischen Wirkungen anschaulich machen. Damit soll indess nicht gesagt werden, dass die Homöopathie irgend eine wissenschaftliche Berechtigung habe. Nicht jeder Stoff hat katalytische Wirkungen, am wenigsten, wie es scheint, die reinen und einfachen chemischen Körper, am meisten die in chemischer Umsetzung begriffenen, sehr complicirten Verbindungen der organisch-chemischen Substanzen. Ganz widersinnig aber ist der Glaube, dass von einer bestimmten Substanz eine geringe Menge mehr wirken soll, als eine grosse Quantität derselben Substanz.« R.V. 1856[315]

»Mittlerweile waren andere, nicht minder abnorme Erscheinungen hervorgetreten. Darunter namentlich die Homöopathie, deren unverständliche Lehrsätze vielen Aerzten, noch mehr den Laien imponirten.

... das ganze Lehrgebäude der Homöopathie, gleichwie das ihrer Abarten, wie der Isopathie, war für therapeutische Zwecke eingerichtet. Es ist nie verkannt worden, dass Hahnemann in dieser Richtung einen wohlthätigen Einfluss ausgeübt hat: er war der erste, der planmässig die Wirkung der Arzneimittel auf Gesunde erprobt hat. Aber auch die Methode seiner Prüfung war so absonderlich, dass kein wissenschaftlicher Pharmakologe ihm darin folgen konnte und dass von positiven Ergebnissen äusserst wenig zu sagen ist. Trotzdem hat die Homöopathie ihr Scheinleben bis heute gefristet, aber der Gang der Wissenschaft ist dadurch nicht beschleunigt, glücklicherweise auch nicht verzögert worden. Der Hang zur Mystik ist so tief in der menschlichen Natur begründet, dass es kaum eine Zeit giebt, wo er nicht gelegentlich zu Tage tritt. Gebildete Menschen versinken dann in eine Gedankenlosigkeit, wie man sie nur bei Wilden voraussetzt. Nichts hat die Homöopathie mehr gefördert, als die Mystik der Minimaldosen; ursprünglich als ein nützliches Gegenmittel gegen die polypharmacie der herrschenden Medicin, der von den Homöopathen so genannten Allopathie mit ihren oft ungeheuerlichen Dosen, mit einer gewissen Anerkennung begrüsst, haben die Minimaldosen nachher nur als ein Zufluchtmittel für verzweifelnde Kranke und als ein Sport blasirter Kreise gedient. Hier begegnete sich die Homöopathie mit dem thierischen Magnetismus, namentlich mit dem daraus hervorgewachsenen Somnambulismus, und je mehr die jeweils angepriesene Methode sich von den bekannten Gesetzen der Natur entfernte, um so grösser war der Fanatismus ihrer Anhänger. Die Periode des Tischrückens hat gelehrt, wie viele, sonst ganz gebildete und kenntnissreiche Menschen davon hingerissen wurden, nur von der zuversichtlichen Hoffnung getrieben, es offenbar sich hier eine neue und ganz besondere Naturkraft, die wunderbarerweise bis dahin unbeachtet geblieben sei.« R.V. 1895[394]

»Aber die theoretische Begründung des Vaccinations-Verfahrens entspricht noch heute nicht ganz der beglaubigten Empirie. Die speculative Verwerthung der empirischen Erfahrung hat zu immer neuen Extravaganzen geführt. Eine derselben ist in der Homöopathie zur Anwendung gebracht: Hahnemann construirte darnach den allgemeinen Lehrsatz, dass dieselbe Krankheit nur einmal im Körper vorhanden sein könne, dass daher, wenn eine zweite ähnliche Krankheit in den Körper eindringe, die eine Krankheit die andere vernichte. Daraus entstand die Formel: similia similibus. So verfiel man auf den absurden Gedanken, die zweite Krankheit durch Heilmittel herbeizuführen.« R.V. 1900[406]

Jedoch hat sich bis heute nichts geändert, so dass Prokop und Prokop (1989)[228] die wissenschaftlichen Beweise gegen die Homöopathie nochmals zusammengefasst haben. In einer Erklärung, die von Wissenschaftlern des Instituts für gerichtliche Medizin der Berliner Humboldt-Universität und des Pharmakologischen Instituts der Universität Zürich (O. Prokop, G. Glowatzki, H. Binder, H. Posmansky, W. H. Hopff) unterzeichnet ist, wurden unter anderem folgende Punkte formuliert:

»1. Die Homöopathie wurde zu einer Zeit »erfunden«, als viele Grundlagen, die heute Allgemeingut sind, noch nicht bekannt bzw. erforscht waren. Bei der Homöopathie sind weder Diagnose, noch Therapie rational begründbar. Die Grundlagen der Homöopathie beruhen auf dem Kenntnisstand zu Beginn des 19. Jahrhunderts. Praktisch sämtliche naturwissenschaftlichen Gesetze, über die wir heute verfügen und die erst erlaubt haben, eine Medizin auf rationale Art zu betreiben, wurden nach Hahnemanns Tod entdeckt ...

4. Die Grundlage der Homöopathie beruht sowohl auf diagnostischem als auch auf therapeutischem Sektor auf einer Irrlehre, die mit

den Erkenntnissen der modernen Wissenschaften unvereinbar ist. Es ist nicht möglich, auf alle Spielarten einzugehen. Eine Spielart jedoch, die Verwendung der Hochpotenzen, setzt sich über die Naturkonstante Loschmidt'schen Zahl hinweg. Es wird bestritten, daß eine Verdünnung eine Verdünnung ist. In Lösungen, in denen nach Berechnungen sicher keine Substanz mehr vorhanden ist, soll die medizinische Wirkung bei fortlaufender Verdünnung immer stärker werden! Man hat diesem Phänomen Namen wie «Potenzierung«, »Dynamisierung« und/oder«Energetisierung« gegeben. Diese Begriffe können mit keiner rationalen Methode erklärt werden. Hingegen wird mit Lösungsmitteln »potenziert«, «dynamisiert« oder »energetisiert«, die wesentlich mehr Atome oder Moleküle enthalten als das zu verdünnende Medikament selbst ...

6. Es ist unbestritten, daß mit den verschiedensten paramedizinischen »Behandlungen« oder Handlungen manueller oder instrumenteller Art bei Störungen des Wohlbefindens »Heilungen« erzeugt werden können. Die Literatur über Wunderheilungen vergangener Jahrhunderte legt Zeugnis davon ab. Diese sind nicht auf das jeweilige Mittel oder die »spezifische« Behandlung zurückzuführen. Sie sind in der Regel psychotroper Natur. Bei schweren, insbesondere organischen Leiden, Tumorleiden oder Infektionen verschiedener Genese ist diese Art von »Behandlung« verfehlt ...

8. Dem uneinsichtigen Laien mögen Schlagworte wie: »Wer heilt, hat Recht«, »Ganzheitsmedizin« oder »Alternativmedizin« einen gewissen Eindruck machen. Wird dann noch behauptet, diese neue Medizin stehe als »Naturheilkunde« im Gegensatz zur »Schulmedizin«, können sicher weitere Anhänger gewonnen werden. Der penetrant verbreitete Hinweis, bei der Homöopathie handle es sich um eine besonders hochwertige »Naturheilkunde«, ist jedoch irrig und stellt ein Kampfmittel dar, das bei der Bevölkerung – im Hinblick auf die tatsächliche Gefährdung der Umwelt, insbesondere der belebten Natur durch ungezügelte Ausbeutung und Verbrennung fossiler Stoffe – verfangen soll.«

Besonders die zur Therapie hier vorgelegten Zitate Virchows zeigen, wie notwendig es war, schon fast vererbte (wohl immer wieder vom Vorautor abgeschriebene) Vorstellungen über seine in Wahrheit sehr modernen Ansätze und Anschauungen zu einem wesentlichen Bereich der Medizin zu revidieren.

Wie emotionsgeladen die Diskussion über Inhalt, Aufgaben und Ziel der Medizin bis in die Gegenwart ist, zeigt die Auseinandersetzung zu der Publikation »Von sanften Sozialärzten und harten Fachärzten« (Fritz 1991)[115] durch Huber (1991)[145] »Technokratische Heilslehren sind keine Naturwissenschaft« und Wiederholt (1991)[417] »Sanfte versus Schulmedizin«.

Unter dem Titel »Schulwissenschaft, Parawissenschaft, Pseudowissenschaft« (Eberlein 1991)[99] wird neben anderem die Homöopathie und ihre Ergebnisse analysiert und dabei folgende, von anderen Autoren der gleichen Monographie widersprochene Schlussfolgerung publiziert:

»Die Homöopathie ist eine im besten Sinne moderne Heilmethode. Im Gegensatz zur sogenannten naturwissenschaftlichen Medizin, die mechanischen Denkstrukturen der Physik des vorigen Jahrhunderts anhängt, steht sie in unserem Zeitalter der Informationsvermittlung mit der modernen Quantenphysik im Einklang und findet daher auch bei den Physikern heute mehr Verständnis als bei orthodoxen Medizinern.«

3.7 Pathologie als eine Grundlage der Krankheitsforschung und -lehre

Virchow war vom Beginn seiner Tätigkeit, d. h. mehr als 55 Jahre, Pathologe. Auf dieser Grundlage entstand seine Denkweise, und diesem Fach fühlte er sich trotz der anderen wissenschaftlichen Interessen und politischen Aufgaben der späteren Jahre immer verbunden. Nicht nur war er von 1856 bis zu seinem Tode 1902 Direktor des Pathologischen Instituts der Charité in Berlin, sondern er veröffentlichte bis zum Jahre 1900 immer wieder Grundsatzartikel über das Fachgebiet, im Gegensatz zu der meistverbreiteten Ansicht, dass er sich mit der Pathologie von den 1860erJahren kaum noch beschäftigt habe.

Virchow versteht unter Pathologie nicht nur pathologische Anatomie, sondern gleichzeitig pathologische Physiologie und auch, worauf fast nie eingegangen wird, pathologische Chemie (erkennbar auch daran, dass aus seinem Institut die Schöpfer und ersten Lehrstuhlinhaber für physiologische Chemie hervorgingen).

Diese »allgemeine Pathologie« war für ihn nicht nur Inhalt und Aufgabe des Unterrichts, sondern auch der Forschung. Sie beruhte auf den Säulen der Obduktion und des Tierexperiments. Aus diesem Grunde wandte er sich schon vor über 100 Jahren gegen die aufkeimenden emotionellen Bewegungen gegen das Tierexperiment und die Obduktion, und versuchte ihnen Argumente der Vernunft und der Wissenschaft entgegenzustellen, sehr klar erkennend, wie schwierig und letztendlich nicht lösbar dieser Streit war und heute noch ist.

Virchow lag als gleichzeitig für viele Jahrzehnte auch klinisch tätigem Arzt sehr daran, die engen Wechselwirkungen zwischen Pathologie und praktisch ärztlichen Tätigkeiten zu erhalten und weiterzuentwickeln. Er sah in der Pathologie nie nur ein theoretisches Fachgebiet, sondern auch ein auf das ärztliche Handeln wirkendes und aus ihm seine Aufgaben ableitendes.

»Ich glaube diese Bezeichnung in dem Satze gefunden zu haben, dass die Medicin, und vor Allem die Grundwissenschaft derselben, die Pathologie eine biologische Wissenschaft geworden ist.« R.V. 1897[396]

»... das ist vor Allem die Erkenntniss, dass die Pathologie eine selbständige Wissenschaft sein muss.

... dass diese Emancipation der Pathologie, diese Erhebung der Pathologie zum Range einer Naturwissenschaft vor allen Dingen erfordert, dass die Pathologen ihre Unabhängigkeit darin wahren, dass sie keiner fremden Wissenschaft gestatten, ihre Hypothesen ohne Weiteres in die Pathologie einzuführen, und dass sie die letztere nicht von Neuem in die Stellung einer blos angewendeten Wissenschaft zurückdrängen lassen. Das aber können wir nur, wenn wir selbst an der Arbeit bleiben und selbst etwas leisten.« R.V. 1877[355]

»Darüber aber sind, wie es mir scheint, alle Einsichtigen einverstanden, dass die pathologische Anatomie die Vorhalle der eigentlichen Medicin ist, und es würde mir am allerwenigsten anstehen, ihren Werth herabsetzen zu wollen. Allein im eigenen Interesse der pathologischen Anatomie scheint es mir gerathen zu sein, mich über den Werth und die Bedeutung derselben für die Medicin genauer zu expliciren und gewisse überschwängliche Hoffnungen, die man auf dieselbe gesetzt hat, zu erschüttern.

Man hört oft genug den Vorwurf, dass die pathologische Anatomie es nur mit den Producten, nicht mit der Krankheit selbst zu thun habe. Die so sprechen, haben halb Recht, halb Unrecht. Es hiesse seine Augen vollkommen vor der Natur verschliessen, wenn man läugnen wollte, dass fast alle Krankheiten in der That materielle, sinnlich wahrnehmbare Veränderungen in dem Körper hervorbringen, welche nothwendig zu der Geschichte der Krankheit gehören, und dass sogar die Mehrzahl der Krankheiten von vorn herein mit den entschiedensten materiellen erkennbaren Störungen einhergehen. Insofern hat man also Unrecht, die Berechtigung der pathologischen Anatomie in der medicinischen Wissenschaft zu bezweifeln. Allein die pathologische Anatomie hat eine andere Seite, und wenn man diese berücksichtigt, so haben ihre Gegner zum grossen Theil Recht.« R.V. 1847[287]

»Der Zweck der pathologischen Anatomie kann ein dreifacher sein. Der erste und nächstliegende ist die Feststellung der Todesursache, sei dieselbe nun im gerichtlich-medicinischen Interesse nothwendig, oder für den Arzt zur Bestätigung der Diagnose, oder zur Beruhigung der Anverwandten des Verstorbenen wünschenswerth. Die pathologische Anatomie wird hier um eines äusserlichen, öffentlichen oder privaten Zweckes willen in Anspruch genommen; es ist eine einfach praktische Anwendung derselben.

Dem zunächst steht die pathologische Anatomie als Unterrichts-Gegenstand, die Mittheilung der einmal gewonnenen Kenntnisse und Erfahrungen in der pathologisch-anatomischen Wissenschaft an Lernende. Allein die pathologische Anatomie ist noch lange nichts Abgeschlossenes und Vollendetes. Die Untersuchungen über die Todesursachen sind seit Bichat nicht um ein Wesentliches vorgerückt, und wenn es auch im Lehrzwecke nothwendig erscheint, die pathologische Anatomie als eine systematisch geordnete Wissenschaft vorzutragen, so sind doch die einzelnen Glieder in diesem System noch weit davon entfernt, auf einer vollkommen sicheren Grundlage zu beruhen.

Es ist daher dringend nothwendig, pathologische Anatomie noch in einer dritten Beziehung zu treiben, und die Feststellung unsicherer, die Auffindung neuer, die Verknüpfung bekannter Thatsachen zu ihrem Vorwurf, das pathologisch-anatomische Object zum Gegenstand der Forschung, der Untersuchung, des Lernens zu machen.

Wir haben also:

I. die angewendete, praktische pathologische Anatomie als forensische oder private,

II. die pathologische Anatomie als Lehrobject,

III. die pathologische Anatomie als Gegenstand naturwissenschaftlicher Forschung.« R.V. 1900[407]

»Die Aufgabe unserer Zeit ist es, die Grundlagen einer Anschauung zu gewinnen, welche sich auf die Erkenntniss der besonderen Eigenthümlichkeiten und Beziehungen der besonderen Gewebselemente stützt, welche demnach, wie ich früher ausführte, wesentlich specifisch, d.h.

localisirend ist. So kann eine wirklich wissenschaftliche und praktisch nutzbare Pathologie gewonnen werden, aber wir sind auch überzeugt, dass nur das der Weg zu der Pathologie der Zukunft ist.« R.V. 1855[313]

»Ich bezweifle die Berechtigung der pathologischen Forscher gewiß nicht, insofern ihr Streben auf sedes morbi als auf den anatomischen Grund der Krankheit geht; am allerwenigsten bezweifle ich, daß es recht ist, eine Menge Krankheiten mit anatomischen Namen zu bezeichnen nach ihrem Sitze. Aber ich kann nicht sagen, daß ich dies für ausreichend halte. Obschon wir den anatomischen Forschungen am meisten zu verdanken haben, so habe ich doch zu allen Zeiten behauptet, man könne damit nicht auskommen, die anatomische ist nicht die höchste Form der Anschauung. Aber man muß sich klarmachen, wie die Untersuchung vorzugehen hat. Die Forschung muß immer auf das Anatomische gehen, gleichviel, ob sie an dem Krankenbette oder an dem Sektionstische geübt wird. Auch die Vorgänge, auch die Funktion knüpften zunächst an anatomische Grundlagen an.Jede Art von Veränderung, die wir finden, tritt zu bestimmt gegebenen Teilen des Körpers ein, sie ist nicht überall, sondern irgendwo an einer Stelle.« R.V. 1967[338]

»Was von der Forschung gilt, das ist in noch schärferer Weise in Bezug auf den Unterricht zu sagen. Ohne Krankenhaus, und zwar ohne ein grösseres Krankenhaus, ist ein pathologisch-anatomischer Unterricht unmöglich. Der einzige Ort, wo wenigstens annähernd ein solcher Unterricht erteilt werden konnte, waren daher in früherer Zeit die anatomischen Anstalten.

Es ist sehr lehrreich zu sehen, wie selbst so hervorragende Forscher und Lehrer durch ihre Ablösung von den Krankenhäusern und damit von der praktischen Medizin auf Gebiete geführt wurden, welche für die letztere nur eine sekundäre Bedeutung haben. Meckel's Hauptgebiet wurde die Teratologie: er hat bahnbrechende Arbeiten in derselben geliefert und mit denselben die ersten sicheren Grundlagen für eine methodische wissenschaftliche Anschauung in der Pathologie gelegt. Müller hat das Forschungsgebiet noch bedeutend mehr ausgedehnt, indem er das Fieber und die Geschwülste in dasselbe einbegriff. Und doch, wenn man bei ihm etwas lernen wollte über die materiellen Vorgänge bei den fieberhaften Krankheiten oder über die Entwicklungsgeschichte der Geschwülste, so versagte auch das Wissen dieses grossen Meisters.

Ohne Verbindung mit einem grösseren Krankenhaus ist der pathologisch-anatomische Unterricht nur ein Schein-Unterricht.

Die Grundlage alles pathologisch-anatomischen Wissens bildet die Anschauung, und zwar, im Gegensatz nt der praktischen oder klinischen Medizin die Anschauung nicht bloss der äusseren, sondern vorzugsweise der inneren Verhältnisse der Organe. Daraus ergiebt sich die Forderung, dass dem Lernenden in möglich grösster Ausdehnung die Gelegenheit zum Sehen und auch die Anleitung zum Sehen gewährt werden muss. Die letztere Anleitung ist um so notwendiger, als erfahrungsgemäss die Jugend unserer gelehrten Schulen das wahre Sehen nicht nur nicht lernt, sondern auch zum nicht geringen Teil verlernt. Man darf diesen Satz sogar noch erweitern, denn er gilt nicht bloss vom Sehen, sondern auch vom Fühlen, Riechen u.s.w. Statt ›Sehen‹ kann geradezu ›sinnliche Wahrnehmung‹ gesetzt werden.« R.V. 1890[382]

»Das anatomische Forschen ist ja völlig untrennbar von dem anatomischen Denken. Was wir vorhaben, ist die Ueberzeugung zu verbreiten, dass alle guten Aerzte anatomisch denken und dass sie auch solche Störungen anatomisch betrachten müssen, die nicht unmittelbar Gegenstand der anatomischen Forschung sein können. Wir müssen uns im Beginn unserer Thätigkeit daran erinnern, dass, wenn Jemand kommen und von uns sagen wollte: Das sind ja lauter Anatomen!, wir ihm antworten dürfen: Wir wollen Pathologen sein und keine blossen Anatomen; auch wir wollen an lebendigem Material Beobachtungen anstellen.« R.V. 1898[400]

»Es wäre vermessen, wenn ich glauben machen wollte, dass so grosse Fortschritte, welche das Angesicht und das Wesen der Medicin gänzlich verändert haben, mir als persönliches Verdienst angerechnet werden sollten. In der That sind sie nur durch das Zusammenwirken vieler und eifriger Arbeiter erreicht worden. Aber es scheint mir, dass die strenge Anwendung des cellularen Principes auf die Erforschung und Deutung der pathologischen Vorgänge und die Einführung der genetischen Methode in die Beobachtung sowohl der einfachen, als der zusammengesetzten Prozesse nicht wenig dazu beigetragen haben, der deutschen Pathologie jenen anerkannten Vorsprung möglich zu machen, durch welchen sie zur Führerin für die moderne wissenschaftliche Pathologie überhaupt geworden ist.« R.V. 1874[352]

»Aber die praktische Medicin wird sich zunächst nur kritisch gegen die Cellularpathologie verhalten können«. »Sie kann weder nerven- noch humoralpathologisch sein, aber eben so wenig cellularpathologisch.« Nun, was kann sie denn eigentlich sein? Atomistisch? Ach nein, »die allgemeine Pathologie, die sie braucht, ist überhaupt nicht bloss eine Abstraction aus der pathologischen Gewebelehre, sondern noch weit mehr als der ärztlichen Praxis«. Mit anderen Worten, sie ist principlos, sie ist eklektisch, sie ist oberflächlich. Und eine solche allgemeine Pathologie, das erkläre ich ganz offen, ist durchaus werthlos; sie nützt nichts für die Praxis, wie die Erfahrung gelehrt hat; sie führt zu einer falschen Theorie, und wenn eine solche genügte oder genügen müsste, dann verlohnte es sich nicht einen Augenblick, sich mit allgemeiner Pathologie zu beschäftigen. Die allgemeine Pathologie soll die Gesetze des kranken Lebens darthun; wenn aber das Leben an die Zellen gebunden ist, was kann die allgemeine Pathologie anders thun, als die Lebensvorgänge an den kranken Zellen studiren?« R.V. 1895[319]

»Diese Wissenschaft behandelt, wie es in der Schule von Boerhaave ausgedrückt wurde, die vita praeter naturam, also Leben, wenngleich nicht in seinem typischen Verlauf. Nur ist die allgemeine Pathologie und die mit ihr identische pathologische Physiologie weiter, als die allgemeine pathologische Anatomie: sie behandelt manche Dinge, welche mit dem Tode spurlos aufhören, z. B. den Schmerz und die Hitze der Entzündung, kurz zusammengefaßt, die funktionellen Störungen, die berühmte functio laesa. Die allgemeine pathologische Anatomie ist nur ein, wenngleich recht grosses, Stück der allgemeinen Pathologie.« R.V. 1890[382]

»Daher ist es eine Illusion, zu glauben, dass die pathologisch-anatomische Erfahrung für sich ausreicht, um eine solche, wenn auch beschränkte Disziplin zu entwickeln. Bald unwillkürlich, bald absichtlich nehmen wir dabei die biologische Erfahrung zu Hülfe, wir gehen auf die Klinik, auf das Tierexperiment, auf das Leben zurück, wir werden eben Biologen. Das ist allgemeine Pathologie, und deshalb habe ich sehr bald aufgehört, allgemeine pathologische Anatomie anzukündigen; ich bin zu Vorlesungen über allgemeine Pathologie zurückgegangen und darin lehre ich auch alles das, was aus der pathologisch-anatomischen Erfahrung herübergenommen werden kann.« R.V. 1890[382]

»Je mehr wir aber bemüht sind, durch eine bloss gedachte Rekonstruktion der Reihenfolge, in welcher die einzelnen Zustände während des Lebens sich zeitlich an einander gereiht haben, den Gang der Krankheit (decursus morbi) vor unserem Geiste wieder aufzubauen, um so mehr geraten wir in ein neues Gebiet, in das der pathologischen Physiologie. Die sogenannte allgemeine pathologische Anatomie ist nichts anderes, als eine aus pathologisch-anatomischen Erfahrungen künstlich rekonstruierte pathologische Physiologie oder, wie man es seit langem genannt hat, sie ist allgemeine Pathologie.« R.V. 1890[382]

»In einem gewissen Sinne müssten wir freilich noch ein weiteres Glied hinzufügen, ohne dessen Mitwirkung ein Ganzes nicht würde hergestellt werden können: das ist die pathologische Chemie. Weit über das morphologische, das eigentlich anatomische Gebiet hinaus, verfolgt sie die Krankheits- und Heilungsvorgänge in den fortschreitenden Veränderungen der Substanzen, aus welchen Zellen und Gewebe aufgebaut sind. Sie vervollständigt unsere Anschauung von dem materiellen Hergange und den Wirkungen der Krankheit, sie ist in Wirklichkeit die Vervollständigung unserer pathologischen Erkenntnis. Und darum habe ich, als ich nach Berlin zurückberufen wurde, auch die Forderung gestellt, dass das Pathologische Institut ein besonderes chemisches Laboratorium besitzen müsse. Diese Forderung ist mir zugestanden worden, und so ist unser Institut zugleich der Ausgangspunkt einer ganz neuen Art von Gründungen geworden, deren Aufgabe die medizinische Chemie ist.« R.V. 1890[382]

Die Beziehungen der pathologischen Anatomie zur Physiologie sind ein wesentliches Thema Virchows, wobei sich seine Vorstellungen im Laufe der Jahrzehnte wandelten.

»... ich beschränkte mich darauf, den Schluss zu ziehen, dass die pathologische Anatomie ebenfalls eine anatomische Wissenschaft und keine physiologische ist, dass sie also mit der grössten Sicherheit über rein anatomische, aber nur mit grosser Unsicherheit über physiologische Fragen entscheiden kann. Dinge, die wir bloss räumlich neben einander sehen, sollen in ein zeitliches und ursächliches Verhältnis gebracht werden. Kann die pathologische Anatomie diess auf entschieden naturwissenschaftlichem Wege? Zuweilen gewiss, und in einer ungleich grösseren Zahl von Fällen, als es auf den ersten Anblick scheinen möchte, wenn sie nur vorurtheilsfrei genug an die Sache geht; sehr häufig in keiner Weise.« R.V. 1847[287]

»Das Experiment ist die letzte und höchste Instanz der pathologischen Physiologie, denn allein das Experiment ist für die Medicin der ganzen Welt gleich zugänglich, das Experiment allein zeigt die bestimmte Erscheinung in ihrer Abhängigkeit von der bestimmten Bedingung, denn diese Bedingung ist eine willkürlich gesetzte.« R.V. 1847[287]

»Und doch sind wir allmählich dahin gekommen, daß die Pathologie nicht etwa bloß die Lehre von den Zufälligkeiten ist, denen der Mensch unterliegt, sondern daß sie sich auch mit Gesetzen beschäftigt. Auch die pathologischen Prozesse verlaufen gesetzmäßig, und wenn wir die Frage aufwerfen: wo beginnen diese gesetzmäßigen pathologischen Vorgänge gegenüber den physiologischen, so ist es ungemein schwer, die Grenzen zu bezeichnen, ja ich darf wohl einfach sagen, es gibt überhaupt solche Grenzen gar nicht. Es gibt keine Grenzen zwischen Pathologie und Physiologie.« R.V. 1885[372]

»Allerdings haben mehrere Autoren der neueren Zeit, indem sie die sichtbaren und fassbaren Veränderungen der Theile zusammenstellen, daraus eine sogenannte »allgemeine pathologische Anatomie« gemacht. Aber ich habe diese Richtung als eine falsche bekämpft, indem ich zeigte, dass diese allgemeine pathologische Anatomie eben nur gewonnen werden könne und Sicherheit erlange, wenn sie fort und fort mit dem Krankenbett und dem Experiment in innigster Verbindung bleibe, wenn sie sich also zum Leben, zur Physiologie erhebe. Thut sie das aber, so ist sie eben nichts anderes, als allgemeine Pathologie oder doch wenigstens ein wesentliches, ja das wichtigste Stück derselben. Und dann ist sie keine exoterische Wissenschaft, die neben der ärztlichen Praxis einhergeht, wie ein Hündlein, das seinem Herrn Freude und Vergnügen in müssigen Stunden bereitet; sie gehört vielmehr zu dem innersten Kern und Wesen des ärztlichen Wissens selbst, indem sie die ewigen Gesetze sucht, nach denen der Ablauf des organischen Lebens sich gestaltet.« R.V. 1860[323]

»Nun, wir wollen einmal annehmen, alle diese Arten der Untersuchung bildeten wirklich das Gebiet der pathologischen Anatomie, so würde daraus doch zum mindesten folgen, dass die pathologische Anatomie nicht etwa die Wissenschaft von der krankhaften Leiche, sondern eine zugleich klinische und experimentelle Wissenschaft wäre, dass sie wirklich ins Leben eingriffe und an der Erkenntnis des krankhaften Lebens den wesentlichsten Antheil hätte. Sie würden dann in der That alle bleibenden, sichtbaren Veränderungen umfassen, und alle jene Zweige der Medicin, welche überwiegend die mehr äusserlichen, sichtbaren Theile des Körpers behandeln, also die Chirurgie, die Ophthalmologie, die Dermatologie, die Odontologie würden ganz wesentlich pathologisch-anatomische Disciplinen sein müssen. Ja, man würde mit Recht weiter schliessen, dass die innere Medicin nur deshalb der pathologischen Anatomie mehr entrückt sei, weil die abgeschlossene und unzugängliche Lage der meisten inneren Organe die Methode der pathologisch-anatomischen Untersuchung in der Regel nur in der Leiche zulässt.« R.V. 1860[323]

»... der Gedanke von den Sedes morborum oder, wie ich ihn bezeichnet habe, der anatomische Gedanke.

Dieser Gedanke ist es, der die heutige Physiologie und Pathologie beherrscht, mag man ihn mit mir bis auf die Zellen zurückführen oder eine andere Formel dafür aufsuchen, er wird sicherlich der Gedanke der Zukunft bleiben, und diese Zukunft wird den Beginn ihrer Zeitrechnung in die Tage Morgagni's setzen.« R.V. 1894[393]

»Ich bin seit vielen Jahren Vertreter der Ansicht, dass die pathologische Anatomie zur klinischen Medizin gehört, und dass, wie die eine ohne die andere versumpfen würde, so die andere ohne die eine vertrocknen müsste. Beide müssen zusammen sein und nicht bloss durch Telegraph oder Telephon mit einander in Verbindung stehen, sondern in unmittelbarem, directem Zusammenwirken arbeiten. Man muss das, was man am Lebenden zu erkennen glaubte, am Todten controliren können. Darauf beruht ja eben die ganze Bedeutung dessen, was wir die pathologische Anatomie nennen: es ist die permanente Controle, durch welche wir allmählich zu einem Grade der Sicherheit gekommen sind, der freilich vielfach noch übertroffen werden kann, – das muss ich zugestehen –, der aber doch, wenn man vergleicht, was heute, am Ende des Jahrhunderts, sich uns darstellt, von dem, was wir im Anfang desselben wussten, einen so ungeheuren Sprung darstellt, wie er niemals früher in der Geschichte der Medicin gemacht worden ist, und, ich muss sagen, ich habe eigentlich auch die Vorstellung, wie er nie wieder gemacht werden wird.« R.V. 1899[403]

»Solche Gedanken sind nicht etwa Ausgeburten einer geängstigten Phantasie. Das Studium der Geschichte belehrt uns genügend, dass der siegende Fanatismus keine Grenzen kennt. Er will die Früchte seines Sieges voll einheimsen, und selbst, wenn die Führer befriedigt sind, drängen die aufgeheizten Massen nach, um die Consequenzen ganz zu ziehen. Wir haben ja auch gar nicht nöthig, bis auf das Alterthum zurückzugehen, um uns den Zustand solcher Gemüther vor Augen zu führen. In keinem Lande der Gegenwart fehlt es an Beispielen, welche dem leibhaftigen Auge erkennbar sind, denn neben den Vereinen gegen »die wissenschaftliche Thierfolter« bestehen überall, nur meist in bescheidenerer Form, allerlei Bruderschaften und Associationen, welche der wissenschaftlichen Leichenuntersuchung eifrigst entgegenarbeiten. Es bedarf nur einer gleich leidenschaftlichen und aufreizenden Agitation, wie sie jetzt gegen die »Folterkammern der Wissenschaft« eröffnet ist, um auch die Präparirsäle der Anatomie als Stätten der Verrohung der gelehrten Jugend dem Unwillen des Volkes zu denunciren, wer es unternimmt, mit derselben ausschweifenden Phantasie, wie sie jetzt auf die Schilderung eines physiologischen Laboratoriums verwendet wird, die Section eines Menschen oder gar ein »anatomisches Theater« zu beschreiben, dem wird es nicht an Lesern fehlen, welche sich mit Schaudern und Entsetzen von den Missethaten der Anatomen abwenden.« R.V. 1881[365]

In der Zeit nach Virchow haben sich Pathologen immer wieder mit den Aufgaben und der Stellung des Fachgebiets auseinandergesetzt. Fischer und Gruber (1949)[110] haben die Entwicklung der ersten 50 Jahre der Deutschen Gesellschaft für Pathologie in einer Monographie zusammengefasst. Besonders in den Eröffnungsreden der jeweiligen Vorsitzenden zu den Tagungen der Gesellschaft werden die Aufgaben, Probleme und Entwicklungstendenzen analysiert, wovon unter der Zielsetzung dieser Monographie nur wenige Auszüge zitiert werden können.

»Was die Stellung der Pathologie inmitten der Gesammt-Medicin anlangt, so müssen wir uns noch ausdrücklicher als bisher bemühen, die Auffassung, dass die pathologische Anatomie eine biologische Disciplin sei, zur Geltung zu bringen.

Die Grenzen zwischen ihr und den eigentlichen Naturwissenschaften müssen schwinden. Denn es giebt keine Errungenschaft der pathologischen Anatomie, die sich nicht unter biologische Gesichtspunkte bringen liesse. Umgekehrt sind die auf ihrem Wege gewonnenen Erfahrungen für die gesammte Biologie von grosser Wichtigkeit. Erst durch die Kenntnisse der Pathologie wird sich letztere nach vielen Seiten hin die richtige Einsicht verschaffen.«[225]

»Hier ist vielleicht der Ort, zu dem von Virchow von Anfang an betonten Problem der pathologischen Institute Stellung zu nehmen. In österreichischen Landen und in ihren Nachfolgestaaten, wie auch in anderen Teilen der Welt, ist ja vorwiegend das Experiment zur Unterscheidung der verschiedenen Gebiete der Pathologie herangezogen worden. So hat man die pathologische Anatomie von der experimentellen Pathologie durch dieses Stichwort zu trennen versucht. Da aber auch das Experiment, d. h. die experimentelle Herstellung irgendeines Zustandes, bei der vergleichenden pathologischen Anatomie eine große Rolle spielt, ist m. E. diese Trennung eine ungerechtfertigte. vielfach umfaßt auch die experimentelle Pathologie die ätiologische Forschung. Auch das scheint mir nicht begründet. Wenn auch noch keine allgemeingültige Regelung vorliegt, so scheint mir doch der einmal eingeschlagene Wert der pathologischen Institute der richtige zu sein. Ein solches pathologisches Institut sollte die pathologische Anatomie und die pathologische Physiologie umfassen. In dem Virchowschen Institut der Berliner Charité ist ja auch die Grundlage dafür geschaffen. Beide Disciplinen bekommen ihr Material durch die klinische Leichenschau geliefert und ergänzen dasselbe durch das Tierexperiment. Dort, wo das Tierexperiment nicht ausreicht, sondern der kranke Mensch zur Beobachtung der Stoffwechselstörungen, Kreislaufstörungen usw. zur Verfügung steht, wird natürlich auch die Klinik als Vertreterin der pathologischen Physiologie eingreifen müssen. Heute sind sogar die Grenzen gegen die Pharmakologie, die es eigentlich nur mit der Prüfung der pharmako-dynamischen Mittel auf den krankhaften Zustand zu tun hat, mehr und mehr verwischt, so daß auch diese, besonders auf dem Gebiete der Endokrinologie, zu den Vertretern der pathologischen Physiologie zu rechnen ist.«[7]

»Die Primärdifferenzierung 1872 als Sektion und die Sekundärdifferenzierung 1897 als eigene Fachgesellschaft liegt im Zuge der allgemeinen Spezialisierung, aber auch der Emanzipierung. Sie erfolgten im Vergleich zu anderen Fächern und gemessen an der starken Position der Pathologie relativ spät. Die Hauptgründe dafür liegen in dem erheblichen Einfluß der naturwissenschaftlichen Morphopathologie innerhalb der Gesellschaft für Naturforscher und Ärzte und in der Person Virchows. Er hatte erkannt, daß Spezialisierung nicht nur Vorteile hat, sondern daß mit der Abgrenzung auch Nachteile verbunden sind. Die Pathologie hat sich also nur zögernd primär und sekundär differenziert, mit Virchow ahnend, daß pathologische Anatomie ihr Hauptfeld werden würde oder müsse.«[176]

Bauer (1990)[15] interpretierte die Entwicklung, insbesondere im 19. Jahrhundert in folgender Weise:

»Dieser Einfluß bedingte eine veränderte Wahrnehmung und Bewertung von Krankheit: Die räumlichen Dimensionen des sichtbaren Befundes erhielten den Vorrang vor der zeitlichen Entfaltung des Krankheitsprozesses; damit wuchs die Gefahr einer Herauslösung des Pathologischen aus dem biographischen Kontext des kranken Menschen. Die Pathologische Anatomie mußte für ihren Gewinn an Wissenschaftlichkeit zunächst einen Verlust an Wirklichkeit hinnehmen.«[15]

Die Berufsauffassung des Pathologen hat sich nach Becker (1987)[19] »von der Säule des Sektionssaales zu der Kapitänsbrücke des Mikroskops« gewandelt. Darin liegt aber auch »die Gefahr, das Detail zum Ganzen zu nehmen, das Verfahren als Hauptsache anzusehen, die Verpflichtung, durch die Diagnostik unmittelbar zu helfen, für den Gesamtplan des Faches zu halten, damit aber in geistiger Abhängigkeit des klinischen Bedürfnisses zu geraten.« Es ist jedoch die klinische Obduktion, die den Pathologen noch berechtigt, sich als Krankheitslehrer zu verstehen. »Pathologen sind noch Ganzheitsmediziner, die ihre letzte ärztliche Handlung einem Patienten zuwenden, um das ganze Krankheitsbild wissenschaftlich und für die klinischen Ärzte deutlich auszubreiten, aber auch, um den Krankheits- und Todesfall den Lebenden zunutze zu bringen.«[19]

Kracht stellt 1988 fest:

»Das bedeutet für uns, die Kooperationsfähigkeit zu steigern, die dafür in Frage kommenden Möglichkeiten im personellen und sächlichen Bereich flexibel zu erschließen und unser morphologisches Know-how und unser Material einzubringen. Wenn wir die Forschung breiter anlegen, stärken wir unsere Grundlagenforschung, damit die allgemeine Pathologie und dadurch im zweiten Schritt wiederum unsere ärztliche Kompetenz, denn – vergessen wir es nicht: der kranke Mensch bleibt das Hauptthema.

Der Kreis beginnt sich zu schließen. All das, was Rudolf Virchow meinte, wenn er die pathologische Physiologie forderte und die Einseitigkeit der pathologischen Anatomie beklagt, ist heute durch die moderne Forschungsrichtung unseres Gebietes eingeleitet worden.«[176]

»Der Konzeptionswandel zur ärztlichen Tätigkeit war verbunden mit einem Wandel von der pathologischen Anatomie zur molekularen Zellpathologie, so daß Pathologie heute nur noch teilweise pathologische Anatomie ist.«[176]

Die Leistungen Virchows für das Fachgebiet liegen nach Kracht (1988)[176] in der Systematisierung und Synthese eigener Untersuchungen und Beobachtungen anderer. Dadurch wurde die pathologische Anatomie zur Wissenschaft und übernahm die Führungsrolle in Pathologie und theoretischer Medizin. Das kommt auch in den Beiträgen zur Pathologie auf den Versammlungen Deutscher Naturforscher und Ärzte des vorigen Jahrhunderts zum Ausdruck (Bauer 1985).[12]

Thoenes (1989)[274] betont trotz aller Praxisbezogenheit die Rolle der Pathologie als Fach der Wissenschaft.

Georgii (1990)[119] charakterisierte die jetzige Situation der Pathologie mit folgenden 5 Punkten:

»1. Die bioptische Diagnostik ist in ihren Anforderungen umfangreicher und diffiziler geworden.
2. Durchführung und Bedeutung der Obduktionen sind komplizierter zu vertreten.
3. Die wissenschaftliche Methodologie ist schwieriger, aber auch interessanter geworden, als sie bisher war.
4. Die Emanzipation der klinisch behandelnden Ärzte in morphologischer Methodik ist konkurrierend für die Arbeiten der Pathologie.
5. Die Funktion der Pathologie in der Schnittstelle zwischen Klinik und Theorie ist komplizierter und wichtiger geworden, als sie es früher war.«[119]

Die gegenwärtige Situation der Pathologie ist durch die Intensivierung der Partnerschaft mit der Klinik charakterisiert (David 1979[62], 1987[71], 1988[75], 1989[77]). Dabei haben ein verändertes Profil und Aufgabenspektrum vieler klinische Fachdisziplinen zu einem neuen anspruchsvollen »morphologischen Bedürfnis« geführt. Bei immer mehr Krankheiten einzelner Organe wird der Pathologe infolge der expansiven Entwicklung der endoskopischen Diagnostik als paraklinischer Diagnostiker, als objektiver Beurteiler des Verlaufs und des Therapieeffektes gefordert. Ausgehend von der Tatsache, daß biotopische Untersuchungen – verbunden mit verschiedenen Spezialmethoden – vielfach den Verlauf und die Heilung von Krankheitsprozessen charakterisieren, ist der Pathologe von einem nur mittelbar auf die Diagnose und Therapie einflußnehmenden Arzt zum unmittelbaren Partner des Klinikers geworden. Schnellschnittuntersuchungen, die dem Operateur während seiner Operation Auskunft über die Natur der krankhaften Veränderungen und bei malignen Prozessen auf die Frage nach der Entfernung im Gesunden geben, greifen direkt in die Tätigkeit des Chirurgen ein.

In zunehmendem Maße sieht sich der Pathologe konfrontiert mit den steigenden qualitativen und quantitativen Forderungen der verschiedenen Experten großer klinischer Fachgebiete, z. B. Nephrologie, Hepatologie, Gastroenterologie, Hämatologie, onkologischer Chirurgie, Kinderchirurgie, Neurochirurgie u. a., die er auch als umfassend gebildeter und um ständige Fortbildung bemühter erfahrener Pathologe allein in der Regel nicht auf allen Spezialgebieten in gleich hoher Qualität befriedigen kann, weil die großen klinischen Fächer sich personell und methodisch viel schneller entwickelt und stärker profiliert haben als die Pathologie.

In der Lehre und Forschung stellt die Pathologie weiter eine wichtige Brücke zwischen Klinik und Theorie dar. Sie leitet aus den menschlichen Krankheitsprozessen ihre Arbeitsaufgaben und Forschungsprobleme ab und bearbeitet sie entsprechend der Fragestellung entweder primär allein und sekundär in Zusammenarbeit mit klinischen Disziplinen bzw. der Grundlagenforschung oder kooperiert von Anfang an mit anderen Wissenschaftsgebieten. Die Pathologische Anatomie ist so in hervorragendem Maß befähigt, praktische und theoretische Gesichtspunkte miteinander zu vereinen und Ergebnisse aus der Rekonstruktion von Krankheitsbildern unmittelbar in wissenschaftliche Erkenntnisse umzusetzen, wobei die engen Wechselbeziehungen zu theoretischen Disziplinen einerseits und klinischen Fächern andererseits eine bedeutende Rolle spielen.

Unter dieser Zielsetzung bleibt die Durchführung der Autopsien eine wichtige Säule des Faches (David 1989).[77] Sie sind auch heute noch als ein wesentlicher Faktor der Qualitätssicherung der klinischen Tätigkeit anzusehen, weil sie

- eine kritische Überprüfung der modernen Diagnosemethoden ermöglichen und damit deren Leistungsfähigkeit und –breite verbessern können und die Rate von Fehlinterpretationen reduzieren;
- die Richtigkeit klinischer Diagnosen bestätigen bzw. im klinisch-pathologischen Gespräch Ursachen von Fehldiagnosen als Basis ihrer zukünftigen Vermeidung aufdecken;
- die Überprüfung moderner medikamentöser, operativer und anderer Verfahren hinsichtlich ihrer Qualität und Effektivität ermöglichen;
- die therapeutisch-bedingten Schäden aufdecken und Möglichkeiten ihrer Vermeidung aufzeigen;
- zur Entdeckung neuer, oder Wiederentdeckung nicht mehr beachteter Krankheitsbilder und ihrer Bedeutung für den Todeseintritt führen, z. B. der Aktivierung der Tuberkulose, was sowohl für die Pflegekräfte als auch die Familie wichtig ist;
- zur Aufklärung der Ursachen bei Umwelt-bedingten Krankheiten und Berufskrankheiten beitragen;
- bei der Aufklärung genetisch-bedingter Erkrankungen mit Schlussfolgerungen für die Familienberatung mitwirken.

Basis der Pathologie als ein Grundlagenfach für die Erforschung von Krankheitsprozessen kann auch in der Zukunft den Forderungen Virchows entsprechend nur die enge Verbindung mit der Klinik einerseits und dem Experiment andererseits sein. Dabei ist eine Kooperation mit der Molekularbiologie und Immunologie und ihren Methoden, wie dem Einsatz monoklonaler Antikörper und der Gentechnik, sowie quantifizierender Verfahren von grundsätzlicher Bedeutung. Von einer ständigen Anpassung und Integration neuer naturwissenschaftlicher, biologischer und medizintechnischer Entwicklungen werden Profil und Existenzfähigkeit der Pathologie in der Zukunft abhängen. Dazu gehört aber auch die Behauptung und Festigung ihrer Stellung in der theoretischen Krankheitsforschung.

4. Einheit und Differenzierung (in) der Medizin

4.1 Die naturwissenschaftliche Interpretation der Medizin

Darstellung, Interpretation und Zitate aus Virchows Publikationen haben schon in den vorangehenden Kapiteln die naturwissenschaftlichen Grundlagen der Medizin belegt, ausgehend von der Zielsetzung der Naturwissenschaften, die Grundlagen des Lebens zu entdecken und zu erforschen und daraus wissenschaftliche Gesetze und Theorien abzuleiten und diese für die menschliche Gesellschaft und ihre Weiterentwicklung zu nutzen. Unter dieser Grundvoraussetzung sind die Ziele der Medizin darauf gerichtet, die normalen und pathologischen Lebensprozesse aufzuklären und davon Maßnahmen für die Diagnose, Therapie und Prophylaxe abzuleiten.

Virchow revolutionierte die Medizin durch seine eindeutige Stellungnahme zu ihr als Naturwissenschaft.

»Wir waren nun in dem wirklich naturwissenschaftlichen Zeitalter der Medicin angelangt. Und wir waren freie und unabhängige Naturforscher, keinem System und keiner Schule in dem alten Sinne angehörig. Beobachtung und Experiment, die alten Postulate der Wissenschaft, hatten die Alleinherrschaft; vor ihnen musste sich jede Autorität beugen.« R.V. 1895[394]

Beobachtung und Experiment sind nach den Vorstellungen Virchows die wichtigsten Grundlagen der naturwissenschaftlichen Medizin.

»Die Medizin will nicht bloß eine einige Wissenschaft, sie will Naturwissenschaft, und zwar die höchste und schönste Naturwissenschaft sein.« R.V. 1845[283]

»..., dass die Medicin eine Naturwissenschaft und ihre Methode die aller anderen Naturwissenschaften sein müsse, ...« R.V. 1854[310]

»Die naturwissenschaftliche Frage ist die logische Hypothese, welche von einem bekannten Gesetz in der durch Analogie und Induction weiterschreitet; die Antwort darauf giebt das Experiment, welches Frage selbst vorgeschrieben liegt. Jene Hypothese ist also das Facit einer Rechnung mit Thatsachen, und sie setzt daher eine umfassende Kenntniss der

Thatsachen voraus; das Experiment ist das logisch nothwendige und vollkommen bewusste Handeln zu einem bestimmten Zweck. Jeder Mensch, der die Thatsachen kennt und richtig zu denken vermag, ist befähigt, die Natur durch das Experiment zur Beantwortung einer Frage zu zwingen, vorausgesetzt, dass er das Material besitzt, das Experiment einrichten zu können. Die Naturforschung setzt also Kenntniss der Thatsachen, logisches Denken und Material voraus; diese drei, in methodischer Verknüpfung, erzeugen die Naturwissenschaft.« R.V. 1849[303]

»Es ist bekannt, dass während der letzten drei Decennien der denkende Theil der deutschen Aerzte die alte Brücke zwischen der Medicin und den übrigen Naturwissenschaften wieder aufzubauen bestrebt gewesen ist, und dass alle tonangebende Schulen in Deutschland darin übereingestimmt haben und noch übereinstimmen, dass die Medicin im Range einer Naturwissenschaft, als Wissenschaft vom Menschen, als Anthropologie im weitesten Sinne, also ideal (prophetisch) als höchste Naturwissenschaft gefasst werden müsse. Wenn wir aber die einzelnen Schulen fragen, so sind ihre Vorstellungen über die Ausführung dieses Gedankens sehr verschieden.« R.V. 1849[303]

»Fassen wir diese Phänomene zusammen und ordnen wir sie nach der Beobachtung, so gewinnen wir eine Reihe von Gesetzen, innerhalb welcher alle Lebensvorgänge begriffen sind. Diese Gesetze bestehen, so lange als die Lebensbewegung andauert; sie bestehen in derselben Weise und Zahl im gesunden, wie im kranken Körper; der ganze Unterschied liegt darin, dass ihre Manifestation verschieden ist. Dasselbe Naturgesetz manifestiert sich verschieden je nach den Bedingungen, unter denen es zur Aeusserung kommt. Der Unterschied des gesunden von dem kranken Körper kann also auch nur in der Differenz der Bedingungen begründet sein, unter denen die Lebensgesetze zur Erscheinung gelangen, und wenn die Lebenserscheinungen auch noch so verändert erscheinen mögen, so sind doch niemals neue Gesetze, sondern immer nur neue Bedingungen zur Geltung gekommen.« R.V. 1849[305]

»Die Naturwissenschaften an sich sind nicht revolutionär und wir wollen am allerwenigsten eine Tendenz-Medicin machen, wenn das auch Manchen so erschienen sein mag und noch so erscheinen mag. Wir wünschen nicht die Revolution, denn wir fordern die Entwicklung, von der wir wissen, dass sie durch Revolution höchstens für eine spätere Zeit, aber selten für das lebende Geschlecht gewonnen wird. Denn die Revolution ›frisst ihre Kinder‹.« R.V. 1853[309]

»Uns dagegen den Vertretern der allerältesten Naturwissenschaft, der Medizin, jener einzigen Wissenschaft, welche seit mehr als zweitausend Jahren eine regelmäßige Tradition hat, welche auf dem Wege einer wirklich kontinuierlichen, zusammenhängenden Geschichte sich ausgebildet hat, uns rechnet man nach, daß erst die moderne Wissenschaft der Medizin den rechten Impuls gegeben habe. Meine Herren, wir leugnen es nicht, wir erkennen an frei offen, gern, daß erst die Einführung der naturwissenschaftlichen Methode in die Medizin die Tradition gebrochen hat, diese zweitausendjährige Tradition.« R.V. 1873[351]

»Wir haben uns dadurch nicht abhalten lassen, die anatomische Forschung mit aller Anstrengung fortzuführen, und wir sind jetzt in der glücklichen Lage, überall anerkannt zu sehen, dass jeder Fortschritt der feineren Anatomie auch einen Fortschritt im physiologischen Verständniss nach sich zieht. Die Physiologen selbst sind mehr und mehr auch Histologen geworden. Aber niemand darf ihnen zumuthen, dass die Physiologie ganz und gar in Histologie aufgelöst werde. Man darf nicht die eine Einseitigkeit durch die andere ersetzen wollen. Was allen Zweigen der grossen, medicinischen Wissenschaft gemeinsam nöthig ist, das ist die Kenntniss des Lebens. Diese aber kann ebensowenig durch eine bloss äusserliche Betrachtung des Lebendigen, als durch eine einseitige Untersuchung des Todten gewonnen werden. Sie kann durch keine einzelne Disciplin oder Specialität erreicht werden; sie ist vielmehr das Gesammtergebniss aus den Errungenschaften aller Einzelzweige der Wissenschaft.« R.V. 1881[365]

»Jedenfalls wünsche ich, dass der Werth unserer Leistungen nach dem biologischen Maassstabe und nicht nach beliebigen philosophischen Prämissen beurtheilt werden möge. Sollte man in dem neuen Jahrhundert wiederum Systeme der Medicin ersinnen, so werden die ruhigen Köpfe, wie jetzt, von Neuem erkennen, dass wir nicht die Aufgabe haben, einen Weltplan auszudenken, sondern dass wir nur verantwortlich dafür sind, dass wir das, was beobachtet werden kann, gut beobachten und treu festhalten. Das ist die Methode, welche in der zweiten Hälfte dieses Säculums Allgemeingut geworden ist: möge sie unter unseren Nachfolgern nie in Vergessenheit gerathen!« R.V. 1897[396]

»Was wir dem kommenden Jahrhundert zu überliefern haben, das ist die sichere Ueberzeugung von der Allgemeingültigkeit des Satzes, dass alles Leben, das grosse und das kleine, continuirlich fortgepflanzt wird.« R.V. 1897[396]

»Aber die Frage nach dem Wesen des Lebens ist damit nicht endgültig gelöst, so wenig als die Frage nach dem Wesen des menschlichen Geistes durch den Nachweis, dass die geistige Thätigkeit an Nervensubstanz gebunden ist. Und so lange diese Fragen noch offen sind, so lange sind auch die Thore für den Mysticismus nicht geschlossen.« R.V. 1893[386]

»Aber das darf wohl ausgesprochen werden, dass der Grund dieser Veränderung in der Verbesserung der Methode der Forschung, ja, wir dürfen wohl sagen, in der Einführung einer methodischen Forschung überhaupt zu suchen ist. Die Medicin ist in der That in den Rang einer Naturwissenschaft eingetreten, und damit hat sich nicht blos ihr äusseres Ansehen, sondern auch ihr Wesen so sehr verändert, dass sie mit der alten Medicin kaum noch eine Aehnlichkeit besitzt.« R.V. 1890[383]

K. H. Bauer (1958)[16] sieht die Bedeutung der Naturwissenschaften für die Medizin Jahrzehnte später in folgender Weise:

»Mögen auch die Naturwissenschaften das Licht ihres Wissens durch das Prisma der Forschung in immer neue Ausstrahlungen zerlegen, die Medizin wird sie alle wie durch einen Hohlspiegel immer wieder auf den Menschen konzentrieren.«[16]

Nach Pagel (1931)[218] sind in Virchows Vorstellungen naturphilosophische Elemente mit exakt induktiver Naturforschung »zu einer neuen großartigen und zeitlos werthaften Synthese verschmolzen«. Im Unterschied zu der naturphilosophischen und naturhistorischen Schule sind bei der naturwissenschaftlichen Konzeption Virchows die Beobachtung und das Denken ohne Autorität die entscheidende Voraussetzung (Panne 1967)[219]

Bauer (1989)[14] interpretiert die Entwicklung der Medizin im 19. Jahr hundert, indem er Äußerungen des Klinikers Naunyn wiedergibt:

»Bernhard Naunyn (1839-1925), Ordinarius für Innere Medizin an der Universität Straßburg, vertrat im Jahre 1900 die Meinung, es sei nicht richtig, wenn man sage, das 19. Jahrhundert habe die Entwicklung der Medizin zu einer Naturwissenschaft gebracht; eine Naturwissenschaft sei sie auch im 19. Jahrhundert nicht geworden und werde sie auch schwerlich jemals werden. Dazu sitze ihr die Humanität zu tief im Blut. Was der Pathologe Virchow als ›primitiven Zustand‹ beklagte, wurde also zur selben Zeit von dem Kliniker Naunyn zur Konsequenz der ärztlichen Humanitas stilisiert.

Demnach lassen sich zwei gegensätzliche Deutungen der Entwicklung zur naturwissenschaftlichen Medizin unterscheiden: einerseits der

Glaube an eine Automatik des Fortschritts, andererseits die zur Ausweglosigkeit führende Vorstellung eines prinzipiellen Antagonismus zwischen naturwissenschaftlicher Medizin und humanem Arzttum.«[14]

Bauer (1989)[14] geht aber auch auf die Revision der Aussage Naunyns über die Medizin als Naturwissenschaft ein:

»Wenige Jahre später korrigierte jedenfalls Naunyn jene mißverständliche Formulierung, die er 1900 gebraucht hatte: in dem Aufsatz »Ärzte und Laien« (1905) heißt es nunmehr: »Für mich ist es kein Zweifel, daß das Wort: ›Die Medizin wird eine Wissenschaft sein, oder sie wird nicht sein‹ auch für die Therapie gelten muß und gilt ... Mir ist es sonnenklar, daß da, wo die Wissenschaft aufhört, nicht die Kunst anfängt, sondern rohe Empirie und das Handwerk.«[14]

Unzweifelhaft sind die Methoden der Naturwissenschaften für die Diagnose und Behandlung von Krankheiten von wesentlicher Bedeutung (Büchner 1954).[37] Der Kliniker Brugsch (1961)[34] akzeptiert den Begriff Naturwissenschaft für die Medizin, versieht ihn aber mit dem Zusatz »angewandt auf den Menschen«.

Wengler (1989)[416] interpretiert die Rolle Virchows als Naturwissenschaftler in folgender Weise:

»Unter diesem Blickwinkel sei abschließend ein knappes Resümee gegeben:

1. Der Mensch in seiner organismischen Einheit ist bei Virchow Gegenstand der naturwissenschaftlichen Medizin, sowohl hinsichtlich pathologischen, als auch therapeutischen Bemühens. Der sozialen Existenz des Menschen wurde dabei Rechnung getragen.
2. Zur Entwicklung von erfolgreichen Strategien zur Vorbeugung und Bekämpfung von Krankheiten, hier am Beispiel der Epidemien dargestellt, bedarf es nicht notwendigerweise der naturwissenschaftlichen Kenntnis der Ätiologie, z. B. des letztendlichen Erregers oder allgemeinen Auslösers, um Schaden abzuwenden. Sozialpolitische und politische Veränderungen können, um am Beispiel zu bleiben, wesentlich bedeutender sein. Die Notwendigkeit medizinischer, zumal sozialmedizinischer Wissenschaft ist dabei nicht zu negieren, was Virchow durch sein Lebenswerk als Politiker und Arzt selbst demonstrierte.
3. Ruhm und Ehre im wissenschaftlichen Milieu erfuhr – und erfährt – man nicht auf Grund wegweisender sozialmedizinischer und der Vorbeugung dienenden Erkenntnissen, sondern nur über naturwissenschaftliche Grundlagen und Kurativforschung, wie dies Virchow

eindeutig widerspiegelt, denn als »Sozialmediziner« mußte er erst wiederentdeckt werden, als »Naturwissenschaftler« war er der »Papst« seiner Zeit.«[416]

4.2 Gesamtpersönlichkeit Mensch und die Medizin

Die Vorstellungen Virchows zum Menschen sind von der Einheit des Organismus geprägt, die er jedoch unterschiedlich interpretiert.

»Sicherlich giebt es auch bei den höchst entwickelten Organismen eine Vita communis des ganzen Körpers, aber diese ist weder einfach, noch einheitlich. Das einfache Leben sitzt in den Theilen: diese haben ihr Eigenleben, ihre Vita propria. Das Gemeinleben stellt nur die Summe der Einzelleben dar.« R.V. 1897[396]

»Alle menschliche Existenz begründet sich auf das Bewußtsein von den Beziehungen, welche der Einzelne zu dem hat, was außer ihm ist. Diese Beziehungen werden bewußt durch die Veränderungen, welche von den Sinnesorganen aus den Centralapparaten des Gehirns erregt werden. Der Mensch ist das Produkt seiner Verhältnisse.« R.V. 1849 (1856)[315]

»Das Individuum ist demnach eine einheitliche Gemeinschaft, in der alle Theile zu einem gleichartigen Zwecke zusammenwirken oder, wie man es auch ausdrücken mag, nach einem bestimmten Plane thätig sind.«

»Es ist möglich, dass ich in Einzelheiten geirrt habe; ich werde gern bereit sein, auch künftig meine Fehler einzugestehen und sie zu verbessern. Aber ich habe die Ueberzeugung, dass ich mich niemals in der Lage befinden werde, den Satz von der Einheit des menschlichen Wesens und seine Consequenzen zu verleugnen.« R.V. 1849 (1856)[315]

Virchow betont damit auch die humane Wurzel der Medizin als Grundlage jeder »heilhandlerischen Hilfe« für einen Kranken (Brugsch 1961)[34].

Mit seiner Auffassung vom Menschen ist Virchow auch ein Vorläufer der medizinischen Anthropologie, die auf den zwei Elementen Konstitutionslehre und Individualpathologie beruht (Doerr 1971)[96].

Über die »Seele« gibt es nur vereinzelte Bemerkungen von Virchow:

»Der Sitz des Lebens ist nicht identisch mit dem Sitz der Seele. Denn das Leben ist eine Eigenschaft aller Theile eines lebenden Organismus.« R.V. 1897[396]

Diepgen (1952)[92] zitiert dazu folgende Anekdote:

»Der katholische Theologe Franz Hettinger (gestorben 1890), der in der Würzburger Zeit Virchows an der dortigen Universität als hochangesehener Professor der Dogmatik wirkte, berichtete seinen Schülern im Seminar, daß Virchow ihm einmal gesagt hätte: »Ich habe Tausende von Leichen seziert, aber keine Seele darin gefunden.« An der Tatsache, daß diese Äußerung aus Virchows Mund gefallen ist, besteht kein Zweifel. Hettinger erwiderte: »Wenn Sie sie gesehen hätten, wäre es keine Seele gewesen.«[92]

Es ist unmöglich, in diesem Zusammenhang auf die Gesamtproblematik der Leib-Seele-Beziehungen einzugehen. Büchner (1954)[37] hat sich hiermit eingehender beschäftigt: »Es ist unmöglich, hier von einem Vorher oder Nachher der seelischen gegenüber den organischen Veränderungen zu sprechen. Das Gleichzeitige beider wird hier evident; von einer Überformung des Körperlichen durch die Psyche kann bei solchen Beobachtungen keine Rede mehr sein. Das ist für uns erschreckend, wenn wir es zum ersten Mal hören, weil wir in anderen Denkformen aufgewachsen sind. Aber es ist vertiefend für uns, wenn wir den Dingen auf den Grund gehen, denn es bedeutet, dass wir bis in die höchsten Äußerungen unseres Geistes unabdingbar auf die Unversehrtheit der höchsten Stoffumsetzungen und Strukturen unseres Gehirns angewiesen sind. Damit wird unserer Leiblichkeit und dem, was wir Organismus nennen, eine Höhe und ein Adel verliehen, die wir früher kaum in diesem Ausmaß kannten. Wollen wir also die Vorstellung von der Überformung unseres Organismus durch unseren Geist aufrechterhalten, so können wir das nur in dem Bewusstsein, dass unser Geist nicht zu wirken vermag, ohne dass unsere höchsten organischen Integrationen intensiv mitengagiert sind und unsere übrige Körperlichkeit beeinflussen.

Denn, gewiss steht bei diesen Krankheiten in der erlebten Vorgeschichte die seelische Krise und Fehlentwicklung für den Kranken und für den beobachtenden Arzt betont im Vordergrund, aber es gibt keine seelische Krise und Fehlentwicklung, die nicht zugleich und in einem körperliche Krise und Fehlentwicklung wäre. Jedes seelische Störungsfeld, in das wir schuldhaft oder ohne Verschulden geraten, ist zugleich ein körperliches Störungsfeld.[37]

Wengler (1989)[416] hat die Rolle Virchows bei der Herausbildung eines einheitlichen Menschenbildes in der modernen Medizin charakterisiert:

»Auf der Suche nach den Wurzeln eines einheitlichen Menschenbildes in der modernen Medizin und nach dessen Sinnhaftigkeit für die Psychiatrie stößt man fast notwendigerweise auf Rudolf Virchow und sein Paradigma einer sozialen Medizin. Das Individuum in seiner körperlichen Ganzheit wird bei Virchow als soziales Wesen in seinen multidimensionalen, schwerpunktmäßigen gesellschaftlich-historischen Bezügen gesehen, dabei von der sich neu entwickelnden naturwissenschaftlichen Medizin ausgehend. Medizinische Wissenschaft wird dabei aber nicht auf Diagnose und Therapie reduziert, sondern durch die Forschung nach gesellschaftlicher Prophylaxe in ihre gesellschaftliche Verantwortung genommen.«[416]

4.3 Die soziale und sozialmedizinische Grundlage der Medizin

Virchow kam von der naturwissenschaftlichen Basis aus zur sozialen Funktionsbestimmung und damit Zu- und Einordnung der Medizin (Wengler 1989)[416], wobei seine praktischen Erfahrungen gerade auch hinsichtlich der Begrenztheit der Therapie bei zahlreichen Erkrankungen eine Rolle spielen, bei denen die soziale Umwelt als krankmachender Faktor bedeutungsvoll ist.

»... die Medizin ist eine sociale Wissenschaft, und die Politik ist weiter nichts, als Medicin im Grossen.« R.V. 1848[302]

»In Wirklichkeit, wenn die Medicin die Wissenschaft von dem gesunden und kranken Menschen ist, was sie doch sein soll, welche andere Wissenschaft könnte mehr berufen sein, in die Gesetzgebung einzutreten, um jene Gesetze, welche in der Natur des Menschen schon gegeben sind, als die Grundlagen der gesellschaftlichen Ordnung geltend zu machen. Der Physiologe und der praktische Arztwerden, wenn die Medicin als Anthropologie einst festgestellt sein wird, zu den Weisen gezählt werden, wenn nicht mehr das Interesse einzelner Persönlichkeiten die öffentlichen Angelegenheiten mehr bestimmen wird. Die Medicin ist »ihrem innersten Kern und Wesen nach eine sociale Wissenschaft« (Neumann).« R.V. 1849[303]

»Die sociale Frage war der Gegenstand aller Berathungen; niemand schien es vergessen zu wollen, dass die politische Gestaltung des Staats nur das Aeusserliche, die Form hervorbringen werde, innerhalb welcher die innere, wesentliche Umgestaltung der Gesellschaft in friedlicher und humaner Weise vor sich gehen könne, gleichsam das offene Gefäss, in welchem der grosse Gährungsprocess der widerstreitenden Bedürfnisse naturgemäss vor sich gehen und die schädlichen Stoffe, welche mit jeder Gährung neu entstehen, von dem Geistigen abgeschieden werden könnten.« R.V. 1848[301]

»Wir haben so logisch consequent den Standpunkt erreicht, den wir in der Abhandlung »über die naturwissenschaftliche Methode« vielfach angedeutet haben; die Medicin hat uns unmerklich in das sociale Gebiet geführt und uns in die Lage gebracht, jetzt selbst an die grossen Fragen unserer Zeit zu stossen. Bedenke man wohl, es handelt sich für uns nicht mehr um die Behandlung dieses oderjenes Typhuskranken durch Arzneimittel und Regulirung der Nahrung, Wohnung und Kleidung; nein, die Cultur von $1^1/_2$ Millionen unserer Mitbürger, die sich auf der untersten Stufe moralischer und physischer Gesunkenheit befindet, ist unsere Aufgabe geworden.« R.V. 1849[304]

»Soll die Medicin daher ihre grosse Aufgabe wirklich erfüllen, so muss sie in das grosse politische und sociale Leben eingreifen; sie muss die Hemmnisse angeben, welche der normalen Erfüllung der Lebensvorgänge im Wege stehen, und ihre Beseitigung erwirken. Sollte es jemals dahin kommen, so wird die Medicin, was sie auch sein muss, ein Gemeingut Aller sein, sie wird aufhören, Medicin zu sein, und sie wird ganz aufgehen in das allgemeine, dann einheitlich gestaltete Wissen, das mit dem Können identisch ist.« R.V. 1856[315]

Ackerknecht (1975)[2] hebt hervor, dass die Feststellung, dass Medizin eine Sozialwissenschaft sei, auch vor Virchow nicht unbekannt gewesen sei. Virchow hat aber durch sein Eintreten und aktive Mitwirkung diese Seite der Medizin besonders vorangetrieben (Jacob 1965).[151]

Ackerknecht (1975)[2] zitiert in diesem Zusammenhang Virchow.

«Er betont aber ausdrücklich, daß es sich um soziale, nicht sozialistische Medizin handle. Diese Abgrenzung erfolgt, weil für ihn der Sozialismus unvereinbar mit der für ihn grundlegenden Forderung der Freiheit war. Er lehnt die Verbeamtungstendenz der Sozialisten ab, nennt sie: »den Weg zum Absolutismus der Knechtschaft, die Despotie Aller gegen Alle«. Ebenso wendet er sich gegen die Zentralisationstendenz der Sozialisten. Er hat den Kampf gegen Autoritäten bereits in der Wissenschaft geführt und dehnt ihn nun auch auf soziale Gebiete aus.[2]

»Aus den Ärzten waren Priester geworden, welche die Medizin knechteten. Allein die Medizin emanzipierte sich, wie sich der Staat und die Schule emanzipieren, bis der Prozeß mit der Emanzipation der Gesellschaft beendigt sein wird. Zunächst müssen dann die Ärzte wieder Priester werden, die hohen Priester der Natur in der humanen Gesellschaft. Aber mit der Verallgemeinerung der Bildung muß diese Priesterschaft sich wiederum in das Laienregiment auflösen und die Medizin aufhören, eine besondere Wissenschaft zu sein. Ihre letzte Aufgabe als solche ist die Konstituierung der Gesellschaft auf physiologischer Grundlage.« Das Utopische ist nun einmal ein Element des 48er Denkens, und auch Virchow zahlte ihm seinen Tribut. Wollen wir hoffen, daß seine Utopie nie in der unseeligen Form Wirklichkeit wird in der sich Utopien anscheinend materialisieren, wenn sie es überhaupt tun.«[2]

Präventive Maßnahmen standen in den medizinischen Vorstellungen Virchows auf einem vorderen Platz. Sie waren bei ihm aufs engste mit der Politik verbunden.

»Wenn auch in dieser Arbeit Virchows Verständnis von einer sozialen Medizin nicht in allen Einzelheiten nachgegangen werden kann, so wäre doch eine Erörterung im vorgegebenen Rahmen unvollständig, würde sie, die von Virchow postulierte enge Beziehung von Medizin und Gesundheit auf der einen Seite und Erziehung und Bildung auf der anderen Seite, unerwähnt lassen. Dabei sei auch eigens noch einmal der Präventivmedizin gedacht, der Virchow besondere Bedeutung und Wertschätzung zugrunde lag, wie es sich heute in der Präventivmedizin darlegt, die letztendlich in eine Risikofaktormedizin zu kulminieren scheint. Präventivmedizin, das war für Virchow Kampf für Demokratie, Wohlstand und Bildung, mit Änderungsforderungen im allgemeinpolitischen, gesellschaftlichen Leben, im Sinne von Gleichheit und Selbständigkeit der Bürger, politisch und ökonomisch.«[416]

Virchows Verständnis der Medizin als sozialer Wissenschaft hat nach Wengler (1989)[416] paradigmatische Bedeutung für die gesamte Medizin, weshalb er auch gegen eine Abspaltung als eigenes Fach war. Nach Wengler (1989)[416] hat Virchow mit zunehmender Abwendung von einer integrativen medizinischen Wissenschaftsentwicklung zu einem mehr additiven Verständnis der naturwissenschaftlichen und atomisierenden Medizin beigetragen, in der der Mensch sich nur noch als Objekt mit biologisch-materiellen Eigenschaften darstellt. Dass dieses für Virchow nicht zutreffend ist, kann aus seinen Werken genügend bewiesen werden.

Der Begriff »sozial« ist bei Virchow in 3 Ebenen zu verstehen. 1. in seiner Bezogenheit auf alle sozial Benachteiligten der Gesellschaft;

2. im Kontext der Medizin als Wissenschaft vom Menschen; 3. in der Berücksichtigung der sozialen Existenz des Menschen in der Gesellschaft (Wengler 1989).[416] Für Wehkamp und Wehkamp (1979)[414] genügen Virchows Vorstellung einer gesellschaftlich verantwortlichen Medizin und sein politisches Engagement jedoch nicht, um ihn kommentarlos in die Reihen der Sozialmediziner einzuordnen. Im Namen der Humanität hat die Medizin ein politisches Mandat zur Errichtung einer menschenwürdigen Gesellschaft zu beanspruchen.

»Wenn Virchow von Geschichte spricht, so meint er die Geschichte der »Menschheit«, der Gesellschaft, der Staaten und Völker oder aber – die »Geschichte der Zelle«, aber offenbar nicht die persönliche Geschichte eines bestimmten Kranken. Die biographische Methode als Methode des Umgangs zwischen Arzt und Krankem ist in seinem anthropologischen Konzept nicht enthalten. Wenn er von »Lebensgeschichte« spricht, so ist das bei ihm die »Lebensgeschichte der Zelle«. Und der Kontext zu «Person« heißt bei ihm: Die Zelle ist die »Person des Lebens«. Also: Die »Menschheit« auf der einen Seite und die Zellen auf der anderen umgrenzen das mächtige Feld seiner umfassenden Naturforschung: Hier die Geschichte der Staaten, die Kulturen und ihrer Leiden – strukturiert nach der Geschichte zellulärer Organismen, dort die Zellular-Biologie und zellular-Pathologie – strukturiert nach Art sozialer politischer Gebilde. Und irgendwo dazwischen der Mensch, der Mensch als Einzelner und als »Person« – aber wo?

Die Begriffe: Gestalt – Leben – Mensch – Geschichte – Gesellschaft sind in der Virchowschen Theorie der Medizin auch in seinem Begriff der Naturwissenschaft noch vollgültig enthalten. Erst nach Virchows Tod setzt eine isoliert-naturwissenschaftlich-technisch orientierte Betrachtungsweise in der Medizin sich durch.

Virchows anthropologisches Konzept ist ein naturwissenschaftlich soziologisches (wobei Soziologie nichts anderes ist als eine Zellenlehre im Großen – so wie bei ihm Politik nichts anderes ist als naturwissenschaftliche Medizin im Großen).«[153]

4.4 Sozial- und kommunalhygienische Projekte

Seit Beginn seiner Tätigkeit sah Virchow in sozial- und kommunalhygienischen Fragen eine besondere Aufgabe, für deren praktische Umsetzung er sich als Politiker über Jahrzehnte einsetzte. Einige dieser Vorstellungen und Konzepte sollen hier zitiert werden.

»... setzte sich einen Zustand des Wohlseins durch eigene Arbeit zu erringen und begründen wissen werde. Die Bedingungen des Wohlseins sind aber Gesundheit und Bildung, und die Aufgabe des Staats ist es daher, die Mittel zur Erhaltung und Vermehrung der Gesundheit und Bildung in möglich grösstem Umfange durch die Herstellung öffentlicher Gesundheitspflege und öffentlichen Unterrichts zu gewähren. Wenn der Staat es zulässt, dass durch irgend welche Vorgänge sei es des Himmels, oder des täglichen Lebens Bürger in die Lage gebracht werden, verhungern zu müssen, so hört er rechtlich auf, Staat zu sein, er legalisiert den Diebstahl (die Selbsthülfe) und beraubt sich jedes sittlichen Grundes, die Sicherheit der Personen oder des Eigenthums zu wahren. Dasselbe ist der Fall, wenn er es zulässt, dass ein Bürger gezwungen wird, in einer Lage zu beharren, bei der seine Gesundheit nicht bestehen kann.« R.V. 1848 [296-298]

»Die Aufnahme in ein Krankenhaus muss demnach jedem Kranken, der dessen bedarf, frei stehen, gleichviel ob er Geld hat oder nicht, ob er Jude oder Heide ist. Meldet sich jemand zur Aufnahme, so handelt es sich nur darum, ob er krank ist und ob seine Verhältnisse die Aufnahme in ein Krankenhaus verlangen. Bis jetzt war es aber umgekehrt; man fragte zuerst, ob der Mensch bezahlen könne oder ob ein anderer für ihn zu bezahlen die Verpflichtung habe; und nur im äussersten Nothfalle, wo es geradezu negativer Mord gewesen sein würde, jemanden abzuweisen, entschied man sich zuweilen für »vorläufig« unentgeldliche Aufnahme. Wie in dem Armenwesen überhaupt, so suchte auch in dem Krankenhauswesen einer seine Verpflichtungen immer dem anderen zuzuschieben, und die Anmeldungs-Bureaus's der Krankenhäuser haben leider den üblen Ruf, den sie besitzen, verdient, weil in ihnen nicht die christliche Barmherzigkeit, nicht die sociale Brüderlichkeit, nicht das natürliche Recht, sondern nur der starre Aktenformalismus zu Hause war.« R.V. 1848 [296-298]

»Die Geschichte hat es mehr als einmal gezeigt, wie die Geschicke der grössten Reiche durch den Gesundheitszustand der Völker oder der Heere bestimmt wurden, und es ist nicht mehr zweifelhaft, dass die Geschichte der Volkskrankheiten einen untrennbaren Theil der Culturgeschichte der Menschheit bilden muss. Epidemien gleichen grossen Warnungstafeln, an denen der Staatsmann von grossem Styl lesen kann, dass in dem Entwicklungsgange seines Volkes eine Störung eingetreten ist, welche selbst eine sorglose Politik nicht länger übersehen darf.« R.V. 1848 296-298

»Es war auch die Vermischung von Medicin und Socialpolitik, die mich auf dasjenige Feld führte, auf dem es mir durch glückliche Umstände gelungen ist, die Wohnungsverhältnisse in Berlin gründlich zu ändern. Ich verdanke die Möglichkeit, bei einer so grossen Veränderung bestimmend mitzuwirken, in erster Linie dem Umstande, dass ich Stadtverordneter von Berlin geworden war, und demnächst dem grossen und dauernden Vertrauten, welches ich durch fast 50 Jahre bei meinen Mitbürgern gefunden habe. Wenn sie mir später das Ehrenbürgerrecht ertheilten, so darf ich auch darauf hinweisen, dass seit meiner Mitarbeit die ganze Physiognomie der deutschen Hauptstadt sich verändert hat. Denn die Städtereinigung erfordert nicht bloss eine umfassende Wasserzuleitung, eine durchgreifende Canalisation und weit ausgedehnte Rieselfelder, sondern auch eine entsprechende Regulirung und Nivellirung sämmtlicher Strassen und einen Umbau in jedem Hause. Das hat Hunderte von Millionen gekostet, aber meine Mitbürger haben die grosse Last übernommen in dem unverbrüchlichen Vertrauen, dass jede Geldsumme durch ein Aequivalent an Gesundheit und an Lebensdauer belohnt wird. So ist Berlin zugleich eine der reinlichsten und schönsten, aber auch der gesundesten Grossstädte geworden. Wenn ich noch jetzt trotz meiner gehäuften und zuweilen recht drückenden Arbeiten die sanitäre Aufsicht über die Städtereinigung behalten und sogar kürzlich von Neuem eine Wahl als Stadtverordneter angenommen habe, so darf ich wohl voraussetzen, dass man dies nicht dem Ehrgeiz, sondern einem strengen Pflichtgefühl und einer Beharrlichkeit in der Verfolgung grosser Aufgaben zuschreiben wird.« R.V. 1902[409]

Ausgehend von seinen medizinisch-wissenschaftlichen Erkenntnissen entwickelte sich die hygienische Grundeinstellung Virchows mit seinen prophylaktischen Programmen (Bieling 1960)[24]. Dadurch wirkte er bei den Veränderungen der Gesundheits- und Krankheitsstruktur des ganzen Volkes mit, nahm Einfluss auf die Säuglingssterblichkeit, den Altersaufbau der Bevölkerung und die Lebenserwartung. Damit tritt er für einen Ausbau der öffentlichen Gesundheitspflege als Aufgabe des Staates ein (Hesse 1921)[139]. Die Aufgaben des Sozialhygienikers Virchow waren in seinem politischen Handeln auf öffentliche Gesundheitspflege, Erziehung und Bildung in Einheit mit der Lösung sozialer Fragen gerichtet.

»In Rudolf Virchows Persönlichkeit vereinigten sich der Pathologe mit dem Sozialhygieniker und dem Politiker, der Exponent medizinischer Wissenschaft mit dem Gesundheitspolitiker« (Konitzer 1946).[175]

Dass für die Durchführung sozialpolitischer und –hygienischer Maßnahmen die Ermittlung von Daten eine wesentliche Voraussetzung sind, war für Virchow selbstverständlich. So ist sein Satz zu verstehen:

»Das ist ein Schmerzensschrei, den ich zugleich im Namen des statistischen Bureaus ausstoße. Er betrifft einen Gegenstand, der wichtig genug ist, um beachtet zu werden, denn die Beurteilung der öffentlichen Gesundheit unserer Stadt bedarf der Statistik als Unterlage.« R.V. 1879[361]

»Virchow war sich der Bedeutung eines fortlaufenden aktuellen Überblicks über den Gesundheitszustand der Bevölkerung in vollem Umfange bewußt. Er stellte dem Gesundheitswesen ein notwendiges und fernes Ziel, dessen Realisierung uns erst heute möglich erscheint. Wir sollten hierbei nicht verkennen, daß allein die Formulierung dieses Zieles zu Virchows Zeit in ihrer Bedeutung nicht hinter den heutigen Versuchen zu seiner Realisierung zurücksteht.«[133]

Und in einem Vortrag 1872 »Ueber die Sterblichkeitsverhältnisse Berlins« führt er weiter aus:

»Meine Herren! Ich habe einen doppelten Grund, die Fragen der Berliner Sterblichkeit vor Ihr Forum zu bringen. Der eine ist, wenn Sie wollen, ein ganz äusserlicher, der überdies in der Gesellschaft, so viel ich meine, schon behandelt worden ist, den ich Ihnen aber noch einmal so dringend als möglich ans Herz legen möchte. Das ist nehmlich, – ich darf es wohl sagen, ohne einen Einzelnen zu beleidigen, – die grosse Nachlässigkeit, mit welcher auf den Todtenscheinen die Krankheiten von den Aerzten angegeben werden. Es ist in der That eine öffentliche Calamität, dass so viele Collegen in dem Augenblick, wo sie das eine Wort niederschreiben, sich nicht zugleich sagen, dass sie damit die Grundlage für eine weitere wissenschaftliche Arbeit entweder legen oder verderben helfen.«[423]

Seine kommunalhygienischen Konzepte beruhen darüber hinaus auch auf Analysen der internationalen Situation.

»Die fortschreitende Entholzung der Quellgebiete der Flüsse, zahlreiche Arbeiten der Entwässerung von Sümpfen und Mooren, der Ablassung und Senkung von Seen tragen dazu bei, den Wassergehalt unserer Flüsse grossen und plötzlichen Schwankungen zu unterwerfen. Wo früher ein großer Theil des aus der Atmosphäre niedergefallenen Wassers in höher gelegenen ober- und unterirdischen Becken, in Moos und Sumpf, wie in grossen Schwämmen zurückgehalten wurde, da strömt jetzt der grösste Theil des Meteorwassers alsbald den Flüssen zu und macht sie jäh anschwellen. Die Gefahr von Ueberfluthungen in der Frühjahrs- und Sommerszeit wird vielleicht noch mehr wachsen.« R.V. 1969[341].

»... hatte ich mich bemüht, der von anderer Seite aufgeworfenen Frage: Canalisation oder Abfuhr? die Thesis gegenüber zu stellen: Canalisation und Abfuhr. Freilich nicht in dem Sinne, dass ich überall und gleichzeitig sowohl Canalisation, als auch Abfuhr verlangte, sondern vielmehr so, dass ich für die grösseren Städte als Regel die Canalisation, für kleinere Gemeinden als Regel die Abfuhr hinstelle, den anderen aber die Möglichkeit offen hielt, unter besonderen Bedingungen auch Beides neben einander zuzulassen.« R.V. 1869[341]

»Keine deutsche Schrift über die vorliegende Frage erscheint, ohne haarsträubende Dinge über die Unreinlichkeit von Berlin, den schrecklichen Zustand seiner Abtritte und Gossen zu erzählen. Aber ist denn nicht die grosse Mehrzahl unserer Dörfer in einem bei Weitem schlimmeren Zustande? Berlin ist trotz seiner Abtritte, Nachtstühle und Rinnsteine eine verhältnismässig gesunde Stadt; grosse Stadtviertel gehören mit zu den gesundesten Wohnplätzen, welche überhaupt in Städten gefunden werden. Man sehe sich doch die Strassen und Höfe unserer Dörfer, die Misthaufen vor den Hausthüren und an den Brunnen, die Pfützen auf den Wegen und Plätzen, die nach Verbindung der Ställe mit den Wohnhäusern an, und man muss zugestehen, dass hier mehr Unreinlichkeit, mehr Stagnation der Auswurfsstoffe, mehr Versumpfung des Bodens, mehr Gestank und Verpestung der Luft vorhanden ist, als in der Mehrzahl der Städte ...

An der Unterbaumsbrücke, wo der in dem Gutachten der Wissenschaftlichen Deputation erwähnte, sämmtliche Auswurfsstoffe des grossen Charité-Krankenhauses in zum Theil noch fester Form führende Graben in die Spree mündet, sieht man unmittelbar an dem Rande der schwarzen und zur Sommerzeit brodelnden Massen zahllose kleinere und grössere Fische munter umherschwimmen und von den Auswurfsstoffen zehren. Nur einmal im Laufe des letzten überheissen Sommers kam es vor, dass plötzlich eines Tages in dem Schifffahrtskanal, namentlich in der Gegend der Potsdamer Brücke, wo zahlreiche Siele in den Kanal münden, fast alle Fische starben, aber hier war offenbar die ganz aussergewöhnliche Hitze bei dem verhältnismässig niederen Wasserstande die wirkende Ursache.« R.V. 1869[341]

Weder zu seiner Zeit noch bis heute ist es einem Hygieniker noch einmal vergönnt und möglich gewesen, »solche hygienischen Riesenleistungen zu leiten« (Hueppe 1893)[147]. Sie betrafen ja nicht nur Kanalisation, Berieselung, Wasserversorgung und Müllabfuhr, sondern auch die Schlachthäuser, Markthallen zur einwandfreien Lebensmittelversorgung, sowie die Situation in den Schulen, den Bau neuer Krankenhäuser, die Krankenpflege, die Errichtung von Sanatorien und Altersheimen (Konitzer 1946[175], Bieling 1960[24]).

»Das erste Erfordernis einer guten Krankenanstalt ist demnach, daß sie so eingerichtet sei, daß das Wohl der Kranken in jeder Weise gefördert werden kann. Es darf also gar nicht in Frage kommen, wieviel Geld eine solche Anstalt kostet. Entweder erkennt man die Verpflichtung der Gesamtheit, des Staates und der Gemeinde an, und dann muß auch das Geld geschaffen werden, oder man erkennt sie nicht an, aber dann sage man nicht erst, daß eine öffentliche Gesundheitspflege existiere. Bis jetzt sind das freilich pia desideria. In dem größten Krankenhaus, das wir besitzen, in der Charité, besteht z. B. immer noch die Einrichtung, daß in dem jährlichen Etat eine bestimmte Geldsumme für »Extra-Diät«, d. h. für solche Speisen und Getränke, welche nicht in dem gewöhnlichen, engen Wechsel der ein für allemal festgestellten Speiseordnung enthalten sind, ausgeworfen wird, und die Direktion der Anstalt prätendiert, daß die Ärzte deren sachverständigem Urteil es vorbehalten ist, dergleichen Extradiät zu verordnen, die Etatsgrenzen nicht überschreiten sollen. Gleichviel wie groß die Zahl der in einem Jahr aufgenommenen Kranken ist, gleichviel ob ihr Zustand mehr oder weniger Extradiät erfordert, mehr als 1460 Taler sollen nicht ausgegeben werden! Und das in einer Zeit, wo man cin gesehen hat, daß der Arzt durch diätische Verordnungen häufig mehr zu wirken vermag als durch Arzneimittel. – So bestehen ferner in der Charité wie in den Militärlazaretten gewisse beschränkende Verordnungen über den Arzneigebrauch, wodurch kostbarere Arzneimittel nur unter gewissen Bedingungen, nicht nach dem einfachen Ermessen des Arztes verabreicht werden können.« R.V. 1848 [296-298]

»Die Krankenhausreform und die sorgfältige Pflege der verwundeten Soldaten waren naturgemäß von dem Problem der Ausbildung und Werbung geeigneten Pflegepersonals nicht zu trennen. Virchow war dieses Problem bereits durch die medizinische Reformbewegung von 1848 bekannt. Er folgte hier dem Weg, der von Florence Nightingale im Krimkrieg beschritten worden war. Weder religiöse Orden noch die Anwerbung des Auswurfs der Menschheit, die beiden traditionellen Methoden, konnten fortgesetzt werden. Das Pflegen war eine menschliche, keine konfessionelle Aufgabe.«[1]

»Indem Virchow mit aller Energie für den Satz eintrat, dass die Bakteriologie nur eine beschränkte, wenn auch grosse, Bedeutung hat, rettete er auch der Krankenpflege zahlreiche altbewährte Massnahmen zum Wohle der Leidenden ...

Die Krankenpflege hat alle Ursache, auch für dieses Betonen des Zusammenhangs zwischen theoretischem Forschen und praktischer Medizin dem Altmeister Virchow einen Kranz aufs Grab zu legen.«[170]

Virchows Analyse über die gesundheitliche Situation in den Schulen zeigt, daß auch heute noch nicht alle genannten Probleme beseitigt sind (Wittern 1977).[424]

»Es ist nicht wahrscheinlich, dass eine genauere Untersuchung die Aufmerksamkeit auf neue und bis dahin noch unbekannte Schädlichkeiten und Krankheitsursachen richten wird. Die Zahl derselben lässt sich schon jetzt ziemlich bestimmt übersehen. Es sind dies hauptsächlich folgende:

1. die Luft im Schullokal, auf deren Beschaffenheit die Grösse des Lokals, die Zahl der Schüler, die Heizung, Ventilation, Feuchtigkeit des Fussbodens und der Wände, der Staub (Reinlichkeit) bestimmend einwirken;
2. das Licht im Schullokal, bedingt durch Lage des Gebäudes und des Zimmers, Grösse der Fenster und ihr Verhältniss zu den Tischen, Farbe der Wände und der Umgebungen, künstliche Beleuchtung (Gas, Oel);
3. das Sitzen im Schullokal, insbesondere Verhältnisse von Bank und Tisch, Grösse der Sitzplätze, Einrichtung derselben, Dauer des Sitzens;
4. die körperlichen Bewegungen, insbesondere das Spielen, Turnen, Baden, ihr Verhältniss zum Sitzen und zu den rein geistigen Arbeiten, ihre Einrichtung und Beaufsichtigung;
5. die geistigen Anstrengungen, ihre Dauer und Abwechslung, ihr individuelles Maass, die Einrichtung und Dauer der Freistunden und Ferien, die Ausdehnung der häuslichen und der Schularbeiten, der Beginn der Schulpflicht usw.;
6. die Strafen, insbesondere die körperlichen Züchtigungen;
7. das Trinkwasser;
8. die Abtritte;

9. die Unterrichtsmittel, insbesondere die Wahl der Schulbücher (Grösse des Druckes) und der Anschauungs-Gegenstände.« R.V. 1869[342]

Alle diese Leistungen und in vielen Fällen realisierten Konzepte haben Ackerknecht (1957)[1] zu dem Resümee veranlaßt:

»Virchows Wirken in der öffentlichen Gesundheitspflege war so ausgedehnt und so vielseitig, daß mit Recht behauptet werden könnte, daß seit 1900 der Durchschnittsdeutsche in fast allen Phasen seines Lebens, von der Wiege bis zum Grabe, ob beim Essen oder Trinken, in der Schule oder bei der Arbeit, in gesunden Tagen oder als Kranker in einem Krankenhaus, aus diesem Wirken Nutzen gezogen hat.«[1]

4.5 Medizin, Geschichte, Medizingeschichte

Das gesamte wissenschaftliche Leben und Werk Virchows steht in enger Verbindung mit seinen Untersuchungen zur Geschichte, insbesondere aber nicht ausschließlich zur Medizingeschichte. Ackerknecht (1957)[1] hat seine Äußerungen dazu in Form einzelner Sätze aus verschiedenen Werken zusammengefaßt und schreibt dann:

»Historisch zu denken, war für Virchow ein durchaus natürlicher Standpunkt, da sein Denken oft als Antithese begann. Seine gesunde kritische Skepsis, die sich in späteren Jahren auf die unmittelbaren Erfahrungen eines langen Lebens gründete, in dem er viele Theorien, Methoden und Moden kommen und gehen gesehen hatte, beruhte in früheren Jahren weitgehend auf seiner großartigen Kenntnis der Medizingeschichte, der kollektiven Erinnerung und Erfahrung des ärztlichen Berufes. Virchow besaß nicht nur ein ausgedehntes Wissen der Geschichte der Medizin, sondern er dachte auch in echt historischer Weise – indem er nicht die ganze frühere Geschichte der Medizin als eine Sammlung unsinniger Irrtümer ansah, wie viele seiner »modernistischen« Zeitgenossen es taten, sondern sich frei zu dem »Fehler« bekannte, daß er die Alten für fähige Beobachter hielt und viele ihrer Formulierungen als bedeutungsvoll für die Gegenwart ansah. Virchow dachte historisch (genetisch), selbst wenn er nicht spezifisch historische Stoffe verwendete.«[1]

Diepgen (1932)[88] kommt zu folgender Feststellung:

»... denn er war, wenn auch kein Romantiker, so doch ein ausgesprochen historischer Kopf, der sich der Vergangenheit im tiefsten verbunden fühlte. Je mehr man sich mit ihm beschäftigt, desto mehr muß man sein feines historisches Gefühl bewundern. Er haftete mit tausend Wurzeln in der Arbeit seiner Vorgänger. Die deutsche Medizin konnte ihm nicht anders als im romantischen Kleide geboten werden.«[88]

Virchow schreibt zu dieser Thematik unter anderem:

»Die Geschichte der Medicin ist daher ein integrirender Bestandteil der Culturgeschichte überhaupt, und sie kann nur im Zusammenhange mit der allgemeinen Geschichte der Menschheit verstanden werden.« R.V. 1949[305]

»Die Medicin aber bedarf einer historischen Kenntnis mehr, als jede andere Wissenschaft, und die Erlebnisse der jüngsten Zeit haben es mehr als eindringlich gepredigt, wie die jetzige unerhörte Vernachlässigung der Geschichte der Medicin sich zu rächen weiß.« R.V. 1849[303]

»Das haben wir nicht vergessen. So verschieden von dem Ueberlieferten das war, was wir selbst arbeiteten, so war es doch unser Stolz, es in Verbindung zu setzen mit dem beglaubigten Theil der alten Wissenschaft, und die weit zurückliegenden Quellen aufzusuchen, aus denen die neuere Anschauung hervorgegangen ist.

Wer ein einziges Mal versucht hat, in eigener Arbeit den langen Weg zurückzusuchen, welchen die Vorgänger gewandelt sind, wer es empfunden hat, wie klar und licht das eigene Wissen wird, wenn man sich des geschichtlichen Herganges bewusst wird, durch den es entstanden ist, wenn man die Gründe der Irrungen aufdeckt, durch welche auch wahre Forscher verleitet worden sind, ja wer es begriffen hat, dass in jedem Irrthume ein Kern von Wahrheit steckt, der wird sich nicht zu den Verächtern der historischen Studien stellen.« R.V. 1877[355]

»Im Gegentheil, wir waren überzeugt, dass nur historisches Wissen wahres Wissen ist, dass nur die Gerechtigkeit gegen Andere das Gegengewicht gegen die eigene Ueberhebung bietet, und dass auch aus dem Studium der lrrthümer reiche Belehrung zu schöpfen ist.« R.V. 1877[355]

»Die Medicin von heute gleicht so wenig der Medicin von damals, sie ist so sehr verschieden von jener zweitausendjährigen, traditionellen Medicin, dass es gegenwärtig schon als ein Zeichen von besonderer Gelehrsamkeit gilt, wenn jemand überhaupt noch ein volles und vorurtheilsloses Verständnis der Vergangenheit besitzt. Wie wenige der heutigen Mediciner sind im Stande, sich in die Anschauung einer Zeit zu versetzen, in der man noch nicht wusste, dass die Capillaren wirkliche Gefässe mit eigener Wand seien, dass organische Muskelfasern die Träger der Bewegung auch in den kleinsten, organartigen Einrichtungen des Körpers darstellen, dass die Feinheit der peripherischen Nervenverbreitung auch die kühnsten Ahnungen hinter sich lasse! Ja, wie wenige ahnen es, dass die Zeit, wo man das Alles nicht wusste, erst 30 Jahre hinter uns liegt!« R.V. 1877[355]

»Die Medicin ist eine sehr alte Wissenschaft, ja im Grunde die einzige, welche eine zusammenhängende Geschichte besitzt, die bis zu den Anfängen der Geschichte überhaupt zurückreicht. Jahrtausende hindurch hat sie gewisse Traditionen, gewisse Dogmen bewahrt. Trotzdem hat sie grosse Veränderungen erfahren, keine grössere aber, als diejenige, welche sich im Laufe dieses Jahrhunderts vollzogen hat. Noch lebt mancher, der diese Veränderung von ihrem Anfange an mit durchgemacht hat.« R.V. 1897[396]

Im Gegensatz zu seiner ständigen Beschäftigung mit Fragen der Geschichte, was sich auch in den Gedächtnisreden für Johannes Müller (1858), Johann Wolfgang Goethe (1861), Lorenz Oken (1861), Johann Lukas Schönlein (1865) und Giovanni Batista Morgagni (1894) erkennen lässt, wandte er sich bis zu seinem Lebensende gegen die Errichtung eines Lehrstuhls für Geschichte der Medizin.

Boenheim (1957)[29] zitiert dazu aus Parlamentsprotokollen:

»Ein Kapitel aus Virchows parlamentarischer Tätigkeit, für den Medizinhistoriker ein recht pikantes Thema, ist auch seine Aktion gegen die Vertretung der Medizingeschichte an den preußischen Universitäten, wie sie sich in den Verhandlungsberichten des preußischen Abgeordnetenhauses vom Jahre 1898 wiedergegeben findet. Ein Vorstoß des Abgeordneten Böttiger, wie schon im Vorjahr eine Rede des Nationalliberalen Friedberg, für eine größere Berücksichtigung der Medizingeschichte im Lehrbetrieb der preußischen Hochschulen war recht entgegenkommend von Althoff behandelt worden. Virchow, der in der betreffenden Sitzung nicht anwesend ist, torpediert am nächsten Tage Böttingers Vorgehen und reitet geradezu eine Attacke gegen die Medizingeschichte. Motivierung: etwas Nützliches für die Menschheit sei aus der alten Medizin nicht mehr zu lernen. Die Medizingeschichte spiegele nicht weniger als die Entwicklungsgeschichte des menschlichen Geistes auch die Wege seiner Verirrungen. Er selber habe viel Zeit auf das Quellenstudium der Medizingeschichte verwandt, wenig Positives für sich entnehmen können, immerhin die Irrwege kennengelernt, auf denen die medizinischen Abenteurer zu wandeln pflegen. Übrigens war Virchow selbst durchaus in der Medizingeschichte beschlagen, wie sich ja schon aus dem Bisherigen, dazu in aller Deutlichkeit aus fast allen Schriften und Reden ergibt, ja er kämpft, wenn sie ihm genehm sind, geradezu mit den Argumenten der Geschichte. …«[29]

Jahn (1975)[156] interpretiert diese Einstellung, die sich in gleicher Weise gegen die Errichtung von Lehrstühlen für Gerichtliche Medizin und Hygiene richtete, damit, dass Virchow diese Fächer für gut aufgehoben in seinem Institut und in seiner Hand hielt. Wahrscheinlich stand aber dahinter auch seine Haltung als umfassend gebildeter Naturwissenschaftler gegen die zunehmende Spezialisierung.

4.6 Differenzierung und Spezialisierung in der Medizin

Virchow sah es während seiner ganzen wissenschaftlichen Laufbahn als eine hervorragende Aufgabe an, den Zusammenhalt der Wissenschaften zu wahren und die Aufsplitterung der Medizin zu verhindern oder zumindest zu verzögern. Diesem Ziel dienten im Besondern auch seine Referate auf den Tagungen der Gesellschaft Deutscher Naturforscher und Ärzte. In dieser Gesellschaft engagierte er sich für die Einheit der Naturwissenschaften mit der Medizin. Diese Grundeinstellung war auch die Basis dafür, dass die Etablierung seines Fachgebiets in einer eigenen Gesellschaft lange durch ihn verhindert wurde, und dass er nach ihrer Gründung die Tagungen am gleichen Ort und zur gleichen Zeit mit der Muttergesellschaft durchsetzte.

In der »Medicinischen Reform« hatte 1848 der Kliniker Traube formuliert:

»Die geschichtliche Erfahrung lehrt, daß in dem Maasse als eine Wissenschaft an Gehalt und an Ausdehnung gewinnt, die einzelnen Theile derselben immer selbständiger werden, und zu dem Range eigener Wissenschaften sich erheben. Die Trennung der ursprünglich einem Ganzen angehörigen, in ihm kaum gesonderten Theile geht allmählig so weit, daß jeder Theil seine besonderen Bearbeiter und seine besonderen Lehrer erhält, ja dass sich auf einer bestimmten Entwicklungsstufe der Mutterwissenschaft kein sterblicher Geist findet, welcher alle Abzweigungen derselben mit Erfolg, geschweige denn mit gleichem Erfolg zu bearbeiten oder zu lehren im Stande wäre.«[276]

Die Wechselwirkungen von Naturwissenschaften und Medizin sah Virchow so:

»Kein Volk hat in höherem Maße den Beweis geliefert, daß gutes und zielbewußtes Wissen Stärke verliehen, als das deutsche. Dazu haben alle jene Veranstaltungen, welche ich aufführte: die Universitäten und Akademien die Naturforscherversammlungen und die Spezialgesellschaften beigetragen; keine hat die andere gehindert, im Gegenteil, eine hat immer das Komplement der anderen gebildet und bald hat diese, bald hat jene den Vortritt gehabt. Lassen wir sie daher auch in Zukunft ungestört. ...

Schon zur Zeit, wo die Leopoldinische Akademie ins Leben trat, hielt man es für verständlicher, ihre Zeitschrift als eine medicophysica zu bezeichnen, und kaum fünfzig Jahre später, im Anfang des vorigen Jahrhundert, begann jene Arbeitsteilung in der gelehrten Welt, welche noch jetzt nicht zum Abschluß gekommen ist, deren erstes Ergebnis die Loslösung der Medizin von der Naturwissenschaft war, und die in der Folge zu einer immer weiteren Zerteilung der Medizin selbst geführt hat und wie andererseits jene lange Reihe philosophischer Systeme in die Erscheinung trat, welche in immer neuen Formeln die Grundgesetze des menschlichen Geistes zu enthüllen und in apriorischer Weise deren Zusammenhang mit der übrigen Welt verständlich zu machen versuchten. Nur das muß hier gesagt sein, daß daraus jener schroffe Gegensatz in der Methode zwischen den exakten und den spekulativen Wissenschaften erwuchs, der mit wahrhaft zerstörender Gewalt diejenigen Forschungsgebiete zerrüttete, welche wegen der verwickelten Natur ihrer Objekte einer einfachen Analyse am schwersten zugänglich sind, ich meine die biologischen. ...

Und so ist es geschehen, daß unsere Zeit es wiederum erlebt hat, daß Mediziner sich plötzlich als große Physiker erweisen, und daß Chemiker und Botaniker ganze Gebiete der Medizin neueröffnet haben.« R.V. 1886[378]

»Zunächst bemerkt man, daß eine zunehmende Zersplitterung in einigen Disziplinen stattfindet, welche eine übersichtliche Zusammenfassung und eine planmäßige Scheidung immer mehr erschweren, ja fast unmöglich mache. Dagegen müsse man sagen, daß die Zersplitterung der Disziplinen, eine unmittelbare Folge ihrer Ausbreitung an sich unvermeidlich sei, daß aber der Mangel eines Zusammenhanges nur scheinbar und vorübergehend sei, und daß gerade die Naturforscher-Versammlungen und auf diesen wiederum die allgemeinen Sitzungen dahin abzielen, den Zusammenhang zu erhalten oder wiederherzustellen.« R.V. 1860[321]

Schon in der Mitte des vorigen Jahrhunderts hatte die Differenzierung der Medizin in Fachdisziplinen begonnen.

»In dieses letztere Stadium ist, wie andere Naturwissenschaften, auch die Medicin eingetreten. Auch sie hat sich allmählich in mehrere selbständige Theile gespalten, als da sind: Anatomie, Physiologie, pathologische Anatomie, Pathologie der inneren Krankheiten, Chirurgie, Materia medica, Geburtshilfe, gerichtliche Medicin, deren jeder seine ausschliesslichen Bearbeiter und an größeren Universitäten, auch seine besonderen Lehrer erhielt.«[276]

Virchow weist immer wieder auf die Notwendigkeit der Medizin als einheitlicher Wissenschaft hin, obwohl er die Entwicklung der Spezialfächer akzeptieren muß.

»Und in der That, wer da glaubt, dass es genügt, wenn der Arzt nur geübt und geschickt, also im strengeren Sinne praktisch sei, dem wird es ja auch gleichgültig sein, ob derselbe Principien hat. Auf solchem Grunde baut sich, genau genommen, die Lebensweisheit mancher Aerzte auf: ihnen erscheint die allgemeine Pathologie nahezu werthlos; jedenfalls trauen sie sich zu, dieselbe auf Grund eigener Erfahrungen selbst construiren zu können. Wer da weiss, dass diese Vorstellung schon gewissen studentischen Kreisen gepflegt wird, dem wird es leicht verständlich sein, dass sie sich von da in die Kreise der Assistenten und schließlich in die der beamteten und unbeamteten Aerzte fortsetzt. Der zunehmende Specialismus mit seinen immer zuversichtlicher auftretenden Ansprüchen auf Selbstherrschaft in eng zugeschnittenen Gebieten ist ein wichtiger Bundesgenosse auf dem Feldzuge gegen die allgemeine Bildung der Ärzte.« R.V. 1891[385]

»...dass sie die Summe alles Wissens vom Menschen darstellen müsse, und obwohl das Bedürfnis der Arbeitstheilung zu einer immer grösseren Spaltung der ursprünglich einheitlichen Wissenschaft geführt hat, so sind doch die Einheitsbestrebungen niemals ganz unterdrückt gewesen.« R.V. 1849[305]

»In der That sind die Chirurgie, die Ophthalmologie, die Dermatologie, ja sogar die Gynäkologie immer mehr anatomisch geworden und alle Welt ist damit sehr zufrieden; in der That hat man es als einen grossen Fortschritt betrachtet, dass die innere Medicin sich von dem Dynamismus immer mehr befreit und auf sicheren anatomischen Grundlagen sich immer breiter aufgebaut hat. Aber freilich war das nur die grobe Anatomie, und nachdem man sich mühselig in dieselbe hineingelebt hat, möchte man nicht gern den neuen und viel unbequemeren Schritt machen, sich auch in die feine Anatomie, in die Histologie hineinzubegeben. Täusche man sich doch darüber nicht, dass der jetzige Kampf der grobanatomischen Praktiker und Kliniker gegen die Histologie nur die Wiederholung des überstandenen Kampfes der dynamischen Praktiker und Kliniker gegen die Anatomie ist! Die ganze Verschiedenheit beschränkt sich darauf, dass die Forschung von den Organen zu den Geweben übergegangen ist. Soll die medicinische Praxis diesen Schritt mitmachen? Soll sie histologische oder, wie ich sage, cellulare Anschauungen als Grundlage ihres Wissens und Handelns aufstellen?« R.V. 1860[323]

»Kann nun jemand meinen, die gegenwärtige Zeit sei mehr dazu angethan, sich mit dem Einzelwissen zu begnügen? Ich sollte meinen, wir hätten allen Grund dazu, anzuerkennen, dass es ein Unglück sein würde, wenn es dahin käme, dass die junge Generation ganz und gar der Theorie entbehrte. Die Abzweigung immer neuer Zweige von dem grossen Grundstock der Medicin vollzieht sich unwiderstehlich; neue Methoden der Untersuchung treten in immer grösserer Zahl in den Vordergrund; die Detailkenntniss nimmt in erstaunlicher Weise zu. Sollen wir dem Anfänger zumuthen, dass er sich das Alles selbst zurecht lege? Soll sich jeder Arzt wieder seine eigene Pathologie construiren? Sollen wir von Neuem dahin kommen, wo wir vor dreissig Jahren waren, dass die allgemeine Pathologie der Phantasie der Einzelnen überantwortet wird?« R.V. 1880[363]

»Was allen Zweigen der grossen medicinischen Wissenschaft gemeinsam nöthig ist, das ist die Kenntniss des Lebens. Diese aber kann ebensowenig durch eine blos äusserliche Betrachtung des Lebendigen, als durch eine einseitige Untersuchung des Todten gewonnen werden. Sie kann durch keine einzelne Disciplin oder Specialität erreicht werden; sie ist vielmehr das Gesamtergebniss aus den Errungenschaften aller Einzelzweige der Wissenschaft.« R.V. 1881[365]

»Nicht jede dieser Einzelrichtungen ist in gleichem Maasse und gleich anhaltend aller der Mittel der Forschung und der wissenschaftlichen Vorbereitung bedürftig, wie sie der Medicin im Ganzen unentbehrlich sind. Von Zeit zu Zeit breitet sich daher in gewissen dieser Einzelrichtungen eine fühlbare Einseitigkeit aus. Man glaubt sich selbst genug zu sein und man sieht mit Gleichgültigkeit, zuweilen mit einer Art vornehmer Verachtung auf die übrige Medicin herab. Selbst die rein wissenschaftlichen Disciplinen sind vor dieser Einseitigkeit nicht geschützt; im Gegentheil, der menschliche Hochmuth, die Neigung zur Selbstüberschätzung machen sich bei ihnen noch leichter geltend, als in den practischen Disciplinen. Wir selbst haben es noch erlebt, dass die organische Chemie, in einseitigster Anwendung eines sehr mässigen Schatzes von Wissen, den Versuch, und zwar nicht ohne einen temporären Erfolg, gemacht hat, der Medicin ihre Gesetze vorzuschreiben, und dass zahlreiche practische Aerzte, uneingedenk der Geschichte unsere¡ Wissenschaft, in der That in einer neuen Art von Chemiatrie das Heil gesucht haben. Ja, ich erinnere mich noch recht lebhaft, dass, als ich selbst in die wissenschaftliche Laufbahn eintrat, die Hoffnung auf eine rein physikalische Gestaltung der Biologie eine so gewaltige war, dass man jedes Streben der morphologischen Disciplinen wie ein antiquirtes behandelt.« R.V. 1881[365]

»Indess das wird wieder überwunden werden. Die Häufung der Specialisten kann nicht in das Unendliche fortgehen. Auch die Specialkrankheiten können nicht überall, ja nicht einmal in einer der Majorität sich annähernden Zahl an Specialisten überwiesen werden. Wie bei uns seit dem Beginn der neuen Zeit die Jahrhunderte alte Trennung der Wundärzte von den Aerzten als eine Schädlichkeit erkannt und mit vollem Bewusstsein beseitigt worden ist, so werden auch die Methoden und die Erfahrungen an anderen Specialisten mehr und mehr wieder ein Gemeingut aller Aerzte werden müssen. Nicht jeder ist berufen, Forscher zu sein und der Wissenschaft neue Wege zu weisen, aber jeder sollte befähigt sein, das vorhandene Wissen in sich anfzunehmen und es für praktische Zwecke zu verwerthen. Das kann jedoch nur geschehen, wenn er auch die allgemeinen Regeln, oder, wie wir gern sagen, die allgemeinen Gesetze so weit kennen gelernt hat, dass er sie ohne Schwierigkeiten auf den Einzelfall in Anwendung bringen kann.« R.V. 1891[385]

Virchow sieht aber die Widersprüche zwischen den Möglichkeiten eines Wissenschaftlers, die Wissenschaft universell zu erfassen, und der Notwendigkeit zur Spezialisierung.

»Im Gegenteil, wir schätzen die einzelnen Gelehrten gerade deshalb so sehr, weil sie in einer gewissen einseitigen Richtung sich entwickelt haben. Auf anderen Gebieten befinden wir uns alle im Halbwissen. Könnten wir nur dahin kommen, dieses Halbwissen mehr zu verbreiten, könnten wir es zustande bringen, daß wir wenigstens die Mehrzahl aller Gebildeten so weit förderten, daß sie die Hauptrichtungen, welche die einzelnen Disziplinen der Naturwissenschaften einschlagen, so weit übersehen, um ohne zu große Schwierigkeiten der Entwicklung derselben folgen zu können, und daß sie auch wenn sie sich nicht in jedem Augenblicke der Totalität aller Einzelbeweise klar wären, doch von dem Gesamtgange der Wissenschaft durchdrungen würden. Viel weiter kommen wir ja auch nicht. Ich habe z. B. in meinem Leben mich redlich bemüht, chemische Kenntnisse zu erwerben; ich habe selbst chemisch gearbeitet, allein ich fühlte mich ganz außerstande, mich ohne weiteres etwa in ein chemisches Konventikel zu setzen und moderne Chemie in allen Richtungen zu diskutieren. Nichtsdestoweniger bin ich befähigt, mich in einer Zeit so weit in das Verständnis zu bringen, daß mir keine chemische Neuerung als ein unfaßbares Ding entgegentritt. Aber dieses Verständnis muß ich mir immerhin erst neu verschaffen, ich habe es nicht schon; wenn ich es gebrauchen will, muß ich es erst wieder erwerben. Das, was mich ziert, ist eben die Kenntnis meiner Unwissenheit. Das ist das Wichtigste, daß ich genau weiß, was ich von Chemie nicht verstehe.« R.V. 1879[356]

»Mag man das Uebermaass des jetzt herrschenden Specialismus beklagen, aber es lässt sich durch künstliche Mittel nicht beschränken. Vielleicht wird man aus der Erfahrung lernen, dass auch der Specialismus seine Grenzen haben muss, und dann wird eine weise Beschränkung möglicherweise dahin führen, eine spontane Verdichtung in die wissenschaftliche Journalistik einzuführen.« R.V. 1898[401]

Bei der Gründung der Deutschen Gesellschaft für Pathologie 1898 fasste Virchow seine Einstellung zur Problematik noch einmal zusammen:

»Mit dem Fortschreiten in der Bildung neuer Spezialitäten sind die allgemeinen Gesichtspunkte in den Hintergrund gedrängt worden, und die großen Spezialkongresse der Kliniker haben sogar den äußeren Zusammenhang mit der Naturforscherversammlung aufgehoben. Wir kommen damit auf den primitiven Zustand zurück, aus welchem die wissenschaftliche Medizin hervorgegangen ist: die Einzelbeobachtung dominiert, und die Regel ergibt sich aus der Summierung dieser Einzelbeobachtungen. Daraus folgt für den Praktiker die Notwendigkeit einer statistischen Behandlung und daraus wieder die Neigung, die Statistik an die Stelle der gemachten Beobachtung zu setzen.« R.V. 1898[400]

Es muß andererseits jedoch festgestellt werden, daß Virchow durch sein Konzept des Lokalismus die Spezialisierungstendenzen in der Medizin wissenschaftstheoretisch unterstützte. Wengler (1989)[416] hält die Spezialisierung an sich nicht für das Ende der Einheitsbestrebungen in der Medizin.

»Vielmehr hat die Veränderung und Einschränkung des naturwissenschaftlichen Selbstverständnisses und die Preisgabe eines umfassenden Menschenbildes in der Spezialisierung, zu diesem Ende beigetragen und nicht nur zu einer gewünschten Bereicherung, sondern auch zu einer zunehmenden Verarmung des humanen Wissens und Lebens geführt.«[416]

Panne (1967)[219] sieht Virchow als Begründer der Medizin als Einzelwissenschaft.

»Die Autonomisierung der Wissenschaft im Sinne der Spezialisierung und Differenzierung des Wissenschaft-Gesamts wird bei Virchow expressis verbis nicht so ausdrücklich thematisch. Aber die Tatsache, daß er gerade die Medizin als Wissenschaft begründet, weist notwendigerweise in die Richtung.

Virchow wird durch diese wissenschafts-geschichtliche Tat zum Begründer der Medizin als einer spezifischen Einzelwissenschaft.«[219]

Die Spezialisierung leitet sich von der Gesamtentwicklung der Medizin ab. In sie fließen die Ergebnisse anderer Wissenschaftsdisziplinen ein, die wesentlich den Fortschritt der Medizin bedingen. Neben einer Planmäßigkeit der Entwicklung sind deshalb immer wieder Elemente der Spontaneität und unvorhersehbarer Wendungen möglich.

Gegenwärtige Spezialisierungsformen und Facharztdisziplinen gehen von sehr unterschiedlichen Prinzipen[76] aus, wie

– nach dem Alter	Pädiatrie, Geriatrie
– nach dem Geschlecht	Gynäkologie, Andrologie
– nach dem Organ	Nephrologie, Gastroenterologie, Hepatologie, Pulmologie, Hämatologie, Dermatologie, Hals-Nasen-Ohren-Krankheiten, Ophthalmologie, Kardiologie
– nach der Natur der Krankheit	Infektionskrankheiten, Onkologie
– nach dem Therapieverfahren	Innere Medizin, Chirurgie (Kardio-, Thorax-, Neuro-, Kiefer- und Gesichtschirurgie), Urologie
– nach den Methoden	Radiologie, Anästhesiologie, Laboratoriumdiagnostik
– nach biologischen Grundprinzipien	Anatomie, Physiologie, Biochemie, Pharmakologie, Pathologie

Vielfach überschneiden sich die Kriterien; weitere Disziplinen, wie z. B. die Allgemeinmedizin, Arbeitsmedizin, Gerichtsmedizin, Hygiene sind von anderen Prinzipien abgeleitet.

Die Differenzierungsvorgänge innerhalb eines Fachgebiets hat beispielhaft Kracht (1988)[176] für die Pathologie für das 20. Jahrhundert dargestellt.

Der Präsident des 97. Kongresses der Deutschen Gesellschaft für Innere Medizin (1991) analysierte die Situation für sein Fachgebiet (»Gibt es heute noch eine innere Medizin?«). Er beantwortete seine rhetorische Frage, warum dazu überhaupt für ein solch abgesichertes Fach Stellung genommen werden müsse:

»Die Antwort ist einfach: Weil es kein einheitliches, sondern ein integriertes Fach ist, das immer wieder viel Kraft für diese Integration braucht. Es umfaßt die Gesamtheit der krankhaften Veränderungen innerer Organe oder besser Organsysteme des Menschen, und der Zusammenschluß zur Inneren Medizin besteht darin, daß kein erkranktes Organ isoliert betrachtet werden kann bzw. sollte, sondern daß jedes kranke Organ die Funktion anderer Organe mehr oder weniger stark beeinflußt und vor allem Auswirkungen auf die lebendige Ganzheit des Kranken hat, die die symptome und das Erscheinungsbild seiner Krankheit nachhaltig prägen.«[172]

Trotzdem ergeben sich in der Realität besonders in großen (Universitäts-)Kliniken von den Spezialisten angestrebte Tendenzen der Divergenz. Mit seiner Definition versucht Kochsiek, Stellung und Aufgaben des Spezialisten zu charakterisieren:

»Der Spezialist – und hier gebrauche ich die Bezeichnung zum ersten Mal – und um allen Mißverständnissen vorzubeugen, will ich sogleich zum Ausdruck bringen, daß sich damit keine negative, aber auch keine herausgehobene Assoziation verbinden soll, sondern daß ein Arzt gemeint ist, der in der Behandlung eines Kranken eine Funktion ausübt, die er besonders gut oder auch die nur er beherrscht, nicht mehr, aber auch nicht weniger. Der Spezialist ist also immer gefährdet, seine einseitigen, zugegebenermaßen häufig bewundernswerten Fähigkeiten außerhalb des Mutterfachs, losgelöst von der Inneren Medizin, ansiedeln zu wollen.«[172]

Die Innere Medizin wird als das zentrale diagnostische und konservativ-therapeutische Fach des Gesamtgebietes der Medizin definiert und die Notwendigkeit ihre; Weiterexistenz begründet.

Die großen Erfolge der modernen Medizin sind vor allem Ergebnis ihrer Entwicklung zur Naturwissenschaft und der damit verbundenen Aufgliederung in Spezialgebiete. Da die Medizin jedoch nicht allein in den Naturwissenschaften ihre Wurzeln hat, ergibt sich auch daraus die Forderung, den Menschen als Ganzheit zu betrachten. Trotzdem ist der objektive Prozess der Spezialisierung primär positiv für den Patienten. Gleichzeitig bildet sich aber auch ein Spezialist heraus, der immer mehr über immer weniger weiß, der zunehmend unwissender wird gegenüber dem Ganzen in der Medizin und damit auch den Problemen der Patienten.

Im Vordergrund steht für den Spezialisten das erkrankte Organ oder das Ergebnis der von ihm eingesetzten Technik. Die zum Teil zu hoher Spezialisierung in der Forschung führenden modernen Methoden der biomedizinischen Grundlagenforschung beweisen andererseits immer mehr die Einheit des Organismus und die komplexe Wechselwirkung der Funktionen.

Die Stellung des Spezialisten ergibt sich besonders daraus, daß die neuen diagnostischen und therapeutischen Verfahren einen hohen Grad an Übung und Erfahrung erfordern, sowie den Erwerb von Kenntnissen über die benutzten spezifischen Geräte und Verfahren.

»Die heutige Medizin hat mit ihrem fast ausschließlich naturwissenschaftlichen Menschenbild eine Zersplitterung in zahlreiche Einzeldisziplinen erfahren, die in ihrer Eigengesetzlichkeit durch die Erkenntnisvielfalt wissenschaftlich notwendig wurde. Mit der sich dabei vollziehenden Einengung des Gesichtsfeldes auf Spezialgebiete, Organsysteme bis hin zu kleineren Einheiten, verlor sie den Zusammenhang des Ganzen und damit auch die Einheit des Menschen immer mehr aus dem Auge. Hatte die einseitig naturwissenschaftliche Medizin sich dabei bereits ihrer geisteswissenschaftlichen Tradition gänzlich entledigt, so wurde in der Folgeentwicklung selbst die körperliche Einheit des Menschen im theoretischen und praktischen Handlungsbereich des Arztes zusätzlich weitestgehend aus dem Blick genommen.«[416]

Die aus der wissenschaftlichen Entwicklung abzuleitende Spezialisierung hat in der Medizin zu Regelungen und Gesetzen geführt, in denen bestimmte Fachdisziplinen formuliert sind. Die Bildung dieser Fachdisziplinen ist der Preis, der für eine höhere Spezialisierung zu zahlen ist. Jedoch hat dieser Preis so gering wie möglich zu sein und sollte so spät wie möglich, aber auch dann, wenn nötig, gezahlt werden, damit jede Fachdisziplin dem Ensemble der Medizin nicht nur erhalten bleibt, sondern durch seine Leistungen mitwirkt, die Hauptaufgabe der Medizin zu erfüllen, Kranke zu heilen und Gesunde vor Krankheiten zu bewahren. So sind letztendlich nicht die Probleme der Einheit und des Gegensatzes von Spezialisierung und Integration die Hauptfragen der Medizin, sondern im Mittelpunkt hat die Nutzung aller Vorzüge der modernen Medizin einschließlich der Ergebnisse der Spezialisierungsprozesse als Grundlage des humanistisch-ethischen ärztlichen Handlungsanliegens und –auftrages zu stehen.

4.7 Über die Beziehungen von Theorie und Praxis der Medizin

Die Medizin existiert und entwickelt sich nur in enger Wechselwirkung von Theorie und Praxis. Dabei nutzt die Praxis zum einen die gewonnenen wissenschaftlichen Erkenntnisse zum Wohle der Patienten, ist aber zum anderen auch Quelle für neue theoretische Ansätze und Forschungen. In diesem Sinne ist auch das Experiment als eine Form der Praxis anzusehen. Nach Byers (1988)[39] brachte Virchow, »der kleine Gigant der Pathologie«, wahrscheinlich mehr als irgend jemand Anderes moderne experimentelle Medizin in die ärztliche Praxis ein.

Das Problem der medizinischen Wissenschaft und Praxis, ihrer Unterschiede aber auch Beziehungen zueinander, ist von Virchow in zahlreichen Beiträgen analysiert worden. Für ihn gibt es keine »Wissenschaft an sich«, sie hat sich immer an der Praxis, d. h. in der Medizin im Wesentlichen an den Therapieergebnissen zu messen.

»Ich denke dabei zu zeigen, daß die Forschung über Krankheit und Heilung absolut einen dreifachen Weg gehen muß. Der erste ist der der Klinik: die Untersuchung des Kranken mit allen Hilfsmitteln der Physik und Chemie unter oberster Leitung der Physiologie. Der zweite ist der des Experiments: die Erzeugung der Krankheit und die Erforschung der Wirkung eines Arzneimittels am Tier. Der dritte endlich ist der der Nekroskopie: das Studium des Leichnams und seiner einzelnen Teile mit dem Skalpell, dem Mikroskop und dem Reagens. Ohne diese drei ist keine Hilfe möglich.« R.V. 1845[283]

»Dies ist hauptsächlich dem Umstande zuzuschreiben, daß Männer der strengen Wissenschaft es nicht verschmäht haben, auch einmal Männer der nützlichen Wissenschaft zu sein.« R.V. 1867[338]

»Es ist freilich bequemer, sich auf die Forschung und die Wiedergabe des Gefundenen zu beschränken und Anderen die »Verwerthung« zu überlassen, aber die Erfahrung lehrt, dass dies überaus gefährlich ist und zuletzt nur denjenigen zum Vortheil ausschlägt, deren Gewissen am wenigsten zartfühlend ist. Uebernehmen wir daher jeder selbst die Vermittelung zwischen der Erfahrung und der Lehre.« R.V. (1858) 1871[345]

»Der Theoretiker soll nicht damit zufrieden sein, seine Ansichten und Meinungen so und so oft citirt zu sehen und zahlreiche Schüler zu haben, die auf seine Autorität schwören; er soll nicht meinen, Alles geleistet zu haben, wenn in seinem System Alles klappt, Alles sein Unterkommen findet und jede neue Erfahrung ihren Platz erhält, an dem sie eingeschachtelt wird.

Die Befriedigung des Theoretikers aber soll darin liegen, in den Erscheinungen des Kranken das physiologische Gesetz des Lebens aufzuzeigen, und die Einheit der Erscheinungen, die unmittelbare Continuität der Vorgänge, die Gleichartigkeit derKräfte in der Gesundheit und Krankheit zu entwickeln. Seine Controlle ist die Biologie, die Lehre vom Leben überhaupt und vom Menschen insbesondere.« R.V. 1853[309]

»Die wissenschaftliche Medicin ihrerseits hat zum Gegenstand die Erforschung der veränderten Bedingungen, unter denen sich der erkrankte Körper oder das einzelne leidende Organ befindet, die Feststellung der Abweichungen, welche die Lebenserscheinungen unter bestimmten Bedingungen erfahren, endlich die Auffindung der Mittel, durch welche diese abnormen Bedingungen aufzuheben sind. Sie setzt daher die Kenntnis des normalen Verlaufes der Lebenserscheinungen und der Bedingungen, unter welchen derselbe möglich ist, voraus; ihre Grundlage ist daher die Physiologie. In sich setzt sie sich aus zwei integrirenden Theilen zusammen: der Pathologie, welche die Kenntniss der veränderten Bedingungen und der veränderten Erscheinungen des Lebens überliefert oder überliefern soll, und der Therapie, welche die Mittel, diese Bedingungen aufzuheben oder die normalen zu erhalten, feststellt.« R.V. 1847[287]

»Im Grunde ist diese ›Wissenschaft um ihrer selbst willen‹ nur eine Redensart. Die ›Wissenschaft an sich‹ ist Nichts, sie ist Etwas nur durch ihre Träger, die Menschen. Die ›Wissenschaft um ihrer selbst willen‹ bedeutet aber meistentheils auch nur die Wissenschaft um des Menschen willen, der sich eben mit ihr beschäftigt. Will nun ein Mensch die Wissenschaft nur um seiner selbst willen treiben, ist ihm das Wissen Bedürfniss, die Forschung, die Erweiterung seines Wissens Zweck seines Handelns, so kann Niemand etwas dawider haben. Ist dieser Mensch aber Mediciner, giebt er das Heilen, sei es in direkter praktischer Ausübung, oder in der theoretischen Darstellung der Heilmechanismen und Heilwege, für den Zweck seines Handelns aus, so versteht es sich von selbst, dass seine Wissenschaft eine Beziehung auf diesen Zweck einschliessen muss.« R.V. 1847[287]

Wie auch im Grundsätzlichen sieht Virchow in den medizinisch-theoretischen Vorstellungen die Gefahr der vorzeitigen Systembildung, zum anderen verurteilt er in der praktischen Medizin das Beharren auf bestehenden Hypothesen in der Diagnostik und Therapie ohne wissenschaftliche Grundlagen, wodurch die Entwicklung auf diesen Gebieten gehemmt wird.

»Mit aller seiner Praxis kommt auch der beschäftigte Chirurg, wenn er mehr erreichen will, als seine Vorgänger, nicht darüber hin, schließlich auf die Histologie und das Mikroskop zu recurrieren. Die Chirurgie befindet sich hier genau in derselben Lage, wie z. B. die innere Medicin gegenüber den physikalischen Explorationsmitteln. Die alten Kliniker haben ihre Pneumonien und Pleuritiden auch gekannt und manche von ihnen, die noch übrig geblieben sind, glauben sogar, daß sie diese Krankheiten besser kurieren könnten, als die neueren Perkussoren und Auskultatoren. Aber wer glaubt ihnen, daß Alles, was sie behandelt haben, gerade das war, wofür sie es hielten? und wer hat nicht die Uberzeugung, daß manche Krankheit gerade dann vorhanden war, wenn sie an deren Existenz gar nicht dachten? Was hilft da alles Pochen auf die Praxis, wenn man nicht genau weiß, was man vor sich hat: Freilich, wenn Alles, was bösartig ist, ein Krebs sein muß, und Alles, was unschädlich oder mäßig schädlich verläuft, absolut keiner sein darf, wenn man mit seinem Resultate schon fertig ist, bevor man noch angefangen hat, so ist es gar nicht der Mühe werth, noch Worte darüber zu verlieren.« R.V. 1855[313]

»Gerade die Discussionen der letzten Zeit haben es klar gemacht, wie wenig man sich die Mühe genommen hat, den allgemeinen Standpunkt zu gewinnen. Die Schuld lag freilich auf beiden Seiten. Die praktischen Aerzte und Chirurgen stellten sich zu wenig die Aufgabe, den Verlauf der krankhaften Procese mit feineren Hülfsmitteln zu verfolgen, und die Anatomen, Chemiker und Physiker vom Fach überheben sich gewöhnlich der Sorge, durch die Erfahrungen der Krankenbeobachtung den Werth ihrer, oft sehr vereinzelten Beobachtungen zu prüfen. So war der Vorwurf oft nur zu sehr begründet, daß die Praxis unwissenschaftlich oder doch nur unvollkommen wissenschaftlich und hinwiederum die sogenannte Wissenschaft unpraktisch sei. Einige verzagte Gemüther haben daraus den Schluß gezogen, daß die neuere Wissenschaft für die Praxis überhaupt unnütz sei und die letztere ihren Weg fortwandeln müsse, während doch nur der Schluß zulässig ist, daß die Methode der Beobachtungen sowohl bei den Praktikern, als bei den Anatomen und Chemikern, welche sich mit der Erforschung pathologischer Vorgänge beschäftigen, unvollkommen war.« R.V. 1855[313]

»Diese Verpflichtung trifft vor allen den klinischen Praktiker, denn die Klinik ist die höchste Potenz der medicinischen Praxis. Die Besetzung einer Klinik in unserer Zeit ist darum eine so unermesslich wichtige Sache, weil der Kliniker unserer Tage nicht bloss ein wissenschaftlicher Praktiker, sondern auch ein Forscher, ein Beobachter sein muß. Es giebt aber Fälle, sagt man, wo der Spalt zwischen der wissenschaftlichen und praktischen Medizin so gross ist, dass man von dem gelehrten Arzt behaupte, er könne nichts, und von dem praktischen, er wisse nichts.« R.V. 1847[287]

»Der heutige Kliniker muss demnach absolut ein fähiger Beobachter, nicht bloss Lehrer sein, und ich streite auf Entschiedenste dagegen, dass man in einer Zeit so grosser therapeutischer Noth nach dem blossen Lehrtalent die Wahl für eine Klinik treffen dürfe.« R.V. 1849[303]

»Die Naturwissenschaften können diesem Kampf nicht müssig zusehen, und die Medicin, ihres heiligen Berufes eingedenk, darf vor demselben nicht zurückweichen. Es wird dann aber nicht die Medicin der Schreib- und Leichentische, nicht die Medicin der Reagentien und Stethoskope sein, welche den Ausschlag giebt, sondern der Physiolog und der praktische Arzt werden das Gewicht ihrer Erfahrungen in die Wagschaale werfen und sie zum Sinken bringen. Jedes Jahr führt uns den Tagen der socialen Entscheidung näher; sehen wir, wie die Vorposten der Parteien in der Medicin stehen. –« R.V. 1849[303]

»Die praktische Medicin ist daher eigentlich nie, auch nicht in den Händen der grössten Meister, die wissenschaftliche Medicin selbst, sondern nur eine Anwendung derselben. Darin unterscheidet sich aber der wissenschaftliche Praktiker von dem Routinier, von dem medicinischen Glücksritter, dass die Errungenschaften der wissenschaftlichen Medicin sein Eigenthum sind, dass sie die Basis seiner Operationen bilden, und dass er weder mit dem Schlendrian, noch mit dem Zufall Götzendienerei treibt.« R.V. 1847[287]

»Nichts begünstigt die Verbauerung des praktischen Arztes mehr, als die Ueberschätzung des eigenen Gedächtnisses; nichts erleichtert den steten Fortschritt in der Erkenntnis, das Sammeln eigener Erfahrungen, ja selbst die Entdeckung neuer Thatsachen in so hohem Masse, als die sofortige Niederschreibung des Erlebten. Und es darf wohl darauf hingewiesen werden, dass die ärztlichen Zeitschriften in Deutschland erst seit der Zeit eine positive Teilnahme der Praktiker an dem Aufbau der Wissenschaft erkennen lassen, wo die Gewohnheit zugenommen hat, Protokolle aufzunehmen oder doch wenigstens die Hauptsachen der einzelnen Fälle alsbald zu notieren.« R.V. 1890[382]

»Der Praktiker soll nicht seine Genugthuung darin finden, gut zu diagnosticiren und sich der exspektativen Methode hinzugeben, um endlich die Richtigkeit seiner Diagnose auf dem Sektionstische mit Triumph bestätigt zu sehen.

Für den Praktiker darf es nur eine Art der Genugthuung geben, und das ist die, getröstet, gelindert, geheilt zu haben. Seine Controlle ist das lebende Geschlecht, das lebende Individuum und das Maass seines Wohlbefindens.« R.V. 1853[309]

»Der Praktiker muß selbst Naturkundiger sein, selbst die Erscheinungen des kranken Körpers naturwissenschaftlich deuten und die Wirkung der Heilmittel als mechanischer Agentien auffassen können. Die Physik und Chemie, die Anatomie und Physiologie müssen ihm dienstbar sein; sie müssen für ihn arbeiten, aber er selbst muß ihnen Fragen stellen und die Glaubwürdigkeit ihrer Antworten beurtheilen können.« R.V. 1845[283]

»Aber man darf nicht die ärztliche Praxis immerfort mit wissenschaftlicher Forschung identificiren und den Werth jeder neuen Richtung darnach ermessen wollen, ob der wissenschaftliche Gewinn sofort auch ein technischer Gewinn ist. ...

Der Praktiker, der Kliniker kann so wissenschaftlich als möglich sein, aber die medicinische Technik wird darum noch nie die medicinische Wissenschaft selbst sein. ...

Ganz anders verhält es sich mit der medicinischen Praxis. Ihre höchste Aufgabe ist das Heilen, und wenn die Resultate der wissenschaftlichen Forschung für sie werthlos sein sollten, so hat sie ein Recht dazu, sich von ihr abzuwenden.

..., dass ich die hohe Stellung der medicinischen Klinik innerhalb der praktischen Medicin nicht im Mindesten erniedrigen will und dass ich die Cellularpathologie nicht als einen Abschluss, sondern nur als einen Anfang der wissenschaftlichen Anschauung betrachte.« R.V. 1860[322]

Die enge Verbindung von Theorie und Praxis demonstriert Virchow an seiner Vorstellung über eine Lokalpathologie als Fortschritt in der Medizin, für die er die Zellularpathologie nur als ein konkretes Beispiel ansieht.

»Wenn der Capitalgedanke meiner Anschauung das Leben der einzelnen Theile, also die Localpathologie ist, so stellt die cellulare Theorie eben nur die Form dar, in welcher sich dieser Gedanke concret gestaltet.« R.V. 1860[3221]

»Das ist es, was ich den anatomischen Gedanken in der Medizin nenne. Ich behaupte, dass kein Arzt ordnungsmäßig über einen krankhaften Vorgang zu denken vermag, wenn er nicht im Stande ist, ihm einen Ort im Körper anzuweisen.« R.V. 1894[393]

»Damit sind wir an den Punkt angelangt, welcher gleichsam den Grenzpfahl zwischen alter und moderner Medicin darstellt. Das princip der modernen Medicin ist das localisirende. Diejenigen, welche immer wieder fragen, was denn die moderne Wissenschaft für die praktische Heilkunde genützt habe, können wir einfach darauf verweisen, dass jeder Zweig der ärztlichen Praxis sich dem Princip der Localisation gefügt hat, nicht nur in der Pathologie, sondern auch in der Therapie, und dass damit auch den Kranken die grösste Wohltat bereitet ist. Es ist ganz überflüssig, einzelne Beispiele aufzusuchen, um an denselben zu zeigen, welchen Nutzen die neue Weisheit gebracht hat. Solcher Beispiele giebt es die Hülle und Fülle. Aber wir bedürfen ihrer nicht, denn wir können auf den Gesamtcharakter der modernen Medicin hinweisen. Alle diejenigen Disciplinen, welche schon früher eine natürliche Neigung zur Localisation gehabt haben, wie die eigentliche Chirurgie, die Dermatologie, haben sich nunmehr ganz consequent in diesem Sinne durchgebildet.« R.V. 1881[365]

Auch zu Zeiten Virchows wurden immer wieder Gegensätze zwischen Theorie und Praxis konstruiert, wobei nicht nur Überheblichkeit auf beiden Seiten eine Rolle spielte, sondern oft auch mangelndes Interesse der Theoretiker, ihre Erkenntnisse in entsprechender Form darzustellen und zu erläutern.

»Der so oft hervortretende Gegensatz zwischen der Praxis und der forschenden (nicht bloss theoretischen) Wissenschaft setzt grosse Kaltblütigkeit und Umsicht, aber auch grosse Ehrlichkeit und Zuverlässigkeit voraus, wie sie ohne die Controle der Wissenschaft kaum jemals in die Gebräuche des täglichen Lebens übergeführt werden. Am schlimmsten sind dabei die Halbwisser, die in dem Hochmuth der gewöhnlichen Laien glauben, sich über die strengen Forderungen des gelehrten Forschers hinwegsetzen zu dürfen.« R.V. 1902[409]

»In einer so unmittelbar praktischen Wissenschaft, wie die Medicin, in einer Zeit so schnellen Wachsens der Erfahrungen, wie die unsrige, haben wir doppelt die Verpflichtung, unsere Kenntniss der Gesammtheit der Fachgenossen zugänglich zu machen. Wir wollen die Reform, und nicht die Revolution. Wir wollen das Alte conserviren und das Neue hinzufügen.« R.V. (1858) 1871[345]

Für Virchow ist aber Medizin nicht nur angewandte Naturwissenschaft, sondern auch Erfahrungswissenschaft und praktizierte Humanität.

»Sich durchdringen lassen von der Notwendigkeit dieser Tätigkeit heißt zugleich, sich durchdringen lassen von der Überzeugung, daß es allerdings auch eine wirkliche Kunsttätigkeit des Arztes gibt. Diese Kunsttätigkeit besteht eben darin, daß er die unnatürlichen Verhältnisse, welche sich entwickelt haben, die abnormalen Bedingungen, welche bestehen, also die Krankheitsursachen, welche vorhanden sind, abhält, beseitigt, entfernt, neutralisiert usf., daß er umgekehrt aber vermöge der Kenntnisse, welche ihm die Physiologie und das ernste Studium der Pathologie versichert, daß er vermöge dieser Erkenntnisse auch in die Vorgänge des menschlichen Leibes selbst eingreift und dadurch herbeiführt, daß die Organe des Körpers regelmäßig fungieren können.« R.V. 1869[340]

»Nach unserer Anschauung involvirt der Begriff der Medicin, der Heilkunde ohne Weiteres den des Heilens, obwohl es nach der neuesten Entwicklung der Medicin so scheinen könnte, als wenn es darauf eigentlich nicht ankäme. Mediciner kann daher nur derjenige genannt werden, der als den letzten Zweck seines Strebens das Heilen betrachtet ...

... seit dieser Zeit muß natürlich Heilen den Begriff haben, die normalen Bedingungen des Lebens zu erhalten oder wiederherzustellen.« R.V. 1847[287]

»Unsere letzte Forderung für die Praxis und die Theorie wird immer die Humanität sein. Die medicinische Praxis soll die eigentliche Trägerin der praktischen Humanität vorstellen, sei es, dass sie dem einzelnen Kranken Hülfe bringt, sei es dass sie die socialen Schäden ganzer Volksklassen oder ganzer Völkerstämme in Angriff nimmt. Die medicinische

Theorie soll das humane Wesen enthüllen, die Natur seiner eingeborenen Gesetze auch unter den abnormsten Bedingungen darstellen und die Möglichkeiten seiner ungestörten Entwicklung ergründen. Theorie und Praxis sollen sich bewusst sein, dass sie nicht um ihrer selbst willen, sondern um der Menschheit willen da sind, und sie sollen ihre Leistungen nicht nach dem Maass von Anerkennung und Einnahme, von Befriedigung und Vergnügen, das sie gewähren, sondern nach dem Maass ihrer wirklichen Leistungen für die Menschheit abmessen.« R.V. 1853[309]

In diesem Jahrhundert ist sehr viel zur Medizin als Einheit von Theorie und Praxis publiziert worden, ohne dass grundsätzlich neue Aspekte entdeckt worden sind. So ist das, was Jaspers (1958)[158] dazu vortrug, in gerader Linie auf dem Weg von Virchow zu unserer Zeit anzusehen.

»Aber in der Praxis selber ist der Arzt auch Forscher, aber in einem weiteren Sinn. Da ärztliche Erkenntnis in klinischer Erfahrung ihren Boden und ihre Bewährung hat, gewinnt erst in ihrem Zusammenhang die naturwissenschaftliche Erkenntnis ärztliche Bedeutung. Im Erkennen der Realität des Krankheitsgeschehens jedes einzelnen Patienten ist der Arzt forschend tätig. Er bedarf der naturwissenschaftlichen Urteilskraft nicht nur um seinen Fall richtig unter das Allgemeine zu subsumieren, sondern um in der Auffassung der unendlichen Verkettung von Erscheinungen, Umständen, Faktoren und Möglichkeiten das für eine Behandlung Wesentliche zu erkennen. Diese Urteilskraft setzt voraus den klinischen Blick des Arztes, die Aufgeschlossenheit für den einzelnen Kranken auf Grund der selbst erworbenen konkreten Erfahrungen, die Auffassungsbereitschaft für das ihm Neue, die Beobachtung des Leibes, der Bewegungen, des Benehmens, den Sinn für die Umwelt des Kranken. Solche ärztliche Forschungshaltung schließt die ärztlich sinnlosen, wenn auch vielleicht wissenschaftlich interessanten diagnostischen und therapeutischen Handlungen aus.

Jene Tendenz zur bloßen Technik wird gesteigert mit der Einschränkung der naturwissenschaftlichen Forschung auf das Exakte unter Verkümmerung des Sinns für das Biologische, des morphologischen Sehens, des Erspürens im Lebendigen. Die naturwissenschaftliche Erfahrung ist keineswegs erschöpft mit Physik und Chemie und der mit Hilfe ihrer Methoden und Kategorien erreichten Erkenntnis der Werkzeuge und Hervorbringungen des Lebendigen, die wie unlebendige Maschinen und Prozesse erkennbar sind. Die biologische Erkenntnis reicht viel weiter.

Dieser Biologie entspricht in der Medizin die ärztliche Erfahrung, die Beobachtung von Erscheinungsgestalten, die Anschauung von Krankengeschichten und Lebensläufen. Die moderne Wissenschaft hat nicht nur das Exakte, sondern auch dieses klinische Wissen in Jahrhunderten außerordentlich gesteigert und vervielfacht. Aber vor den großen Entdeckungen mit ihren unmittelbar Aufsehen erregenden Erfolgen ist die nicht minder bewunderungswürdige klinische Entwicklung in den Hintergrund getreten. Es scheint eine Tendenz zu bestehen, hier das schon Gewonnene zu vergessen.

Der Umgang mit dem Lebendigen auf Grund von Wissen geschieht in der naturwissenschaftlichen Medizin auf zweifache Weise: der exakten Naturwissenschaft entsprechend als technisches Machen, der Biologie entsprechend als Pflege, im Hinhorchen auf das Leben selber, durch Bereiten von Bedingungen, durch Gedeihenlassen, durch Hygiene und Diät im weiten hippokratischen Sinn. Aber auch damit ist die Praxis des Arztes nicht erschöpft.«[158]

4.8 Vorstellungen zur medizinischen (Aus-)Bildung

Virchow maß der Ausbildung in der Medizin einen hohen Stellenwert zu. Dabei beschäftigen ihn 3 Komplexe:

1. Voraussetzungen und Möglichkeiten des Zugangs zur Universität als allgemeiner und höchster Bildungsstätte.
2. Inhalt und Form der Aus- und Fortbildung in der Medizin, weil er für den Arzt eine ständige Fortbildung als unabdingbar ansieht.
3. Funktion und Stellung des Hochschullehrers.

Viele der Äußerungen hierzu stammen aus den 1840erJahren, stehen also mit Virchows eigenen Erfahrungen im Studium in besonders enger zeitlicher Beziehung.

ad 1. Voraussetzungen und Möglichkeiten des Zugangs zur Universität als allgemeiner und höchster Bildungsstätte

»Wir sind daher entschieden gegen die Ansicht derjenigen, welche den Universitäts-Unterricht vollkommen öffentlich, jedem zugänglich machen wollen; wir halten das für unnütz, ja sogar für schädlich. Andererseits wäre es mehr als thöricht, wenn man den Besitz einer gewissen Menge von Geld als die nothwendige Bedingung der Zulassung feststellte, wenn man den höheren Unterricht für die Reichen monopolisirte und den Armen höchstens ausnahmsweise, als Almosen, denselben zu Theil werden liesse. Das Kriterium der Zulassung zum Unterricht muss nicht das Geld, sondern die Befähigung abgeben; jeder, der nachweist, dass er die nöthige Bildung besitzt, um an dem medicinischen Unterricht theilnehmen zu können, muss unentgeldlich zugelassen werden.« R.V. 1848[293]

»Eine solche Universität wird und soll aber nicht dazu da sein, um Fachmaschinen zu erziehen, sie soll keine Dressiranstalt für Richter und Heilkünstler oder Mechaniker sein; ihrem innersten Wesen und Begriff nach ist sie bestimmt, Menschen zu erziehen, freie Menschen von Geist und Adel, grosse Bürger des freien Staats. Hier ist keine Schule für das positive Recht, keine Schule für Ackerbau oder Mechanik, keine Schule für Therapie oder Dogmatik; hier ist nur eine einzige grosse Schule für die Philosophie, welche man einstmals so schön Weltweisheit genannt hat.« R.V. 1848[293]

»Der doktrinäre Gang des Unterrichts unterdrückt nicht selten selbst die Regungen des gesunden Menschenverstandes, so dass der Zögling einer gelehrten Schule selbst solche Dinge, die ein gewöhnlicher Mensch ganz richtig betrachtet und würdigt, nur im Lichte einer gewissen Lehrmeinung erblickt.

Wir Professoren der Naturwissenschaften haben daher die schwierige Aufgabe, die jungen Gemüter zur naturwissenschaftlichen Beobachtung zu erziehen, und zwar nicht bloss bis dahin jungfräuliche Gemüter, in denen unsere Samenkörner schnell Wurzeln schlagen, sondern vorzugsweise solche Gemüter, deren Boden durch die voraufgegangene Bearbeitung unfruchtbar geworden oder mit nachteiligem Stoff und Material erfüllt worden ist. Eine siegreiche Bewältigung dieser Aufgabe setzt nicht nur eine anhaltende Unterweisung und Anleitung der Schüler voraus, wie sie bei der Kürze der Zeit und der Häufung der Schüler kaum durchzuführen ist, sondern sie ist auch nur zu erzielen, wenn der Schüler selbst ein hohes Mass von Bereitwilligkeit und Nachgiebigkeit entgegenbringt. Widerwillige Geister zu geordneter Beobachtung zu züchten, gelingt um so seltener, als diesen an anderen Orten in der Form eines ausreichenden Ersatzes so viel doctrinäre Phraseologie geboten wird, dass sie das Bedürfnis praktischer Schulung gar nicht empfinden. Die Prüfungen zeigen nur zu oft, dass gerade diejenigen Kandidaten, welche doktrinär am sorgfältigsten vorbereitet sind, die geringste Befähigung zu eigenem, selbständigem Urteil erlangt haben.« R.V. 1890[382]

»Legt man statt dieser, in hohem Maße bildenden Übung das grössere Gewicht auf Systematik, so gerät man alsbald in ein schwieriges und häufig recht unfruchtbares Gebiet dogmatischen Gedächtniskrams, das gewöhnlich, sehr bald wieder verloren geht und eine bleibende Nachwirkung für das Leben selten gewinnt. Eine gute Methode ist mehr wert, als blosses Gedächtniswerk.« R.V. 1890[382]

»Denn die moderne deutsche Schule ist keine Schule der Autorität und des Dogma, sondern eine Schule der Kritik und der methodischen Forschung ... Unserer Meinung nach ist Lernen nie eine Schande; nur die Unwissenheit, welche nicht lernen will, und trotzdem hochmüthig ist, halten wir für eine Schande und – zugleich für ein Unglück.« R.V. 1871[347]

»Darum gewährt unsere akademische Erziehung dem Studirenden ein Maass von persönlicher Freiheit, welches ihm die eigene Verantwortlichkeit ohne Einschränkung zuweist und ihm gestattet, sich nach seiner Art selbständig zu entwickeln. Er ist nicht verpflichtet zu bestimmten Religionshandlungen; er empfängt keinen Codex der Ethik, der nur für ihn geschaffen ist. Was wir von ihm erwarten und fordern, jetzt wie ehedem, das ist die freie Ausbildung einer in sich selbst ruhenden, ehrlichen und schönen Persönlichkeit.« R.V. 1893[386]

ad 2. Inhalt und Form der Aus- und Fortbildung in der Medizin

»Ich wende mich nunmehr zu einem, damit zusammenhängenden, aber einem ganz anderen Gebiete der geistigen Entwicklung oder, richtiger gesagt, der geistigen Störung angehörenden Mangel: ich meine die ungehörige Ausbildung der Neigung zur Abstraktion. Das, was der junge Mediziner vorzuweisen lernen muss, ist beobachten und aus dem Beobachteten schliessen. Zu beidem gehört Abstraktion. Denn eine gründliche Beobachtung setzt voraus, dass man seine Aufmerksamkeit auf einen gewissen Gegenstand so lange fixiert, bis man über seine Eigenschaften und die an ihm geschehenen Vorgänge im Klaren ist; diese Fixierung der Aufmerksamkeit aber zwingt dazu, alle anderen Gegenstände oder Vorgänge aus der Betrachtung auszuscheiden, oder, anders ausgedrückt, von ihnen zu abstrahieren.« R.V. 1890[382]

In diesem Zusammenhang sei die Forderung Beckers (1991)[20] zur assoziativen Kreativität in der Diagnostik hervorgehoben, die sich an die Vorstellungen Virchows anknüpft.

»Der medicinische Unterricht unterschied sich von den übrigen aber bisher noch wesentlich dadurch, dass er die Lernenden schon in das thätige Leben selbst herüberführte. Während z.B. der Schulmann, der

Rechtsverständige ihre praktische Ausbildung erst nach der Universität begannen, trat der junge Mediciner schon im Laufe seiner Studien bis zu einem gewissen Maasse selbständig in die Praxis ein, und wenn er nach ihrer Vollendung sein Examen gemacht hatte, so concedirte man ihm sofort die unumschränkte Bestimmung über seine Handlungen. In andern Ländern hat man das Missliche einer solchen Ausbildung längst geführt, man hat eingesehen, dass man Garantien suchen müsse, um den jungen Arzt davon abzuhalten, seine Erfahrungen auf Kosten des Wohles der Staatsbürger zu machen, und man hat sich bemüht, durch ein Assisten-ten-Verhältniss zu prakticirenden, älteren und erfahreneren Aerzten diesem Uebelstande abzuhelfen. Bei uns hat sich ein ähnliches Verhältniss aus persönlichen Interessen zum Theil von selbst gestaltet. Unsere neuen Medicinal-Einrichtungen müssen aber diesem Bedürfniss in zweckmässiger und gesetzlicher Form abhelfen. Die mit der Universität verbundene medicinische Schule wird den gesammten theoretischen Unterricht besorgen, d. h. sie wird den Lernenden durch fortwährend demonstrativen Unterricht von den Elementen der Wissenschaft allmählich zum Krankenbett führen und ihm hier endlich Gelegenheit geben, mit dem klinischen Lehrer die Untersuchung der Kranken vorzunehmen und die Beurtheilung der Krankheit, sowie die Behandlung zu besprechen. Dieser theoretische Unterricht wird also das ganze Studium von dem anatomischen Theater bis zum klinischen umfassen und mit dem sogenannten Practiciren in der stationären Hospitalklinik endigen. Den praktischen Unterricht dagegen wird das Practiciren in der ambulatorischen Poliklinik und das Assistenten-Verhältniss im Hospital gewähren müssen.« R.V. 1848[293]

»Möge die erleuchtete Verwaltung, welche diese Anstalt so segensreich entwickelt hat, niemals übersehen, dass nur bei freiester Darbietung aller Hülfsmittel des Studiums die Entwicklung des einzelnen Studirenden so weit gefördert werden kann, dass er im Laufe der wenigen Studienjahre die unermesslichen Schätze der wissenschaftlichen Erfahrung wenigstens in ihren Hauptzügen kennen zu lernen vermag, dass aber eine sichere Kenntniss wenigstens der Hauptsachen allein den Arzt vor dem traurigen Loose sichert, nach wenigen Jahren der Praxis von dem Verständniss der fortschreitenden Wissenschaft abgeschnitten und der Möglichkeit der Selbsthülfe beraubt zu sein. Wenigstens einmal in seinem Leben muss jeder wissenschaftliche Mann sich in voller Kenntniss des gegenwärtigen Zustandes seines Faches und der grundlegenden

Wissenschaften befunden haben. Sonst ist er veraltet, nachdem er kaum angefangen hat, selbständig zu arbeiten.« R.V. 1879[359]

In seinem Artikel »Der Staat und die Aerzte« hat Virchow schon 1849 dazu ausgeführt:

»Wäre die Medicin eine positive Wissenschaft, so könnte man bestimmt sagen, was einer wissen und können muss, um die ärztliche Kunst mit Erfolg zu treiben. Allein von einem solchen Standpunkt sind wir noch weit entfernt, so weit, dass sich der Gesichtskreis der Wissenschaft in jedem Jahr in dem Maasse erweitert, dass Mancher, der vor 10 Jahren vollkommen als ein Wissender gelten konnte, heute für unwissend und demgemäß für einen Pfuscher erklärt werden kann. Es genügt gar nicht, sich einmal im Leben von der Wissenschaft eines Arztes zu überzeugen; man müßte es periodisch thun, wie man wiederholt vacciniren läßt. Auf diese Weise wäre es denkbar, dass jemand, der vom Staat noch als Lehrer oder Examinator anerkannt war, 20 Jahre nach seiner ersten Prüfung der Pfuscherei angeklagt werden könnte.« R.V. 1849[289]

»Soll daher eine vernünftige praktische Ausbildung künftighin erzielt werden, so muss der Praktikantendienst in den Polikliniken besser organisiert und eine grosse Zahl von Assistentenstellen an den Spitälern geschaffen werden. Wir werden auf diese beiden Punkte zurückkommen. Sollte dieses aber wirklich zu Stande kommen, so wird damit die Stellung des praktischen Unterrichts zur Universität und zur Praxis eine andere als bisher. Es wird die theoretische Medicin mit den propädeutischen praktischen Uebungen den Gesammt-Inhalt der eigentlichen Universitätsbildung ausmachen; das eigentliche medicinische Studium wird früher aufhören, als jetzt, wo auch der poliklinische Praktikantendienst damit zusammenfällt Die praktische Ausbildung, welche der selbständigen ärztlichen Wirksamkeit vorausgeht, die conditio sine qua non derselben ausmacht, wird sich aber weiter ausdehnen, da der Assistentendienst in den Krankenhäusern hinzutritt- Dieser letzterer muss aber, da der Raum mangelt, auch ausserhalb der Universitätsstädte eingeführt werden, und man wird daher am besten thun, denselben überhaupt von der Universität abzulösen.« R.V. 1848[293]

In diesen Zusammenhang gehören auch Virchovs Vorstellungen über die Aufgaben medizinischer Publikationsorgane.

»Ich komme also darauf zurück, dass nur das Interesse der Arbeiter und das Interesse des Publikums berechtigte Momente für die Gründung von Zeitschriften sind, und zwar, wie ich speciell hinzufüge, das wissenschaftliche Interesse beider. Beide Interessen müssen aber in einem gewissen Maasse zusammenwirken. Denn, wie ich eben bei den Gesellschaften ausgeführt habe, die Arbeiter haben nicht das Interesse, ihre Arbeiten gedruckt zu sehen, sondern vielmehr das Interesse, sie gelesen zu sehen. Der blosse Druck schafft noch kein Publikum, denn es ist unmöglich, dass das Publikum Alles kauft. Die Mittel des praktischen Arztes haben ein gewisses Maass, und man darf ihm nicht zu viel zumuthen. Er kann sich zur Noth eine oder die andere Zeitschrift kaufen, aber damit hat es in der Regel ein Ende. …

Wie jetzt die Sache liegt, wo Monat um Monat die deutsche periodische Presse um ein neues medicinisches Journal bereichert wird, so droht eine Zersplitterung einzutreten, welche wirkliche Gefahren mit sich bringt. Mehr und mehr gewöhnt sich unser Publikum, nicht mehr die Originalartikel zu lesen, sondern seine Weisheit aus irgend einem Auszuge zu schöpfen. Aus diesem Wege wird es allmählig dahin kommen, dass die Autoren gar keine unmittelbaren Beziehungen zu dem grossen Publikum mehr besitzen.

Je mehr sich aber das journalistische Material in zahllose Einzeljournale zersplittert, um so mehr wird der einzelne Arzt dahin kommen, selbst zu verzichten auf die Anschaffung eines Journals- Während die englischen Studenten und jungen Aerzte, die auf den Continent kommen, sich sehr häufig die Medical Times oder die Lancet nachschicken lassen, gibt es bei uns zahlreiche Studenten, die kaum ein Journal regelmäßig lesen, und viele junge Aerzte, die kein einziges Journal kaufen....

Ich habe damit nur eine Forderung aufgestellt, welche meiner Meinung nach jedes Journal, ob neues oder altes, zutrifft, eine Forderung, die zunächst im Interesse der anderen Mitarbeiter, sodann und vor Allem im Interesse des lesenden Publikus gestellt ist. Wer da schreibt, hat auch immer die Pflicht, sich zu fragen: Wer soll das Geschriebene lesen?« R.V. 1865[336]

Eine Reform des Medizinstudiums mit einer höheren Anschaulichkeit des Unterrichts und einer engeren Verbindung von Theorie und Praxis waren Grundforderungen Virchows (Hett 1952)[140], Forderungen, die auch heute noch im Raum stehen.

In einer Rezension der Medizingeschichte Lichtenthaelers geht Pfohl (1991)[220] auf die Beziehungen zwischen Bildung, Erziehung und Medizin ein.

»Unsere humanistisch gesinnten medizinischen Fakultäten haben sich in polytechnische Hochschulen für Mediziningenieure verwandelt, die einen neuen Arzttyp hervorbringen.

So haben wir einerseits Herztransplantationen und Intensivstationen und andererseits die vielfältigsten Formen der Alternativmedizin und sogenannte Selbsthilfegruppen verunsicherter Patienten. Unsere Medizin lebt unter dem Zeichen der Zwiespältigkeit. ›Unsere Fakultäten sind so sehr im Faktuellen und Technischen versunken, daß es wohl noch langer Zeit bedarf, ehe sie auf das Monomane ihrer Denkweise aufmerksam werden. Und schon jetzt fürchte ich sehr: Wenn sie es endlich begreifen, dann könnte es zu spät sein, um eine sinnvolle Reform noch einzuleiten. Physik, Chemie, Biologie, Technik und ein dünner Firnis an mehr oder weniger dilettantenhafter Psychologie und Soziologie genügen nicht, um allen unseren Kranken gerecht zu werden‹ ... ›Natürlich sieht der Hippokratiker die Krankheitserscheinungen bildlich, metaphorisch, mit Hilfe des methodischen Prinzips der Analogie. Das behagt einem modern-experimentell denkenden Arzt gewiß nicht. Indessen: Seiner eigenen Grenzen ist er sich aber dabei nicht bewußt; er kommt nämlich aus der Analyse nicht heraus. Ganzheitsbetrachtung ist ihm a priori verboten, was er auch gegen die Behauptung einwenden mag. Im Grunde bräuchten wir beide Methoden, ich weiß es selber aus langjähriger praktischer ärztlicher Tätigkeit. Bilden wir nur fröhlich ›Computerärzte‹ aus: Die Alternativmediziner und die Scharlatane werden sich bald noch mehr freuen, als sie es schon jetzt tun.«[220]

Die nationale aber auch internationale Diskussion über das gegenwärtige Medizinstudium offenbart, daß die von Virchow genannten Probleme nicht nur nicht gelöst sind, sondern sich z. T. sogar verschärft haben. Wesentliche Ursachen dafür sind sowohl die gewaltige Zunahme der Studierenden, der Mangel an vorklinischen und klinischen Ausbildungsplätzen als auch das Fehlen einer Gesamtkonzeption und sogar das materiell-ideologische Steckenbleiben einzelner Teilkonzeptionen.

In welche Richtung die zukünftige Ausbildung gehen könnte, haben wir (David u. Müller 1989)[79] zur Diskussion gestellt:

– Vermittlung wissenschaftlicher Grundlagen und Gesetzmäßigkeiten für die medizinische Tätigkeit. Durch die Kenntnis wissenschaftlicher Arbeitsmethoden und von Denkmodellen werden Voraussetzungen geschaffen, den zu erwartenden raschen Wandel im Spektrum medizinischer Tätigkeiten in den kommenden Jahrzehnten auf hohem Niveau mitvollziehen zu können.

- Während dem Studium die Aneignung definierter praktischer Kenntnisse und Fertigkeiten zugeordnet werden sollte, sind die speziellen Fähigkeiten in der postgradialen Bildung zu entwickeln, woraus gleichzeitig einer ständigen Fortbildung der Ärzte abzuleiten ist.
- Berufsethisches Verhalten und persönliches Verantwortungsbewußtsein sollten in ihren Grundlinien Teil des Studiums sein.
- Der sozialen Seite der Medizin ist ein wesentlich größerer Ausbildungskomplex einzuräumen.
- Es sind Wege zu finden und zu fördern, die nicht nur vorklinisch-naturwissenschaftliche und theoretische Ausbildungskomplexe mit klinisch-diagnostischen und –therapeutischen miteinander verbinden, sondern auch einen individuellen Gestaltungsraum sowohl im inhaltlichen als auch zeitlichen Rahmen ermöglichen.

ad 3. Funktion und Stellung des Hochschullehrers

»Dass es so weit mit der Medicin, die doch eine so empirische und positive Wissenschaft sein könnte, wie die übrigen Naturwissenschaften, gekommen ist, lag meines Erachtens zum grossen Theil darin, dass man durch die von Seiten der Regierungsbehörden ausgeübten Wahlen eine so grosse Menge von abgeschlossenen, nicht mehr entwicklungsfähigen und arbeitskräftigen Lehrern in die Fakultät hineinbrachte, dass auch die letzteren keine Entwicklung haben konnten. Die Fakultät muss die Wahlen selbst ausüben, damit eine Gleichartigkeit, ein natürlicher, aber unaufhaltsamer Fortschritt gegeben wird, allein man muss durch die unbedingteste Oeffentlichkeit, durch die Allgemeinheit des Concurses, durch gleiches Wahlrecht aller Lehrer die Möglichkeit der Cliquen beschränken und durch die ausgedehnteste Lehrfreiheit den nachwachsenden Talenten die Gelegenheit, sich geltend zu machen, gewährleisten.« R.V. 1848[293]

»... hat es nie eine eigentliche Berliner ärztliche Schule gegeben, welche durch die Schärfe ihrer Methode sich eine allgemeine Anerkennung gewonnen hätte; die einzige, welche überhaupt den Namen einer Schule verdient, die Rust'sche fiel mit ihrem Schöpfer, denn ihr Princip war die Willkür, ihre Waffe der Schematismus, ihre Stütze die Autorität. Statt dass man durch gute Einrichtungen eine Reihe großer Kliniker hätte erziehen können, beschäftigte man sich damit, den ärztlichen Einfluss in den Krankenhäusern durch »moralische« Direktionen zu brechen, die Spitäler zu Heerden der Propaganda zu machen, die Pfuschereien der Homöopathen und Hydropathen zu legalisiren; Deutschland hatte ja immer noch abgenutzte Kräfte mit historischen Namen genug, um sie herbeizuholen, wenn wieder einer der »Heroen« zu den Altvätern der Medicin versammelt war.« R.V. u. Leubuscher R. 1848[290]

»Die Wahl eines ordentlichen Professors ist doch wol eine Sache von solcher Bedeutung, dass es dabei nicht auf etwas Zeit und Geld und Geschäftsüberhäufung ankommen kann. Oder ist es etwa gleichgültig, ob ein unfähiger Professor 10 oder 20 Jahre lang seinen Lehrstuhl inne hat und eine Generation von jungen Aerzten nach der andern ohne gehörige Bildung in die Welt hinausschickt? Der Nationalwohlstand leidet vielmehr darunter, wenn durch die Ungeschicklichkeit oder die mangelhafte Ausbildung einer ganzen ärztlichen Generation die Zahl der Siechen im Lande erheblich vermehrt wird, als wenn man für den Concurs zu einigen Professuren ein Paar hundert Thaler mehr ausgiebt.

... Gedächtniss, Geistesgegenwart, ja sogar ein gewisses Maass von Kühnheit werden dem öffentlichen Lehrer wohl anstehen. Wir verlangen keine Professoren, die nur ihr Heft abzulesen verstehen und denen, sobald sie an einen ungewohnten Fall treten, das Gedächtniss, die Geistesgegenwart und die Courage ausgehen ...

Auf den blossen Glanz der Worte kommt es nicht an, das versteht sich von selbst, allein, wenn jemand mit Kenntniss der Thatsachen, mit einem sicheren Urtheil, mit einer ehrenvollen Vergangenheit noch die Kunst der Darstellung verbindet, soll man den nicht für mehr befähigt zum Lehrer erachteten, als denjenigen, welcher bei gleichen Eigenschaften in holpriger Rede vor den Zuhörern auftritt. Die Beispiele liegen uns ja nahe genug. Wir brauchen nur daran zu erinnern, dass wir einen Mann unter uns hatten, der sich durch seine Vergangenheit, sein Urtheil, seine Kenntnisse jedem an die Seite stellen konnte, und der doch von seiner Stelle weichen musste, weil ihm die Gnade des Ministers und die Kunst der Rede fehlten. Und wir haben Beispiele genug gehabt, dass das inhaltslose Geschwätz durch ansprechende Form sich Zuhörer zu erhalten wusste, nachdem irgend ein Mäcen den Platz geebnet hatte. Durch den Concurs kann man hoffen, den Inhalt und die Form einer ruhigen und vernünftigen Beurtheilung zugänglich zu machen, denn, wenn man richtige Principien für die Wahl der Jury findet, so wird die Leidenschaftlichkeit der Corona gleichgültig sein.« R.V. 1948[300]

Hett (1952)[140] zitiert die Meinung Virchows zur Lehrfreiheit und Absetzbarkeit akademischer Lehrer, die er aus politischen Gründen selbst erfuhr, und die in diesem Jahrhundert nichts an Aktualität verloren hat.

»Wahrlich, wir müßten über den Scheinkonstitutionalismus, über den Absolutismus hinaus, wir müßten bis zur Inquisition zurückgehen, um die Beispiele für die Verfolgung der Wissenschaft um autokratischer Zwecke willen zu suchen und zu finden. Und ist das nicht eine Verfolgung der Wissenschaft selbst, eine Unterdrückung ihrer Lehre, die Gelehrten abzusetzen um ihrer politischen Gesinnung, um ihrer außeramtlichen Handlungen willen, während sie den Pflichten ihres Amtes ohne Vorwurf oblagen? Ist das nicht ein Hohn der Intelligenz, ein Niedertreten der Cultur, die ungeschminkte Barbarei? Sollte irgend ein Staat der neuern Zeit dahin kommen, das Prinzip von der Absetzbarkeit wissenschaftlicher Stellen bei vorwurfsloser Amtsführung einzuführen, so hat er über seine Existenz selbst entschieden. Er tritt damit aus der Reihe der Culturstaaten aus; er bildet von dem Augenblicke an den wüsten Tummelplatz, auf dem zwei feindliche Gewalten die Kraft ihrer Muskeln, die Härte ihrer Knochen bis zur totalen Vernichtung der einen erproben.«[140] (»Die medicinischen Anstellungen« in: Die medicinische Reform No. 50 vom 15.6.1849).

5. Medizin und Wissenschaft in der Gesellschaft

5.1 Virchow und die Politik

Rudolf Virchow war zeit seines Lebens ein politisch engagierter Mensch, wobei seine politische Einstellung primär von medizinischen Erfahrungen ausging. Die Konzepte zur Realisierung von gesundheitspolitischen Vorstellungen sind die eine Seite seines Einsatzes, allgemeine Fragen der Politik, der Freiheit in der Wissenschaft, Lehre und Forschung die andere.

Äußerlich sind Virchows Aufgaben auf diesem Gebiet unter anderem durch folgende Funktionen charakterisiert:[261a]
- ab 1859 Stadtverordneter von Berlin
- ab 1861 Mitglied des Preußischen Parlaments
- 1880-1893 Mitglied des Deutschen Reichstags.

Das Verzeichnis der Stadtverordneten von Berlin im Jahre 1894 weist für den damals 73jährigen Virchow die Mitgliedschaft in folgenden Gremien aus:
- wissenschaftliche Deputation für das Medizinalwesen
- Deputation für Gesundheitspflege
- Deputation für Krankenanstalten
- Deputation für Statistik
- Deputation für die innere Ausschmückung des neuen Rathauses, in der Verwaltung der Kanalisationswerke
- Direktion des »Märkischen Provinzialmuseums«
- Kuratorium zur Verwaltung der Heimstätten für Genesende
- Sanitätskommission.

In den Jugendjahren durch seine Analyse der Typhus-Epidemie in Oberschlesien beeindruckt, von der Unfähigkeit und Unerbittlichkeit der Bürokratie betroffen, trat Virchow in den aktiven politischen Kampf ein, der ihn über 50 Jahre prägte.

»Politische Stürme von so schwerer, gewaltiger Natur, wie sie jetzt über den denkenden Theil Europas dahinbrausen, alle Theile des Staates bis in den Grund erschütternd, bezeichnen radicale Veränderungen in der allgemeinen Lebensanschauung. Die Medicin kann dabei allein nicht unberührt bleiben; eine radicale Reform ist bei ihr nicht mehr aufzuschieben ...

Viele Vorschläge waren darauf laut geworden, aber noch mehr waren unterdrückt worden, denn wozu hätte es nützen sollen, in dem christlich-germanischen Staat, dessen Bureaukratie das Vollgefühl ihrer Allmacht und Erbweisheit gegenüber dem beschränkten und unmündigen Unterthanen-Verstande beim besten Willen doch nie ganz verläugnen konnte, Principien der öffentlichen Gesundheitspflege zu entwickeln, welche dem Princip von Gottes Gnaden zuwider liefen oder Einrichtungen zur Entwicklung von Wissenschaft und Kunst zu verlangen, durch welche die medicinische Hierarchie in der Behaglichkeit und Selbstzufriedenheit ihres Seins hätte gestört werden können.« R.V. 1848[289]

»Bald im amtlichen Auftrage, bald durch den Zufall der Ereignisse, bald in freiwilliger Entschliessung angesichts bedeutender Erscheinungen, kam ich dahin, eine Reihe verwickelter Probleme zum Gegenstand meiner Studien zu machen, welche mit meinen sonstigen Arbeiten manchmal einen sehr losen Zusammenhang hatten. Eine ganze Reihe der schwersten Epidemien ist unter meinen Augen verlaufen. Harte Calamitäten, von denen ganze Bevölkerungen heimgesucht wurden, habe ich als officieller Berichterstatter zu erforschen gehabt. Krieg, Hunger und Pestilenz wurden der Gegenstand meiner Betrachtungen. Diese Studien haben einen entscheidenden Einfluss ausgeübt auf die Stellung, welche ich im öffentlichen Leben eingenommen habe. Sie waren es, die mich zuerst in die praktische Politik führten; sie lenkten die Aufmerksamkeit meiner Mitbürger auf mich, als es sich darum handelte, große Aufgaben der communalen Tätigkeit zu lösen; sie brachten mich in amtliche Stellungen, durch welche ich die Pflicht übernahm, in mancherlei Geschäften der Verwaltung und der Gesetzgebung einen Einfluss zu üben.« R.V. 1879[362]

»Preussen war stolz auf seine Gesetze und seine Beamten. In der That, was stand nicht Alles gesetzlich festl Nach dem Gesetz durfte der Proletarier die Mittel fordern, die ihn vor dem Hungertode sicherten; das Gesetz garantirte ihm Arbeit, damit er sich jene Mittel selbst erwerben könne; die Schulen, diese so gepriesenen preussischen Schulen waren da, um ihm die Bildung zu gewähren, welche für seinen Stand nothwendig war; die Sanitätspolizei endlich hatte die schöne Bestimmung, über seine Wohnung, seine Lebensart zu wachen. Und welches Heer wohlgeschulter Beamten stand bereit, diesen Gesetzen Ausdruck zu verschaffen! Wie drängte sich dieses Heer überall in die privaten Verhältnisse ein, wie überwachte es die geheimsten Beziehung der Unterthanen, um ihr geistiges und materielles Wohlsein vor einer zu grossen Steigerung zu bewahren, wie eifrig bevormundete es jede voreilige oder ungestüme Regelung des beschränkten Unterthanen-Verstandes! Das Gesetz war da, die Beamten waren da und das Volk – starb zu Tausenden Hungers und an Seuchen. Das Gesetz half nichts, denn es war nur beschriebenes Papier; die Beamten halfen nichts, denn das Resultat ihrer Thätigkeit war wiederum nur beschriebenes Papier. Der ganze Staat war allmählich ein papierner, ein großes Kartenhaus geworden, und als das Volk daran rührte, fielen die Karten in buntem Gewirr durcheinander.« R.V. 1849[304]

»Es handelt sich vielmehr darum, die Freiheit der Wissenschaft ganz und ungeschmälert zu erhalten und die medicinische Verwaltung, die Organe, durch welche der Minister als Glied der ausübenden Gewalt wirksam werden soll, volksthümlich zu gestalten. Dass als Papierregiment, das grosse Heer von geheimen und nicht geheimen Unter-, Ober- und Mittelräthen, von Kreisphysikern und Kreiswundärzten etc. in der bisherigen Weise nicht fortbestehen kann, versteht sich von selbst; es fragt sich nur, was für Beamte man braucht und welche der Minister sich bestellen soll.« R.V. 1848[290]

»Denn der Satz: jedem nach seinem Bedürfnisse stellt sich nirgend so klar und scharf heraus, wie in der öffentlichen Ges.-Pflege; er bildet das eigentlich leitende Princip derselben.

Es ist mehr als ein blosses Spiel mit Worten, wenn man so häufig von der parlamentarischen Tribüne und von dem Ministertisch von Krankheiten des Staates und politischen Arzneien reden hört; all diese Herren haben ein dunkles Gefühl von der Wahrheit, aber sie sind leider in der Mehrzahl anthropologische Pfuscher.« R.V. 1848[289]

»Vor allen Dingen fangen wir an, unsere Wissenschaft auch exoterisch zu machen. Bis jetzt haben wir alle unsere Fragen unter uns abgemacht und der Medizin unter den »Laien« eine Art von Heiligenschein zu wahren gesucht. Machen wir jetzt unsere Misere populär. Die Wissenschaft wird dadurch weder besser noch schlechter, daß sie offenbar wird, aber wir selbst werden besser, und unsere Sache wird die Sache des Volkes.

Unsere Politik war die der Prophylaxe; unsere Gegner haben die der Palliative vorgezogen. Das Leben und die Gesundheit von Hunderttausenden gilt ihnen nichts, wenn die Bequemlichkeit und der Genuß

Hunderter auf dem Spiele steht. Oder wäre es nicht so? Gut, wir wollen ihre medizinische Gesetzgebung abwarten, und sei sie eine oktroyierte oder eine konstituierte, wir werden sie ohne Vorurteil prüfen. Die medizinische Statistik wird unser Richtscheit sein: Leben um Leben wollen wir abwägen und zusehen, wo die Leichen dichter liegen, bei den Arbeitern oder den privilegierten. Wir feilschen nicht um die Staatsform, wir kämpfen um die Staatseinrichtungen.« R.V. 1848[289]

»Was hier von Volkskrankheiten (En- und Epidemien) gesagt ist, gilt ebenso für die übrigen Krankheiten. Nun ist aber die Krankenbehandlung (Therapie) nicht gerade die stärkste Seite der deutschen Medicin, und was die Lebensweise anbetrifft, so ist es hinlänglich anerkannt, dass die deutschen Arbeiter unendlich viel schlechter leben, als die grosse Menge der englischen. Haben wir also nicht hier würdige Aufgaben für die öffentliche Gesundheitspflege? Gewährt nicht die jetzige Lebensweise unseres Volkes die vielfachsten Anknüpfungspunkte für grosse Verbesserungen? Ist nicht in Kleidung, Natur und Wohnung unendlich viel zu reformieren?« R.V. 1848[296]

Virchow erkannte schon sehr früh die engen Zusammenhänge zwischen der sozialen Situation und Krankheiten.

»Und einer solchen Bewegung gegenüber will man uns noch sagen, die Medicin habe mit der Politik nichts zu thun? in einer solchen Bewegung kann man uns, die wir uns unserer Kleinheit und Endlichkeit gerade hier und von unserem materialistischen Standpunkt aus bewusst sind, persönlicher Leidenschaften zeihen, wenn wir es versuchen, die Consequenzen des grossen Gedankens von dem Fortschritt im Menschen-Geschlecht an den einzelnen Institutionen des Staates zu ziehen? Wir beklagen diese Gemüther tief, die in der ängstlichen Umklammerung zunftmässiger oder persönlicher Zustände den Sturm der Weltgeschichte zu überstehen hoffen und jedes Streben derer, die ihr Schiff in den Sturm zu steueren wagen, von dem kleinlichen Standpunkt ihrer Zunft oder ihrer Person zu beurteilen versuchen.« R.V. 1848[295]

»Wir verlangen dafür zwei neue Institute: eine sich durch freiwillige Wahl ergänzende Akademie der Medicin als höchste Instanz in der Wissenschaft, und einen durch zusammengesetzte Wahl gebildeten und in regelmässigen Perioden zu erneuernden Gesundheitsrath als technisch-berathende und commissarisch-verwaltende Behörde. An seiner Wahl hätten unserer Ansicht nach die gesetzgebende Versammlung, der ärztliche Congress und die medicinischen Fakultäten Theil zu nehmen, so dass jede dieser Körperschaften eine bestimmte Anzahl von Mitgliedern des Gesundheitsrathes zu erwählen hätte.« R.V. 1848[290]

»Das eine Wort »öffentliche Gesundheitspflege« sagt dem, welcher mit Bewusstsein zu denken versteht, die ganze und radicale Veränderung in unserer Anschauung von dem Verhältniss zwischen Staat und Medicin; dies eine Wort zeigt denjenigen, welche da gemeint haben und noch meinen, die Medicin habe mit der Politik nicht zu thun, die Grösse ihres Irrthums.« R.V. 1848[295]

»Eine vernünftige Staatsverfassung muss das Recht des Einzelnen auf eine gesundheitsgemäße Existenz unzweifelhaft feststellen; der Executivgewalt bleibt es überlassen, durch Vereinbarung mit der Association der einzelnen Klassen von Staatsangehörigen, von Existenzberechtigten die Mittel und Wege, dieses Recht auch wirksam zu machen, aufzufinden.« R.V. 1849[304]

»Die logische Antwort auf die Frage, wie man in Zukunft ähnliche Zustände, wie sie in Oberschlesien vor unseren Augen gestanden haben, verbeugen könne, ist also sehr leicht und einfach: Bildung mit ihren Töchtern Freiheit und Wohlstand. Weniger leicht und einfach ist die faktische Antwort, die Lösung dieses grossen socialen Problems. Denn verhehlen wir es uns nicht, wir stehen jetzt unmittelbar an einem Theil der grossen Aufgabe, welche unser Jahrhundert in die Geschichte der Menschheit eingeführt hat und welche die Entwicklung der Zukunft in sich trägt.« R.V. 1849[304]

»Auf den Menschen angewendet, zeigt sich diese Auffassung in der Forschung des Humanismus, den Menschen seiner Natur nach zu erforschen und dem Einzelnen die Möglichkeit naturgemässer Entwicklung in so ausgedehntem Maasse als möglich zu gewähren. Daraus ergeben sich bestimmte Consequenzen für das öffentliche und private Leben, sowie für die Erziehung und Behandlung der Menschen, also unter Anderem auch für die Therapie und Prophylaxe. Diese Consequenzen hier weiter zu entwickeln, ist nicht unsere Absicht, allein dass sie alle darauf hinausgehen, Gesundheit, Wohlstand und Sittlichkeit des Menschengeschlechts zu fördern, das dürfen wir wohl gegenüber der Anschuldigung des Göttinger Philosophen mit Stolz hervorheben.« R.V. 1854[311]

»Ein Historiker ist sehr geneigt, in der Abstraction seines Studirzimmers die einzelnen lebenden Menschen zu vergessen, aus denen sich ein Staat oder ein Volk zusammensetzen. Er spricht von einem Leben der Völker, von einem Charakter der Nation, als wenn eine einheitliche Gewalt alle Einzelnen beseelte und durchdringe, und er gewöhnt sich leicht daran, die Totalwirkung der ganzen Nation in der Entwicklunsgeschichte des Menschengeschlechts zu verfolgen, ohne der vielen Einzelwirkungen zu gedenken, aus denen sie sich zusammensetzt. Und doch ist alle Action in den Theilen und das Leben des Volkes ist nichts als die Summe des Lebens der einzelnen Bürger.« R.V. 1856[314]

Diepgen und Rosner (1941)[90] sehen es als Problem an, dass Virchow politische Fragen zu sehr als Naturwissenschaftler beantwortete und nicht realistisch genug betrachtete. Nach Mazzolini (1988)[199] war er von zwei politischen Grundsätzen geprägt:

»Freier Zusammenschluß, im Gegensatz zur Exklusivität korporativer Verbände, und Selbstbestimmung standen für ihn im Gegensatz zu allen anderen Regierungsformen, die er für despotisch hielt. Freier Zusammenschluß und Selbstbestimmung garantieren die Selbstverwirklichung der Einzelnen; auf dieser Grundlage habe sich der ideale Staat zu konstituieren.«[199]

Auf dem 6. Weltkongress der internationalen Ärzte zur Verhütung des Atomkrieges (IPPNW) 1986 analysiert Eisenberger Virchows politische Haltung (zit. Wengler 1989):[416]

»Wenige von uns können hoffen, jemals Virchows Vollendung zu entsprechen. Aber seine Courage, für fundamentale Menschenrechte einzutreten, liefert uns ein Beispiel, um uns zu einer Zeit, wo die Richtigkeit, von dem was wir hier tun, als ein Mißbrauch der Medizin für politische Ziele attackiert wird, zu unterstützen.«[416]

In einem Brief an seinen Freund Bardeleben äußert sich Virchow 1849 zu seiner Stellung zur Politik:

»Ich habe keine Absicht, Politiker von Profession zu werden ... Nicht ich habe mich in die Politik gedrängt, sondern die Ereignisse haben mich hinein getrieben ... Ich hasse alle Kraft- und Zeitverschwendung, und wenn ich etwas besseres als Politik treiben kann, so bleibe ich dem treu. Bis jetzt habe ich weder politischen Ehrgeiz, noch politischen Fanatismus, wohl aber eine tiefe politische Überzeugung.«

Lubarsch (1921)[188] sieht Virchows politisches Verhalten durch folgende besondere Punkte charakterisiert: 1. Sein sozialer Sinn und seine Erfahrungen als Erforscher von Volksseuchen; 2. Sein Gerechtigkeitssinn; 3. Der natürliche Gegensatz zwischen schöpferischem Gelehrten und starr regelnder Bürokratie; 4. Sein kritischer Geist.

Koelbing (1959)[173] kommt zu dem Schluss:

»Tatsächlich läßt sich bei Virchow der Wissenschaftler vom Politiker nicht trennen, wir sehen uns vielmehr einer imposanten Einheit und Geschlossenheit der Persönlichkeit gegenüber, die sich in Virchows gesamtem Wirken und Schaffen erkennen läßt.«[173]

5.2 Wechselnde Beeinflussung von medizinischen und politischen Vorstellungen bei Virchow

Virchow bediente sich gern politischer und soziologischer Vergleiche, insbesondere bei der Interpretation seiner Zellularpathologie (Diepgen et al. 1969)[93].

»Die Humoralpathologie bedrohte die Medicin, wie gleichzeitig der Socialismus in seiner doctrinärsten Form die Gesellschaft und den Staat.« R.V. 1861[325]

»In einer medicinischen Schule, wo wir es fast nur mit dem Menschen zu thun haben, können wir an die Spitze der Lehre den Satz stellen: Der Organismus ist kein einheitliche, sondern eine sociale (gesellschaftliche) Einrichtung.« R.V. 1898[398]

»Jedes Thier erscheint als eine Summe vitaler Einheiten, von denen jede den vollen Charakter des Lebens an sich trägt. Der Charakter und die Einheit des Lebens kann nicht an einem bestimmten einzelnen Punkte einer höheren Organisation gefunden werden, z. B. im Gehirn des Menschen, sondern nur in der bestimmten, constant wiederkehrenden Einrichtung, welche jedes einzelne Element an sich trägt. Daraus geht hervor, daß die Zusammensetzung eines größeren Körpers, des sogenannten Individuums, immer auf eine Art von gesellschaftlicher Einrichtung herauskommt, einen Organismus sozialer Art darstellt, wo eine Masse von einzelnen Existenzen aufeinander angewiesen ist, jedoch so, daß jedes Element (Zelle oder, wie Brücke sehr gut sagt, Elementar-Organismus) für sich eine besondere Thätigkeit hat, und daß jedes, wenn es auch die Anregung zu seiner Thätigkeit von anderen Theilen her empfängt, doch die eigentliche Leistung von sich selbst ausgehen läßt.« R.V. (1858) 1871[349]

»Was ist der Organismus? Eine Gesellschaft lebender Zellen, ein kleiner Staat, wohl eingerichtet, mit allem Zubehör von Ober- und Unter beamten, von Dienern und Herren, großen und kleinen ... Es giebt keine andere Aehnlichkeit des Lebens, als wieder das Leben. Man kann den

Staat einen Organismus nennen, denn er besteht aus lebenden Bürgern; man kann umgekehrt den Organismus einem Staat, eine Gesellschaft, eine Familie nennen, denn er besteht aus lebenden Gliedern gleicher Abstammung. Aber damit hat das Vergleichen ein Ende.« R.V. 1859 (1862)[327]

»Die beruht aber gerade auf einem föderalen Verhältnisse der einzelnen Theile, welche auf einander angewiesen sind und sich auf die Dauer isolirt nicht zu erhalten vermögen. Ist es denn nun so durchaus nöthig, dem Bedürfnisse des praktischen Arztes so sehr nahe liegend, dieser föderalen Einrichtung in dem Nervensystem noch einen Kaiser oder vielmehr ein Directorium aufzustellen? Ist es nicht ganz genügend, dass in der Föderation einzelnen bevorzugten Gliedern eine höhere Bedeutung, ein grösserer Einfluss eingeräumt ist?« R.V. 1858[317]

»Nur darin liegt der Unterschied, dass nach der cellularen Anschauung die Theile des Körpers eine gesellschaftliche Einheit und nicht, wie im Sinne der humoralen und solidaren Schulen, eine despotische oder oligarchische Einheit bilden. Das erkennt die glückliche Praxis längst an, denn sie weiss, dass die eigentlich wirksame Behandlung der Kranken in einer verständigen Localtherapie begründet ist und dass die sogenannten allgemeinen Behandlungen erfolglos sind, wenn sie nicht (zuweilen gegen die Absicht des Therapeuten) eine örtliche Wirkung haben.« R.V. 1860[323]

»So ist es denn gewiss keine unbillige Forderung, dass dem grösseren, wirklich existierenden Theile des Körpers, dem dritten Stande, auch eine gewisse Anerkennung werde, und wenn diese Anerkennung zugestanden wird, dass man sich nicht mehr mit der blossen Ansicht der Nerven als ganzer Theile, als eines zusammenhängenden einfachen Apparats, oder des Blutes als eines bloss flüssigen Stoffes begnüge, sondern dass man auch innerhalb des Blutes und des Nervenapparates die ungeheure Masse kleiner wirksamer Centren zulasse. Dann wird sich nicht nur ein neues, grosses Gebiet, das der zelligen Gewebselemente, in die ärztliche Betrachtung einfügen, sondern es wird möglich sein, auch Blut und Nerven von dem Standpunkte der Cellularphysiologie aus zu würdigen, und so den alten Streit der Humoral- und Solidarpathologie in einer einigen Cellularpathologie zu versöhnen.« R.V. (1858) 1871[345]

Bargmann (1958)[11] sieht Virchows Lehre vom Zellenstaat als Versuch an, durch die Analogie zur gesellschaftlichen Ordnung den Tatbestand der funktionellen Differenzierung der Zellen und damit der Differenzierung des Organismus hervorzuheben. Nach Mazzolini (1988)[199] übertrug

Virchow seine Auffassung über die Bürger auf die Zelle, indem er sie ansah als

1. »lebende Glieder gleicherAbstammung«
2. »gleichberechtigte, wenn auch nicht gleichbegabte Einzelwesen«
3. »die auf einander angewiesen sind«
4. von denen jedes »für sich eine besondere Thätigkeit hat«. »Auf den vielzelligen Organismus übertrug er die Vorstellung der Einheit, die sich in einer freien gesellschaftlichen Einrichtung offenbart.«[199]

Gleichzeitig verglich er den vielzelligen Organismus mit der Einheit einer freien gesellschaftlichen Einrichtung.

5.3 Die Zellularpathologie als Angriffspunkt der Politik/Ideologie

Wenn auch immer Ideologen und Politiker versuchten und versuchen, in unterschiedlicher Form Einfluss auf die Wissenschaft zu nehmen, ist das bei Virchow nach seinem Tode, insbesondere hinsichtlich der Zellularpathologie in sehr eindrucksvoller Weise geschehen.

Dabei sind die Angriffspunkte und –motive so konträr wie kaum vorstellbar. Eine besondere Qualität hatten Angriffe von Wissenschaftlern, wenn sie sich der Unterstützung der herrschenden Politiker – in hervorragendem Maße im Stalinismus – versicherten, um ihre wissenschaftlichen Vorstellungen durchzusetzen, z. T. bis zur psychischen und physischen Vernichtung ihrer Gegner.

Im Nationalsozialismus wurde Virchows Werk dadurch diskriminiert, indem behauptet wurde, er sei Jude (Plaut 1953[223]). Plaut (1960[222]) schreibt später:

»Zellularpathologie sei nach einem Buch der nationalsozialistischen Ära eine verrückte Idee eines französischen Jacobiners (Raspoil), und Virchow führte es über Nacht in Deutschland ein, weil das zu der Zeit von liberalistischen und materialistischen Ideen infiziert war.«[222]

Andere Publikationen kritisierten die Zellularpathologie als Materialismus, während die Humoralpathologie als Idealismus positiv beurteilt wird (Plaut 1953[223]).

Mit dem zunehmenden Einfluss des totalitären stalinistischen Machtsystems in der ehemaligen Sowjetunion und den von ihr abhängigen Staaten erfolgte eine Indoktrination der Wissenschaft. So wurden besonders heftige Angriffe durch die Vertreter des dialektischen Materialismus mit Zitaten von Engels, Lenin und Stalin gegen die Zellularpathologie gerichtet (Plaut 1953)[223]. Sie sei auf dem Idealismus und reaktionärer Physik aufgebaut, ihre Spuren müssten ausgelöscht werden. Farkas (1961)[106] äußert sich dazu noch relativ zurückhaltend:

»Die Werke Virchows tragen mehr und mehr Zeichen des Einflusses des Agnostizismus, des Neokantianismus, des Positivismus. Mehr uncl mehr streitet Virchow der Philosophie das Recht ab, sich in die Sache der Wissenschaften einzumischen. Es bestätigt sich an ihm der Ausspruch Engels‹, daß derjenige, der versuche, sich von der Philosophie zu befreien, immer mehr in die Arme einer schlechteren Philosophie gerate.«[106]

»Seine idealistisch-metaphysische Einstellung kam besonders in seiner Zellulartheorie zum Ausdruck, die schon Engels scharf kritisierte. Allgemeine Phrasen verschleiern die Hilflosigkeit. »Das metaphysische Wesen der Virchowschen Pathologie kommt in der Verneinung der Einheit von Organismus und Umwelt, in der Verneinung einer wahren Evolution der tierischen Welt und schließlich in der Verneinung der Tatsache zum Ausdruck, daß sich die Krankheit als ein wirklicher Prozeß entwickelt.«

Diese idealistisch-metaphysische Einstellung Virchows kann man mit Recht im Sinne der sowjetischen Gelehrten als »reaktionär« bezeichnen.«[28]

Meyer (1956)[206] bezieht sich auf die Publikation Rössles (1946)[243], wenn er schreibt:

[Die] »Auffassung des Organismus als einer »Föderation von Zellenstaaten« hatte vom ideologischen Standpunkt aus bereits Friedrich Engels scharf kritisiert. Und in den letzten zwei Jahrzehnten entwickelte sich aus der materialistischen Dialektik heraus eine neue Auffassung der Pathologie nach den Grundsätzen des Physiologen I. P. Pawlow. Ausgehend von der realen Vorstellung der unlösbaren Einheit des Organismus, betonte sie die organisierende und vermittelnde Rolle des Nervensystems bei allen Lebensvorgängen und stellte das Prinzip des »Nervismus« auf. Dieses führte zu neuen Methoden in der Krankheitsbehandlung, die sich nicht mehr vorweg auf die Krankheitserreger (Bakterien, Viren und Toxine) und auf die von ihm angegriffenen Zellen richtet, sondern auf die Nervenmechanismen des Organismus.«[206]

Der Sozialhygieniker Winter (1952)[420] sieht in den Vertretern der Zellularpathologie Ideologen des »Monopolkapitals«.

»Es ist jedoch nicht vor allem Virchow vorzuwerfen, daß nach seinem Tode seine Autorität gegen die Entwicklung der Wissenschaft mißbraucht wurde. Dazu bedurfte es des fortschritts-feindlichen Monopolkapitalismus, für dessen Fortbestand die Zellularpathologie einen wichtigen Beitrag darstellte. Wenn es richtig wäre, daß Zellen nur aus Zellen entstehen könnten, wenn die Entwicklung somit entgegen den Tatsachen eng begrenzt wäre, dann ließen sich damit nicht nur die reaktionären Auffassungen von der« Unveränderlichkeit« der Erbmasse und vom Bestehen »höherer« und »niederer« Rassen untermauern, sondern auf die Gesellschaft übertragen, bestünde auch kein Grund, an die Vergänglichkeit des Monopolkapitals zu glauben. Die imperialistische Bourgeoisie war daher sehr daran interessiert, die Zellularpathologie zur Glaubenssache vieler Ärztegenerationen und damit zu einem Hemmschuh für die Entwicklung der Wissenschaft zu machen.«[420]

Und Boenheim (1953[28], 1957[29]) veröffentlicht folgende Ansichten:

»Wir lehnen heute die Zellularpathologie ab, weil sie jede Entwicklung leugnet und in sich unlogisch ist, aber ihre historische Bedeutung, insbesondere ihre praktische Wichtigkeit bestreiten wir nicht.«[29]

»Ohne Virchows Zellulartheorie, die die Entwicklung leugnete, wäre die These von Weismann und Morgan mit ihrer Konsequenz der faschistischen Rassentheorie unmöglich gewesen.«[28]

Der direkte Angriff auf die Zellularpathologie aus politisch-ideologischer Sicht erfolgte durch Lepeschinskaja, die sie als »reaktionär« bezeichnete (was für einen Vertreter einer solchen Ansicht tödliche Folgen haben konnte), und stellte ihr ihre von Stalin zur Staatsdoktrin erklärte Lehre gegenüber. Winter (1952)[420], als Sozialhygieniker ohne wirkliche Kenntnis zellularpathologischer Vorstellungen, folgte ihr schnell in fast unterwürfiger Weise, ohne Prüfung der schon mehrfach in den hundert Jahren seit Formulierung der Zellularpathologie widerlegten These, dass Zellen aus nichtzellulären Substanzen entstehen könnten.

»Im Jahre 1933 nimmt O. B. Lepeschinskaja den entscheidenden Kampf gegen die Dogmen der Zellularpathologie auf. Sie lässt sich in ihren Forschungen von den Grundsätzen des dialektischen Materialismus und den Worten Stalins leiten: »Es ist notwendig, daß die theoretische Arbeit nicht nur mit der Praxis Schritt hält, sondern sie muß ihr sogar vorauseilen.«[420]

»Bei dem damaligen Stand der Entwicklung der Wissenschaft war die Erforschung des Einzelnen, der Teile, die notwendige Voraussetzung zum Verständnis, zum Begreifen des Ganzen. Über diese Entwicklung jedoch kommt Virchow mit seinem mechanischen Materialismus nicht hinaus, damit ist seine »revolutionäre« Kraft erschöpft. Er bleibt im Detail stecken und von Jahrzehnt zu Jahrzehnt erstarrt seine Zellularpathologie immer mehr, die idealistische Komponente seiner Auffassung macht sich ständig stärker geltend, und schließlich wird seine Lehre, die als Kampfansage gegen die Naturphilosophie und den Vitalismus geboren wurde, selbst zur Grundlage eines neuen Vitalismus. Virchow deklariert die Zelle fälschlich zur letzten Instanz der Lebensentstehung und macht aus ihr ein neues Lebensprinzip. Diese Auffassung Virchows dringt so tief in das Bewußtsein der Wissenschaftler ein, daß O. B. Lepeschinskaja selbst unter den Bedingungen des Sozialismus einen jahrzehntelangen hartnäckigen Kampf führen mußte, bis ihre experimentelle Widerlegung Virchows Anerkennung fand. So wird eine große Leistung für die Wissenschaft schließlich zu ihrem Hemmschuh. Aus der anfänglichen Bekämpfung des Vitalismus, dem Virchow die Erfahrung, die mit den sicher erwiesenen Naturgesetzen nicht in Widerspruch stehen darf, entgegenstellt, wird schließlich seine Lehre die Grundlage idealistischer Spekulationen.«[420]

»Diese Erfolge waren nur möglich, weil Lepeschinskaja durch ihre Experimente nachgewiesen hat, daß der Organismus – nicht, wie Virchow glaubte – gleich der Summe seiner Zellen ist, sondern aus lebender Materie zusammengesetzt ist, die teils Zellstruktur, teils keine Zellstruktur besitzt. Mit den hervorragenden experimentellen Beweisen Lepeschinskajas stürzt auch die reaktionäre Lehre von Mendel-Morgan-Weisman endgültig zusammen. Es gibt kein unveränderliches Keimplasma, es gibt keine »höheren« und »niederen« Rassen. Mit Hilfe dieser Pseudowissenschaft versucht das untergehende Monopolkapital vergeblich seine Herrschaft aufrechtzuerhalten.«[420]

Die Anschauungen Lepeschinskajas sind in den Gesamtkomplex der stalinistischen Indoktrinierung der Biologie einzuordnen, in deren Mittelpunkt die Lehre von Mitschurin und Lyssenko zur Vererbung stand. Cremer (1985)[44] schreibt und zitiert dazu:

»... undenkbar, daß Männer wie Schleiden, Schwann, Virchow, Mendel, Weisman und Boveri, so unterschiedlich der Stil ihrer wissenschaftlichen Auseinandersetzung war, versucht hätten, einen wissenschaftlichen Streit durch Appelle an politisch Mächtige, an Parteien oder an ganze Bevölkerungen zu ihren Gunsten zu entscheiden. Bei Lysenko war das nicht so. Er behauptete, daß den Führern der kommunistischen Partei auch in wissenschaftlichen Fragen ein letztes Urteil zukommt.

Lyssenko verstieg sich bis zu der Behauptung, »daß Genosse Stalin auch für Erörterung der wichtigsten Fragen der Biologie bis in alle Einzelheiten Zeit gefunden hat. Er redigierte persönlich das Projekt des Vortrages »Die Situation in der biologischen Wissenschaft«, erklärte mir ausführlich seine Berichtigungen und gab Hinweise für die Auslegung bestimmter Stellen des Vortrages... Genosse Stalin... enthüllte selbst eine Reihe wichtigster biologischer Gesetzmäßigkeiten«.

Hören wir Lyssenko 1948: »Genossen, bevor ich zum Schlußwort komme, betrachte ich es als meine Pflicht, folgende Erklärung abzugeben: Auf einem der eingereichten Fragezettel wird die Frage gestellt, wie sich das Zentralkomitee zu meinem Vortrag verhält. Ich antworte darauf: Das Zentralkomitee der Partei prüfte meinen Vortrag und hat ihn gebilligt« (stürmischer Applaus, der in eine Ovation übergeht, alle Anwesenden stehen auf.«[44]

Erst Jahre nach Stalins Tod wagten sowjetische Wissenschaftler (Shinkin und Michailow 1956) eine kritisch-ablehnende Beurteilung.

»Indessen gibt es auf diesem Gebiet keinen Meinungsstreit, da jeder Wissenschaftler, der sich gegen die fortschrittliche Zelltheorie äußerte, von vornherein dazu verurteilt wäre, in das Lager der Idealisten, Metaphysiker, Virchowianer usw. eingereiht zu werden.

Akad. T.D. Lyssenko unterstrich, dass jeder, der mit O.B. Lepeschinskaja nicht übereinstimmt und Zweifel an dem Tatsachenmaterial äußert, nicht auf der Position des dialektischen Materialismus steht.«[260]

»In letzter Zeit wurde die Zellenlehre durch O.B. Lepeschinskaja gründlich einer Revision unterzogen. Sie stellte auf Grund von Ergebnissen eigener Experimente eine »neue, dialektisch-materialistische Zelltheorie« auf und behauptete, daß sich jede Zelle aus lebender Materie entwickelt.

Es muss darauf hingewiesen werden, dass seit 1950 die Entwicklung der »neuen Zelltheorie« in einer ungesunden Atmosphäre allgemeiner Lobhudelei verlief. Man ging nicht kritisch an die Theorie in ihrer Gesamtheit heran. Eine sachliche Diskussion über Fragen der Zytologie fand nicht statt. Mehr noch, alle, die früher mit einer Kritik der Anschauung O.B. Lepeschinskajas aufgetreten waren, wurden als wissenschaftliche Reaktionäre, Metaphysiker, Idealisten usw. hingestellt. Hierbei vergaß man, daß sich keine Wissenschaft ohne Streit der Meinungen entwickeln kann und daß eine kritische Stellungnahme zu den Vorstellungen O.B. Lepeschinskajas um so mehr notwendig waren, als ihre Ergebnisse im Widerspruch zu sehr vielen gut begründeten Tatsachen standen, die von Lepeschinskaja und ihren Kommentatoren einfach ignoriert wurden.

Das wichtigste Material, auf das sich die »neue Zelltheorie« gründet, hält also keiner Überprüfung stand. Die »neue Zelltheorie« basiert nicht auf festen, sicher bewiesenen Tatsachen und ist folglich keine Widerspiegelung wirklicher, in der Natur bestehender Gesetzmäßigkeiten. Die von O. B. Lepeschinskaja aufgestellten Thesen sind weiter nichts als persönliche subjektive Anschauungen von ihr selbst und von ihren Anhängern.

Diese Schlussfolgerung müssen wir ziehen, ungeachtet dessen, dass im Jahre 1950 Wissenschaftler von Ruf erklärt haben, das Tatsachenmaterial, auf das sich die »neue Zelltheorie« gründet, sei beweiskräftig.«[261]

Die Verurteilung der Zellularpathologie ist nur ein Beispiel für die Unterwerfung der Wissenschaft unter die Ideologie im Stalinismus. Sie ist eine wesentliche Ursache für das Zurückbleiben auf dem Gebiet der modernen Biologie in den ehemaligen sozialistischen Ländern trotz einiger bedeutender Vertreter, aus dem sie sich verschärft durch mangelnde materielle Unterstützung niemals völlig erholte.

5.4 Wissenschaft und Freiheit

Virchow hat sich nicht nur mit der medizinischen Wissenschaft befasst, sondern auch mit der Wissenschaft insgesamt, vielfach in Wechselwirkung mit der Medizin.

Schadewaldt (1972)[247] hat in Anlehnung an Diemer folgende Elemente von Virchows Wissenschaftstheorie herausgestellt: Reflexion, Positivierung, Entmetaphysierung, Autonomisierung, Hypothetisierurg, Konditionalisierung, Problematisierung und Operationalisierung.

»Immer wird es die Aufgabe einer vernünftigen und volksthümlichen Regierung sein, das Volk zu bilden und nicht bloss äußerlich, sondern noch mehr innerlich frei zu machen. Freiheit ohne Bildung bringt Anarchie, Bildung ohne Freiheit Revolution ...

Da beharre ich auf dem Satz, den ich an die Spitze gestellt habe: freie und unumschränkte Demokratie.« R.V. 1849[304]

»Die Freiheit ist nicht die Willkür, beliebig zu handeln, sondern die Fähigkeit, vernünftig zu handeln. Die blosse Willkür ist unfrei, denn sie steht unter der Herrschaft der Affekte und Leidenschaften. Der wirklich freie Mensch aber gewinnt die Herrschaft über sich selbst und seine Triebe; er lernt es, Widerstand zu leisten gegen die Leidenschaft durch die Gewalt sittlicher Gründe. Er unterläßt das, wozu ihn die Leidenschaft treibt; er thut das, wozu ihn das sittliche Gefühl oder die Ueberzeugung nöthigen. In jedem Falle wird er getrieben, stets befindet er sich in der Nothwendigkeit, von der Ursache zur Wirkung fortzuschreiten. Die Freiheit des Handelns bedeutet nichts anderes als die Freiheit des Denkens, und diese wiederum bezeichnet nicht das willkürliche, sondern im Gegenteil das mit gesetzmäßiger Nothwendigkeit geschehende Denken.« R.V. 1858 (1962)[326]

»Das Denken ohne Autorität, der Drang nach Geistesfreiheit sind ihre Grundlagen, und daher die Pressefreiheit, die Redefreiheit, die Vereinsfreiheit ihre nächsten und unmittelbarsten Consequenzen. Aber die geistige Freiheit kann ohne die körperliche nicht bestehen; der autoritätslose Denker will auch zum autoritätslosen Menschen werden; die gleiche politische Berechtigung, die demokratischen breitesten Grundlagen sind die weiteren politischen Forderungen. Und wiederum der autoritätslose Denker, der Denker von Gottes Gnaden und der politisch freie Staatsbürger, der Mensch von Gottes Gnaden, wollen auch die Mittel ihrer Existenz und Entwicklung, sie wollen Bildung und Wohlstand; die socialen Forderungen knüpfen sich logisch consequent an die politische.« R.V. 1851[306]

»Die Wissenschaft macht frei, aber ihre Freiheit ist nicht die gesetzlose, willkürliche Freiheit, welche Staat und Gesellschaft gefährdet. Der Naturforscher erkennt die wahre Freiheit in der ungehinderten Entfaltung des Gesetzes, gleichwie er in dem plötzlichen Offenbarwerden des Gesetzes das Wunder schaut. Freilich ist erst vor kurzem in einer anderen Versammlung das Wort gefallen, es gebe überhaupt keine freie Wissenschaft, denn selbst die Philosophie sei an die Gesetze des Denkens gebunden. Aber in der Tat ist menschliche Freiheit nichts anderes als die ungehinderte Herrschaft des Gesetzes, und alles Streben nach Freiheit richtet sich oder darf sich richten nur auf die Beseitigung der Schranken, welche der Herrschaft des Gesetzes entgegenstehen. Das freie Denken ist das methodische Denken, welches auf das Wesen und die Ursache der Dinge dringt.« R.V. 1861[324]

»Das sei das alte Bündnis zwischen Wissenschaft und Freiheit, welches nur zuweilen den Anschein des Destruktiven an sich trage, da es doch eigentlich immer konservativ sei. Denn die Wissenschaft sei ja nicht bloß eine suchende, fördernde, vorwärtsstrebende, sondern sie sei auch zu jeder Zeit eine sammelnde bewährende, rückwärtsschauende.« R.V. 1861[324]

»Daher hat jeder Versuch, den Gang der Anschauung zu verstehen, eine retrospective Seite, und ganz von selbst wird jeder, der sich ein Bild der kommenden Ereignisse entwerfen will, zu der Frage gedrängt, welchen Schatz an Erkenntniss die Gegenwart und die nächstvorhergehende Vergangenheit der Zukunft zu überliefern hat.« R.V. 1897[396]

Für Virchow ist Wissenschaft in hervorragendem Maße Naturwissenschaft. Ihre Erkenntnisse, aber auch ihre Stellung im Staat haben ihn mehrfach in Referaten vor der Gesellschaft Deutscher Naturforscher und Ärzte und in anderen Publikationen beschäftigt.

»Und wenn selbst die Form jeder Forschung, die Art jeder Analyse sich mehr und mehr dem anschließt, was die Naturforschung zuerst getan hat, so darf ich doch wohl ganz zuversichtlich sagen, unsere Form zu denken, das Denken ohne Autorität, dieses Denken ist es, welches hoffentlich unter der immer weiteren Kräftigung der Naturwissenschaft die Grundlage der Gestaltung des ganzen deutschen Lebens werden soll. Unsere Befreiung in dem materiellen Denken wird hoffentlich auch unsere Befreiung sein in dem geistigen.

Die Staatsmänner unserer Tage, die sich allmählich daran gewöhnt haben, die Naturwissenschaften als wenigstens legitimiert anzusehen, haben in erster Linie doch immer noch den Gesichtspunkt, daß die Naturforscher gewissermaßen nutzbare Haustiere seien, welche der Staat, da sie eigentlich etwas Wildes an sich haben, im Laufe der Zeit zu zähmen sich bemühen müsse, um sie dann in derjenigen Weise, welche je nach der Natur des einzelnen Haustieres oder dem Bedürfnisse der Staatsfamilie gerade erforderlich ist, zu verwenden.« R.V. 1865[334]

»Gerade darin liegt ja die doppelte Förderung, welche die Naturwissenschaft der Nation bietet. Auf der einen Seite der materielle Fortschritt, dieser ungeheure Fortschritt, welchen die Neuzeit aufweist. Alles, was die Dampfmaschine, die Telegraphie, die Photographie usw. gebracht haben, die chemischen Entdeckungen, die Farbentechnik usw., alles dies basiert wesentlich darauf, daß wir Männer der Wirtschaft die Lehrsätze vollkommen fertigmachen und, wenn sie ganz fertig und sicher sind, so daß wir ganz bestimmt wissen, dies ist naturwissenschaftliche Wahrheit, sie der Gesamtheit übergeben; dann können auch andere damit arbeiten und neue Dinge schaffen, von denen vorher niemand eine Ahnung hatte, die sich niemand träumen ließ, die ganz nett in die Welt treten, und die den Zustand der Gesellschaft und der Staaten umwandeln. Das ist die materielle Bedeutung unserer Leistungen. Ebenso ist es andererseits mit der Bedeutung derselben. Wenn ich der Nation eine bestimmte wissenschaftliche Wahrheit überliefere, die sicher beglaubigt ist, an der nicht der geringste Zweifel bleiben kann, wenn ich verlange, daß jedermann sich von der Richtigkeit dieser Wahrheit überzeuge, daß er sie in sich aufnehmen, daß sie Bestandteil seines Denkens werde, so setze ich als selbstverständlich voraus, daß damit seine Anschauung von den Dingen überhaupt mitbestimmt werden muß. Jede wesentliche Neuigkeit dieser Art muß auf die ganze Vorstellungsweise des Menschen, auf die Methode des Denkens einen Einfluß ausüben.« R.V. 1879[356]

Schadewaldt (1972)[247] sieht Virchow als einen derjenigen an, »die der deutschen Wissenschaftsheorie die strenge Unterscheidung zwischen Natur- und Geisteswissenschaften gebracht haben, die bis heute den Philosophen und den Naturwissenschaftlern gleichermaßen zu schaffen macht«.

»... zu zeigen wie ungerecht der zweite Vorwurf sei, den man der Naturwissenschaft mache, der nehmlich, dass sie eine materialistische Tendenz habe und dadurch gefährlich, ja geradezu revolutionierend sei. Jedes Forschen nach Wahrheit, insbesondere nach neuer, bis dahin nicht erkannter Wahrheit, sei unverträglich mit dem Bestehen gewisser vorhandener Vorurtheile oder Lehrsätze, und sobald es sich um praktische Dinge handle, unverträglich mit dem Bestehen gewisser Einrichtungen. So wirke die Erkenntniss der Wahrheit, die Wissenschaft, zerstörend, um so mehr, je grössere Hindernisse sich ihr entgegenstellen; indem die Wissenschaft diese Hindernisse überwinde, mache sie zugleich frei, und je freier die Gesellschaft oder der Staat sei, um so mehr begünstigen sie die Wissenschaft. Das sei das alte Bündnis, das den Anschein des Destructiven an sich trage, da es doch eigentlich immer conservativ sei. Denn die Wissenschaft sei ja nicht bloss eine suchende, fördernde, vorwärtsstrebende, sondern sie sei auch zu jeder Zeit eine sammelnde, bewahrende, rückwärtsschauende. Je voller sie jeden Erwerb des Volkes in sich aufnehme und für die kommenden Geschlechter sichere, um so mehr werde sie der Ausdruck aller reinsten Bestrebungen sein. In der That könne man schon jetzt sagen, dass alle einzelnen Zweige der Wissenschaft sich immer mehr dem gemeinschaftlichen Ziele näherten, dem Humanismus zu dienen und in die Rolle einzutreten, welche in früheren Zeiten den transscendenten Strebungen der verschiedenen Kirchen zugefallen war. Nirgends zeige sich diess deutlicher, als in den speciell medicinischen Humanitäts-Anstalten, besonders in den Hospitälern.« R.V. 1879[362]

Virchow sah es als ein wesentliches Problem an, Unterschiedlichkeiten und Wechselwirkungen von Forschung und Lehre darzustellen. Dabei hielt er es für wichtig, Forschungsergebnisse erst dann in die Lehre zu übernehmen, wenn sie eindeutig bewiesen sind. Diese Einstellung war Grundlage für seine Haltung zu neuen wissenschaftlichen Theorien, z.B. zur Deszendenztheorie.

»Wir müssen streng unterscheiden zwischen dem, was wir lehren wollen, und dem, wonach wir forschen wollen. Das, wonach wir forschen, das sind Probleme. Wir brauchen dieselben nicht für uns zu behalten; wir können sie aller Welt mitteilen und sagen, das Problem ist da, dem streben wir nach, wie Kolumbus, welcher, als er auszog, um Indien zu entdecken, daraus kein absolutes Geheimnis machte, welcher aber schließlich nicht Indien, sondern Amerika fand. So ergeht es auch uns nicht selten. Wir ziehen aus, um bestimmte Probleme, die wir als sicher voraussetzen, zu beweisen, und am Ende finden wir etwas ganz anderes, worauf wir nicht gefaßt waren. Die Forschung nach solchen Problemen, an denen sich die ganze Nation interessieren mag, darf keinem verschränkt sein. Das ist die Freiheit der Forschung. Aber das Problem soll nicht ohne weiteres Gegenstand der Lehre sein. Wenn wir lehren, so müssen wir uns an jene kleinen und doch schon so großen Gebiete halten, die wir wirklich beherrschen.« R.V. 1879[356]

»Die Tatsache, daß wir heute in der Lage sind, so zu diskutieren, ist für jemand, der eine so lange Erfahrung im öffentlichen Leben hinter sich hat, wie ich, keine genügende Bürgschaft, daß es immer so bleiben werde. Darum denke ich, daß wir uns nicht bloß anzustrengen haben, auf daß wir die Teilnahme aller fesseln, sondern ich meine, wir haben uns auch zu fragen, was wir zu tun haben, um diesen Zustand zu erhalten. Meine Herren, ich will Ihnen gleich sagen, was ich Ihnen als das Hauptresultat meiner Betrachtungen vorführen, was ich hier besonders beweisen möchte. Ich möchte nämlich dartun, daß wir jetzt nicht mehr zu fordern haben, sondern daß wir vielmehr an dem Punkte angekommen sind, wo wir uns die besondere Aufgabe stellen müssen, durch unsere Mäßigung, durch einen gewissen Verzicht auf Liebhabereien und persönliche Meinungen es möglich zu machen, daß die günstige Stimmung der Nation, die wir besitzen, nicht umschlage! (Bravo).

Ich bin der Meinung, wir sind in der Tat in Gefahr, durch zu weite Benutzung der Freiheit, welche uns die jetzigen Zustände darbieten, die Zukunft zu gefährden, und ich möchte warnen, daß man nicht in der Willkür beliebiger persönlicher Spekulation fortfahren möge, welche sich jetzt auf vielen Gebieten der Naturwissenschaft breitmacht.« R.V. 1979[356]

Meinungsstreit und die Entwicklung neuer Methoden sind für Virchow Voraussetzung für ein Fortschreiten der Wissenschaft und die Entstehung neuer Paradigmata.

»Es läßt sich nicht leugnen, daß wir allmählig der Zeit näher rücken, wo die wissenschaftlichen Gegner, welche anfangen, sich wenigstens anzuerkennen, nicht mehr die Wissenschaft gänzlich zerspalten. Man gewöhnt sich, den Fragen scharf ins Auge zu blicken, sie methodisch zu verfolgen und die Antworten nicht mehr außerhalb der Erfahrung zu suchen. Freilich hindert das persönliche Conflicte nicht, aber für die Wissenschaft sind auch diese nicht ohne Gewinn. Denn man muß doch auf den Kampfplatz heraus, man muß Rede und Antwort stehen, man muß in der Erfahrung Gründe und Gegengründe anstreben, und bei alle dem übt man sich in consquenter Untersuchung, in folgerechtem Denken, in bescheidener Schlußfolgerung. Mit einem Worte man gewöhnt sich an die naturwissenschaftliche Methode ...

Aber im Großen ist es kein Zweifel, daß die bessere Methode sich ausgebreitet hat und daß die Entwicklung unserer Wissenschaft aus dem tumultuarischen Zustande jener Zeit, den man nicht mit Unrecht geradezu die Revolution in der Medicin genannt hat, in einen ruhigen Gang eingelenkt ist, wo die Aussicht auf gedeihlichere Zeiten durch das Zusammenwirken immer zahlreicherer Kräfte gesichert erscheint.

Manche der alten Unruhestifter haben reumüthig gebeichtet und Besserung versprochen; andere haben stillschweigend eingelenkt und durch ihre Arbeiten gezeigt, daß sie sich der neuen Richtung bewußt geworden sind. Wir wissen auch das zu schätzen, und obwohl wir die Überzeugung haben, daß erst die jüngere Generation, welche nicht den Auszug aus Aegypten mitgemacht hat, im Stande sein wird, die ganze Bedeutung der jetzt geschehenen Reform zur Erscheinung zu bringen, so ist es doch im Interesse der älteren Generation von entscheidender Wichtigkeit, daß auch die alten Autoritäten an dem Fortschritt Theil nehmen ...

Da ist noch keine Zeit für Systeme, und man kann es den Lohnarbeitern und Industriearbeitern in der Wissenschaft überlassen, für diejenigen, die es brauchen, Systeme zusammenzuschmieden. Wie die Cultur sich jenseits des Oceans in neuen Ländergebieten durch Vagabunden und Räuber vorbereitet, so braucht auch die Wissenschaft Pioniere, welche ihr abenteuernder Trieb hindert, an der regelmäßigen Arbeit der eigentlichen Forscher Theil zu nehmen …

Immer wieder werden Formeln zurecht gemacht, um sich darin bequem zu machen, denn eine Formel überhebt einen nicht bloß des Untersuchens, sondern auch meist des Nachdenkens. Bald von dieser, bald von jener Seite wird gerufen, nun sei es doch genug der Thatsachen; man möge auch wieder ordnen, auf daß man wisse, wo Alles hingehöre …

Allein wir leugnen es nicht, daß es wünschenswert ist, Uebersichten zu gewinnen und nicht zu sehr von dem Einzelnen, und noch dazu von dem Einzelnen nur einzelner Richtungen gedrückt zu werden. Sowohl der eigentliche Forscher bedarf dessen, um seine Forschungen nicht zu sehr von dem gemeinschaftlichen Ziel abweichen zu lassen, als auch der beschäftigte Praktiker, der zu wenig im Stande ist, jeder einzelnen Erscheinung eine lange Kritik zuzuwenden.« R.V. 1855[313]

»Handelt es sich um die höchsten Probleme, um das Verhältniss des Menschen zu der Welt, des Menschen zu seinen Umgebungen, um sein eigentliches Wesen, so kann nur die Wissenschaft die Antwort ertheilen, und die Medicin, als eine der vornehmlichsten Wissenschaften vom Menschen, ist vor Allem verantwortlich für eine klare Antwort.« R.V. 1897[396]

»Gerade die absolutistischen und doctrinären Geister sind am wenigsten geneigt, den Individualismus anzuerkennen; sie haben die Neigung des Nivellirens, wie es in der Politik die absolute Monarchie und die Bureaukratie geradeso, wie die Dictatur und der Socialismus gezeigt haben. Wer auf Menschenwürde hält, wer die freie Bewegung des Individuums als das nothwendige Ziel der Entwickelung für die Menschheit festhält, muss auch das Specifische des individuellen Wesens anerkennen.« R.V. 1854[310]

Nach diesem letzten Zitat ist es nicht verständlich, wenn Schrenk (1972)[254] schreibt »Aber vom Menschen als dem Einzelnen, Besonderen und Persönlichen ist bei Virchow nicht die Rede«, und Krehl zitiert »Es sind die Kategorien, die Virchow aus seiner Medizin, Pathologie und Anthropologie weggedacht hat«.

Virchow erkannte deutlich, dass Wissenschaft auch immer Auseinandersetzung von Generationen einschließt, dass ein Paradigmawechsel ein schwieriger, aber auch langwieriger Prozess ist, der auch nicht ohne Blessuren verläuft. Er geht davon aus, dass vorgefasste Meinungen und althergebrachte Schematismen die Wissenschaft hemmen. Neue Paradigmata erwachsen weniger aus der Einheit von Kontinuität und Erneuerung. Sie verlangen auch die dialektischen Widersprüche von Kontinuität und Dyskontinuität, Harmonisierung und Dysharmonie.

Die Gesellschaft muss akzeptieren, dass die Wissenschaft zu ihrer schöpferischen Entfaltung Nonkonformismus benötigt. Je mehr sie diesen toleriert oder gar fördert, desto größer werden die Vorstöße ins wissenschaftliche Neuland ihrer Wissenschaftler.

In unserem heutigen Verständnis existiert die Freiheit der Wissenschaft aus ihrer Verantwortung heraus, die Voraussetzung dafür ist, dass sie für den Menschen nützlich ist und ihn schützt. Gesetze, wie das Gentechnik-Gesetz stellen letztendlich die Wissenschaftsfreiheit und die fachspezifische Eigenverantwortung der Wissenschaft in Frage (Scholz 1990).[253]

Nach Dahrendorf (1986)[46] sind Wissenschaft und Politik different und dürfen nicht miteinander vermischt werden. Sie sind jedoch andererseits aufeinander bezogen. Deshalb müssen Strukturen gefunden werden, die den Nutzen der Verbindung optimieren und den Schaden der Vermischung so gering wie möglich halten. Ein Problem liegt dabei in der staatlichen Finanzierung der wissenschaftlichen Forschung, eine andere Frage ist der Einfluss der Wissenschaft auf die Politik.

Pinkau (1986)[221] fordert von den Wissenschaftlern gesichertes Wissen, d. h. die am besten abgesicherte Hypothese, die sich jedoch in der Zukunft ändern kann. Die Suche nach der wissenschaftlichen Wahrheit ist die wichtigste Aufgabe. Sie ist der zentrale Dienst, den die Wissenschaft an der Gesellschaft leisten kann. Andererseits hat die Wissenschaft die Aufgabe, nützlich zu sein, wobei sie in besonders enger Kommunikation zur Politik und Öffentlichkeit steht. Es gibt keine wissenschaftliche Methode, die Prioritäten in der Anwendung von wissenschaftlichen Ergebnissen und Förderung von Wissenschaftszweigen festlegen kann. Das ist ein politischer Prozess. »Spätestens mit der Anwendung des von ihr geschaffenen Wissens verliert die Wissenschaft ihre Unschuld.« Der Staat muss der Wissenschaft ein Höchstmaß an Autonomie zugestehen (Pinkau 1986).[221] Er kann oder muss dem Wissenschaftler sagen, welche Forschungsgebiete er für relevant hält, die Methoden und die Antwort auf die gestellten Fragen muss er aber der Wissenschaft überlassen. Darüber hinaus ist es aber auch für einen Staat bedeutungsvoll, größere Bereiche der freien Entwicklung zu überlassen, um neue Entdeckungen nicht zu unterdrücken. »Der Mißbrauch staatlicher Macht führt zur Verhinderung der Wissenschaft.«

Aus alledem ist zu entnehmen, dass in unserer Zeit Virchows wissenschaftliches Programm und seine wissenschaftstheoretischen Vorstellungen in vielen Punkten weitergeführt und z. T. verwirklicht worden sind.

5.5 Wissenschaft, Glaube und Dogma

Der Wissenschaftler Virchow hat sich auch mit den Beziehungen zwischen Wissenschaft und Glauben auseinandergesetzt. Besonders wendet er sich gegen Dogmen als Hemmfaktoren der Wissenschaft, wobei er sowohl kirchliche als auch wissenschaftliche Dogmen meint. Er hält sie in gleicher Weise für gefährlich wie zu frühe Verallgemeinerungen und Formulierungen von Systemen und Theorien.

»Jeder Fortschritt, den eine Kirche in dem Aufbau ihrer Dogmen macht, führt zu einer weitergehenden Bändigung des freien Geistes, jedes neue Dogma, welches sie zu den bestehenden Kirchengesetzen hinzufügt, verengt den Kreis des freien Denkens. Es liegt auf der Hand, daß man in dieser Entwicklung zuletzt dahin kommt, jede Regung des freien Geistes zu unterdrücken, und man kann sich vorstellen, daß man in der Dogmatisierung der Welt und des Geistes allmählich dahin gelangen könnte, daß in der Tat gar kein freier Gedanke mehr zulässig erscheint. Die Naturwissenschaft umgekehrt befreit mit jedem Schritte ihre Entwicklung, sie eröffnet dem Gedanken neue Bahnen und sie gibt damit nicht bloß jene Freude des Gewinnens, jenes Wohlsein in der Arbeit, jenen edlen Eifer in dem wirklichen Vorschreiten, sondern sie schafft damit auch dem einzelnen die Möglichkeit, in immer größerer Ausdehnung sich dem Irrtum, dem Truge der Sinne, den Illusionen, der daraus hervorgehenden unsittlichen Haltung gegenüber vielleicht zweifelhaften Erscheinungen des Lebens zu entziehen. Sie gestatten mit anderen Worten dem einzelnen im vollen Maße wahr zu sein.« R.V. 1871[348]

»Der menschliche Geist ist nur zu sehr geneigt, den mühseligen Weg des ordnungsmässigen Denkens zu verlassen und sich in träumerisches Sinnen zu versenken. Davor schützt nur, ... der gesunde Menschenverstand, und wer diesen durch eine fehlerhafte Erziehung verloren hat, der kann sich nur retten durch Gewöhnung an strenge empirische Arbeit. Man muss es eben lernen und sich daran gewöhnen, das Unbekannte von dem Bekannten aus zu erklären, aber nicht umgekehrt, das Dunkle und Unbekannte, gleichsam als wäre es eine neue Wahrheit, zum Ausgangspunkte phantastischer Schlussfolgerungen zu wählen.« R.V. 1893[386]

»So ist es auch in den letzten Jahren gegangen, und das Endergebniss davon ist gewesen, dass sich bei den Trägern der kirchlichen und staatlichen Gewalt vielfach ein ganz allgemeines Misstrauen gegen die naturwissenschaftliche Richtung als eine destructive und ihrem Wesen nach negirende gebildet hat und dass man unter dem gemeinschaftlichen Namen des Materialismus alle freie Forschung mit empirischem Charakter für verdächtig erklärt. Vielleicht zu keiner Zeit ist es daher nothwendiger gewesen, die berechtigten Grenzen der Naturforschung zu wahren und somit die Angriffe des Dogmatismus auf dieselben, als ihre Ueberschreitung durch Naturforscher abzuwehren.« R.V. 1849 (1856)[315]

»... was man gewöhnlich die Naturwissenschaften nennt, wie alles übrige Wesen auf der Welt, aus drei ganz verschiedenen Stücken sich zusammensetzt. Gewöhnlich unterscheidet man bloß das objektive und das subjektive Wissen, indes wir haben noch ein gewisses Mittelstück, nämlich das des Glaubens, der ja auch in der Wissenschaft existiert, nur daß er hier auf andere Dinge angewendet wird, als der religiöse Glaube.« R.V. 1879[356]

»Alles dieses haben wir in den Naturwissenschaften auch. Wir haben auch da den Strom des Dogmas, wir haben auch den Strom der objektiven und den der subjektiven Lehren, infolgedessen ist unsere Aufgabe eine zusammengesetzte. Wir bemühen uns zunächst immer, den dogmatischen Strom zu verkleinern. Die Hauptaufgabe, welche die Wissenschaftler seit Jahrhunderten verfolgt hat, ist die gewesen, die rechte, die konservative Seite immer mehr zu stärken. Diese Seite, welche die sicheren Tatsachen in sich aufnimmt mit dem vollen Bewußtsein der Beweise, diese Seite, welche den Versuch als höchste Beweismittel festhält, diese Seite, welche im Besitze der eigentlichen wissenschaftlichen Schatzkammer ist, ist immer breiter und größer geworden, und zwar vorzugsweise auf Kosten des dogmatischen Stromes.« R.V. 1879[356]

»Ich bin überzeugt, daß in der Medizin am Schlusse dieses Jahrhunderts schon nur mehr eine Tonröhrenleitung übriggeblieben sein wird, durch welche die letzten schwachen Wasser des dogmatischen Stromes sich fortbewegen können, eine Art von Dränage. ... Im übrigen wird wahrscheinlich der objektive Strom den dogmatischen ganz und gar aufnehmen.

Vielleicht bleibt noch der subjektive daneben bestehen. Vielleicht träumt auch dann noch mancher einzelne seine schönen Träume aus. Das Gebiet der objektiven Tatsachen in der Medizin, ein so großes es auch geworden ist, hat doch noch so viele Nebengebiete übriggelassen, daß für jemand, der spekulieren will, eine Fülle von Gelegenheiten täglich sich darbietet. Diese Fülle wird auch redlich benutzt. Eine Menge von Büchern würden ungeschrieben bleiben, wenn nur objektive Dinge mitgeteilt werden sollen.« R.V. 1879[356]

»Über den Glauben lässt sich wissenschaftlich nicht rechten, denn die Wissenschaft und der Glaube schliessen sich aus. Nicht so, dass der eine die andere unmöglich machte oder umgekehrt, sondern so, dass, soweit die Wissenschaft reicht, kein Glaube existiert und der Glaube erst da anfangen darf, wo die Wissenschaft aufhört. Es lässt sich nicht läugnen, dass wenn diese Grenze eingehalten wird, der Glaube wirklich reale Objekte haben kann. Die Aufgabe der Wissenschaft ist es daher nicht die Gegenstände des Glaubens anzugreifen, sondern nur die Grenzen zu stecken, welche die Erkenntniss erreichen kann, und innerhalb derselben das einheitliche Selbstbewusstsein zu begründen.« R.V. 1849 (1856)[305]

»Zu allen Zeiten sind der Entwicklung der Medicin hauptsächlich zwei Hindernisse entgegen getreten: die Autoritäten und die Systeme. Autoritäten können angerufen werden für Beobachtungen oder für Gedanken, aber der bewusste Mensch erkennt sie nur da an, wo die Personen ihm Garantien ihrer Beobachtungs- und Denkfähigkeit bieten, und nur so lange, als die Kritik des von ihnen Beobachteten oder Gedachten keine Widersprüche mit den eigenen Beobachtungen oder Gedanken aufweist. Alle Autorität darf daher nur eine relative sein, sie darf die Beobachtung und das Urteil leiten, aber nicht bestimmen.

Die Gefahr der Systeme liegt in dem Bilden von Gruppen, welche das Aehnliche umfassen sollen, welche aber nur zu häufig durch willkürliche Trennung das Aehnliche zerschneiden und das Unähnliche zusammenfügen. Je künstlicher das System, um so mehr verläuft sich der gesunde Menschenverstand in einen verderblichen Doctrinarismus. Dann kommt jeden Augenblick der Conflikt zwischen dem System und dem einzelnen Fall, und gewöhnlich wird der einzelne Fall dem System geopfert. Die Doctrin schafft willkürlich Gesetze und gestattet höchstens Ausnahmen, während die einfachste Logik ergibt, dass Naturgesetze keine Ausnahmen, sondern nur verschiedene, nach den Bedingungen wechselnde Aeusserungen haben.« R.V. 1849[305]

»Eine falsche Fragestellung entscheidet über das Geschick auch der besten Arbeiten zu deren Ungunsten. Und es ist nicht etwa stets Mangel an Logik, der die falsche Fragestellung verschuldet, obwohl es oft genug der Fall ist, sondern viel häufiger ist es die dem Menschen anhaftende Neigung zu vorzeitiger Verallgemeinerung an sich richtiger Gesichtspunkte, welche die Beobachtung von der unbefangenen Wahrnehmung der Vorgänge ablenkt und den Forscher einseitig macht.« R.V. 1877[355]

»Nichts, meine Herren, ist in den Naturwissenschaften gefährlicher gewesen, nichts hat ihre eigenen Fortschritte und ihre Stellung in der Meinung der Völker mehr geschädigt als die vorzeitige Synthese. Ich meine, wir würden unsere Macht mißbrauchen, wir würden unsere Macht gefährden, wenn wir uns im Lehren nicht auf dieses vollkommen berechtigte, vollkommen sichere, unangreifbare Gebiet zurückziehen. Von diesem Gebiete aus mögen wir unsere Vorstöße in der Richtung der Probleme machen, und ich bin sicher, jeder Versuch dieser Art wird dann die nötige Sicherheit und Unterstützung finden.« R.V. 1879[356]

»Wir waren nicht blind gegen die Vorzüge der Dialektik. Wir suchten scharfe Begriffsbestimmungen, präcise Ausdrücke, eine correcte Terminologie. Wir bemühten uns, eine wissenschaftliche Sprache in die Medicin einzuführen und es der Willkür des Einzelnen unmöglich zu machen, durch Einfälle des Augenblicks, durch ungehöriges Generalisieren durch die Neigung zu figürlicher Uebertragung der Begriffe die eben gewonnene Einsicht wieder zu trüben und die Vorstellung irre zu führen.« R.V. 1877[355]

5.6 Wissenschaft und Öffentlichkeit

In Konsequenz seiner Vorstellungen über die engen Beziehungen zwischen Freiheit, Wissenschaft und Bildung sieht Virchow es als Notwendigkeit an, bei der Information und Bildung des Volkes mitzuwirken, wie er es z. B. in seinen Vorträgen im Handwerkerverein tat.

»Aus solchen Erfahrungen entnehme ich eben die Warnung, daß, wenn wir fortfahren wollen, auf die Aufmerksamkeit aller Anspruch zu machen, wir der Versuchung Widerstand leisten müssen, unsere bloße theoretischen und spekulativen Gebäude so in den Vordergrund zu schieben, daß wir von da aus die ganze übrige Weltanschauung konstruieren wollen.

Wir müssen uns die Aufgaben stellen, in erster Linie das eigentlich tatsächliche Wissen zu überliefern, und wir müssen den Lernenden jedesmal sagen, wenn wir weiter gehen, dieses ist aber nicht bewiesen, sondern das ist meine Meinung, meine Vorstellung, meine Theorie, meine Spekulation.« R.V. 1879[356]

»Unsere Hauptaufgabe ist es jetzt, dem Publikum durch die nötigen Kenntnisse zur unabhängigen Denkfreiheit zu verhelfen, denn frei denken können beruht auf Wissen und Kritik, die wahre Sicherheit des Wissens aber beruht auf Erkenntnis der Entwicklung der Dinge.« R.V. 1867[338]

»Ich halte auf mein Recht, und darum erkenne ich auch das Recht der Anderen an. Das ist mein Standpunkt im Leben, in der Politik, in der Wissenschaft. Wir sind es uns schuldig, unser Recht zu vertheidigen, denn es ist die einzige Bürgschaft unserer individuellen Entwicklung und unseres Einflusses auf das Allgemeine. Eine solche Vertheidigung ist keine That eitlen Ehrgeizes, kein Aufgeben des rein wissenschaftlichen Strebens. Denn wenn wir der Wissenschaft dienen wollen, so müssen wir sie auch ausbreiten, nicht bloss in unserem eigenen Wissen, sondern auch in der Schätzung der Anderen. Diese Schätzung aber beruht zum grossen Theile auf der Anerkennung, die unser Recht, auf dem Vertrauen, das unsere Forschung bei den Anderen findet, und das ist der Grund, warum ich auf mein Recht halte.« R.V. (1858) 1871[345]

Die Diskussion zwischen den Vertretern verschiedener Wissenschaftsdisziplinen, wie sie z. B. in den Versammlungen der Gesellschaft Deutscher Naturforscher und Ärzte stattfand, war für Virchow wesentlicher Bildungsfaktor und Basis für eine öffentlichkeitswirksame Propagation der Wissenschaft. Etwa ein Jahrhundertspäter forderte Stock (1990)[265] in diesem Sinne »Ein Überdenken der Rolle der Wissenschaft in der Gesellschaft – das Anerkennen ihrer Verdienste, aber auch das Wahrnehmen, das Für-wahr-Nehmen ihrer Verflechtungen und ihrer faktisch ausgeübten Macht auf und über nahezu alle Lebensbereiche – sicherlich mehr Notwendigkeit denn Chance.«

Stock (1990)[265] weist auf die nachlassende Akzeptanz der Öffentlichkeit gegenüber der Wissenschaft und die sprachliche und geistige Kluft zwischen Öffentlichkeit und Wissenschaft hin. Die Erklärung der Gesellschaft Deutscher Naturforscher und Ärzte auf der 111. Versammlung in Hamburg 1980 hätte sicher die volle Unterstützung Virchows gefunden.

»1. Wissenschaftler sollten den Dialog mit der Öffentlichkeit suchen. Dabei geht es nicht nur um eine allgemeinverständliche Darstellung wissenschaftlicher Ergebnisse, sondern auch um deren Einordnung in den derzeitigen Erkenntnisstand und um die Diskussion ihrer möglichen Auswirkungen. Nur auf solchen Grundlagen können auch die Wissenschaftsjournalisten ihren Aufgaben gerecht werden.

2. Es liegt nicht allein an den Wissenschaftlern, wenn die Verständigung. zwischen Wissenschaft und Gesellschaft mangelhaft ist. Jeder in der Öffentlichkeit Wirkende hat die Verpflichtung, sich um ein angemessenes Verständnis wissenschaftlicher Ergebnisse und Probleme zu bemühen. Entwicklungen der Wissenschaft müssen als zukunftbestimmende Realitäten und als Teil der Kultur unserer Zeit anerkannt werden. Man muß sie im Kern begreifen, wenn man in unserer Zeit verantwortlich handeln will. Insofern besteht neben der von politischer Seite mit Recht geltend gemachten Bringschuld der Wissenschaftler eine ›Holschuld‹ der Politiker, der Medien und der Öffentlichkeit.

3. In dieser Situation haben Presse, Rundfunk und Fernsehen eine besonders wichtige Aufgabe, denn sie verfügen über ein weitgehendes Monopol für die Vermittlung von Informationen zwischen Wissenschaft und Öffentlichkeit. Wissenschaftsredakteure, die für Naturwissenschaft und Medizin aufgeschlossen sind, sollten daher wesentlich bessere Wirkungsmöglichkeiten erhalten, damit sie ein zutreffendes Bild von der wissenschaftlichen Entwicklung vermitteln können. Entscheidend ist hierbei, daß über Wissenschaft sowohl im politischen Teil als auch im Kulturteil der Medien berichtet wird. Wissenschaft darf und will sich nicht abkapseln. Sie darf daher auch in den Medien nicht in die Randpositionen abgedrängt werden.«

5.7 Die Widersprüchlichkeit in Virchows Stellung zur Deszendenztheorie

Schon zu seinen Lebzeiten und nach seinem Tode in zunehmendem Maße wurde Virchow wegen seiner Stellung zur Deszendenztheorie Darwins angegriffen. In Abhängigkeit von der religiösen und ideologischen Grundhaltung wird er als Gewährsmann von den Gegnern herangezogen, oder von den Anhängern als zurückgebliebener, unbelehrbarer starrer alter Pathologe dargestellt.

Der katholische amerikanische Pathologe J.J. Walsh bezeichnet ihn 1915 in »Makers of Medicine« positiv als Antievolutionisten (Plaut 1953).[223] Boenheim schreibt dagegen:

»Wissenschaftlich schlimmer ist, daß er den Entwicklungsgedanken ablehnte. Dies ging so weit, daß er für ein Verbot der Lehre Darwins in den Schulen eintrat, wofür er den Dank klerikaler Zeitungen erntete.

Es war schon mehr als Starrheit, wenn Virchow das vorliegende Material über die Phylogenese nicht gelten ließ, sondern den Neandertal-Schädel als einen rachitischen Schädel ansah. Wenn diese Fehldiagnose dem berühmten, kenntnisreichen, führenden Pathologen passierte, so kann man sie nur mit dem Haß erklären, den Virchow gegen den Entwicklungsgedanken hatte.«[28]

Nirgends wird, wenn man die Äußerungen Virchows insgesamt überblickt, seine Grundeinstellung zur Wissenschaft hinsichtlich der Beweisbarkeit von Theorien so eindeutig zum Ausdruck gebracht wie bei der Deszendenztheorie. Virchow zeigt sich als ihr Sympathisant, jedoch verlangt er immer wieder sichere Beweise. Solange diese seines Erachtens fehlen, lehnt er die Übernahme als Lehrstoff ab. Er verweist aber auch darauf, daß er schon vor Darwin gleiche Vorstellungen vertreten habe.

»Aber dass man aus einem Problem einen Glaubensartikel, aus einem Motiv der Forschung ein Princip der Synthese machte, dass man, statt zu untersuchen, sich in Voraussetzungen berauschte, das war fast noch schlimmer, als der Apriorismus der Naturphilosophen. Denn man stopfte in das neue System auch alle die guten Thatsachen, welche inzwischen gewonnen waren und welche in dieser Verbindung nur zu sehr Gefahr liefen, in dem Gewande von Hypothesen ihre wahre Bedeutung zu verlieren. Der »Kampf um das Dasein« erschien Vielen als etwas ganz Neues und Unerhörtes, gleich als ob die Lehre von der Selbsterhaltung und dem Selbsterhaltungstriebe nicht von jeher die Grundlage der Biologie gewesen wäre. Selbst die Lehre von der Vererbung, dieser der pathologischen Erfahrung so geläufigen Erscheinung, blendete in der neuen Gestalt manches sonst wenig erleuchtete Auge, und der Versuch, die pathologische Vererbung aus ganz neuen Standpunkten zu betrachten, führte mancher Jünger unserer Wissenschaft zu einem Aufwand von Gelehrsamkeit, bei dem sonderbarer Weise gerade die Archive der Pathologie am wenigsten in Contribution gesetzt wurden.« R.V. 1877[355]

»Mancher fragte mich erstaunt, warum ich nicht Darwinist sei, da doch meine eigenen Auffassungen sich mit denen des Herrn Darwin berührten. Ich kann dazu nur sagen, dass ich im Herzen Darwinist bin, wie ich im Herzen Kosmopolit bin. Aber gleichwie mich dieser innere Kosmopolitismus, oder, sagen wir, Humanismus nicht hindert, gutnationale Gesinnungen zu hegen und mich in vielen Stücken zuerst als Deutschen zu fühlen, so bin ich in der Wissenschaft zuerst Pathologe und als solcher muss ich stets betonen, dass die pathologischen Bildungen nirgends über die physiologische Möglichkeiten der Species hinaus sich entwickeln. Wir haben in der Pathologie keine Heterologie im Sinne des Darwinismus.« R.V. 1877[355]

»Ich darf hier wohl daran erinnern, dass ich zu denen gehören, welche nicht erst der neuen Anregung bedurften, um die Veränderlichkeit der »Art« als eine nothwendige Vorbedingung für die mechanische Theorie des Lebens zu begreifen. In einer Rede über die mechanische Auffassung des Lebens, welche ich im Jahre 1858, ein Jahr vor dem Erscheinen der ersten Auflage der Origin of species, auf der Naturforscherversammlung zu Carlsruhe hielt, habe ich dies in bestimmtester Weise ausgesprochen (Vier Reden über Leben und Kranksein. Berlin 1862, S. 31). Nicht minder hatte ich schon im Jahre 1849 den mechanischen Ursprung alles Lebens aus der allgemeinen Bewegung als eine logische Nothwendigkeit betont (Die Einheitsbestrebungen in der wissenschaftlichen Medicin. Berlin 1849).« R.V. 1877[355]

»Immerhin hat auch diese Theorie, wenn sie konsequent durchgeführt wird, eine ungemein bedenkliche Seite, und daß der Sozialismus mit ihr Fühlung gewonnen hat, wird Ihnen hoffentlich nicht entgangen sein. Wir müssen uns das ganz klar machen.

Nichtsdestoweniger, die Sache möchte so gefährlich sein, wie siewollte, die Bundesgenossen möchten so schlimm sein, wie sie wollten, sage ich doch: in dem Augenblicke, wo wir die Überzeugung gewönnen, die Deszendenztheorie sei eine vollständige stabilierte Lehre, welche so sicher ist, daß wir sie beschwören, daß wir sagen können, so ist es, da würden wir kein Bedenken tragen dürfen, sie ins Leben einzuführen, sie nicht bloß jedem Gebildeten zu überliefern, sondern sie jedem Kinde mitzugeben, sie zur Grundlage unserer ganzen Vorstellung von der Welt, der Gesellschaft und dem Staate zu machen und daraufhin den Unterricht zu gründen.« R.V. 1879[356]

»Im Gegenteil, ich meine, bevor wir solche Thesen als den Ausdruck der Wissenschaft bezeichnen, bevor wir sagen, das ist moderne Wissenschaft, müßten wir erst eine ganze Reihe von langwierigen Untersuchungen durchführen. Wir müssen daher den Schullehrern sagen, lehrt das nicht. Das, meine Herren, ist die Resignation, welche meiner Meinung nach auch diejenigen üben müßten, welche an sich eine solche Lösung für das wahrscheinliche Ende der wissenschaftlichen Untersuchung halten.« R.V. 1879[356]

»Das können wir aber nur bei schon Entwickelten, bei schon Gebildeten. Wir können nicht dieselbe Methode in die Volksschule übertragen, wir können nicht jedem Bauernjungen sagen: »Das ist tatsächlich, das weiß man und das vermutet man nur«. Im Gegenteil, das, was man weiß, und das, was man nur vermutet, mengt sich in der Regel so sehr in ein einziges Gebilde zusammen, daß das, was man vermutet, als die Hauptsache und das, was man weiß, als die Nebensache erscheint. Um so mehr haben wir, die wir die Wissenschaft tragen, wir, die wir in der Wissenschaft leben, die Aufgabe, daß wir uns enthalten, in die Köpfe der Menschen, und ich will es hier besonders betonen, in die Köpfe der Schullehrer dasjenige hineinzutragen, was wir bloß vermuten. Freilich, wir können nicht die Tatsachen ganz bloß als Rohmaterial übergeben, das geht nicht. Sie müssen in eine gewisse Ordnung gebracht werden. Aber wir dürfen diese Ordnung nicht ausdehnen über das unerläßlich Notwendige hinaus.« R.V. 1879[356]

»... der Versuch, insbesondere die Kirche einfach zu depossedieren und ihr Dogma ohne weiteres durch eine Deszendenzreligion zu ersetzen, ja meine Herren, dieser Versuch muß scheitern und wird in seinem Scheitern zugleich die höchsten Gefahren für die Stellung der Wissenschaft überhaupt mit sich bringen.« R.V. 1879[356]

»Ich habe als Freund und nicht als Gegner des Transformismus gesprochen, wie ich zu allen Zeiten dem unsterblichen Darwin freundlich und nicht gegnerisch entgegengetreten bin. Aber ich habe immer unterschieden zwischen Freund und Anhänger. Ich kann eine wissenschaftliche Hypothese freundlich begrüßen und sogar unterstützen, ehe sie durch Tatsachen bewiesen ist, aber ich kann ihr nicht als Anhänger zufallen, solange genügende Beweise fehlen.« R.V. 1887[379]

Ackerknecht (1957)[1] beurteilt zusammenfassend Virchows Haltung zur Deszendenztheorie :

»Virchow zeigte daher fortgesetzt Achtung und Sympathie für den Darwinismus als Hypothese. 1870 fand er, daß die sogenannte ›Abstammungstheorie‹ (des Menschen von einem affenartigen Vorfahren) vom logischen und vom spekulativen Standpunkt aus ausgezeichnet sei. Er stellte ebenfalls fest, daß die Evolutionstheorie ein ethisches Postulat sei. Nicht als Dogma, aber als ›Leuchtturm der Wissenschaft‹ würde der Darwinismus eine reiche Ernte bringen. Auch 1887 war seine Haltung symathisierend.

»Es ist bezeichnend, daß ebenso wie in der Bakteriologie Virchowgezwungen war, gegen Klebs, nicht gegen Pasteur, zu streiten, so in der Transformatismusdiskussion seine Polemiken primär gegen Haeckel, nicht gegen Darwin, gerichtet werden mußten. Der Leser von 1950, der nicht verpflichtet ist, ›modern‹ im Sinne von 1880 zu sein, wird in dem Fall von Klebs wie auch dem von Haeckel feststellen, daß Virchows Argumente der Prüfung der Zeit viel besser standgehalten haben als jene seiner Gegner. Im übrigen ist Virchow keinswegs der einzige große Anthropologe seiner Zeit, der im Hinblick auf den Darwinismus Zurückhaltung wahrte.«[1]

Als Anthropologe hat sich Virchow mit Rassenfragen beschäftigt. Durch Skelettuntersuchung stellte er fest, dass sich die europäischen Nationen aus verschiedenen Rassen zusammensetzten (Aschoff 1940)[8]. In den von Virchow initiierten ausgedehnten Klassifizierungen von Schulkindern, bei denen die Zeichen des reingermanischen Typs (blonde Haare, blaue Augen, weiße Haut) analysiert wurden, ergab sich, dass in Preußen nur ein Drittel und in Bayern nur ein Fünftel diese Merkmale aufwiesen (Posner 1921). Beide Untersuchungen belegten, dass für alle europäischen Staateneine Rassenmischung angenommen werden kann.

Problematisch ist Virchows Einstellung zu den Juden, wenn er sich auch entschieden gegen den Antisemitismus wendet.

»Dass es den Juden nicht gelang, alle Eingeborenen ›mit der Schärfe des Schwertes zu erschlagen‹, obwohl sie den Auftrag dazu hatten, muss ich zugestehen, aber ich hatte bis jetzt immer die Meinung, es sei die in diesem Punkte geübte Inconsequenz keine Folge ihrer Humanität, vielmehr ein Verstoss gegen das theokratische Regiment gewesen. Ich stützte mich dabei auf Richter 2, 1–3, und deducirte daraus das Princip der Intoleranz für den jüdischen Staat. Auch schien mir der Gedanke des ›auserwählten‹ Volkes den Nebenbegriff der Ausschliesslichkeit zu enthalten. Hr. Casel legt das grössere Gewicht darauf, dass die Juden thatsächlich Fremde im Lande hielten und ihnen sogar eine gewisse Gleichberechtigung zugestanden, und er hat gewiss Recht, wenn er diese Verhältnisse preist gegenüber den scheusslichen Rechtsverkümmerungen und Bedrückungen, welche christliche Staaten nachher gegen die Juden in Anwendung gebracht haben.« R.V. 1869[339]

»Alle Achtung vor den jüdischen, katholischen, evangelischen und wie sonst confessionell gegründeten und unterhaltenen Krankenhäusern und vor ihren Stiftern kann mich nicht abhalten, die allgemeinen Krankenhäuser und diejenigen, welche sie begründen und unterhalten, höher zu stellen. Worauf ich dränge, ist die Anerkennung der öffentlichen Krankenpflege als einer reinen Humanitäts-Einrichtung.«R.V. 1869[339]

»Es ist dies die Zeit, wo Juden und Araber unter den angesehensten Lehrern der Medicin hervortraten. Erst unsere Zeit hat hebräische Manuskripte an das Licht gefördert, welche erkennen lassen, mit welchem Eifer und welcher Gelehrsamkeit jüdische Ärzte des frühen Mittelalters für die Erhaltung und Förderung der Medicin thätig gewesen sind; man darf wohl sagen, dass bis in diese Zeit zurück sich die oft erhebliche Befähigung der Juden, die seitdem so Grosses für die Wissenschaft geleistet haben, verfolgen lässt.« R.V. 1894[393]

»Noch steht sie (die Volksseele) rathlos vor dem Räthsel des Antisemitismus, von dem niemand weiss, was er eigentlich in dieser Zeit der Rechtsgleichheit will, und der trotzdem, vielleicht auch deshalb, fascinirend selbst auf die gebildete Jugend wirkt. Bis jetzt hat man noch keine Professur des Antisemitismus gefordert, aber es wird erzählt, dass es schon antisemitische Professoren gebe.« R.V. 1893[386]

5.8 Virchow als Deutscher, der Kriegsgegner und Förderer des Friedens

Virchow fühlte sich immer als Deutscher, nicht als Preuße. Aus seinem Nationalgefühl sind seine Äußerungen gegenüber Frankreich während des Krieges 1870/71 zu verstehen. Trotz der Ressentiments tritt er jedoch für eine Verständigung zwischen den Völkern insgesamt und speziell der Wissenschaftler und Mediziner ein. Das steht in engem Zusammenhang mit seiner Grundeinstellung gegen den Krieg. Nur im Frieden könnten Freiheit, Bildung und Gesundheit für alle gewonnen werden, sei eine Entwicklung der Wissenschaft möglich.

»Möge der Deutsche, der so lange gewohnt war, fremdes Verdienst im Auslande doppelt anzuerkennen, doch nun auch anfangen, es im Inlande wenigstens einfach zu schätzen. Verwirklichen wir den grossen Gedanken der deutschen Einheit zunächst in uns; so wird ihm auch die äussere Geltung nicht fehlen!« R.V. 1861[325]

»Der Deutsche hat, wenn er dem Geiste seiner Nation entsprechend die Wahrheit sucht, ausser dem besonderen Fall, der ihn gerade beschäftigt, auch zugleich das Allgemeine im Auge. Die Erkenntniss des besonderen Falles soll zugleich dazu dienen, ein Stück allgemeinen Wissens zu erobern und die Richtigkeit einer allgemeinen Anschauung zu erproben. Daher nimmt jede gute Darstellung im Deutscheneinen gewissen idealistischen Charakter an, auch eine solche, welche practische Gegenstände betrifft, ja selbst eine materialistische. Unser Hintergrund ist ein mehr universeller.« R.V. 1871[347]

»Inmitten ernster Arbeit, welche nicht ohne harte innere Kämpfe war, einer Arbeit, welche jedes Gebiet des menschlichen Strebens umfasste, den Staat und die Gesellschaft, die Religion und die Wissenschaft, stört uns die unerträgliche Anmassung eines herrschsüchtigen Nachbarn und zwingt Alles zu gemeinsamer Abwehr. Wir müssen siegen, um endlich Ruhe zu haben im eigenen Hause.

Traurig genug ist es, daß wir ausser Stande sind, bei dieser Gelegenheit, wie wir gerne möchten, die Regierung, welche uns den Krieg gebracht hat, von dem Volke zu trennen, welches durch sie in den Krieg geführt wird. Wir wissen es wohl, was wir diesem Volke verdanken, und Deutschland ist gewiss am offensten in seiner Anerkennung gewesen. Die deutsche Wissenschaft und die Medicin insbesondere sind mit Enthusiasmus in die Wege eingetreten, welche die grossen französischen Denker am Ende des vorigen und im Anfang des gegenwärtigen Jahrhunderts eröffnet hatten.« R.V. 1870[344]

»Der alte Napoleon wusste diese Verschiedenheit des Volkscharakters wohl zu würdigen. Er kannte die deutsche Ideologie und er hasste sie so gründlich, dass er ihre Träger, wo er ihrer habhaft werden konnte, einfach erschiessen liess. Unser Volk seinerseits hat eine traditionelle Abneigung gegen die Franzosen, den ›Erbfeind‹, weil es seit Jahrhunderten darunter zu leiden gehabt hat, dass unsere Nachbarn mit derselben Consequenz, Grausamkeit und Zerstörungswuth, welche sie jetzt gegen einander ausüben, ihre practischen Experimente auf unser Gebiet herübergetragen haben‹ Deutschland liebt die Reform, Frankreich die Revolution. Das ist der Gegensatz in der Politik, wie in der Wissenschaft. Aber man kann sich verständigen.« R.V. 1871[347]

»Aber gedenken wir daran, dass die höhere Aufgabe nicht im Kriege gelöst werden kann, dass vielmehr eine lange und ausdauernde Arbeit des Friedens dazu gehören wird, humanes Wissen und Handeln zur

Grundlage aller öffentlichen Einrichtungen, zum Gegenstande alles privaten Strebens zu machen.« R.V. 1870[347]

»... so wird dann in dem Zusammenwirken des germanischen Idealismus mit dem französischen Realismus auch die Lösung jener schweren socialen Probleme gefunden werden, welche den dunklen Hintergrund des jetzigen Bürgerkrieges bilden.« R.V. 1871[347]

»... dass, was wir bekämpfen, im Wesentlichen nichts Anderes ist, als Unwissenheit und, was daraus folgt, Unwahrheit, Unsittlichkeit und Hoffahrt.

Möge doch gerade die Medicin, wie sie schon während des Krieges in beiden Heeren zu einem gewissen Zusammenwirken genöthigt ist, frühzeitig vorangehen und die innere Verständigung vorbereiten. Möge die gesammte Wissenschaft ihren Einfluss einsetzen, um in dem wiedergewonnenen Frieden die Versöhnung der Gemüther und die Einsicht in die Gemeinsamkeit der Interessen Aller zu fördern. Möge dann jedes der beiden Völker begreifen lernen, dass den Einzelnen nur auf dem Boden nationaler Entwicklung die Grundlagen ihrer Wirksamkeit gesichert sind.« R.V. 1879[344]

».. . dass die internationalen Verhältnisse auf Völkercongressen geordnet und eine allgemeine Entwaffnung der Heere vorgenommen werde, dieser Gedanke wird sich Bahn brechen, denn die Menschheit hat noch jedem wahrhaft menschlichen Gedanken Geltung verschafft. Nur so lange also, als die mangelhafte Bildung der Völker noch den alten Zustand unterhält, gestehen wir es der Gesammtheit zu, dass sie für ihre Selbsterhaltung in blutigen Kämpfen das Leben und die Gesundheit der Einzelnen in Anpruch nimmt.

Betrachten wir daher die Todesstrafe als principiell unmöglich, den Krieg nicht als ein nothwendiges, sondern als ein aus dem schlechten Bildungszustande der Völker hervorgehendes und daher mit zunehmender Cultur allmählich zu beseitigendes Uebel, so können wir von dem Staate erwarten, dass er die Möglichkeit der Existenz als ein Recht seiner Bürger anerkenne.« R.V. 1848[296]

»Denn zu den Schrecken der Hungersnoth und der Seuche tritt sofort noch der dritte, der des Krieges; sie sind verbrüdert, die drei apokalyptischen Reiter, welche die Kinder der Menschen würgen.« R.V. 1871[346]

»... möchten diese Leser energischer Vertheidiger der Lehre von der Nothwendigkeit des Friedens für das Gedeihen der Völker sein! Immerhin ist es als ein grosser Fortschritt zu betrachten, dass in den letzten

Jahren die Männer des Friedens begonnen haben, auch aus der Geschichte der Medicin ihr Rüstzeug zu holen, dass also wenigstens der Anfang gemacht ist, diese reiche und so sorgfältig gehegte Schatzkammer der gesammten Menschheit zu öffnen.« R.V. 1871[346]

»Wir gehören weder zu den Optimisten, noch zu den Pessimisten; wir glauben weder, dass sofort ein allgemeiner und ewiger Frieden hergestellt werden könne, noch dass für alle Zeiten ein ›bewaffneter Frieden‹, diese Missgeburt der Gleichgewichts-Politik, gepflegt werden müsse.« R.V. 1848[296]

»... daß die öffentliche Gesundheitspflege, die Aufsicht auf die Gesundheit des Volkes überhaupt eine der höheren Sorgen unserer Staatsmänner werden wird, als die Frage, mit wem man sich zuerst schlagen und wen man zuerst töten soll. Bravo, meine Herren! Wir Ärzte sind zu allen Zeiten die Apostel des Friedens und der Versöhnung gewesen.« R.V. 1869[340]

6. Rudolf Virchow – die Persönlichkeit

Eine autobiographisch-biographische Skizze

Autobiographien und Biographien sind in gleicher Weise eine Mischung von Wahrheit und Dichtung. Der sich selbst Darstellende wird subjektiv – bewusst oder unbewusst – sich und seine Eigenschaften so charakterisieren nicht nur, wie er sich sieht, sondern auch, wie er gesehen werden möchte. Dabei werden negative Züge entweder nicht erwähnt oder wohlwollend interpretiert, positive besonders hervorgehoben.

Zeitzeugen beziehen sich auf eigene Erlebnisse, Vorträge, Veranstaltungen und Publikationen, werden diese aber ebenfalls subjektiv behandeln in Abhängigkeit davon, wie sie zu der Persönlichkeit stehen, als Freund oder Gegner, Abhängiger oder Gleichgeordneter.

Jubiläumsworte und Nachrufe bemühen sich fast ausschließlich, das Positive im wissenschaftlichen und persönlichen Leben herauszustellen, umschreiben Misserfolge, Fehleinschätzungen und -haltungen verständnisvoll.

Die Biographen der Nachzeit entnehmen aus all diesem, das ihnen charakteristisch Erscheinende, setzen es in Beziehung zur historischen Umwelt und zu den Leistungen anderer aus dieser Zeit, stellen das Bleibende und Überholte für die Gegenwart heraus und vergleichen es mit den gegenwärtigen Ergebnissen.

Dieses letzte Kapitel soll entsprechend der Gesamtkonzeption dieser Monographie nicht eine neue Interpretation der Uminterpretation von Virchows Leben und Werk beinhalten, sondern durch Zitate versuchen darzustellen, welche Persönlichkeit Virchow war (oder gewesen sein soll). Gleichzeitig fällt damit auch ein Licht auf den jeweiligen Schreiber und seine Zeit.

6.1 Autobiographische Notizen

Bewusst beschränkt sich dieser Abschnitt auf Äußerungen Virchows über sich und seine Leistungen, die er in der Öffentlichkeit gesagt oder publiziert hat. Der persönliche Briefwechsel mit den Eltern, wohl kaum für eine spätere Publikation vorgesehen, würde nicht der Zielsetzung entsprechen; er ist jedoch sicher in die Beurteilung der späteren Biographen eingegangen.

»Es gelang mir, die Aufgabe, welche ich mir zunächst gestellt hatte, in dreissig, während der Monate November bis März gehaltenen Vorlesungen zu lösen. Das den einzelnen Vorlesungen vorgesetzte Datum wird denen, welche sich dafür interessiren, zeigen, dass ich auch an solchen Tagen, an welchen wichtige Verhandlungen des Hauses der Abgeordneten stattfanden, meiner Pflicht als Lehrer nachgekommen bin. Zur Beruhigung meiner Freunde kann ich hinzusetzen, dass die stille und so oft unbemerkte Arbeit des Gelehrten einen grösseren Aufwand an Kraft und Anstrengung erfordert, als die ihrer Natur nach geräuschvollere und daher meist dankbarere Thätigkeit des Politikers, welche mir wenigstens häufig wie eine Erholung erschienen ist.« R.V. 1863[331]

»Das Lernen, meine Herren, das Fortschreiten in der Wahrheit, ist unser Glück; unser höchstes Glück wird es sein, recht viel zu lernen und recht viele Fortschritte zu machen in der Wahrheit. Welches Glück es sein kann, in diesem Fortschreiten endlich einmal das Ende zu finden, eine ewige Ruheperiode zu erreichen, wo man sich nur noch der dauerhaften Betrachtung hingibt, davon haben wir Naturforscher allerdings keine Vorstellung, diese ruhige Kontemplation, dieser Abschluß alles Lernens ist uns etwas absolut Unverständliches, ja ich behaupte auch, daß es etwas absolut Unmenschliches sei. Ich verlange, daß wir daran festhalten und daß sich auch die ganze Menschheit mehr und mehr an den Gedanken gewöhne, daß jedermann fortarbeiten muß. Die Arbeit enthält ja auch zugleich die Sicherheit des Genusses, denn wenn wir arbeiten und selbst fruchtlos arbeiten, wenn wir uns nur sagen können, daß wir in dem Streben nach Wahrheit unsere Kräfte ehrlich angewendet haben, wenn wir sagen dürfen: du hast Deine Pflicht getan, wenn wir die Beruhigung in uns haben, daß wir gewirkt haben nach besten Kräften, so ist auch dieses ein Genuß. Aber, meine Flerren, ein Abschluß mit ewiger Ruhe – er mag für manche Gemüter etwas Befriedigendes haben, er widerstreitet geradewegs jeder Anschauung des Naturforschers.« R.V. 1873[351]

»Schliesst die Wissenschaft die Compromisse aus, weil sie immer die volle Wahrheit zu Tage fördern muss. Daher geht es ohne Kampf nicht ab, und dieser Kampf kann und muss zuweilen heftig werden. Aber muss er deshalb beleidigend werden? ist es im wissenschaftlichen Interesse, die

Person immer mit der Sache zu schlagen? hat nicht gerade die Wissenschaft das schöne Vorrecht, ihre Streitigkeiten rein objektiv durchführen zu können?« R.V. 1861[325]

»Ich gehöre jetzt so ziemlich zu den ältesten Professoren der Medizin, ich lehre nun mehr als dreißig Jahre meine Wissenschaft und darf sagen, ich habe in diesen dreißig Jahren ehrlich an mir gearbeitet, um immer mehr von dem subjektiven Wesen abzutun und mich immer mehr in das objektive Fahrwasser zu bringen. Nichtsdestoweniger bekenne ich offen, daß es mir nicht möglich ist, mich ganz zu entsubjektivieren. Mit jedem Jahr sehe ich immer wieder von neuem, daß ich selbst an solchen Stellen, wo ich geglaubt hatte, schon ganz objektiv zu sein, immer noch ein großes Stück subjektiver Vorstellungen bewahrt habe.« R.V. 1879[356]

»... schon länger bekannte Resultat der Forschung sei auf dem Gebiete der thierischen Gewebelehre durch die Bemühungen vieler Forscher erreicht und hier von mir in dem Schlagwort: ›Omnis cellula e cellula‹ ausgedrückt worden. Ich möchte doch in Anspruch nehmen, dass ich etwas mehr gethan habe, als ein blosses Schlagwort zu erfinden. In langjähriger, recht mühevoller und umfassender Arbeit habe ich mich allmählich durchgearbeitet, und wenn meine Untersuchungen vorzugsweise pathologische waren und deshalb vielleicht manchen ›normalen‹ Histologen unbekannt geblieben sind.« R.V. 1885[373]

»Zu allen Zeiten, auch in der ersten Zeit meiner wissenschaftlichen Thätigkeit, habe ich mich darauf bechränkt, gewisse, mir genehme Abschnitte zu meiner speciellen Untersuchung auszuwählen. Bei einer grossen Zahl von Untersuchungen Anderer habe ich mich, und ich denke, mit Recht, darauf beschränkt, sie zunächst zu prüfen, nicht durch Nachuntersuchung, sondern durch einfache Erwägung der beigebrachten Thatsachen, der eingeschlagenen Methoden, der abgeleiteten Schlussfolgerungen. Fand ich, dass die Thatsachen an sich zweifelhaft, die Methoden unsicher, die Schlussfolgerungen willkürlich waren, so bin ich in der Regel ›zur einfachen Tagesordnung übergegangen‹. Gute Arbeiten mit wichtigen Ergebnissen nehme ich jetzt vielleicht sogar mit grösserer Freudigkeit auf, als in den Tagen meiner Jugend, und wo ich sie zu citiren habe, da wird man leicht erkennen, dass ich noch heutigen Tages mich bemühe, dies in correcter und anerkennender Weise zu thun. Ist es von Wichtigkeit, durch Nachuntersuchung eine eigene Anschauung und Ueberzeugung zu gewinnen, da stelle ich sie an, aber ich habe keinen Grund, über alle diese Nachuntersuchungen öffentlich zu berichten.

Denn es ist nicht meine Sitte, das Verdienst fremder Forscher dadurch zu schmälern, dass ich meinen Namen, gleichsam als den eines Mitentdeckers, an die Seite des ihrigen stelle, oder dass ich gar den Glauben aufkommen lasse, als hätte ich die Entdeckung gemacht, die ihnen zukommt.« R.V. 1880[363, 364]

»Hr. Klebs treibt diese willkürlichen Insinuationen aber noch weiter. Er trägt in seiner, in öffentlicher Versammlung der deutschen Naturforscher und Aerzte vorgetragenen Rede kein Bedenken, Folgendes auszusagen: ›Auch dürfen wir uns nicht wundern, wenn ein Forscher, wie Virchow, nach so langer wissenschaftlicher Thätigkeit nicht mehr mit voller Freudigkeit auf die Arbeiten der Jüngeren eingeht, wenn ihm unklar oder unbewiesen deucht, was er selbst nicht mehr durch Nachuntersuchung auf seine Richtigkeit prüfen mag. Was berechtigt Hrn. Klebs zu einer solchen Darstellung? Unmöglich kann jemand von mir, ich denke, auch nicht von einem Andern erwarten, dass man jede Angabe der Jüngeren durch Nachuntersuchung auf ihre Richtigkeit prüfen soll.« R.V. 1880[363, 364]

In seiner Danksagung für Gratulanten zu seinem 60. Geburtstag (1881) schreibt Virchow unter anderem:

»Meine Freunde wissen, dass ich gewohnt bin, meine Arbeit auch ohne Aussicht auf Lohn zu thun, und ich darf sagen, dass ich noch jetzt keinen höheren Genuss kenne, als den, in der Arbeit zu lernen. Aber ich war stets bemüht, mir selbständige Genossen in der Arbeit zu gewinnen, und darum war es mir jetzt die höchste Freude und eine wahre Ermuthigung, den Zuspruch so vieler Männer zu empfangen, die sich als solche Genossen bekennen ...

Was ich noch zu leisten vermag, darüber wird die Zeit entscheiden. Ich kann nur die Versicherung aussprechen, dass ich die Lust an der Arbeit nicht verloren habe und dass ich alle meine Kraft daran setzen werde, das zu vollenden, was ich begonnen habe. Das Alter hat den Vorzug, manche Erfahrung benutzen zu können, welche der Jugend fehlt, und manche Erinnerung zu bewahren, welche der Literatur des Tages verloren gegangen ist. Aber es hat auch den Nachteil, dass es uns etwas schwerfällig und unlustig macht, wenn es gilt, in Streitigkeiten einzutreten, welche schon einmal oder schon mehrmals durchgefochten sind, und welche die nachfolgende Generation trotzdem wieder von Neuem aufnimmt. Ich tadle diese Wiederholung nicht, weil ich sie selbst durchgemacht habe. Auch ich habe meine polemische Zeit gehabt und ich kann nicht behaupten, dass ich jedesmal über die volle Summe des Wissens verfügt hätte, welches nothwendig gewesen wäre, um den Streitfall gerecht zu entscheiden. Jeder ist vor mir entschuldigt, der im Streit das Streben nach Wahrheit zu bewahren weiss und dem der Streit nur das Mittel ist, der Wahrheit den Sieg zu verschaffen. Wenn ich jetzt nur wenig Neigung habe, mich in den Streit einzulassen, so wird es gewiss jeder entschuldigen, der weiss, dass mir trotzdem noch Streit genug bleibt. Mein Schweigen möge nicht immer als Zustimmung angesehen werden. Wo es sich um grosse Fragen handelt, da, denke ich, werde ich auch immer auf dem Platze sein.«

»Wer von uns bedürfte mich freundlicher Ermuthigung in den wechselnden Ereignissen des Lebens? Freilich – das wahre Glück liegt nicht begründet im Beifall Anderer, sondern im eigenen Bewusstsein redlicher Thätigkeit. Wie könnten wir sonst, mitten in der Brandung des Tages, fest bleiben? Wie könnten wir die Hoffnung auf Fortschreiten und schliesslichen Sieg bewahren gegenüber den Angriffen unserer Gegner und all den Beleidigungen, die Niemandem, der im öffentlichen Leben steht, erspart bleiben? Wer während eines langen und thätigen Lebens der öffentlichen Beurtheilung ausgesetzt ist, lernt sicherlich ungerechte Kritik mit Gleichmuth zu ertragen, aber dies rührt allein von dem Vertrauen her, dass unsere Sache die beste sei und eines Tages doch triumphiren müsse. Dies ist unsere Hoffnung bei unserem Ringen um Fortschritt in Wissenschaft und Kunst; dies unsere Hoffnung in den Kämpfen um bürgerliche und religiöse Freiheit; und in dieser Hoffnung werden wir allmählich abgehärtet gegen böswillige Angriffe. Es ist dies eine Art von Immunisirung, welche, wie ich zugebe, auch grosse Nachteile hat, da die Verhärtung gegen ungerechte Angriffe leicht zu einer ähnlichen Gleichgültigkeit gegen gerechte Angriffe, ja sogar, gemäss dem in der Natur des menschlichen Geistes begründeten Hang zum Widerspruch, endlich zur Gleichgültigkeit gegenüber Lob und Anerkennung führen kann. Man zieht sich verschlossen auf sich selbst zurück, oft genug unzufrieden mit der Welt und mit sich selber. Denn wer vermag sich so vollkommen in sich zurückzuziehen, dass nicht die Erkenntniss der Mangelhaftigkeit menschlichen Denkens, von der Berechnung der gegnerischen Angriffe die Kruste selbst des verhärtetsten Selbstbewusstseins durchdringen könnte? Glücklich, wer Kraft genug hat, seine Beziehungen zu anderen Menschen festzuhalten oder wieder zu gewinnen und an der gemeinsamen Arbeit sich zu betheiligen! Dreimal glücklich, wer bei dieser Arbeit der Anerkennung hochgeschätzter Fachgenossen nicht entbehrt!

Solche Gedanken erfüllten mich, als ich, im Hinblick auf die gegenwärtige Gelegenheit, mein eigenes Leben und die Geschichte unserer Wissenschaft – oder, anders ausgedrückt, die Geschicke unserer Vorgänger überblickte. Wie oft befand ich mich selbst in einem Zustand von Kleinmuth mit dem ausgesprochenen Gefühl der Depression! Und die Geschichte unserer Wissenschaft, wie lange Perioden des Stillstandes, wie zahlreiche Unterbrechungen durch den Sieg von Irrlehren hat sie erlitten! Was mich rettete, war die Gewohnheit der Arbeit, der ich selbst in Tagen äusseren Missgeschickes nicht entsagte, die Gewohnheit wissenschaftlicher Thätigkeit, die mir stets als eine Erholung erschien, zumal nach ermüdenden und vergeblichen Anstrengungen auf politischem, socialem und religiösem Gebiet.« R.V. 1893[392]

Der als Danksagung zur Feier seines 80. Geburtstags verfasste Artikel »Zur Erinnerung« (1902)[409] kann sicher auch als letzte Lebensanalyse und Glaubensbekenntnis Virchows angesehen werden.

»Der Inhalt derselben ist so verschiedenartig, dass sie mir ein Spiegelbild meines ganzen, recht unruhigen Lebens vorgeführt haben und dass sie für jeden anderen verwirrend erscheinen mögen. Das kommt daher, dass ich im Laufe der Zeit recht verschiedene Richtungen der Forschung und der Thätigkeit eingeschlagen habe, und dass nicht nur der Ort meines Amtssitzes gewechselt hat, sondern dass ich auch auf grösseren Reisen ganz Europa und wichtige Theile von Africa und Asien besucht habe. Von jedem dieser Plätze sind mir persönliche Beziehungen geblieben, und zwar zum grossen Theil recht innige, welche durch treffliche Menschen getragen sind ... Nicht wenig hat dazu beigetragen, dass meine häufige Betheiligung an den periodischen wissenschaftlichen, sei es nationalen, sei es internationalen Versammlungen, insbesondere der deutschen Gesellschaft der Naturforscher und Ärzte und der deutschen Anthropologischen, mich direkt zu praktischer Mitarbeit zwang. So hat der Gang meiner Forschungen nicht nur die Länder und deren Bewohner in den Kreis meiner Darstellung gebracht, sondern ich habe je nach den Umständen sowohl die Medicin und die Naturwissenschaften, als auch die Anthropologie und die Archäologie, gelegentlich auch die Literatur, die Philosophie, die Politik und die socialen Zustände zum Gegenstand meiner Studien gemacht ...

Seitdem die öffentliche Hygiene als integrierender Bestandtheil der allgemeinen Fürsorge aufgestellt worden ist, hat der Vorwurf, dass ein Arzt auch Politiker sei, alle Bedeutung verloren. Es ist freilich auch jetzt nicht immer leicht, das Recht der ärztlichen Beurtheilung in grossen Fragen des Volkslebens anzuerkennen, und wer die Discussionen der letzten Jahre über Acclimatisation und Colonisation anhaltend verfolgt hat, der wird wissen, wie gefährlich es ist, in der Beurtheilung der Verhältnisse des Volkslebens über die wissenschaftlichen Grundsätze einfach hinwegzugehen, oder sie oberflächlich zu beurtheilen ...

Wenn ich noch jetzt trotz meiner gehäuften und zuweilen recht drückenden Arbeiten die sanitäre Aufsicht über die Städtereinigung behalten und sogar kürzlich von Neuem eine Wahl als Stadtverordneter angenommen habe, so darf ich wohl voraussetzen, dass man dies nicht dem Ehrgeiz, sondern einem strengen Pflichtgefühl und einer Beharrlichkeit in der Verfolgung grosser Aufgaben zuschreiben wird ...

Der so oft hervortretende Gegensatz zwischen der Praxis und der forschenden (nicht bloss theoretischen) Wissenschaft setzt grosse Kaltblütigkeit und Umsicht, aber auch grosse Ehrlichkeit und Zuverlässigkeit voraus, wie sie ohne die Controle der Wissenschaft kaum jemals in die Gebräuche des täglichen Lebens übergeführt werden. Am schlimmsten sind dabei die Halbwisser, die in dem Hochmuth der gewöhnlichen Laien glauben, sich über die strengen Forderungen des gelehrten Forschers hinwegsetzen zu dürfen ...

... vertraut dem Volke und arbeitet für dasselbe, dann wird auch euch der Lohn nicht fehlen, wenngleich der Abbruch zahlreicher Einrichtungen, das Verschwinden vieler Menschen, die völlige Umgestaltung des öffentlichen Lebens den Gedanken unserer Vergänglichkeit ganz nahe bringt. Das ist mein Glaubensbekenntniss, und mit diesem hoffe ich, so lange ich lebe, auskommen zu können ...

... Auch bin ich zu alt geworden, um neue Leistungen in Aussicht stellen zu können, welche würdig genug wären, um als eine Gegengabe betrachtet zu werden. Ich werde nicht müde werden, solange zu arbeiten, als meine Kräfte ausreichen. Aber ich kann nicht mehr versprechen, als dass ich versuchen werde, eine Reihe grösserer Arbeiten, die ich in jungen Jahren begonnen habe, zu einem auch für die grosse Welt brauchbaren Abschluß zu bringen. Im Uebrigen kann ich nur bitten, meinen etwa noch kommenden Arbeiten dieselbe gütige und nachsichtige Beurtheilung zu Theil werden zu lassen, die ich in so reichem Maasse, weit über alles Erwarten hinaus, bisher genossen habe.

... Wenn es richtig wäre, dass die Welt undankbar ist, so wäre es sicherlich die grösste Undankbarkeit, wenn ich diese Erfahrung auch auf mich anwenden und demgemäss als eine allgemeine Eigenschaft der Menschen anerkennen wollte. Grössere Anhänglichkeit, als ich sie in allen Kreisen unseres Volkes und selbst unter Angehörigen fremder Nationen gefunden habe, kann niemand zu finden erwarten oder gar in Anspruch nehmen. Ich habe solche Anhänglichkeit nicht erlangt, sie ist mir freiwillig gegeben worden; ich habe sie auch nicht erwartet, aber um so mehr bin ich dadurch angenehm überrascht und tiefinnerlich verpflichtet worden.« R.V. 1902[409]

6.2 Zeitgenossen, Mitarbeiter und Freunde über Virchow

Am 4. November 1846 schreibt Leubuscher an Meckel über den gerade 25 Jahre alten Virchow:

»Virchow kommt sehr in die Höhe; wenn er auch äußerlich mit einer großen Menge von Schwierigkeiten zu kämpfen hat, so repräsentiert er doch eine geistige Macht und Autorität, die ihm nicht mehr streitig gemacht werden kann. Ich bin erstaunt, was der Mensch zusammenarbeiten kann und wie er den Kopf für alle möglichen auseinanderliegenden Beobachtungen offen hat.« zit[92]

Im Mittelpunkt vieler Darstellungen steht der Hochschullehrer, der in den unterschiedlichen Lebensperioden different beurteilt wird. Aus den Würzburger Jahren stammen Beschreibungen von Haeckel, der an seinen Vater schreibt:

»‚Dies Kolleg ist so einzig in seiner Art ... behandelt größtenteils Sachen, die noch gar nicht gedruckt sind ...‹ Und weiter: ›Trotzdem aber fast alle hier anwesenden Mediziner das Kolleg fleißig besuchen, möchte ich doch dreist behaupten, daß kaum der zehnte Teil ihn nur einigermaßen versteht. Wenigstens gilt dies von der überschwänglich philosophischen Einleitung... Der Vortrag Virchows ist nämlich schwer, aber außerordentlich schön, ich haben noch nie solche prägnante Kürze, gedrungene Kraft, straffe Konsequenz, scharfe Logik und doch dabei höchst anschauliche Schilderung und anziehende Belebung des Vortrages gesehen, wie sie hier vereinigt ist. Aber andrerseits ist es auch, wenn man nicht gespannteste Aufmerksamkeit, eine gut philosophische und allgemeine Vorbildung mitbringt, sehr schwer, ihm ganz zu folgen.«[257]

»Der Ruf der Virchowschen Vorlesungen beruhte ganz wesentlich auf der Ausstrahlungskraft der starken Persönlichkeit Virchows. Jedenfalls berichten seine Schüler übereinstimmend von der großen Anziehungskraft, die von seinen Kollegen ausging, und daß viele der Studenten gerade seine Vorlesungen wegen einige Semester lang nach Würzburg kamen[68]. Sie erlebten einen Virchow, dessen Temperament und Kampfeslust aus der Berliner Zeit gewandelt war in eine gemessene Gelassenheit und kühle Eindringlichkeit. Wie auch in seinen Schriften wollte er seine Hörer nicht für seine neue Lehre erobern, er wollte sie durch die Unbestechlichkeit gesicherter Beobachtungen und die Logik seiner Schlußfolgerungen von der Wahrheit, die Richtigkeit seiner wissenschaftlichen Thesen überzeugen. Und wenn er Hypothesen vortrug, dann tat er es mit der Vorsicht des rein Objektiven und Tatsächlichen Besessenen: ›Dieses ist aber nicht bewiesen, sondern das ist meine Meinung, meine Vorstellung, meine Theorie, meine Speculation.«[257]

»Aufmerksame Hörer konnten bei wiederholtem Besuch einer und derselben Vorlesung erleben, wie sich die Vorstellung Virchows im Zeitraum weniger Jahre gleichsam coram publico vollzog.«[257]

»Daher kam es, daß die Vorlesungen am meisten unter den Anforderungen der damals besonders zeitraubenden politischen und kommunalen Tätigkeit Virchows zu leiden hatten. Zur rechten Zeit war Virchow nur selten da, oft mußten die Studenten eine halbe Stunde und länger auf den Lehrer warten, gelegentlich ging ihnen die Geduld aus, und sie verließen den Hörsaal; einmal wenigstens kehrten sie auch nicht zurück, obwohl ihnen der Professor im Charitégarten begegnet war.«[215]

»Eine ›Repräsentation der ganzen Wissenschaft‹ bildet auch der Inhalt der Vorträge, welche Virchow in den Vereinen gehalten hat. Wer aus dem engen Fenster seiner niederen Specialistenhütte zu dem gewaltigen Bau aufsieht, welchen schon dies Leistungen Virchows darstellen, dem zieht ein Schauer der Bewunderung durch das Herz. In diesen Vorträgen geht keine Specialität leer aus, im Gegentheil, vielen werden grundlegende Thatsachen und Anschauungen mitgetheilt, darüber hinaus aber die allgemeinen Fragen erörtert; die Einheitsbestrebung der Gesammtmedicin tritt uns sichtlich vor Augen.«[112]

Das Bild des Wissenschaftlers Virchow zeichnen Freunde und Anhänger sichtlich anders als die persönlichen und fachlichen Gegner. Interessant ist unter den vielen Dokumenten der Briefwechsel zwischen Henle und Pfeufer.

Brief Henle's an Pfeufer, Juni 1856:

»Daß meine Berufung dazu dienen sollte, Virchow etwas Unangenehmes zu erweisen, glaube ich auch und war in Versuchung, mich dem widerwärtigen Menschen recht auf die Nase zu setzen. Aber um darauf mit einiger Behaglichkeit zu balancieren, dazu gehört ein etwas loser Zusammenhang zwischen Gehirn und Respirationsorganen, als die Natur mir beschieden, und um gegen einen so intriganten, kein Mittel verschmähenden, den Berliner Ärzten so recht auf den Leib angemessenen Schwätzer mit Erfolg zu operieren, hätte man doch einiger Bundesgenossenschaft sicher sein müssen.«[142]

Am 22. 10. 1855 schreibt Henle wieder an Pfeufer:

»Virchow werden wir wohl gewähren lassen müssen. Einem so rührigen und gewissenlosen Gegner gegenüber fehlt es uns an der nötigen kleinlichen Bissigkeit, um ihn in alle Schlupfwinkel seines Dachsbaues zu verfolgen. Doch habe ich mit wahrer Befriedigung den Aufsatz über Zellularpathologie gelesen, in welchem sich der eitle Geck die Stelle, die er in der Entwicklung unserer Wissenschaft einzunehmen wünscht, selbst zurechtmacht. Wenn ich zu einer neuen Auflage und Umarbeitung meiner rationellen Pathologie komme,... Will ich Virchow den ihm gebührenden Platz in einer Art processus vermiformis der Geschichte anweisen.«[142]

Am 11.10.1861 schreibt er an Pfeufer, dass Virchow einen Kongress in Speyer schon 14 Tage lang »seine Gloriole mit der ihm eigentümlichen schlauen Nonchalance vorbereitet hat«. Am 20.4.1865 ist er dann einmal gerecht: »Ich will nicht sagen, daß nicht Manches von dem, was Virchow vorgebracht hat, sich bewähren möge«. Aber am 19. 1. 1868 schreibt er zornig, dass die »ganze jüngere, von Virchow eingeseifte Generation« seinen Namen »geflissentlich ignoriert«. »Ärgerlich ist mir dies nicht nur um der lieben Eitelkeit willen.« Seine »vor 25 Jahren verspotteten kontagiösen Pilze würden zu Ehre und Ansehen gelangen«, wenn seine Arbeiten beachtet würden.«[142]

»Naunyn schildert Virchow auf der Naturforscherversammlung wie folgt: ›Ein regelmäßiger hochgefeierter Besucher war damals noch Virchow. Er schlief morgens ziemlich lange, und wenn er um 9 Uhr seine Gemächer verließ, mußte der Stab bereit sein, der ihm das Geleit gab. Wo er sich in einer Sitzung sehen ließ, war es selbstverständlich, daß er das Ehrenpräsidium übernahm. Dann saß er in unübertrefflicher Unergründlichkeit da, nur selten, in meist wenig verbindlichen Auslassungen, ein Interesse zur Schau äußernd. Geradezu peinlich war sein Auftreten bei dem großen Festmahl. Mit dem Beginn wurde auf sein Erscheinen gewartet, andernfalls war er sehr ungnädig, gewöhnlich aber ließ er lange, einmal eine volle Stunde, warten. Nach dem zweiten oder dritten Gang stieg seine Ansprache. Diese seine Ansprachen waren unerfreulich, ganz ohne Interesse für die große Masse der Zuhörer.

Er verlor sich fast immer in die politische Rolle, welche die Naturforscherversammlung einst vor damals 60 Jahren, gespielt habe, und in die Anfechtungen, die sie damals erfahren habe ... aber seine kalte, leblose Darstellung ließ kalt. Sein schwaches Organ machte ihn ohnehin nur der allernächsten Umgebung verständlich, und bald tauchte seine Rede in der allgemeinen Unruhe völlig unter. Es waren jedesmal peinliche zwei, auch drei Viertelstunden, bis er wieder Platz nahm. Gesellig und angenehm war der hohe Herr dann abends im freundschaftlichen Verkehr; unterhaltend und nicht ohne Bemühen, freundlich, selbst verbindlich zu sein. Er war dann ausdauernd bis zur Unermüdlichkeit ...« (Naunyn, 1952 «Erinnerungen, Gedanken und Meinungen« [München]) zit.[29]

»Wenn wir hohen Bergen gegenüber stehen, deren in den Aether ragende Häupter im Glanze des Firnschnees erstrahlen, so ist meist der erste Eindruck der einer gewissen Beklemmung. Angesichts der eigenen Kleinheit. Erst allmählich fangen wir an zu vergleichen, wir nehmen den Maasstab unserer Erfahrungen zu Hülfe und nun erkennen und begreifen wir erst die ganze Grossartigkeit der Erscheinung. Dann aber fühlt sich unser Gemüth erhoben und von Freude an der Pracht der Natur erfüllt. Aehnlich wird es jedem ergehen, welcher das unten folgende Verzeichniss der Leistungen Virchows in medicinischen Vereinen betrachtet. Das Alles hat ein und derselbe Mann in der kurzen Spanne des Menschenlebens vollbracht! Diesen Eindruck muss zunächst Jeder gewinnen, dessen Auge mit Staunen den Raum bemisst, welchen die nackte Wiedergabe der Ueberschriften der Vorträge im Druck einnimmt. Beschäftigen wir uns aber näher damit, so erfüllt uns neidlose Bewunderung über die Riesenhaftigkeit der Leistung. Abgesehen von der Fülle exacter Einzelbeobachtungen sehen wir die höchsten Probleme unserer Wissenschaft erörtert und überall die Grenzen unseres Wissens weiter hinausgerückt. Schließlich erfüllt unser Herz berechtigter Stolz. Denn es ist ›unser‹ Virchow, welcher durch diese ungeheure Arbeit sich den Dank der Mit- und Nachwelt erworben hat.«[112]

»... So muss man sich erinnern, daß Virchow in erster Linie eine kritische Natur war, die von dem einmal gewonnenen gesicherten Standpunkt aus mit den wirklichen und scheinbaren Schwächen der Gegner erbarmungslos aufräumte. Unähnlich den meisten grossen bahnbrechenden Schöpfungen liegt der Beginn zur grössten Reform der Medicin, zur Cellularpathologie Virchows nicht in einem Aufblitzen einer neuen Idee oder dem Auffinden vorher vergebens gesuchter Gedankenverbindungen, sondern in der Kritik der Schwächen der Schwannschen Entdeckung und Schritt für Schritt wurde gemacht, bis erst die ganze Gedankenreihe sich zur Klarheit durchgearbeitet hatte. Bei Virchow herrscht das Bedürfniss zur Kritk in Allem, was er anfasst, so vor, dass seine Kritik wird vielfach rein analytisch, oft sogar einfach absprechend, negirend.«[146]

»Es sind gerade zwei Jahre verflossen, seit wir einen Glückwunsch zu Rudolf Virchows 70. Geburtstage an dieser Stelle mit den Worten einleiteten: »Wer es unternehmen wollte, ein umfassendes Bild von dem Leben und Wirken des Gefeierten zu geben, müßte sich als einen Geist empfinden von einer Universalität, die der seinen nahe käme. Zahlreich und tief sind die Spuren, die seine Arbeiten in den verschiedensten Gebieten menschlichen Wissens und Forschens hinterlassen habe. Diesen Spuren überall nachzugehen, diesen Arbeitsantheil im Einzelnen festzustellen, würde eine Aufgabe sein, die nicht Einer – die nur eine Vereinigung von Fachmännern würde lösen können, wie sie sich Beispiels halber zur Schilderung von Alexander von Humboldt's Leben und Wirken zusammengefunden hat.«[236]

Im Glückwunschschreiben der deutschen pathologischen Gesellschaft zum 80. Geburtstag Virchows heißt es unter anderem:

»In diesem stolzen Bewusstsein darf sie heute nicht fehlen unter den Jubilierenden, Ihnen den huldigenden Gruss zu entbieten als dem stets rüstigen Beherrscher der gesammten Wissenschaft vom kranken, wie vom gesunden Menschen ...

Verdankt Ihnen doch die deutsche pathologische Gesellschaft ihre erste Entstehung und Organisation, damit auch die rührige Entwicklung, die sie in den fünf Jahren ihrer Existenz bisher genommen hat! Ihnen, hochverehrter Meister, verdankt sie im Besonderen sowohl das Statut, als das sichere Programm, den anatomischen Gedanken als die Richtschnur aller medizinischen Betrachtung und Forschung festzuhalten, Ihnen aber auch die weise Regel, bei der üppich wuchernden Masse der Beobachtungen streng, doch wohlthuende Kritik zu üben und kaltes Blut zu bewahren in dem unaufhörlichen Wandel der medizinischen Doktrinen des Tages! ...

Mit dem Namen Virchow an der Spitze kann alsdann der deutschen pathologischen Gesellschaft das fröhliche Gedeihen nicht ausbleiben. Dies zu schauen möge Ihnen, dem betagten und doch so jugendfrischen Meister und Lehrer, zugleich uns, Ihren dankbaren Jüngern, ein gütiges Schicksal gewähren!«

»Ich erschrak mächtig, folgte aber natürlich errötend der Aufforderung, und nun zeigte und erklärte Virchow einen wichtigen und interessanten Fall nach dem anderen, und es quollen nur so die Perlen der Weisheit aus des Erklärenden Munde.

Es ist schon vorher angedeutet worden, daß Virchow den Dienern gegenüber auf strenge Wahrung der Form hielt, dasselbe war den Assistenten gegenüber der Fall. Wer Urlaub haben wollte – auch den ihm zustehenden – mußte ein ›ganz gehorsamstes‹ schriftliches Gesuch einreichen.

Unvergeßlich ist mir die Szene, als ich nach dem an Cholera erkrankten alten Oberwärter Fischer zu sehen kam und fand den Chef mit allem Eifer damit beschäftigt, dem Kranken die Waden mit einer Bürste zu bearbeiten. Ebenso bekümmerte er sich um das persönliche Befinden seiner Assistenten. Als ich damals an der jedem Neuling drohenden ›Charité-Angina‹, wie wir sie nannten, erkrankt war, hat Virchow, obwohl er damals schon auf ärztliche Praxis und seine frühere Krankenabteilung in der Charité verzichtet hatte, mich selbst untersucht und mir therapeutische Ratschläge erteilt, und als ich den Institutsdienst wieder antreten wollte, schickte er mich nach vorgenommener Untersuchung noch für einen Tag nach Hause.«[215]

Schleich (1920)[251] beschreibt in seinen Erinnerungen die erste Begegnung und Erlebnisse mit Virchow:

»... und wir standen vor dem Allmächtigen, einem kleinen, gelbhäutigen, eulengesichtigen, bebrillten Manne mit dem eigentümlich stechenden und doch leicht verschleierten Auge, an dem die Armut von Wimpern auffiel. Die Augenlider waren papierdünn, wie pergamenten. Sehr fein geschnitten war die Nase, die den Stolz ihres Trägers in zwei sehr graziös geschweiften Nüstern, die leicht beim Sprechen wie halb hohnvoll zitterten, bekundeten. Schmale, blutlose Lippen, nicht allzu üppiger grauer Vollbart. Er zehrte gerade an einer belegten Berliner Schrippe. Neben dem Teller stand eine kleine Weiße. Das war das einzige Frühstück, welches dieser Heros des Beobachtens und Registrierens nach dem Morgenimbiß bis in die späten Nachmittagsstunden trotz Kollegabhaltens, Empfängen, Examen, Sektionsprotokollen, anthropologischen

Messungen, Parlamentssitzungen usw. einnahm. Seine Gattin, welche in Bewegungen, Sprache, langsam und still aneinanergereihten Worten und Manieren völlig den Rhythmus des Gatten übernommen hatte und ganz im Banne seiner Bedeutung stand, hat mir später selbst erzählt, daß Virchow fast regelmäßig dazu noch bis 1 Uhr nachts und länger zu Hause arbeitete und spätestens um 6 Uhr aufstünde ...

Virchow war ganz krasser Mechanist und Materialist und wollte die Gesamterscheinungen des Lebens aus dem Mechanismus der Zellen erklärt wissen ...

Dann sagte Virchow: »Sie können es ja seitenweise bei mir lesen, wie ich zu allem Transzendenten und Metaphysischen stehe. Hier hört buchstäblich mein Interesse auf!« – »Ja«, warf ich ein, »es ist nur merkwürdig, daß für so viele Leute gerade da das Interesse beginnt, z. B. in der Frage nach Gott!« »Aber«, rief er, »lassen sie doch alle die theologischen Mätzchen aus dem Spiel. Lesen Sie bei Kant, was er von den sogenannten Beweisen für das Dasein Gottes gedacht hat!« – »Aber man befindet sich doch mit dem Gottesglauben in einer sehr guten Gesellschaft. Ich kenne keinen ganz überragenden bedeutenden Menschen, der nicht an so etwas wie Gott oder Geist der Natur geglaubt hat«, sagte ich etwas unvorsichtig. Virchow blieb stehen und fragte ganz naiv: »Halten Sie mich nicht für bedeutend?« – »Natürlich!« stammelte ich, »Na also!« Nun ist er lange dahin. Er, der große Dichter des Romans von der Zelle, er, der nicht wußte, daß auch er des ewig-kolliquativen Verleimungszustandes des Gehirns teilhaftig geworden war, welcher allen Genies die Möglichkeit staunenswerter, unerhörter Assoziation, die Ahnung wunderbarer Zusammenhänge überhaupt erst ermöglicht. Was er kolliquativ (verschmelzend) dachte, war eben ein Plus von Ganglienverbindungen aus dem Gebiet verschiedener Überschaubarkeiten. Virchow war aber trotz des ungeheuren Schatzes an Einzelwissen doch in gewissem Sinne dogmatisch; er selbst arbeitete deduktiv, während er sich für den Klassiker der Induktion hielt, was er gewiß auch war.

So ist es gekommen, daß ein Mann, der Jahrzehnte hindurch der Beherrscher und Besetzer aller Lehrstühle der Medizin war, heute fast zu den Vergessenen gehört, der hier und da noch einmal erwähnt wird, meist zur Bekämpfung seiner Lehren, während es durch Jahrzehnte keine Seite, die von der Medizin handelte, gab, auf der er nicht fünf- bis sechsmal zitiert wurde.

Ehe er es gedacht und für möglich gehalten hätte, gehört er zum Mittelalter und ist Klassiker geworden. seine Terminologie steht, seine Lehre ist dahin. Erst ein Revolutionär mit Prometheus-Licht-Gedanken, dann eine Phase des Alleinherrschers, dann eine schwere Hemmung des Kommenden. Das ist die Tragik des Genies, und allein an diesem zwingendem Verhältnis läßt sich erweisen, wie groß er war.«[251]

Natürlich werden wir dieser romanhaften, blumigen Charakterisierung Virchows heute sowohl in der Darstellungsart wie auch in der inhaltlichen Einschätzung nicht mehr zustimmen, sie zeigt aber doch, wie sehr Virchow auf seine Mitmenschen wirkte und wie man auch 20 Jahre nach seinem Tode dachte.

Anläßlich Virchows 80. Geburtstages schrieb A. Gollstein in der Wochenschrift »Die Nation« (Nr. 2 vom 20. 10. 1901):

»Wir alle, ohne Unterschied des Alters und der Nation, sind so vollkommen in der Virchow'schen Lehre aufgegangen, daß es unschwer wird, ohne Zwang uns in die vor seinem Auftreten herrschenden Auffassungen hineinzudenken. Die erste prinzipielle Grundanschauung, auf die er die moderne medizinische Forschung hingewiesen hat, ist nach seinen eigenen Worten der anatomische Gedanke. Die Zellularpathologie ist die zweite Großtat Virchow'scher Forscherarbeit.

Bewundernswert war stets die Kritik und die Unbefangenheit, mit der Virchow vage Vorstellungen richtigstellte, neue, wirklich wertvolle Funde aber aufnahm, bewundernswert aber auch die durch seine universelle Kenntnis gestützte Klarheit, mit der es ihm gelang, Schwierigkeiten zu beseitigen.« zit[91]

6.3 Aus Nachrufen

»De mortuis nil nisi bene« gilt als Grundsatz für das Gedenken an einen jüngst Verstorbenen; und so sind Nachrufe Möglichkeiten, das Positive, Überragende einer Persönlichkeit zu artikulieren und zu formulieren.

»Was war wohl der tiefere Grund dieses allgemeinen Vertrauens, das man Virchow entgegenbrachte? Überhaupt, worin lagen denn die starken wurzeln seiner Kraft? Nicht allein in den grossen wissenschaftlichen Leistungen, nicht allein in seinem ungewöhnlich scharfen kritischen Sinn oder in der unermüdlichen Bereitschaft zu Rat und Tat meines Erachtens vertraute man ihm wegen der großen Übezeugungstreue und der ausgesprochenen Festigkeit des Glaubens an sich selbst, die bei allen seinen Aktionen so leuchtend zu Tage traten. Hilf Dir selbst, so hilft Dir

Gott! das war sein Wahlspruch. Schon die Veröffentlichungen über den schlesischen Hungertyphus atmen diese felsenfeste Zuversicht auf die Richtigkeit und Zuverlässigkeit des von ihm objektiv Beobachteten; man lernt aber daraus zugleich Virchows Tapferkeit kennen und bewundern, wie er keine Scheu trägt, die objektiv erkannten Übelstände der Autorität gegenüber beim richtigen Namen zu nennen und die Ausrottung der Wurzel des Übels zu verlangen. Wie ein Heros vom fatalistischen Zwange, so wird Virchow durch das unerschütterliche Vertrauen auf die eigene Kraft getrieben, bei jedem passenden Anlaß die erkannte Wahrheit zu verkünden und heldenhaft zu verteidigen, mit der Beharrlichkeit, die kein Ermatten kennt. Die zwingende Macht der Tatsache, die Virchow offenbar hat, ruft ihn immer wieder in die Arena der Diskussion; unablässig ist er bemüht, den Gegner davon zu überzeugen, nichts liegt ihm ferner, als der Versuch, diesen mit glänzenden Worten zu überreden. Gerade dadurch aber bekam seine Rede den fascinierenden Einfluß auf seine Zuhörer, namentlich auch im persönlichen Verkehr. Das habe ich oft genug an mir selbst wahrnehmen können. So wie Virchow hat kein anderer Lehrer oder Schriftsteller auf mich den aktuellen Eindruck gemacht, die Wirklichkeit richtig erkannt und das Wesen der Dinge, die er besprach, erfaßt zu haben. In dieser Beziehung wüßte ich neben unserem Hochmeister des Denkens nur noch den allgewaltigen Beherrscher der Seelen: Bismarck zu nennen, der nach meinem Empfinden wohl noch ein grösserer Meister im Wägen des realen und idealen Wertes der Dinge war, ebenso mächtig des geeigneten Wortes, den Nagel auf den Kopf zu treffen, wie unser Virchow.

Nach den hier bezeichneten Zügen des Charakters und der geistigen Anlage begreifen wir es, daß Virchow der Mitwelt als ein Fürst im Reiche der Gelehrten erschien; die Nachwelt wird sein Bild übernehmen als das eines gewaltigen Sehers und Bekenners der Wahrheit; für alle Zeiten bleiben wird er ein Admirabile constantiae et fortitudinis exemplum.«[235]

»Wenn ich nun aber des letzten großen Toten gedenke, der unserer Gesellschaft erst vor wenigen Tagen entrissen worden ist, unserer Gesellschaft, die ihm vor allem ihre neue Gestalt verdankt, da ist mir, als käme diese Entwicklung selbst in leuchtender Gestalt dahergeschritten.«

»Es muß durchaus eingeräumt werden, daß unter den zahleichen tagenden Geistern, deren Zusammenwirken die Wiedergeburt der Medizin im Laufe des vorigen Jahrhunderts zu danken ist, nicht wenige an Tiefe der Intuition, an Reichtum der schöpferischen Phantasie, an Größe naturwissenschaftlicher Auffassung Rudolf Virchows gleichen, ja einzelne ihn vielleicht übertrafen.«[141]

»Trotzdem aber hat kein einziger diesem bedeutenden Zeitalter den Stempel seines Ingeniums in gleicher Weise einzuprägen gewußt wie der Mann, von dessen kaum geschlossenen Grabe wir kommen. Es ist das um so erstaunlicher, als diese suggestive Einwirkung Virchows auf den Gang unserer Wissenschaft sich im Grunde genommen auf den kurzen Zeitraum eines Jahrzehnts beschränkt; denn noch nicht vierzig Jahre war er alt, als das Gebäude seiner neuen Lehre fix und fertig dastand; alles Spätere war Einrichtung und Ausbau, keine Neuschöpfung mehr. Das Verständnis für die Herrschermacht, die dieser eine Geist sich in dem Reich unserer Gedanken erobert, ist doch nicht bloß in der wundervollen Stetigkeit und Sicherheit zu suchen, mit der er ohne Schwanken und Irrwege zu seinen reformatorischen Konzeptionen gelangte – ohne Schwanken deshalb, weil er keinen Schritt tat, wo nicht die Keuschheit und Strenge des echten Naturforschers ihn leitete –, sondern auch in der Klarheit und Eindringlichkeit, mit der er sofort seine neuen Gedanken zu verkünden und schließlich in ein Wort zu fassen vermochte. Es ist mit dem Worte doch nicht immer so, wie der Spötter Mephistoles meint: als Virchow das Ergebnis seiner Arbeit in das Wort Zellularpathologie faßte, da übte dieser kurze Hauch eine magische Gewalt auf die Geister aus, denn er umschrieb eine neue Auffassung vom Rätsel des Lebens überhaupt. Aber auch das erklärt vielleicht noch nicht die Popularität, deren sich unser deutscher Meister vier Jahrzehnte lang auf der ganzer, Welt erfreute. In Virchows Natur lag etwas Faustisches. Freilich nicht von jenem Faust, der von Genuß nach Begierde schmachtete, aber von jenem Dämon unersättlichen Wissens- und Schaffenstriebes, den es nicht leidet innerhalb der noch so weit gesteckten Grenzen eines Berufes. So trieb es den, der als Siebenundzwanzigjähriger schon über das Leben grübelte, in das Leben hinaus auf die Höhen und Tiefen der Menschheit; so wurde er in Gemeinde, Staat, Reich Führer von Strömungen und Parteien, Organisator und Schöpfer großer bleibender Einrichtungen. In die Ferne trieb es ihn auf weite Reisen, in die Tiefe des Bodens grub er sich, alle Kulturen zu erforschen, nicht Menschliches sollte ihm fremd bleiben. So hat er sich die Verehrung von ungleich weiteren Kreisen der zivilisierten Menschheit erworben, als das sonst auch dem größten Fachgelehrten gelingt. Und im Gegensatz zu dieser weltbeherrschenden Stellung innerhalb eines nicht kleinen Kulturgebietes, die er einnahm, stand seine absolute Uneigennützigkeit und wahrhaft antike Anspruchslosigkeit in bezug auf persönlichen Vorteil, persönliche Bequemlichkeit, eigenen Gewinn. Treu, steifnackig, bedürfnislos, war er ein echtes Kind des Landes vom kategorischen Imperativ. Ein großer Forscher, ein großer Idealist!«[141]

»... hat Virchow auch alle Correcturen selbst gelesen, und das grosse Interesse, welches er scheinbar äusserlichen Dingen, wie der Rechtschreibung, zuwandte, die Sorge um die Verständlichkeit des Ausdrucks, besonders bei Arbeiten ausländischer Autoren, haben ihm manche böse Stunde bereitet und die Ruhe vieler Nächte geraubt. Er sah aber in der zweifellosen Verständlichkeit des literarischen Ausdrucks das nothwendige Ergebniss einer vollkommenen sachlichen Durcharbeitung. Wo er orthographische und gröbere stilistische Mängel fand, bemühte er sich deshalb, sie auszumerzen und dadurch belehrend auf den Autor einzuwirken. Gewohnt, in jeder Weise selbständig zu denken und zu handeln, unterlies er es nicht, eine nach eigenen Grundsätzen frei entwickelte Rechtschreibung auszubilden. Mit grosser Consequenz und keine Mühe scheuender Genauigkeit verfuhr er dabei. Dass sich auch einzelne Ungewöhnlichkeiten einschlichen, wer will ihn deshalb tadeln? Er zog sie, angesichts der unglücklichen Lage der deutschen Rechtschreibung, halben Maassregeln vor.«[150]

»... an der Spitze dieser Zeitschrift, die er zu dem gemacht, was sie seit Langem geworden und bis auf den heutigen Tag geblieben ist: das mächtigste strategische Mittel in dem geordneten Kampfe um die verborgenen Gründe der medicinischen Erkenntniss.

So tief schmerzlich der Verlust Diejenigen, welche ihm persönlich und im geistigen Ringen nahe standen, und weit über diesen verhältnismässig engen Kreis hinaus alle Die berühren muss, welche überhaupt ein Interesse am Fortschreiten der Cultur haben, so hat dennoch Keiner ein Recht, zu klagen. Der Führer ist geschieden, nachdem er ein Leben vollendet, das an Reichtum des Inhalts wie der geistigen Erfolge beispiellos dasteht.«[150]

»Das zu Ende neigende Jahr nimmt mit sich hinüber in die unbegrenzte Ewigkeit aus den Reihen unserer grossen Meister den Grössten: Rudolf Virchow.

Wenn die Neurologie und Psychiatrie – ebenso wie die übrigen Disciplinen, denen der Verstorbene mit seinem rastlosen Fleisse und vielseitigen Wissen diente – voll Wehmuth und Dankbarkeit dem Scheidenden nachblickt, so thut sie dies zunächst als Theil des Ganzen, welches die medicinische Wissenschaft darstellt, als ein Zweig jenes emporstrebenden Baumes, dem erst Virchow Saft und Kraft gegeben hat.

Denn was Virchow für die wissenschaftliche Forschung im Allgemeinen geleistet und geschaffen hat, kommt naturgemäss auch jeder ihr einzelnen Specialwissenschaft zu Gute.

So war denn Rudolf Virchow auch unser! Im Vergleiche zu der gewaltigen Arbeit, welche sein nie erlahmender Fleiss geleistet hat, mag wohl sein Schaffen auf dem neurologischen und psychiatrischen Specialgebiete unbedeutend erscheinen und doch war es wie obige Zeilen darthun – wahrhaft bedeutsam genug, um den todten Meister fortleben zu lassen bis in ewige Zeiten auf dem Ruhmesblatte, auf welchem die Neurologie und Psychiatrie ihren grossen Heroen in Dankbarkeit huldigt!«[204]

6.4 Die Interpretation Virchows und seiner Leistungen durch Wissenschaftler und Publizisten der Nachwelt

Während die Publikationen anlässlich des 100. Geburtstages Virchows 1921 noch vielfach von Autoren geschrieben wurden, die ihn persönlich gekannt hatten, nimmt mit zunehmendem zeitlichen Abstand die Zahl der Interpreten zu, die allein aus den Publikationen wissenschaftliches Werk und Persönlichkeit darstellen. Die hier ausgewählten Ausschnitte sollten mit den Äußerungen Virchows und seiner Zeitgenossen in Beziehung gesetzt werden.

»Am hellsten aber erstrahlt die Eigenart von Virchows Persönlichkeit aus den mehr didaktischen Aufsätzen und Reden. Die naturwissenschaftliche Methode haben auch Andere vertreten. Virchow jedoch ist nicht müde geworden, sie immer wieder auf seine Art den Zeitgenossen vorzulegen, um sie in Fleisch und Blut Aller übergehen zu lassen, nota bene, gerade der Ärzte.

Aus den verschiedensten Gesichtspunkten lehrt und verteidigt Virchow dieselben Grundsätze mit den Argumenten der Geschichte, schneidiger Kritik der Gegenwart und wissenschaftlichen Ausblicken auf eine erwünschte Zukunft.«[177]

»Wir vermissen bei dem alten Virchow die Freudigkeit in der Anerkennung fremder Grösse, die noch den jungen Virchow ausgezeichnet hatte, und seine Gegner könnten ihm manches eigene scharfe Wort, das der junge Virchow gegen Schulen und Autoritäten, gegen die ›Fakultätsmedizin‹ ausgesprochen hatte, vorhalten ...

Rudolf Virchow hat in der Medizin und Naturwissenschaft eine Weltmachtstellung eingenommen, wie kein anderer. Je weiter wir uns von seinen Lebenstagen entfernen, um so klarer, grösser, überragender tritt die Gestalt seiner gewaltigen Persönlichkeit vor unser geistiges Auge. Uns aber und unserem ganzen unglücklichen Volke soll das strahlende Bild des jungen Virchow, des unerbittlichen Kämpfers für geistige Freiheit, für die Befreiung und Wohlfahrt der Menschheit, für ein einiges und freies Deutschland ein Vorbild sein, das uns mit dazu helfen kann, das deutsche Volk wieder aus den Ketten brutaler Sklaverei zu Licht und Freiheit emporzuführen.«[108]

»Mit diesem Programm und mit einem Feuereifer persönlicher Inangriffnahme hat Virchow die heutige Hygiene, die Fürsorge für die Volkswohlfahrt im weitesten Sinne geschaffen; so wie er in den vorhergehenden Jahren die Methodik der pathologisch-anatomischen Forschung und ein systematisches Gebäude der neu zu gewinnenden Wissenschaft gleichzeitig entwickelt hatte, so beschenkte er nunmehr die deutsche Aerztewelt gleichzeitig mit einem packenden Beispiel methodischer Arbeit und einem alle Kräfte weckenden und anfeuernden Ausblick auf ferne, aber herrliche Möglichkeiten und setzte alle Kraft dafür ein, daß dieser Ausblick keine Fata morgana bliebe.

So wurde er selbst, als Vorbild für alle Standesgenossen, ein Erzieher seines ganzen Volkes, gleichwertig dem großen geistesverwandten Dichter des ›tätigen Lebens‹, dem er einst ein feinsinniges Erinnerungsblatt gewidmet hatte. In diesem Wirken liegt die höchste Krönung von Virchows ›Bedeutung für die öffentliche Gesundheitspflege und die Volkswohlfahrt‹, und in diesem Sinne wird ihn Deutschland immerdar dankbar als einen seiner größten und selbstlosesten Wohltäter, als eine in der Geschichte der Medizin wie des Volkes unerreichte Erscheinung verehren.«[22]

»Und in der Tat – wer seinen späteren Lebenslauf überblickt, kann sich kaum vorstellen, wie der universelle Geist Virchows auf die Dauer die Beschränkung auf eine so begrenzte Welt (Würzburg) hätte ertragen können – ihm hätte es nicht genügt, sich etwa selbst, wie Goethe in seinem Weimar, den Mittelpunkt zu schaffen, von dem aus er nur seine Radien nach außen hin zu erstrecken hätte, immer wieder mit der Möglichkeit aber, auf sein engeres Arbeitsgebiet sich zurückzuziehen. Er bedurfte der Wirkung auf die Mitlebenden – er wollte für seine Ideen werben, Anregung geben und Anregung empfangen; nur in einem solchen steten Wechselspiel konnte seine Natur sich zu ihrer vollen Eigenart entwickeln. Berührung mit weitesten Kreisen nicht bloß der Fachgenossen, sondern des ganzen Volkes war seinem Tatendrange unentbehrlich; so erklären sich seine Bestrebungen in Staat und Gemeinde, in Vereinen und Gesellschaften aller Ari mitzuraten und mitzutaten, so die weiten Reisen, die der Unermüdliche bis in sein spätestes Alter unternahm, um überall neue Fäden zu knüpfen, neue Saat zu streuen. Und für alle diese Bemühungen bot Berlin ihm den einzig geeigneten Boden und Ausgangspunkt.«[227]

»Wir schauen zurück: welch weiter Weg, den der aus kümmerlichen Verhältnissen kommende pommersche Landwirtssohn zurücklegte bis zur höchsten, mit allen erdenklichen Auszeichnungen und Ehrenbezeugungen gekrönten Meisterschaft! Einzelarbeiten über ein beliebiges Thema aus der pathologischen Anatomie bilden den Anfang – geniale Konzeption einer ganz neuen, allgemeingültigen Lehre den Höhepunkt – und bis zum Ende sind gewissenhafte Erfüllung aller übernommenen Pflichten, strenge Sachlichkeit, treue, charaktervolle Ausdauer in dem, was er für recht erkannte, die Wahrzeichen seiner Lebensführung.

Man hat bei der Beurteilung großer Männer oft versucht, eine künstliche Scheidung danach zu machen, ob sie in erster Linie schöpferisch oder kritisch veranlagt waren, und Virchow hat sich meist gefallen lassen müssen, in die zweite Kategorie eingereiht zu werden.

... seine strenge Sachlichkeit war hier das ausschlaggebende Moment. ›Ich halte auf mein Recht, darum erkenne ich auch das Recht der anderen an‘- dieser Satz kehrt, oft variiert, immer wieder. Die ›pedantische Sorgfalt eines tüchtigen Kanzleibeamten‘- so nannte B. Fraenkel einmal diese Eigenschaften, die er als Vorsitzender in den von ihm geleiteten Vereinen, als Redakteur und Leser von Druckkorrekturen an den Tag legt, war eine ganz charakteristische Eigenschaft. Dies ist auch der Grundzug seiner historischen Schriften – man betrachte nur seine Arbeiten zur Geschichte des Hospitalwesens, seine Reden zum Gedächtnis von Johannes Müller, Schönlein, Carl Mayer: durch alle geht die gleiche minutiöse Genauigkeit, der nichts zu gering scheint, was das Bild runden kann, auch dieselbe Pietät gegen die Männer, die vor ihm tätig gewirkt haben.«[227]

»Kehren wir nach dieser notwendigen Abschweifung zu dem angeblich so einseitigen Virchow zurück. Ich sagte schon, daß er in seiner Hauptlehre, der Cellularphysiologie und Cellularpathologie, ein harmonischer Denker war. Das gilt ebenso für andere große, allgemein grundsätzliche Fragen, in denen man ihm beschränkte Einseitigkeit vorgeworfen hat. Ein solcher Vorwurf lautet, er sei Mechanist und Materialist, und zwar derjenige, der für die mechanistische Auffassung der Lebens- und der zu diesen gehörigen Krankheitsvorgänge in erster Linie verantwortlich sei. Kaum einer der heutigen strebsamen ›Reformer‹, die so laut über die Verirrungen der Schulmedizin zetern, unterläßt es, ihn des Materialismus zu beschuldigen und ihn darob zu schmähen. Daselbe behaupten auch die Bewunderer von ihm... So war auch Virchow ein großer Philosoph. Ich rechne ihn zu den Heraklitikern trotz seiner Ablehnung der Krasenlehre und der Naturphilosophie.

Es kommt hinzu, daß unser Zeitalter des Spezialistentums, das solange geherrscht hat und in dem wir trotz allen Geredes noch immer leben, sich in der Analyse erschöpft hat und eines Fruchtwechsels bedarf. Von den großen Denkern dieser verflossenen Zeit war Virchow einer der wenigen erfolgreichen Synthetiker. Sein großes System der Cellularphysiologie und -pathologie überschreitet die Grenzen einer Einzelwissenschaft, es gilt für alle biologischen Wissenschaften. Eine solche allgemeine Schöpfung ist philosophische Arbeit. Für seine großzügige Synthese lieferte Virchow durch eine außerordentlich fleißige und zielbewußte Analyse zum großen Teil selbst die Einzelheiten und die Tatsachen.«[25]

»Daß Virchow das Denken der Ärzte auf der ganzen Welt in einer Zeit, in der es im Chaos der Meinungen zu verkommen drohte, in neue fruchtbare Bahnen gelenkt hat, daß er der theoretischen und praktischen Medizin durch seine Lehre zahllose Anregungen gegeben hat, die Tau senden und Abertausenden von Kranken zugute kamen, daß das Ausland ihn heute mit Recht zu den größten Forschern aller Zeiten rechnet, auch wenn es uns nicht gut gesinnt ist, sollte man nicht vergessen. Es ist neuerdings von berufenster Seite noch einmal durch Ludwig Aschoff dargestellt worden. Was sollen demgegenüber kleinliche Prioritätsstreitigkeiten! Umwälzungen in der Medizin haben, wie die Geschichte zeigt, immer Zeit gebraucht. Große Ideen liegen in der Luft. Aber der ist ihr Träger, der sie in ihrer ganzen Bedeutung erfaßt und sie in dieser Bedeutung seinen Zeitgenossen klar zu machen versteht. Das ist das unvergängliche Verdienst von Rudolf Virchow.«[90]

»Mag sein, daß die Entfernung aus den vielseitigen Spannungen Berlins durch die Berufung nach Würzburg im Jahre 1849 von selbst Virchow zu einer Konzentration der geistigen Kräfte auf das eigentliche Arbeitsfach der Pathologie drängte, mag sein, daß diese Berufung nicht ohne behördlichen Druck, die Politik beiseite zu lassen, erfolgte, sicher ist, daß mit der Übersiedlung nach Würzburg, mit der Überantwortung eines Lehrstuhls und der Gründung eines eigenen Hausstandes, eine Zeit unerhörten Fleißes und ruhiger Besinnung begann.«[244]

»Mit dieser Überzeugung von der Notwendigkeit einer Synthese zwischen Betrachten und Handeln in der menschlichen Persönlichkeit, der ständigen Korrektur des Handelns durch das betrachtende Gewissen und der dynamischen Rückwirkung des Handelns auf den Geist steht Virchow in einer Reihe mit den großen Philosophen aller Zeiten …«

In späteren Jahren hat Virchow noch einmal aus seinen wissenschaftlichen Forschungen diesmal auf dem Gebiet der Anthropologie – politische Konsequenzen gezogen und eine Feststellung getroffen, die ihm zwar den Tadel Houston Stewart Chamberlains eintrug, die jedoch angesichts der Geistesverwirrung, deren Zeugen wir unter der Herrschaft der nazistischen Ideologie geworden sind, geradezu prophetisch anmutet. Virchow erklärte die rassischen Regungen des germanischen Stammesbewußtseins in einer Zeit der Rechtsgleichheit als völlig verfehlt und führte sie zurück »auf den Verlust des gesunden Menschenverstandes«.[175]

»... er war kühl und unnahbar, kritisch bis zur Skepsis, hart und oft ironisch im Urteil und sehr selbstbewußt seit seiner frühen Jugend, wie er sich selbst geschildert hat ...

... er ist ein Unsterblicher im Reiche der Wissenschaft, ist ein pflichttreuer Verwalter seiner hohen Begabung gewesen, er war ein vorbildlicher Bürger seines Staates in dieser Stadt, ein mutiger Verfechter seiner demokratischen Ideale von Freiheit, Bildung und Wohlstand des Volkes, ein Gelehrter, der wie kaum einer im Leben stand, ein Arzt mit dem großen Mitleid, ein Wohltäter der Menschheit.

Sein durchdringender Verstand und Gerechtigkeitssinn ließen ihn nicht nur seine eigene Bedeutung, sondern auch sein Verhältnis zu geschichtlichen Größen erkennen ...

Unsere kurze Charakterschilderung Virchows, ohnehin lückenhaft, bliebe recht unvollständig, gedächten wir nicht wenigstens seines ungeheuren lebenlangen Fleißes und seines oft bestaunten Gedächtnisses; zusammen befähigten sie ihn, zu dem wohl vielseitigsten Gelehrten seines Zeitalters zu werden, und vielleicht ist ihm in dieser Eigenschaft nur Helmholtz gleichgekommen.«[243]

»Um das zu verstehen, muß man auf der einen Seite seine wesentlichen Charakterzüge, seine Überzeugungstreue und seinen persönlichen Mut, auf der anderen Seite die Verblendung politischer Gegner hervorheben. Sein Wahlspruch war: «Die höchste Pflicht ist die Pflicht gegen das Recht, und das höchste Recht ist das Recht der Wahrheit.«[243]

»Sein starkes Selbstbewußtsein zusammen mit unbeirrbarer Wahrheitsliebe und kämpferischem Sinne drängten ihn auch sehr bald zu öffentlicher Tätigkeit, zur Kritik an veralteten Einrichtungen des Medizinalwesens, der öffentlichen Hygiene, des medizinischen Studiums.«[243]

»Wer tüchtig war, der durfte auf Förderung rechnen. Menschlich Virchow näher zu kommen, war schon damals, wie der junge Haeckel schmerzlich empfand, nicht leicht, aber es fehlte nicht an Wärme bei geselligem Anlaß und nicht an Verständnis für die Fröhlichkeit der Jugend.

Aus Kreisen jetzt noch lebender Schüler wissen wir, daß er in seinen alten Tagen dieses Verständnis vermissen ließ. So kam es, daß die Vorlesungen des Siebzigers spärlich besucht waren, zumal es an der nötigen Organisation und Technik der Demonstration fehlte. Als Examinator war er sehr gefürchtet. Man rechnete mit einem Nichtbestehen von 60 Prozent beim ersten Versuch. In der Wiederholungsprüfung konnte man dann aber des Bestehens sicher sein. Virchow war damals für die Jugend zu alt geworden.

Seinen Assistenten war er dagegen bis zuletzt ein um so besserer Lehrer. Hier spendete er aus der riesigen Fülle seines Wissens. Regelmäßig abgehaltene Demonstrationen vollzogen sich in der liebenswürdigsten Form. Von Bonzentum war keine Rede. Es war ein echt kollegiales Verhältnis zwischen Chef und Assistenten.

Bis in sein hohes Alter hinein betrieb er die kleinste Nebensache mit derselben Sorgfalt und Gewissenhaftigkeit wie das Wichtigste. Manche seiner Entdeckungen sind nach von Hansemann auf diese Weise entstanden. Er war groß in der Verwertung der wissenschaftlichen Nebenprodukte: ›Wo ihm irgend etwas auffiel, ging er ihm nach, bis er eine Erklärung gefunden hatte. Gerade in dieser Beziehung konnte man ungeheuer viel von ihm lernen, man mußte bei allem nur die Augen und Ohren aufsperren; denn Virchow unterrichtete seine Assistenten fast ausschließlich durch das Beispiel und weniger durch das Wort. Dazu kam sein gewohnheitsmäßiger Zweifel.«[91]

»Man hat Virchow als krassen Materialisten hingestellt. Dagegen hat er sich selbst nachdrücklich gewehrt. Das Bewußtsein ist für ihn etwas in seinem Wesen völlig Unbekanntes. Mit Goethe teilt er die Ehrfurcht vor dem Unerforschlichen. Daß er als Naturforscher dem Realismus huldigte, war sein gutes Recht. Er bildet nun einmal die Basis, auf der man in der wissenschaftlichen Medizin und am Krankenbett am weitesten kommt, wenn er mit dem nötigen Idealismus gepaart ist, ohne den kein Arzt bestehen kann. Und das war bei Virchow der Fall. Man hat einmal behauptet, er sei in weitem Umfang von der Romantik befruchtet worden. Das ist nicht richtig, aber man kann es verstehen, denn unverkennbar durchzieht seine schöne Sprache ein Hauch der Romantik, in jungen Jahren nicht nur, sondern auch in den Zeiten der Reife. Es ist ein Genuß, seine Schriften zu lesen, seine Beschreibungen von Land und Leuten in Oberschlesien und im Spessart. Da steigt die Geschichte vor uns auf, Mythos und Märchen werden gestreift, und alles verschmilzt zu einem Bilde, das uns die Medizin und den Arzt in ihrer ganzen Verbundenheit mit dem Menschtum zeigt.«[91]

»Als Landtagsabgeordneter ist er immer bemüht, die naturwissenschaftliche Erfahrung zur Grundlage der Gesetzgebung zu machen. So tritt er für Vogelschutz ein, für die Verbesserung der Forstwissenschaft, für Anlage von Eichenschälwäldern und Hebung der Fischzucht.

Was sein Arzttum mit seiner Politik verbindet, entspringt aus dem Menschlichen, aus der Tiefe echt sozialen Denkens und enger Volksverbundenheit.«[92]

»Gerade seine Philosophie half ihm im Kampf gegen die Verirrungen der romantischen Spekulation, zu deren Über-windung seine naturwissenschaftliche Begründung der Biologie und Pathologie am meisten beigetragen hat. Sie bewahrte ihn vor dem krassen Mechanismus und Materialismus, den man ihm mit demselben Unrecht vorgeworfen hat wie eine ›metaphysisch-idealistische‹ Einstellung.«

»Im Gegensatz zu dem einseitigen Dogmatiker, als der Virchow in der gegnerischen Literatur erscheint, sehen wir in ihm einen der universalsten Denker und in der theoretischen und praktischen Betätigung vielseitigsten Gelehrten des 19. Jahrhundert.«[92]

»Wir ändern uns alle mit den Jahren. Die Zeit gräbt ihre Runen nicht nur in das Gesicht, sondern auch in die Seele. Es mag in der ersten Hälfte seines Daseins leichter gewesen sein, mit Virchow umzugehen, als in den Tagen der Überlastung und des Alters. Man muß denen, die ihn erlebt haben, schon glauben, daß oft schwer Kirschenessen mit ihm war. Aber wer wollte darum mit ihm rechten! Durch sein ganzes Leben geht eine gerade Linie. Schon früh hatte er seine Sendung erkannt. Er war ein ausgezeichneter Kenner der Geschichte der Medizin, die er durch wertvolle eigene Forschungen bereicherte. Aus ihr schöpfte er auch das Urteil über sich selbst und seine Leistungen. Das gab ihm berechtigten Stolz und machte ihn zugleich bescheiden.«

»Darüber, daß seine Lehre ihre Grenzen hatte, daß sie keineswegs ausreichte, um alle ärztlichen Aufgaben zu lösen, war Virchow sich völlig klar. Er hat es oft gesagt. Das weite Feld des Seelischen und der ärztlichen Erfahrung und Kunst blieb offen. Um das nicht zu sehen, war er viel zu sehr Arzt.«[91]

»Man fragt sich immer wieder, woher Virchow die Zeit zu dieser vielseitigen Betätigung nahm, derselbe Mann, der eigenhändig die Etiketten für die Gläser seiner Sammlung pathologisch-anatomischer Präparate ausschrieb. Er gehörte zu den Königen der Arbeit, die ihre eigenen Kärrner sind. Das ist vielleicht am meisten an ihm zu bewundern, daß sein Universalismus ihm nie ein Hemmnis bei der exakten Einzelforschung war, gleichviel, auf welchem Gebiet er arbeitete!«[92]

»Virchow bekämpfte in jungen Jahren jede forschungshindernde Autorität und meinte damit Staat und Kirche. Mit den Jahren aber wurde er selbst zu einer fachlichen und menschlichen Autorität, die, besonders in der Auseinandersetzung mit der Bakteriologie, für die wissenschaftliche Weiterentwicklung ein Hemmnis zu werden drohte. Andererseits verschloß er sich noch als fast Siebzigjähriger nicht der Notwendigkeit, sich neuen Erkenntnissen zu beugen, wie er es in einem anderen Zusammenhang im Jahre 1890 vor der Berliner Anthropologischen Gesellschaft formulierte: Jeder muß sich in gleicher Weise die Korrekturen gefallen lassen, welche die bessere Einsicht bringt.«[206]

»Als Rudolf Virchow am Leibniztag des Jahres 1873 in die physikalisch-mathematische Klasse der Königlich Preußischen Akademie der Wissenschaften aufgenommen wurde, bezeichnete ihn der damalige Secetar Emil du Bois-Reymond als einen ›bahnbrechenden, umwälzenden und doch ordnenden und aufbauenden Kopf, als einen der ›Schöpfer der Experimentalpathologie und der pathologischen Histologie‹. Er nannte ›das pathologische Problem ein naturwissenschaftliches Problem höchster Ordnung‹ und die Pathologie die ›Geschichte von Versuchen, welche die Natur mit uns anstellt‹. Es darf angemerkt werden, daß du Bois seinen alten Freund aus den Gründertagen einer naturwissenschaftlichen Medizin, wohl mit einem Seitenblick auf dessen mannigfache außerhalb der Pathologie gelegenen Interessen, ein ›biegsames Talent‹ nannte.«[95]

»Alles was Virchow tat, meinte et ganz echt. Es ist unmöglich, die wissenschaftliche und die politische Leistung trennen zu wollen. Wer dies täte, müßte die harmonische, kerngesunde, nie verzagende, durch keine bekannt gewordene ernstere gesundheitliche oder seelische Krise hindurch gegangen, sozusagen völlig normale Persönlichkeit spalten. Dies wäre ganz unsinnig und gäbe ein falsches Bild.

Was Virchow im einen wie im anderen auszeichnet, ist das unbedingte Selbstvertrauen und der nie verzagende Glaube an den Fortschritt.«[95]

»Die Persönlichkeit dieses großen Gelehrten ist oft geschildert worden. Wer diese Schilderungen liest, dem wird manches widerspruchsvoll erscheinen. Dieser körperlich kleine Mann von zäher Selbstbeherrschung, der sich auf jede Arbeit ganz einzustellen vermochte, sich bei einer Arbeit von der anderen erholte, der kaum einmal äußere Zeichen menschlicher Wärme zeigte, war schon zu Lebzeiten geliebt und gefürchtet. Pedantische Sorgfalt und Uneigennützigkeit, Offenheit und Strenge vereinten sich bei ihm zu oft verletzenden Urteilen über die Leistungen anderer, nicht selten mit der Grobheit vorgebracht, die viele als charakteristischen Hinweis auf seine pommersche Herkunft ansahen. Als den einseitigen Materialisten, einen kalten und gefühllosen Diktator der Medizin, der sich im vorgerückten Lebensalter in starrsinniger Haltung neuen Erkenntnissen verschloß, haben ihn später Kritiker hingestellt und damit sein Bild in übler Weise verzeichnet. Nur selten einmal hat dieser überlegene und unnahbare Geheimrat Virchow seine Umgebung außer durch Taten etwas von seinem guten Herzen erkennen lassen.«[123]

»Seine politische Laufbahn beweist, daß Virchow das Ungewöhnliche möglich gemacht hat, nämlich auf mehreren Gebieten nebeneinander und gleichzeitig Hervorragendes zu vollbringen. Hätte es nur seine politischen Erfolge gegeben, selbst nur diejenigen auf sozial- und städthygienischem Gebiet, man würde Rudolf Virchow zu den bedeutenden und weitblickenden Männern seiner Zeit rechnen müssen. Daß er gleichzeitig aber auch als Pathologe und als Anthropologe eine Sonderstellung eingenommen hat, ließ ihn bereits zu Lebzeiten legendär sein. Er wurde zum Repräsentanten deutscher Wissenschaft schlechthin, von seinen Landsleuten gern dazu erkoren und vom Ausland als solcher anerkannt.«[123]

»Seine Stellung unter den Berliner Ärzten und in der Medizin seiner Zeit wurde mit gutem Recht mit der eines Papstes verglichen. Seine Zustimmung war oft gleichbedeutend mit allgemeiner Anerkennung, ein ablehnendes oder auch nur mißbilligendes Urteil aus seinem Munde ein kaum zu tilgender Makel. Eindrucksvoll ist neben der beherrschenden Stellung, die er gewann, das Ausmaß der selbstgestellten Aufgaben. Mit unbestechbarer Kritik prüfte er immer wieder die eigene Arbeit, die er zum Maßstab auch für die Leistungen anderer nahm.«[123]

»Man kann Virchow als Gesundheitspolitiker nicht erfassen, ohne seine heftige Abneigung gegen preußisches Muckertum und Subordination und seinen kompromißlosen Einsatz gegen spekulatives Denken, für exakt fundierte Erkenntnis in der Wissenschaft mit einzubeziehen. Die theoretischen Vorstellungen des jungen Virchow enthalten viele Elemente, die in der marxistischen Philosophie enthalten sind. Er ging von der Materialität der Welt aus und bejahte ihre Erkennbarkeit. Er glaubte an die Evolution dieser Erkenntnis. Er erfaßte in erstaunlichem Maße das Wesen der Wechselbeziehungen zwischen Mensch und Umwelt. Blieb ihm auch der entscheidende Schritt, zum dialektischen Materialismus vorzudringen, versagt, womit seine zum Teil schweren Irrtümer, besonders mit zunehmendem Alter, Erklärung finden, so bleibt uns Heutigen dennoch genügend, von ihm zu lernen und vor allem zu verwirklichen.«[422]

»Wenn in Virchows ursprünglichen Forderungen, seien sie medizinischer, sozialpolitischer oder allgemeinpolitischer Natur, bei Beginn seiner Laufbahn auftauchen, nämlich a) das Recht des Einzelnen auf Gesundheit, b) verträgliche Zahl der Arbeitsstunden, c) Arbeit für Arbeitslose oder Arbeitslosenregelung, d) freie Behandlung für den Bedürftigen, e) Versicherung gegen Invalidität, f) Gesundheitspflege auf Auswandererschiffen, g) Schulhygiene, h) Bestrafung im Strafsystem durch eine psychiatrische Erziehung zu ersetzen, i) Kanalisation, j) Krankenhausbau, k) Fleischbeschau, l) besondere Ständeversammlung der Mediziner, m) Nationale Einheit, n) einheitliches Ausbildungsund Prüfungssystem, o) einheitliche Pharmakopoe, p) Forderung nach einem deutschen Gesundheitsministerium, q) medizinische Kollegien nach dem alten System aufzulösen, die wissenschaftlichen Funktionen sollten von einer Akademie der Medizin, ihre verwaltenden Funktionen von einem gewählten medizinischen Rat übernommen werden, r) Ablehnung des ärztlichen Staatsbeamtentums, s) Wiederholungsprüfung für Ärzte, t) gebührenfreie medizinische Erziehung, u) Abschaffung des Doktorexamens, v) Ersatz für reine Vorlesungskurse, wenn diese Forderungen alle im Laufe seines Lebens einmal erhoben wurden, dann können wir heute prüfen, was Virchow selbst verwirklicht hat oder wo er beteiligt war, es zu verwirklichen. Wir können auch sehen, was in der Folgezeit verwirklicht wurde und was heute noch als Vermächtnis ansteht.«[154]

»Sicher war er nach vielen zeitgenössischen Berichten belegt im Alter recht halsstarrig und schwierig im Umgang; er verhinderte auch manche Dinge aus Eigensinn: z. B. die Einrichtung eigener Lehrstühle für Hygiene, und Gerichtsmedizin. Er veröffentlichte Schriften über die geistige Unterlegenheit der Frau.«[153]

»Vor siebzig Jahren, am 5. September 1902, ist Rudolf Virchow gestorben, der vor 151 Jahren, am 13. Oktober 1821 in Schivelbein in Pommern geboren wurde. ›Fircho‹, der sich selbst so und nicht anders nannte, wies bis an sein Lebensende mit durchaus berechtigter Selbstschätzung auf seine Abstammung aus einer slawisch-deutschen Mischfamilie und von bescheiden lebenden, kleinbürgerlichen Landwirten hin. Außer Paracelsus ist wohl in der Geschichte der Medizin kein anderer Arzt schon von seinen Zeitgenossen und erst recht von den nachfolgenden Generationen so unterschiedlich beurteilt worden wie Rudolf Virchow, und in der Tat war er, wie Paracelsus, den er übrigens in seinen Werken immer wieder im positiven Sinne erwähnte, eine Persönlichkeit, die weit über das eigentliche ärztliche Gebiet hinaus auf allgemeine kulturelle und politische Gegebenheiten seiner Zeit einzuwirken versuchte, dem, wie Paracelsus, die Medizin nicht nur ein rein und streng naturwissenschaftliches Anliegen war, sondern dem sie auch als Modellfall für seine Weltanschauung und seine politische Ansicht galt.«[247]

»Er war ein ausgeprochener Gegner der Spekulation, der Metaphysik und des Systemdenkens, vor allem in der Medizin, in einer Zeit, in der die naturphilosophische Schule mit, nur gelegentlich durch empirische Belege gestützten hochfliegende Spekulationen und das romantische Denken, das logische Grenzen gern und schnell einzureißen gedachte, noch starke Vertreter fand. Virchow war ein Gegner einer romantisch-philosophischen Medizin.

In einem gewissen Gegensatz dazu stand aber sein Kampf gegen den reinen Empirismus, der seiner Auffassung nach durch die Betonung der Einzelheiten die große Linie, die der Wissenschaftler als solcher erkennen müsse, die Regel und das Gesetz, die Virchow in hervorragender Weise voneinander abgrenzte, mißachten würde.«[247]

»Aus dem Materialisten der Jugendjahre wurde eine gereifte Persönlichkeit, die die Grenze zwischen Glauben und Wissen streng einzuhalten verlangte.

Aber im Gegensatz zu den heutigen streitbaren Jüngern fußte Virchow auf einem klaren, durch eine solide humanistische Bildung erworbenen logischen Denken und in der Geschichte, die er stets in seinen medizinischen, politischen und anthropologischen Studien gebührend berücksichtigte.

Das erlaubte ihm das ungetrübte Urteil, und das war wohl auch der Grund für seine Erfolge. Freilich, Virchows Selbstverständnis erwuchs wohl primär aus der Kritik am Vergangenen, wobei man auf vier prinzipielle Vorstellungen hinweisen sollte:

Aus dem engagierten Revolutionär, dessen Sprache heute die neue Linke entzücken würde, ja die dem Jargon dieser Richtung durchaus zum Vorbild dienen könnte, wenn sie davon eine Ahnung hätte, wurde im Alter ein oft als starrköpfig empfundener autoritärer Geheimrat.«[247]

»Als Pathologe hat er sein Fach modern gestaltet und hat es durch zahllose Entdeckungen bereichert, viele neue Termini eingeführt. Er genoß internationales Ansehen und wußte das. Er war sehr selbstbewußt, dynamisch, aggressiv, streitsüchtig, oft sarkastisch. Er war die Autorität in seinem Fach, ein Papst. Er war immer bereit zu Kritik und war in Diskussionen oft kleinlich und scharf. Wer mit ihm stritt, kam gegen ihn nicht an. Er beherrschte viele Sprachen, hat über 1200 Arbeiten veröffentlicht, interessierte sich für Anthropologie und Archäologie. Kurzum: Er war eine ganz ungewöhnliche Persönlichkeit mit vielen Licht- und Schattenseiten.«[142]

»Dank seiner vielseitigen Anlagen seiner unbestechlichen Beobachtungsgabe, seiner kristallklaren Darstellung und des äußerst logischen Aufbaus seiner Gedankenführung, dank der so außerordentlich zahlreichen Entdeckungen, nicht nur auf dem Gebiet der Medizin, sondern auch der Anthropologie und Archäologie wurde Virchow zu Ende des 19. Jahrhunderts der Prototyp des deutschen Gelehrten schlechthin. Häufig mit vier bis fünf Stunden Schlaf auskommend, gelegentlich auf diesen ganz verzichtend, im Körperbau eher schmächtig, doch bis ins hohe Alter kerngesund, von leiser Stimme, doch mit ausgesprochener Freude an der scharfen Diskussion, die bis zum Sarkasmus gehen konnte, emotionell fast unnahbar und kühl, doch für seine Schüler und Freunde ein zuverlässiger Lehrer und Partner, kumulierte in ihm das Ansehen, das damals die deutsche Medizin in der ganzen Welt genoß.«[247]

»Virchow war kein genialer Mann im Sinne, daß er geistig seiner Zeit voraus gewesen wäre und er vermocht hätte, seine Zeitgenossen mitzureißen. Die tragenden Kräfte dieser Persönlichkeit waren von anderer Art:

Im Vordergrund stand ein höchst ungewöhnliches Maß innerer Sicherheit. Es ermöglichte ihm, überzeugend zu argumentieren und die Umwelt für seine Betrachtungsweise zu gewinnen. Er hat gar nicht selten geirrt, und er wußte das und gestand es sich auch ein. Aber dies irritierte ihn kaum. Er setzte sich ohne Zögern darüber hinweg. In der Debatte war er so gefürchtet, daß er das leicht sich leisten konnte. Alles übrige schaffte sein enormer Fleiß und sein präzises Gedächtnis zusammen mit einem besonders ausgeprägten Vermögen, Sachverhalte geistig zu durchdringen und systematisch zu ordnen. Rudolf Virchow verstand sich stets zuerst und vor allem als Naturwissenschaftler. Insofern gehört er seinem Jahrhundert voll und ganz an. Die überaus seltene Kombination der naturwissenschaftlichen Ausrichtung mit politischem Engagement ließ ihn zu Leistungen gelangen, die sehr viel weitergewirkt haben als die großen Entdeckungen vieler Jüngerer, die zu seinen Lebzeiten sich als seine Gegner fühlten.«[156]

»Über die Persönlichkeit Virchows hat es immer wieder einander widersprechende Berichte gegeben. Vielfach besteht auch heute noch Grund stark überzeichneter Darstellungen der Eindruck von einem kühlen, hochmütig überlegenen, in seiner scharfzüngigen Kritik schonungslosen und menschlich unzugänglichen Gelehrten auf hohem Podest. In der allgemeinen Meinung lebt fast nur noch das Bild des alten Virchow weiter, an das sich Assoziationen wie Starrköpfigkeit, Uneinsichtigkeit und Unbelehrbarkeit knüpfen.

Es gibt jedoch Zeugnisse seiner Kollegen, seiner Schüler, auch seiner Gegner, die einen ganz anderen Virchow beschreiben, einen geselligen und fröhlichen, einen gütigen und fürsorglichen, einen Virchow, der witzig und amüsant sein konnte. Er saß gern mit Freunden, Kollegen und Studenten bei einem Glas Bier oder Wein zusammen, er war gern Gastgeber für befreundete Familien und für seine Assistenten und fühlte sich ebenso gern Gast in deren Wohnungen. Sicherlich wird noch einige Zeit vergehen, bis das Bild Virchows korrigiert ist, denn natürlich war er auch der Mann mit dem ›eisigen Enthusiasmus‹, aber er konnte auf der anderen Seite fröhlich und herzlich sein. Er war zweifellos eine vielfältige Persönlichkeit, und es ist eine interessante Aufgabe, schärfer zu profilieren, so daß wir dem wirklichen Bild Virchows näherkommen.«[257]

»An Virchows erstaunlicher schöpferischer Kraft kann man nicht zweifeln. Er lehnte irgendwelche spontanen einfallsreichen Gedankenkonstruktionen strikt ab und ließ sich stets von seinem so überaus kritischen Verstande zur Begrenzung leiten.

Ganz bekannt ist der ungeheure Fleiß, die rastlose Tätigkeit Virchows, der vor allem im Alter mit einem äußerst geringen Schlafquantum auskam. Seine Gründlichkeit zeigte sich in allen wissenschaftlichen Arbeiten wie Gutachten. Man ist immer wieder überrascht von seiner tiefen Kenntnis der gesamten Literatur und Geschichte und bewundert seine stets sorgfältigste Kleinarbeit. Anschaulich schildert er schon in jungen Jahren einen Arbeitstag. So schreibt er am 1. Juli 1848 an seinen Vater: ›Teils politische, teils medizinische Beschäftigungen füllen meinen ganzen Tag aus. Vormittags fesseln mich meine Amtsgeschäfte (so sezierte er in kurzer Zeit 180 Choleraleichen) und mein Kurs, und ich kann höchstens mal eine Zeitung lesen; nachmittags habe ich allerlei Kommissionssitzungen, abends Versammlungen aller Art.«[167a]

»Virchow war auch befähigt, ›vieles ganz Verschiedene‹ zur gleichen Zeit zu tun. So arbeitete er 1848 gleichzeitig über Blut und Cholera, schrieb den oberschlesischen Bericht, gab ›Medizinische Reform‹ heraus und betätigte sich aktiv in der Politik. In den 60erJahren engagierte er sich gleichzeitig im Verfassungskonflikt, experimentierte mit Trichinen, schrieb sein Buch über Tumoren, kämpfte für Berlins Kanalisation, begann seine archäologischen Ausgrabungen und tat – ich darf sagen – so ganz nebenbei die Routinearbeit eines beschäftigten Professors. In den 70er Jahren schließlich unternahm er gleichzeitig die bekannten anthropologischen Schuluntersuchungen, startete einen Gegenangriff auf Haeckel und Klebs, arbeitete für Troja und kämpfte den Kulturkampf.«[167a]

»Er wurde bei seinen Leistungen unterstützt durch ein ungewöhnlich glänzendes Gedächtnis und seine breiten Kenntnisse fremder Sprachen, die er schon als Gymnasiast und Student erlernt hatte. Sie erleichterten ihm später die Erhaltung vieler internationaler Beziehungen, die er auf seinen zahlreichen Reisen anknüpfte. So wissen wir u. a. aus seinen Briefen an seine Töchter, daß er auf seinen für die damaligen Verhältnisse großen Reisen die halbe Welt gesehen hat. So besuchte er Belgien, Holland und kannte die großen Museen und Sammlungen von Moskau bis Lissabon, von Oslo bis Kairo. Wir finden Briefe aus Troja, d. h. vom Berge Hissarlik, ferner aus Granada, Tiflis, Rom, von Bord eines Nildampfers, aus Ansiut, Kairo und St. Petersburg.«[167a]

Den Abschluss dieser Monographie sollen ein Zitat aus einer der neuesten Biographien über Virchow von Vasold (1988)[281] sowie eins aus einem Vortrag Grigorowskis (1946)[126] bilden, die näherungsweise das Spektrum der Persönlichkeit und Leistung Virchows umfassen.

»Rudolf Virchow war ein kleiner Herr und ein großer Mann, ein Sohn Pommerns und ein Bürger der Stadt Berlin. Er war ein Mensch von ungeheurer Schaffenskraft, dabei anspruchslos, klug und ausgestattet mit einem großen Sinn für soziale Gerechtigkeit. Er konnte sich empören über das Unrecht, das er sah; und er mußte himmelschreiendes Unrecht mitansehen in seinem Leben. Seine Leistungen in der Medizin, in Politik und Anthropologie fanden höchste Anerkennung. Was meist übersehen wurde und doch seine Größe ausmacht, ist eine Tugend, für welche die deutsche Sprache kein eigenes Wort besitzt; sie bedient sich eines Kunstwortes: Rudolf Virchow besaß Zivilcourage...«[281]

»Obwohl er seinem Wirken nach dem 19. Jahrhundert angehörte, hat er doch mit seinen Ideen die gelehrte Welt des 20. Jahrhunderts in höchstem Maße befruchtet, beeinflußt und mächtig vorwärts getrieben.«[126]

Literatur

1 Ackerknecht EH. Rudolf Virchow – Arzt – Politiker – Anthropologe. F Enke Verlag Stuttgart, 1957.

2 Ackerknecht EH. Rudolf Virchow und die Sozialmedizin. Sudhoffs Arch 1975; 59: 247-253.

3 Albrecht-Buehler G. In defense of »nonmolecular« cell biology. Intern Rev of Cytol 1990; 120: 191-241.

4 Altaner C. Molecular mechanisms of cell transformation. Arch Geschwulstforsch 1990; 60: 134-140.

5 Anders – von Ahlften A. Biologische Krebsbehandlung. Erfahrungen und Forschung, Möglichkeiten und Grenzen. TRIAS Thieme Hippokrates Enke Stuttgart; 1991.

6 Aschoff L. Virchows Lehre von den Degenerationen (passiven Vorgängen) und ihre Weiterentwicklung. Virchows Arch 1921; 235: 152-185.

7 Aschoff L. Virchows »Cellularpathologie. in: 100 Jahre Zellforschung. Protoplasma-Monographie 16, Borntraeger 1938: 169-269.

8 Aschoff L. Rudolf Virchow, Wissenschaft und Weltgeltung. Hoffmann & Campe Verlag, Hamburg 1940 (1948)

9 Baccelli G. Rudolpho Virchowio. Berliner Klin Wochenschr 1901; 41: 1033.

10 Bahrmann E. Rudolf Virchow. Eine Gedenkrede. Z ärztl Fortbild 1953; 47: 591-598.

11 Bargmann W. Rudolf Virchows »Biologische Doctrin« und die moderne Zellenlehre. Dtsch med Wochenschr 1958; 83: 361-364.

12 Bauer A. Pathologie auf den Versammlungen Deutscher Naturforscher und Ärzte von 1822–1872. Habilitationsschrift Heidelberg 1985.

13 Bauer A. Zur Einführung der naturwissenschaftlichen Methode in der Medizin. in: Doerr W, Schipperges H. Modelle der Pathologischen Physiologie. Springer Verlag Berlin et al. 1987 41-53.

14 Bauer A. Naturwissenschaftliche Medizin der Jahrhundertwende.

Fiktion und Realität um 1900. Dtsch med Wochenschr 1989; 114: 1976-1979.

15 Bauer A. Die Formierung der Pathologischen Anatomie als naturwissenschaftliche Disziplin und ihre Institutionalisierung an den deutschsprachigen Universitäten im 19. Jahrhundert. Vortr. 17. Tagg d Ges f Geschichte der Medizin in der DDR, Magdeburg 23.-25-9. 1990.

16 Bauer KH. Das Krebsproblem. Springer Verlag Berlin Göttingen Heidelberg 1949.

17 Bauer KH. Über Fortschritte der Naturwissenschaften und Technik aus der Sicht eines Klinikers. KlinWschr 1958;36: 1089-1096.

18 Becher W. Rudolf Virchow, eine biographische Studie. S. Karger Berlin 1891.

19 Becker V. Eröffnungsrede des Vorsitzenden. Selbstverständnis und Standort der Pathologie. Verh Dtsch Ges Path 1987;71: XXXIII-XL.

20 Becker V. Die assoziative Kreativität in Diagnostik, Krankheitslehre und Ausbildung. Pathologe 1991; 12: 57-59.

21 Benda CE. Rudolf Virchow's cellular pathology after one hundred years, and modern genetocytology. Rudolf Virchow Medical Society (Jubilee volume) Karger Basel, New York, 1960: 49-73

22 Beneke R. Von Virchows Bedeutung für die öffentliche Gesundheitspflege und die Volkswohlfahrt. Dtsch med Wochenschr 1921;47: 1192-1195.

23 Beneke R. Zur »Ehrenrettung« Rudolf Virchows und der deutschen Zellforscher. Med Welt 1942; 16: 779-780.

24 Bieling R. Der Hygieniker Virchow. Rudolf Virchow Medical Society. (Jubilee volume) Karger Basel, New York. 1960; 74-98.

25 Bier A. Rudolf Virchow als Systematiker und Philosoph. Virchows Arch 1937; 300: 517-533.

26 Bishop JM. Molecular themes in oncogenesis. Cell 1991; 64: 235-248.

27 Blasius R. Virchow als Hygieniker. Monatstbl öffentl Gespflege 1902; 25:169-173.

28 Boenheim F. Bemerkungen zum Aufsatz von E. Bahrmann über Virchow. Z ärztl Fortbild 1953; 47: 598-599.

29 Boenheim F. Virchow – Werk und Wirkung. Rütten u Loening Berlin 1957.

30 Braatz, E. Rudolf Virchow und die Bakteriologie. Zbl Bakt u Parasitenk 1895; 17:16-32.

31 Bretschneider HJ. Organprotektion. Fortschritt und Grenzen. in: Forschung auf dem Wege – Wege der Forschung. Hrsg. v. W Siebenthaler u R Haas. G. Thieme Verl Stuttgart New York 1989, 32-35.
32 Broen R von. Tumor markers-expectations and possibilities. Arch Geschwulstforsch 1990; 60: 305-308.
33 Bruck F. Semmelweis und Virchow. Arch Gesch Med 1930; 23: 387-388.
34 Brugsch T. Thesen und Referat zum Thema: Medizin und Humanismus. in: Arzt und Philosophie: Herausgegeb. von Jung F, Klaus G, Mette A, Rapoport SM. Verlag Volk u Gesundheit Berlin 1961, 31-41.
35 Buchborn E. Ärztliche Erfahrung und Theorie der Heilkunde. Verh Ges Dtsch Naturforsch u Ärzte 114. Vers. München 1986, 151-154.
36 Büchner F. Entwicklungslinien und Grenzen der Cellular-Pathologie. Verh Ges Dtsch Naturforsch u Ärzte 98. Vers 1954,43-84.
37 Büchner F. Die moderne Medizin im Spannungsfeld der Fakultäten. Ges Dtsch Naturforsch u Ärzte 98. Vers 1954, IX-XIII.
38 Büngeler W. Die Entwicklung von der Virchowschen Zellularpathologie zur Relationspathologie. Rudolf Virchow Medical Society. (Jubllee volume) Karger Basel, New York. 1960; 144-155.
39 Byers JM. From Hippocrates to Virchow. ASCP Press Chicago 1988.
40 Byers JM. Rudolf Virchow. Father of cellular pathology. Am J Clin Pathol 1989; 92 Suppl: S2-S8.
41 Churchill FB. Rudolf Virchow and the pathologist's criteria for the inheritance of acquired characteristics. J Hist Med All Sc 1976; 31: 117-148.
42 Cline MJ. Molecular diagnosis of human cancer. Labor Invest 1989; 66: 368-380
43 Comporti, H. Three models of free radical-induced cell injury. Chem Biol Interactions 1989; 72: 1-56.
44 Cremer Th. Von der Zellenlehre zur Chromosomentheorie. Springer Verlag Berlin, Heidelberg, New York, Tokyo 1985.
45 Cross M, Dexter TM. Growth factors in development, transformation, and tumorigenesis. CellI 1991; 64: 271-280.
46 Dahrendorf R. Politik und Wissenschaft: Erwartungen, Irrtümer, Klärungen. Verh Dtsch Ges Naturforsch u Ärzte 114. Vers München 1986, 43-51.
47 David H. Zum submikroskopischen Bau der Zelle. Wiss Ztschr Humboldt Univ Berlin Math Nat Reihe 1959/60; 9: 193-199.

48 David H. Die Zelle als kybernetisches System. Dtsch Ges-Wes 1965; 20: 53-62, 101-107.
49 David H. Orthologische und pathologische Korrelationen zwischen Zellkern und Cytoplasma. Abh DAdW Berlin 1966; Nr. 3: 35-43.
50 David H. Elektronenmikroskopische Organpathologie. Verlag Volk und Gesundheit Berlin 1967.
51 David H. Die Zelle als Beispiel für biologische Struktur-Prozeß-Beziehungen. Wiss Ztsch Humboldt Univ Berlin Math Nat Reihe 1967; 16: 1047-1052.
52 David H. Zellschädigung und Dysfunktion. in: Protoplasmatologie, Handbuch der Protoplasmaforschung Bd X, 1 Springer Verlag Wien New York 1970.
53 David H. Supramolekulare Organisationsformen und -prinzipien der Zelle. Ergebn exper Med 1972; 9: 197-232.
54 David H. Analyse des Standes einer modernen Zellularbiologie und Zellularpathologie. Ergebn exper Med 1973; 13: 45-62
55 David H. Prognostische Vorstellungen zur Entwicklung der Zellforschung. Ergebn exper Med 1973; 13: 415-422.
56 David H. Moderne Zellforschung und ihre Bedeutung für die Medizin. Spektrum 1974; 5: 20-23.
57 David H. Quantitative ultrastructural data of animal and human cells. G. Fischer Verl Stuttgart – New York 1977.
58 David H. Zellularpathologie heute – die zelluläre Basis menschlicher Erkrankungen. Virchows Zellularpathologie mehr als 120 Jahre danach. Med aktuell 1977; 3: 540-541.
59 David H. Cellular pathobiology. in: Electron Microscopy in Human Medicine. Ed by Johannessen JV. Mc Graw-Hill New York 1978; 2: 1-148.
60 David H. Ortho- and pathomorphology of human and animal cells in drawings, diagrams and constructions. G Fischer Verl Stuttgart New York 1978.
61 David H. Zellularpathologie heute – die zelluläre Basis menschlicher Erkrankungen. Die Bedeutung der Lysosomen bei Atiologie und Pathogenese menschlicher Krankheitsprozesse. Med aktuell 1979; 5: 171-173.
62 David H. Aufgaben und Stellung der Pathologie in medizinischer Wissenschaft und Praxis. Zbl P ath 1979; 123: 413-431.
63 David H, Leutert G. Tiermodelle menschlicher Krankheitsbilder. Verlag Volk und Gesundheit Berlin 1980.

64 David H. From Rudolf Virchov's cellular pathology to modern cellular pathology. Results, problems. Arkh Pat (Moskau) 1980; H1: 3-10.
65 David H. On the problem of disease specific changes of cellular ultrastructure. Biol Cellulaire 1980; 37: 91-94.
66 David H. Die Bedeutung der Elektronenmikroskopie für das gegenwärtige Verständnis der Medizin. Dtsch Ges-Wes 1981; 36: 2081-2085. 2126-2131.
67 David H. Zelluläre Angriffspunkte und Wirkungen von Pharmaka. Zbl Path 1981; 125: 95-121.
68 David H. Zellularpathologie heute – die zelluläre Basis menschlicher Erkrankungen. Plasmamembran-Struktur und Funktion. Med aktuell 1981; 7: 40-41.
69 David H. Gültige Ansätze der Virchowschen Zellularpathologie für die moderne Elektronenmikroskopie in ihrer Anwendung auf pathologische Fragestellungen. AdW-Kolloquien 1982; 26: 17-25.
70 David H. Malignität, Malignisierung, maligne Zelle. Z Klin Med 1986; 41: 1029-1027.
71 David H. Pathologie heute und ihr Weg ins 21. Jahrhundert. Z Klin Med 1987; 42: 2125-2132.
72 David H. Reinke P. Peroxisomale Erkrankungen – eine neue Gruppe von Organellenerkrankungen auf der Basis der Erkenntnisse der Zellularpathologie. ZKlin Med 1988; 43: 459-468.
73 David H. Uerlings I. Ernst Ruska – Erfinder des Elektronenmikroskops und die Entwicklung der Zellularpathologie. Med aktuell 1988; 14: 371-374.
74 David H. Rudolf Virchow and modern aspects of tumor pathology. Path Res Pract 1988; 183: 356-364.
75 David H. Wandlungen der Pathologie auf dem Weg vom 20. ins 21. Jahrhundert. Pathologe 1988; 9: 65-69.
76 David H. Spezialisierung und Bildung neuer Facharztdisziplinen beendet. Z Klin Med 1988; 43: 245-249.
77 David H. Internationale Entwicklungstendenzen und Probleme der Pathologie und die Situation in der DDR. DDR Med Rep 1989; 18: 196-237.
78 David H. Trends and prospects of biomedical electron microscopy. Acta histochem 1989; 85: 155-165.
79 David H. Müller F. Zur weiteren Gestaltung des Medizin- und Sto-

matologiestudiums in der DDR – Vorstellungen und Herausforderungen. Z Klin Med 1989; 44:7-12.

80 David H. Die Aktualität Virchowscher Anschauungen zur Aufgabe des Wissenschaftlers in der Medizin. Z Klin Med 1990; 45: 4.

81 David H. Das Konzept der »Organellopathien« – Bestandteil einer modernen Zellularpathologie. Zbl Path 1990; 136: 15-32.

82 David H. Rudolf Virchow und das Konzept einer modernen Zellularpathologie. Spectrum 1991; 22: 29-33.

83 David H. Transmission electron microscopy and cell characterization. in: Physical Characterization of Biological cells. Ed by W Schütt et al. Verl Gesundheit Berlin 1991; 391-399.

84 David H. Fortschritte der Diagnostik und Prognosemöglichkeiten maligner Tumoren des Magen-Darm-Kanals in den letzten 100 Jahren. Z Klin Med 1991; 46: 485-492.

85 Dawidowsky JW. 100 Jahre Cellular-Pathologie Rudolf Virchows. Ark Patol. 1956; 18/5: 3-49

86 Derenzini M, Trerè D. Importance of interphase nucleolar organizer regions in tumor pathology. Virchows Arch B Cell Pathol 1991; 61: 1-8.

87 Devrient W. Virchow und Vitalismus. Zum 50. Todestag Rudolf Virchows. Z Heilkunde Heilwege 1952; 2:9.

88 Diepgen P: Virchow und die Romantik. Dtsch Med Wochenschr 1932; 58: 1256-1258.

89 Diepgen P. Rudolf Virchow und die ärztliche Praxis. Z ärztl Fortbild 1940; 37: 212-214.

90 Diepgen P, Rosner E. Zur Ehrenrettung Rudolf Virchows und der deutschen Zellforscher. Virchows Arch 1941; 307: 457-489.

91 Diepgen P. Rudolf Virchow, Persönlichkeit und Werk. Dtsch Ges Wes 1946; 1: 800-809.

92 Diepgen P. Die Universalität von Virchows Lebenswerk. Virchows Arch 1952; 322: 221-232.

93 Diepgen P, Gruber GB, Schadewaldt H. Der Krankheitsbegriff, seine Geschichte und Problematik. Handbuch d Allg Pathol Springer Verl Berlin Heidelberg New York B 1 1969; 1-50.

94 Dietrich A. Die Entwicklung der Lehre von der Thrombose und Embolie seit Virchow. Virchows Arch 1921; 235: 212-224.

95 Doerr W. Die Pathologie Rudolf Virchows und die Medizin unserer Zeit. Dtsch med Wochenschr 1958; 83: 370-377.

96 Doerr W. Wandlungen der Krankheitsforschung. Über »Standpunkte« in der Pathologie 150 Jahre nach R. Virchows Geburtstag. Sitzungsber Heidelbg Akad d Wiss Math-nat Kl Springer Berlin, Heidelberg New York 1971; 38: 145-178.

97 Donat R. Die Auffassungen Rudolf Virchows über das Tuberkuloseproblem. Med heute 1963; 21: 405-406.

98 Drenkhahn R. R Virchow als Bazillengegner. Med Welt 1940: 172.

99 Eberlein GL (Herausg.). Schulwissenschaft, Parawissenschaft, Pseudowissenschaft. G. Hirzel Wiss Verlagsges Stuttgart 1991.

100 Ebstein W. R. Virchow als Arzt, mit besonderer Rücksicht auf die innere Medizin. Verhandl d Ges dtsch Naturforsch u Ärzte – 75. Versammlg 1903; 33-42.

101 Eisenmann. Zur Cellular-Pathologie. Arch pathol Anat u Physiol u kl Med 1861; 21: 157-170.

102 Engelhardt D v. Kausalität und Konditionalität in der modernen Medizin. in: Pathogenese. Herausgegeb. v. H. Schipperges Springer Verl Berlin Heidelberg New York 1985: 32-58.

103 Erlandson RA. Cytoskeletal proteins including myofllaments in human tumors. Ultrastruct Path 1989; 13: 155-186.

104 Ernst P. Virchows cellularpathologie einst und jetzt. Virchows Arch 1921; 235: 52-151

105 Evans CW. The metastatic cell. Behaviour and biochemistry. Chapman a Hall New York 1991.

106 Farkas L. Virchow und der Marxismus. in: Arzt und Philosophie. Herausgegeb. v. Jung F, Klaus G, Mett A, Rapoport SM. Verlag Volk und Gesundheit Berlin 1961; 205-207.

107 Fichter I. Stellenwert von Tierversuchen in der Onkologie – Mögliche Alternativen. Arch Geschwulstforsch 1991; 61: 153-161.

108 Fischer B. Das Bleibende von Virchows Lebenswerk. Frankfurter Z Path 1922; 27/28: 1-20.

109 Fischer M. Rudolf Virchow und die Bakteriologie. Med Diss Göttingen 1965.

110 Fischer W, Gruber GB. Fünfzig Jahre Pathologie in Deutschland. Georg Thieme Verlag Stuttgart 1949.

111 Fischer-Wasels J. Rudolf Virchow und die Krise in der Medizin. Bremer Ärztebl 1968; 21: 6-7.

112 Fränkel B. Thätigkeit in medicinischen Gesellschaften. Berl klin Wochenschr 1893; 30: 1053-1056.

113 Franke WW, Magin TM, Herrmann H. Ordnungsstrukturen der Zelle: Filamente und Plaques. Verh Ges Dtsch Naturforsch u Ärzte Vers Freiburg i Br 1988; 153-164.
114 Frey-Wyssling A. Die submikroskopische Struktur des Cytoplasmas. Springer Verlag Wien 1955.
115 Fritz HG. Von sanften Sozialärzten und harten Fachärzten. Berl Ärztebl 1991; 104: 360.
116 Froboese C. Eröffnungsrede des Vorsitzenden. Verh d Dtsch Path Ges 37 Tgg 1953 (1954); 6-13.
117 Fruhling L. Über den Krankheitsbegriff in der Medizin. in: Arzt und Philosophie. Herausgegeb v. Jung F, Klaus G, Mette A, Rapoport SM. Verlag Volk und Gesundheit Berlin 1961; 181-194.
118 Gallwitz D. Zellteilung und Zellzyklus. Verh Ges Dtsch Naturforsch u Ärzte 111. Vers Hamburg 1980; 182-188.
119 Georgii A. Über Schwierigkeiten unserer Pathologie. Verh Dtsch Ges Path 74. Tagg. 1990; XLV-LI.
120 Gerber P, Wicki O. Stadien und Einteilungen in der Medizin. Georg Thieme Verlag Stuttgart New York 1990.
121 Gerok W. Ordnung und Chaos als Elemente von Gesundheit und Krankheit. Verh Ges Dtsch Naturforsch u Ärzte 115. Vers Freiburg i Br 1988; 19-41.
122 Gluge G. Pathologische Histologie. Mauke-Verlag Jena 1850.
123 Goerke H. Rudolf Virchow. in: Berliner Ärzte – Selbstzeugnisse Berlin Verl Berlin 1965; 22-55.
124 Goldman L. War and Science – Rudolph Virchow. Ann Med Hist 1936; Ns 8: 558-561.
125 Gottlieb BJ. Die erkenntnistheoretische Bedeutung Rudolf Virchows für die Gewächsforschung. Med Welt 1938; 12: 1656-1658.
126 Grigorowski. Rudolf Virchow und der Fortschritt der Wissenschaft. Dtsch Ges Wes 1946; 1: 787-788.
127 Gruber GB. Rudolf Virchow und Robert Koch. Ther Ber 1960; 32: 78-80.
128 Grundmann E. Das Wesen des malignen Wachstums. Verh Ges Dtsch Naturforsch u Ärzte 111. Vers Hamburg 1980, 95-105.
129 Günsburg FG. Die pathologische Gewebelehre. Leipzig 1845.
130 Hansemann D v. Konditionales Denken. Berl Klin Wschr 1912; 49: 2503-2504.
131 Hecht A. Krankheit und ihre Einordnung in normale Lebensprozesse – erkenntnistheoretische Aspekte mit besonderer Berücksichti-

gung neuerer Überlegungen zum Systemcharakter des Organismus. Z Klin Med 1989; 44: 2103-2108.
132 Hecht A. Die theoretisch-experimentelle Medizin aus der Sicht aktueller erkenntnistheoretischer Denkansätze. Z Klin Med 1991; 46: 1137-1380.
133 Heidel G. Rudolf Virchows Werk und die Medizin von morgen. Z. ges Hyg Grenzgeb 1972; 447-450
134 Heine H. Vorwort zu »Matrixforschung in der Präventivmedizin«. Gustav Fischer Verlag Stuttgart – New York 1989.
135 Heine H. Aufbau und Funktion der Grundsubstanz. »Matrixforschung in der Präventivmedizin«. Hrsggb. v. H. Heine, Gustav Fischer Verlag Stuttgart – New York 1989.
136 Heine H. Lehrbuch der biologischen Medizin. Hippokrates Verlag Stuttgart 1991.
137 Henle FGJ. General Pathology. Philadelphia 1853.
138 Herlyn M, Malkowicz SB. Regulatory pathways in tumor growth and invasion. Labor Invest 1991; 65: 262-271
139 Hesse E. Rudolf Virchow und die öffentliche Gesundheitspflege. Virchows Arch 1921; 235: 399-417.
140 Hett J. Virchow als sozialpolitischer und medizinischer Reformator. Med Mschr 1952; 6: 798-800.
141 Heubner IOL. Nachruf auf Rudolf Virchow (Karlsbad 1902). in: Sudhoff; Rudolf Virchow und die Deutschen Naturforscherversammlungen. Akadem Verlagsgesellschaft mbH Leipzig. 1922; 304-305.
142 Hoepke H. Jakob Henle und Rudolf Virchow. Der Streit zweier Gelehrter. Med Mschr 1975;29: 310-317.
143 Hoffmann E. Rudolf Virchow als Begründer der sozialen Heilkunde. Med Mschr 1949; 3: 703-705.
144 Hoffmann K. F. The history of the Rudolf Virchow. Medical Society in the city of New York. Rudolf Virchow Medical Society (Jubilee Volume). Karger Basel – New York 1960; 12-47 .
145 Huber E. Technokratische Heilslehren sind keine Naturwissenschaft. Berl Ärztebl 1991; 104: 361-362.
146 Hueppe F. Oeffentliche Gesundheitspflege und Seuchenlehre. Berliner klin Wochenschr 1893; 30: 1043-1045.
147 Hueppe F. Über die Ursachen der Gährungen und Infectionskrankheiten und deren Beziehung zum Causalproblem und zur Energetik. Verh Ges Dtsch Naturforsch u Ärzte 65. Vers 1893; 134-158.

148 Hueppe F. in: Die Medizin der Gegenwart in Selbstdarstellungen. Herausgegeb. Grote LR Bd. 2 Leipzig 1923: 77-138.

149 Huzella T. Histologische Grundlagen einer Interzellularpathologie. Wiener klin Wschr 1937; 50: 1571-1575.

150 Israel O. Rudolf Virchow und sein Archiv. Virchows Arch pathol Anat u kl Physiol 1902; 170: 2-8

151 Jacob W. Die gegenwärtige Bedeutung der Sozialmedizin Rudolf Virchows. Dtsch med Wochenschr 1965; 90: 2113-2116.

152 Jacob W. Medizinische Anthropologie im 19. Jahrh. Mensch – Natur – Gesellschaft. Beitr allg Med F-Enke-Verlag Stuttgart 1967, H 20.

153 Jacob W. Virchows Beitrag zu einer Theorie der Medizin. Dtsch med Wochenschr 1972; 97: 1312-1316.

154 Jacob W. Der Beitrag Rudolf Virchows zu einer Theorie der Medizin. Ber Phys-Med Ges Würzburg 1972; 80: 121-136, 137-142.

155 Jacoby A. Virchow und die amerikanische Medizin. Berliner klin Wochenschr 1901; 41: 1046-1047.

156 Jahn E. Rudolf Virchow und die sozialen und hygienischen Umweltprobleme. Med Mschr 1975; 29: 263-268.

157 Jandrig B. Amplification of oncogenes and disease prognosis. Arch Geschwulstforsch 1990; 90: 141-148.

158 Jaspers K. Der Arzt im technischen Zeitalter. Verh Ges Dtsch Naturforsch u Ärzte 100. Vers 1958; 146-152.

159 Jores L. Die Entwicklung der Lehre von der Arteriosklerose seit Virchow. Virchows Arch 1921; 235: 262-272.

160 Jörgensen G. Dieser Terror macht uns krank! Therapiewoche 1991; 41: 2319-2320.

161 Jungermann K. Metabolische Zonierung des Leberparenchyms. Naturwissenschaften 1985; 72: 76-84.

162 Kaiserling C. Virchows Bedeutung für die Lehre von den Geschwülsten. Dtsch med Wochenschr 1921; 47: 1191-1192.

163 Karamitzas G. Rudolf Virchow und die griechische Medizin. Berliner Klin Wochenschr 1901; 41: 1046.

164 Kettler LH. Die Entwicklung der Zellularpathologie Virchows. Z f ärztl Fortbild 1959; 53: 39-47.

165 Kettler LH. Die historische Entwicklung des Krankheitsbegriffs seit Rudolf Virchow. Dt Ges wes 1964; 19: 381-388.

166 Kettler LH. Rudolf Virchow und seine Bedeutung für die Lehre von den Geschwülsten. Arch Geschwulstforsch 1971; 38: 97-108.

167 Kettler LH. Die Bedeutung der Zellularpathologie Virchows. Ergebn exp Med 1973; 13: 15-27.
167aKettler LH. Reden und Aufsätze über Virchow. Inst. Wiss.inf Med; Ges Path d DDR 1978.
168 Kirsche W. Die Zellenlehre im Lichte der modernen Forschung, historischer Überblick und heutige Bedeutung. Hippokrates 1962; 33: 273-286.
169 Klaunig JE, Ruch RJ. Role of inhibition of intercellular communication in carcinogenesis. Labor Invest 1990; 62: 135-146.
170 Kobert R. Was verdankt die Krankenpflege Rudolf Virchow? Z Krankenpflege 1902; 24: 296-298.
171 Koch T. Virchow und die Trichinen. Medicamentum, 1971; 12: 93-96, 122-124.
172 Kochsiek K. Gibt es heute noch eine Innere Medizin? Der Internist 1991; 32: M65-70.
173 Koelbing HM. Die Begründung der Zellularpathologie durch Rudolf Virchow und die Augenheilkunde. Gesnerus 1959; 16: 124-128.
174 Koelbing HM. Rudolf Virchow und die moderne Pathologie. Münch med Wochenschr 1968; 110: 349-354.
175 Konitzer P. Rudolf Virchow als Gesundheitspolitiker. Dtsch Ges Wes 1946; 1: 796-799.
176 Kracht J. Eröffnungsrede des Vorsitzenden. Differenzierung der Pathologie. Verh Dtsch Ges Path 72. Tagg 1988; XXXIII-XLIII
177 Kraus E.R. Virchow und die heutige Klinik. Virchows Arch 1921; 235: 298-328.
178 Kümmel W. Rudolf Virchow und der Antisemitismus. Med histor J 1968; 3: 165-179.
179 Kunze KD. Grad- und Stadieneinteilung von Tumoren. Z Klin Med 1986; 41: 1039-1043.
180 Lamerz R. Klinische Relevanz von Tumormarkern. Wiener klin Wschr 1989; 101: 464-472.
181 Langen P. Biologische Grundlagen der Chemotherapie bösartiger Tumoren: Vergangenes und Gegenwärtiges in der Zytostatika-Entwicklung. Z Klin Med 1986; 41: 1085-1088.
182 Langerhans P. Praktische Hygiene im Dienste der Stadt Berlin. Berliner klin Wochenschr 1893; 30: 1045-1046.
183 Lepeschinskaja OB. Die Entstehung von Zellen aus lebender Materie und die Rolle der lebenden Materie im Organismus. Sowjetwissenschaft 1952; 32. Beiheft.

184 Liebegott G. Vom Zellbild Rudolf Virchows zur modernen Zellenlehre. Verh Dtsch ges Path 57. Tagg. 1973; XVI-XXVI.
185 Liotta LA, Rao CN, Barsky SH. Tumor invasion and extracellular matrix. Lab invest 1983; 49: 636-349.
186 Löhlein M. Rudolf Virchow und die Entwicklung der ätiologischen Forschung. Virchows Arch 1921; 235: 225-234.
187 Löhr M, Strobel D. Molekularbiologie und Pathologie der Extrazellulärmatrix. Med Klin 1991; 86: 225-227.
188 Lubarsch O. Virchows Entzündungslehre und ihre Weiterentwicklung bis zur Gegenwart. Virchows Arch 1921; 235: 186-211.
189 Lubarsch O. Die Virchowsche Geschwulstlehre und ihre Weiterentwicklung. Virchows Arch 1921; 235: 235-261.
190 Ludwig C. Chemosensitivitätstestung und Chemoresistenz menschlicher Tumoren. Dtsch med Wschr 1989; 114: 1375-1379.
191 Mamlock G. Virchow im Lichte der Zeitgenossen. Dt med Wochenschr 1921; 47: 1195.
192 Marchand F. Einleitung. in: Handb d allgem Pathologie. Hrsg Krehl L, Marchand F, Leipzig 1908, 1. Bd.
193 Marchand F. Klinische anatomische und ätiologische Krankheitsbegriffe und Krankheitsnamen. Münch Med Wschr 1920; 67: 681-686.
194 Marchand F. Der gegenwärtige Stand der Entzündungsfrage. Dt med Wochenschr 1921; 47: 1197-1200.
195 Mareel MM, Bracke ME, Storme GA. Mechanisms of Tumor spread. A brief overview. Cancer Campaign 1985; 9: 59-64.
196 Mareel MM, De Mets M. Effect of microtubule inhibitions on invasion and on related activities of tumor cells. Internat Rev Cytol 1984; 90: 125-168.
197 Martius F. Krankheitsursachen und Krankheitsanlage. Verh Ges dtsch Naturforsch u Ärzte 70. Vers 1898; 90-110.
198 Martius F. in: Die Medizin der Gegenwart in Selbstdarstellungen. Herausgegeb v Grote LR Leipzig 1923; 105-140.
199 Mazzolini RG. Politisch-biologische Analogien im Frühwerk Rudolf Virchows. Basilisken Presse Marburg 1988; 1-176.
200 Mechl Z. Future trends in cancer chemotherapy. Arch Geschwulstforsch 1990; 60: 479-483.
201 Meessen H. Zwischen Leben und Tod. Erkenntnisse und Erfahrungen aus der Welt eines Pathologen. ECON Verlag Düsseldorf Wien 1979.

202 Meessen H. Experimentelle Pathomorphologie. Georg Thieme Stuttgart New York 1982.
203 Melchers F. Segen und Flucht des Immunsystems. Verh Ges Dtsch Naturforsch u Ärzte 116. Vers Berlin 1990; 357-373.
204 Mendel K. Virchows Bedeutung für Neurologie und Psychiatrie. Berliner klin Wochenschr 1902; 39: 1181-1184.
205 Merkle K. Modern trends in radiotherapy. Arch Geschwulstforsch 1990; 60: 469-478.
206 Meyer E. Rudolf Virchow. Limes Verlag Wiesbaden 1956.
207 Meyer zu Schwabedissen O. Naturheilkunde und Wissenschaft? therapeutikon 1991; 5: 416.
208 Mildner T. Rudolf Virchow, Sozialreformer und Politiker. Zum 150. Geburtstag. Med Klin 1971; 66: 1746-1747.
209 Müller E. Gesundheit und Krankheit. Handbuch d Allg Pathol. Springer Verl. Berlin Heidelberg New York Bd. 1, 1969; 51-108.
210 Müller J. Über den feineren Bau und die Formen der krankhaften Geschwülste. G. Reimer, Berlin 1838.
211 Nitschke H. Immunologie an der Charité. Wesentliche Etappen bis zum heutigen Stand. Charité Report 1991; 2: H2,3
212 Nunnally RL, Antich PP. New directions in medical imaging of cancer. Magnetic resonance methods and single photon emission computed tomography. Cancer 1991; 67: 1271-1277.
213 Nusko G, Löhr M, Hahn EG. Onkogene. Onkoproteine und Tumorsuppressorgene. Dtsch med Wsch 1991; 116: 1563-1568.
214 Oberling Ch. Ausblicke der Cellularpathologie. Virchows Arch 1959; 332: 6-16.
215 Orth J. R. Virchow vor einem halben Jahrhundert. Persönliche Erinnerungen. Virchows Arch 1921; 235: 31-44.
216 Orth J. Die Verdienste Virchows um die Lehre von der Tuberkulose. Dtsch med Wochenschr 1921; 47: 1188-1191.
217 Ost B. Der Krebspatient im Spannungsfeld zwischen Schulmedizin und biologischer Medizin. V. Stuttgarter Immuntherapie Symp 7. Sept 1991.
218 Pagel W. Virchow und die Grundlagen der Medizin des 19. Jahrhunderts. Gustav Fischer Verlag Jena 1931; (Jenaer med hist Beitr 14)
219 Panne K. Die Wissenschaftstheorie von Rudolf Virchow. Phil Diss Düsseldorf 1967.
220 Pfohl G. Medizin und Paideia. Arzt und Krankenhaus 1991; 64: 337-345, 380-387.

221 Pinkau K. Was erwarten die Wissenschaftler von den Politikern und der Öffentlichkeit. Verh Dtsch Ges Naturforsch u Ärzte 114. Vers München 1986; 53-61.
222 Plaut A. Virchows »cellular pathology« in the framework of biology and medicine. J Washington Acad Sciences 1960; 50: 2-18.
223 Plaut A. Rudolf Virchow and today's physicans and scientists. Bull hist med 1953; 27: 236-251.
224 Ponfick E. Allgemein-wissenschaftliche Sitzung der Deutschen Pathologischen Gesellschaft. Verh dt Ges Pathol 1900; 2. Tgg: 1-3
225 Ponfick E. Vierte Tagung der deutschen pathologischen Gesellschaft in Hamburg 1901. Verh dt Ges Pathol 1902; 4. Tgg: 1-2.
226 Ponfick E. Fünfte Tagung der Deutschen Pathologischen Gesellschaft in Karlsbad 1902. Verh dt Ges Pathol 1903; 5. Tgg: 1-7.
227 Posner C. Rudolf Virchow. Rikola Verlag Wien Berlin Leipzig München 1921.
228 Prokop O, Prokop L. Kritik der Homöopathie. in: Grenzen der Toleranz in der Medizin. Herausgegeb. v. Prokop L u O u H. Verlag Gesundheit GmbH 1989: 102-133.
229 Pye-Smith PH. The influence of Virchow on pathology in England. Berliner klin Wochenschr 1901; 41: 1036-1038.
230 Quinn CM, Wright NA. The clinical assessment of proliferation and growth in human tumours: evalution of methods and applications as prognosticvariables. J Path 1990; 160: 93-102.
231 Rabes HM. The first cancer cell and its reduplication. Cancer Campaign 1985; 9: 45-52.
232 Rabl M. Rudolf Virchow. Briefe an seine Eltern 1839 bis 1864. Verlag von Wilhelm Engelmann Leipzig 1907.
233 Rath FW. Enzymhistochemie maligner Tumoren. Bedeutung für Forschung und diagnostische Praxis. Z Klin Med 1986; 41: 1045-1048.
234 Ratzenhofer M. Über Molekularpathologie. Verh Dtsch Ges Path 58. Tagg. 1974: XIX-XXXII.
235 Recklinghausen F von. Nachruf auf R. Virchow. Virchows Arch 1908; 171: 2-7.
236 Redaktion der Berliner klinischen Wochenschrift. Rudolf Virchow. Sein Wirken für Medicin, Hygiene und Anthropologie. Zu seinem 50jährigen Doctorjubiläum am 21. October 1893. Berliner Klin Wochenschr 1893; 30: 1033-1034.

237 Redetzky R von. Virchow und die Gesundheitspolitik. Dtsch Geswesen 1946; 1: 190-192.
238 Riethmüller G. Monoklonale Antikörper, neue molekulare Sonden für Diagnostik und Therapie. Verh Ges Dtsch Naturforsch u Ärzte. 114. Vers München 1986, 181-186.
239 Rindfleisch E von. Allgemeine Pathologie und pathologische Anatomie. Berliner Klin Wochenschr 1893; 30: 1034-1036.
240 Roizin L. From cell to molecule. Rudolf Virchow Medical Society, (Jubilee Volume) Karger, Basel – New York 1960; 385-422.
241 Rorarius W. Viktor von Weizsäckers Pathosophie. Georg Thieme Verlag Stuttgart New York 1991.
242 Rössle R. Rudolf Virchow und die Konstitutionspathologie. Münch med Wochenschr 1921; 68: 1274-1277.
243 Rössle R. Rudolf Virchow als Mensch und Forscher. Dtsch Ges Wes 1946; 1: 788-796.
244 Rössle R. Rudolf Virchows Vorlesung über Allgemeine Pathologische Anatomie und Allgemeine Pathologie im Jahre 1852. Virchows Arch 1952; 322: 233-239.
245 Salomonsen J. Rudolf Virchow und die dänische Medizin. Berliner Klin Wochenschr 1901; 41: 1045-1046.
246 Schade H. Die Molekularpathologie in ihrem Verhältnis zur Zellularpathologie und zum klinischen Krankheitsbild am Beispiel der Entzündung. Münch Wed Wschr 1924; 71: 1-4.
247 Schadewaldt H. Die Politik ist weiter nichts als Medizin im Großen. Die Wissenschaftstheorie bei Rudolf Virchow. Dtsch Ärzteblatt 1972; 69: 2252-2254, 2298-2303, 2364-2367, 2432-2436.
248 Scharf J-H. Krisen der Cytologie. Acta histochem 1990; Suppl. 39: 11-47
249 Schervinsky W. Rudolf Virchow und die russische Medizin. Berliner klin Wsch 1901; 41: 1042-1044.
250 Schimmel, KC. Lehrbuch der Naturheilverfahren. Hippokrates Verlag Stuttgart 1990.
251 Schleich CL. Besonnte Vergangenheit. Lebenserinnerungen 1859-1919. Vier Falken Verlag Berlin 1920.
252 Schmiedebach HP. Emanzipation und Wissenschaft. Leben und Werk des ersten jüdischen Dozenten an der Berliner medizinischen Fakultät Robert Remak (1815-1865). Habil Schrift Freie Univ. Berlin 1991.

253 Scholz R. Wissenschaft zwischen Freiheit und Verantwortung. Anmerkungen zur verfassungsrechtlichen Freiheitsgarantie von Wissenschaft und Forschung. Verh Ges Dtsch Naturforsch u Ärzte 116. Vers Berlin 1990, 7-18.

254 Schrenk M. Anthropologische Konzepte in der Pathologie seit Rudolf Virchow. Berliner Phys-Med Ges Würzburg 1972; 80: 143-147.

255 Schuster HP. Was ist rationale Therapie? Med Klin 1991; 86: 217-218.

256 Schwartz Ph. Cellular pathologic definition of benign and malignant tumors. Rudolf Virchow Medical Society. (Jubilee Volume) Karger Basel – New York 1960; 440-465.

257 Schweers HF. Nachschriften Virchowscher Vorlesungen aus der Würzburger Zeit. Inaugural Dissertation Mainz 1974.

258 Segen JC, Shapiro SH. The basement membrane in histopathologic diagnosis. J Histotechnol 1988; 11: 269-271.

259 Seng G. Definitionis causa. therapeutikon 1991; 5: 413-415.

260 Shinkin LN, Michailow WP. Die »Neue Zelltheorie« und die Tatsachen, auf die sie sich stützt. Sowjet Wissenschaft. Naturwiss Beitr 1956; 155-174.

261 Shinkin LN, Michailow WP. Über die »Neue Zelltheorie«. Sowjet Wissenschaft Naturwiss Beitr 1956; 176-182.

261a Simon H, Krietsch P. Rudolf Virchow und Berlin. Pathol Inst d Humboldt-Univ Berlin 1985

262 Sitte P. Zellen in Zellen: Endocytobiose und die Folgen. Verh Ges Deutsch Naturforsch u Ärzte 114. Vers München 1986, 431-446.

263 Stanbridge EJ, Nowell PC. Origins of human cancer revisited. Cell 1990; 63: 867-874.

264 Steinbeck R, Askensten U, Auer G. Die Wertigkeit der DNA-Analyse in soliden Tumoren. Pathologe 1989; 10: 171-176.

265 Stock G. Geleitwort. Verh Ges Dtsch Naturforsch u Ärzte 116. Vers Berlin 1990, 1-6.

266 Stöhr Pjr. Lehrbuch der Histologie und der mikroskopischen Anatomie des Menschen. Berlin Göttingen Heidelberg 1951.

267 Stokvis VJ. Virchow und die niederländische Medicin. Berliner Klein Wochenschr 1901; 41: 1038-1042.

268 Sudhoff K. Rudolf Virchow und die Deutschen Naturforscherversammlungen. Akademie Verlagsgesellschaft mbH Leipzig 1922.

269 Sundberg C. Rudolf Virchow und die schwedische Pathologie. Berliner Klin Wochenschr 1901; 41: 1044-1045.

270 Tanneberger S. Zur Perspektive der Tumortherapie aus klinischer Sicht. Z Klin Med 1986; 41: 1077-1083.
271 Thesen zum Thema »Der Krankheitsbegriff in der modernen Medizin«. in: Arzt und Philosophie. Herausgegeb. v Jung F, Klaus G, Mette A, Rapoport SM. Verlag Volk und Gesundheit Berlin 1961: 173- 180.
272 Thesen zum Thema »Die Einheit von Erkenntnis und Praxis in der Medizin«. in: Arzt und Philosophie. Herausgegeb v Jung F, Klaus G, Mette A, Rapoport SM. Verlag Volk und Gesundheit Berlin 1961, 234-240.
273 Thoenes W. Zytoplasmatische Aspekte der Onkozytologie. Verh Dtsch Ges Pathol 1973; 57: 61-81.
274 Thoenes W. Eröffnungsrede des Vorsitzenden. Verh Dtsch Ges Path 73. Tagg 1989: XLI-LII
275 Tierschutzgesetz 1987. Bundesgesetzblatt Teil I 1986 Nr. 42 (22.8.)
276 Traube. Ueber Spezial-Kliniken. Die medicinische Reform 1848; 16-19, 23-25, 31-33.
277 Tubiana M. The scientific bases of cancer management: at the interface between fundamental research and clinical practice. J Cancer Res Clin Oncol 1991; 117: 275-289.
278 Uexküll T von, Pauli HG. Das Allgemeine in der Medizin. Integrierendes ärztliches Denken, ärztliche Wissenschaft und Ausbildung. Allg Med 1990; 19: 1-11.
279 Ullrich A. Die Rolle der Wachstumsfaktor-Rezeptoren bei Zellwachstum und Krebsentstehung. Verh Ges Dtsch Naturforsch u Ärzte 116. Vers Berlin 1990, 269-281.
280 Ullrich A, Schlessinger J. Signal transduction by receptors with tyrosine kinase activity. Cell 1990; 61: 203-212.
281 Vasold M. Rudolf Virchow. Der große Arzt und Politiker. Deutsche Verlags-Anstalt Stuttgart 1988.
282 Verworn M. Kausale und konditionale Weltanschauung. Jena 1912.
283 Virchow R. Das Bedürfniß und die Möglichkeit einer Medizin vom mechanischen Standpunkt, nachgewiesen an Beispielen. Die Therapie der Blutungen. Das entzündliche Blut. Die Säuferdyskrasie. Rede zur Erinnerung an den Generalstabsarzt Görcke, den Stifter des Friedrich-Wilhelm-Instituts, am 3. Mai 1845. Akademieverlag Berlin 1986; 59-67.
284 Virchow R. Die Nothwendigkeit einer Bearbeitung der Medizin vom mechanischen Standpunkt, erläutert durch das Beispiel der Venen-

entzündung. Vortrag zur Erinnerung an die Stiftung vor 50 Jahren am 2. August 1845. Akademie Verlag Berlin 1986; 67-75.

285 Virchow R. Zur Entwicklungsgeschichte des Krebses nebst Bemerkungen über Fettbildung im thierischen Körper und pathologische Resorption. Arch pathol Anat u Physiol u klin Med 1847; 1: 94-201.

286 Virchow R. Ueber die akute Entzündung der Arterien. Arch pathol Anat u Physiol u klin Med 1847; 1: 272-378.

287 Virchow R. Ueber die Standpunkte in der wissenschaftlichen Medicin. Arch pathol Anat Physiol u klin Med 1847; 1: 3-19.

288 Virchow R. Ueber die Reform der pathologischen und therapeutischen Anschauungen durch die mikroskopischen Untersuchungen. Arch pathol Anat u Physiol u klin Med 1847; 1: 207-255.

289 Virchow R, Leubuscher R. Was die »medicinische Reform« will. Die medicinische Relorm 1848; Nr. 1: 1-2.

290 Virchow R, Leubuscher R. Das Medicinal-Ministerium. Die medicinische Reform 1848; Nr. 3: 9-11.

291 Virchow R. Der medicinische Unterricht. Die medicinische Reform 1848; Nr. 11: 69-72.

292 Virchow R. Das Militär-Medicinalwesen. Die medicinische Reform 1848; Nr. 10: 61-63.

293 Virchow R. Der medicinische Unterricht. Die medicinische Reform 1848; Nr. 12: 77-79.

294 Virchow R. Der medicinische Universitätsunterricht. Die medicinische Reform 1848; Nr. 13: 85-87.

295 Virchow R. Die öffentliche Gesundheitspflege. Die medicinische Reform 1848; Nr. 5: 21-22.

296 Virchow R. Die öffentliche Gesundheitspflege. Die medicinische Reform 1848; Nr.7: 37-40.

297 Virchow R. Die öffentliche Gesundheitspflege. Die medicinische Reform 1848; Nr. 8: 45-47.

298 Virchow R. Die öffentliche Gesundheitspflege. Die medicinische Reform 1848; Nr. 9: 53-56.

299 Virchow R. Das Medicinal-Ministerium. Die medicinische Reform 1848; Nr. 4: 13-16.

300 Virchow R. Der Concurs. Die medicinische Reform 1848; Nr. 16: 109-113.

301 Virchow R. Radicalismus und Transaktion. Die medicinische Reform 1848; Nr. 14: 93-95.

302 Virchow R. Der Armenarzt. Die medicinische Reform 1848; Nr. I8: 125-127.
303 Virchow R. Die naturwissenschaftliche Methode und die Standpunkte in der Therapie. Arch pathol Anat u physiol u klin Med 1849; 3-37.
304 Virchow R. Mittheilungen über die in Oberschlesien herrschende Typhus-Epidemie. Arch pathol Anat u Physiol u klin Med 1949; 2: 143-322.
305 Virchow R. Die Medicin. 1849. in: Ges Abh d wiss Med 1856: 30-36.
306 Virchow R. Die Epidemien von 1848. Arch pathol Anat u Physiol u klin Med 1851; 3: 3-12.
307 Virchow R. Ueber parenchymatöse Entzündung. Arch pathol Anat u Physiol u klin Med 1852; 4: 261-324.
308 Virchow R. Ernährungseinheiten und Krankheitsheerde. Arch pathol Anat u Physiol u klin Med 1852; 4: 375-399.
309 Virchow R. Autoritäten und Schulen. Arch pathol Anat u physiol u klin Med 1853; 5: 3-12.
310 Virchow R. Specifiker und Specifisches. Arch pathol Anat u physiol u klin Med 1845; 6: 3-33.
311 Virchow R. Empirie und Transscendenz. Arch pathol Anat u physiol u klin Med 1845; 7: 3-29.
312 Virchow R. Handbuch der speciellen Pathologie und Therapie. Enke Verlag Erlangen 1854.
313 Virchow R. Cellular-Pathologie. Arch pathol Anat u physiol u klin Med 1855; 8: 3-39.
314 Virchow R. Alter und neuer Vitalismus. Arch pathol Anat u physiol u klin Med 1856; 9: 3-55.
315 Virchow R. Die Einheitsbestrebungen in der wissenschaftlichen Medicin. Arbeiten von 1849. Der Mensch. Die Medicin. Die Krankheit. Die Seuche. Ges Abhdl z wissenschaftl Med 1856; 1-56.
316 Virchow R. Vorlesungen über allgemeine pathologische Anatomie. Würzburg 1856.
317 Virchow R. Die pathologische Physiologie und die pathologischen Institute. Arch pathol Anat u Physiot u klin Med 1858; I3: 1-15.
318 Virchow R. Eine Antwort an Herrn Spiess. Arch pathol Anat u Physiol u klin Med 1858; 13: 481-490.
319 Virchow R. Die Cellularpathologie und die physiologische Heilkunde. Arch pathol Anat und Physiol u klin Med 1859; 16: 372-391.

320 Virchow R. Die Bindegewebsfrage. Arch pathol Anat u Physiol u klin Med 1859; 16: 1-20.
321 Virchow R. Über die Fortschritte in der Entwicklung der Humanitäts-Anstalten (Königsberg 1860). in: Sudhoff; Rudolf Virchow und die Deutschen Naturforscherversammlungen. Akadem Verlagsgesellschaft mbH Leipzig 1922; 11-16.
322 Virchow R. Noch einmal das Archiv für physiologische Heilkunde. Arch pathol Anat u Physiol u klin Med 1860; 18: 126-138.
323 Virchow R. Die Kritiker der Cellularpathologie. Arch pathol Anat u Physiol u klin Med 1860; 18: 1-14.
324 Virchow R. Ueber den Einfluß des naturwissenschaftlichen Unterrichts auf die Volksbildung (Speyer 1861). In Sudhoff »Rudolf Virchow und die Deutschen Naturforscherversammlungen. Akadem Verlagsgesellschaft mbH Leipzig 1922; 12-23.
325 Virchow R. Rück- und Vorblicke. Arch pathol Anat u Physiol u klin Med 1861; 21: 1-6.
326 Virchow R. Ueber die mechanische Auffassung des Lebens. Nach einem frei gehaltenen Vortrag aus der dritten allgemeinen Sitzung der 34. Versammlung deutscher Naturforscher und Ärzte Carlsruhe am 22. September 1858. in: Vier Reden über Leben und Kranksein. Verlag Georg Reimer Berlin 1862, 1-33.
327 Virchow R. Atome und Individuen. Vortrag, gehalten im wissenschaftlichen Vereine der Singakademie zu Berlin am 12. Februar 1859. in: Vier Reden über Leben und Kranksein. Verlag Georg Reimer Berlin 1862, 35-76.
328 Virchow R. Das Leben des Blutes. Nach einem Freien Vortrage, gehalten am 14. Januar 1859 in dem Verein junger Kaufleute »Vorwärts« zu Berlin. in: Vier Reden über Leben und Kranksein. Verlag Georg Reimer Berlin 1862, 77-102.
329 Virchow R. Das Fieber. Vortrag gehalten im wissensch. Verein der Sing-Akademie zu Berlin, den 11. Januar 1862. in: Vier Reden über Leben und Kranksein. Verlag Georg Reimer Berlin 1862; 103-136.
330 Virchow R. Über Eiterbildung. Arch pathol Anat u Physiol u klin Med 1862; 24: 205-209.
331 Virchow R. Die krankhaften Geschwülste. 1. Bd. Verlag August Hirschwald Berlin 1863.
332 Virchow R. Zur Geschwulst-Statistik. Arch pathol Anat u Physiol u klin Med 1863; 27: 425-430.

333 Virchow R. Über den vermeintlichen Materialismus der heutigen Naturwissenschaft (Stettin 1863). in: Sudhoff: Rudolf Virchow und die Deutschen Naturforscherversammlungen. Akadem Verlagsgesellschaft mbH Leipzig 1922; 5-38.

334 Virchow R. Über die nationale Entwicklung und Bedeutung der Naturwissenschaften (Hannover 1865). in: Sudhoff: Rudolf Virchow und die Deutschen Naturforscherversammlungen. Akadem Verlagsgesellschaft mbH Leipzig 1922; 1-55.

335 Virchow R. Die Jubelfeier der Wiener Universität. Arch pathol Anat u Physiol u klin Med 1865; 34: 1-11

336 Virchow R. Die medicinische periodische Presse in Deutschland. Arch pathol Anat u Physiol u klin Med 1865; 33: 1-15.

337 Virchow R, Holtzendorf F von (Herausgeber). Sammlung gemeinverständlicher wissenschaftlicher Vorträge Berlin-Hamburg 1866-1901.

338 Virchow R. Über die neueren Fortschritte in der Pathologie (Frankfurt 1867). in: Sudhoff: Rudolf Virchow und die Deutschen Naturforscherversammlungen. Akadem Verlagsgesellschaft mbH. Leipzig 1922; 17-72

339 Virchow R. Die Juden und die Hospitäler. Arch pathol Anat u Physiol u klin Med 1869; 46: 470-475.

340 Virchow R. Über die heutige Stellung der Pathologie (Innsbruck 1869). in: Sudhoff: Rudolf Virchow und die Deutschen Naturforscherversammlungen. Akadem Verlagsgesellschaft mbH. Leipzig 1922; 17-97

341 Virchow R. Canalisation oder Abfuhr? Arch pathol Anat u Physiol u klin Med 1869; 45: 231-298.

342 Virchow R. Ueber gewisse, die Gesundheit benachteiligende Einflüsse der Schulen. Arch pathol Anat u Physiol u klin Med 1869; 46: 447-470.

343 Virchow R. Unser Programm. Arch pathol Anat u Physiol u klin Med 1870; 50: 1-12.

344 Virchow R. Der Krieg und die Wissenschaft. Arch pathol Anat u Physiol u klin Med. 1870; 51: 1-6.

345 Virchow R. Die Cellularpathologie in ihrer Begründung auf physiologische und pathologische Gewebelehre. 4. Aufl. Verlag August Hirschwald Berlin 1871.

346 Virchow R. Kriegstyphus und Ruhr. Arch pathol Anat u Physiol u klin Med 1871; 52: 1-42.

347 Virchow R. Nach dem Kriege. Arch pathol Anat u Physiol u klin Med 1871; 53: 1-27.
348 Virchow R. Über die Aufgaben der Naturwissenschaften im neuen nationalen Leben Deutschlands (Rostock 1871). in: Sudhoff: Rudolf Virchow und die Deutschen Naturforscherversammlungen. Akadem Verlagsgesellschaft mbH. Leipzig 1922; 99-118.
349 Virchow R. Wirkung kalter Bäder und Wärmeregulierung. Arch pathol Anat u Physiol u klin Med 1871; 52: 133-137.
350 Virchow R. Contagiosität des Fleckfiebers. Arch pathol Anat u Physiol u klin Med 1871; 53: 134-137.
351 Virchow R. Die Naturwissenschaften in ihrer Bedeutung für die sittliche Erziehung der Menschheit (Wiesbaden 1873). in: Sudhoff: Rudolf Virchow und die Deutschen Naturforscherversammlungen. Akadem Verlagsgesellschaft mbH: Leipzig 1922; 122-147.
352 Virchow R. Antrittsrede in der öffentlichen Sitzung der königlichen Akademie der Wissenschaften zu Berlin 2. Juli 1874. Berlin 1874.
353 Virchow R. Schottische Ansprüche. Arch pathol Anat u Physiol u klin Med 1874; 59: 305-315.
354 Virchow R. Ueber die Heilkräfte des Organismus. CG Lüderitz'sche Verlagsbuchhandlung Berlin 1875.
355 Virchow R. Ueber die Standpunkte in der wissenschaftlichen Medicin. Arch pathol Anat u Physiol u klin Med. 1877; 70: 1-10.
356 Virchow R. Die Freiheit der Wissenschaft im modernen Staatsleben (München 1879). in: Sudhoff: Rudolf Virchow und die Deutschen Naturforschervers. Akadem Verlagsges. Leipzig 1922: 13-212.
357 Virchow R. Kunstfehler der Aerzte. Gutachten der Königlichen Wissenschaftlichen Deputation für das Medicinalwesen. Ges Abhdl a d Geb d öff Med u d Seuchenlehre. 2. Bd Berlin 1879; 514-522.
358 Virchow R. Classification der Erkrankungen. Anlage. Ges Abhdl a d Geb d öff Med u d Seuchenlehre. 2. Bd Berlin 1879.
359 Virchow R. Die Fortschritte in der Kriegsheilkunde, besonders im Gebiete der Infectionskrankheiten. Ges Abhdl a d Geb d öff Med u d Seuchenlehre. 2. Bd Berlin 1879; 170-190.
360 Virchow R. Die Pest. Vortrag, Gehalten in der Berliner med Gesellschaft am 19. Febr. 1879. Ges Abhdl a d Geb d öff Med u d Seuchenlehre. 2. 8d. Berlin 1879; 609-6 1 9.
361 Virchow R. Die pathologische Anatomie und die gerichtliche Medicin. Ges Abhdl a d Geb d öff Med u d Seuchenlehre. 2. Bd. Berlin 1879; 533-538.

362 Virchow R. Ueber den Fortschritt in der Entwicklung der Humanitätsanstalten (amtlicher Bericht über die 35. Vers. dt Naturforscher und Ärzte Königsberg 1860). Ges Abhdl a d Geb d öff Med u d Seuchenlehre. 2. Bd. Berlin 1879; 3-22.
363 Virchow R. Krankheitswesen und Krankheitsursachen. Arch pathol Anat u Physiol u klin Med 1880; 79: 1-19.
364 Virchow R. Krankheitswesen und Krankheitsursachen. Arch pathol Anat u Physiol u klin Med 1881; 85: 373-398.
365 Virchow R. Ueber den Werth des pathologischen Experiments. Arch pathol Anat u Physiol u klin Med 1881; 85: 373-398.
366 Virchow R. Verhandlungen ärztlicher Gesellschaften. Berliner medicinische Gesellschaft. Berliner klin Wochenschr 1882; 15:720.
367 Virchow R. Theodor Schwann. Arch pathol Anat u Physiol u klin Med 1882; 87: 389-392.
368 Virchow R. Zur Erinnerung an Nicolaus Friedreich. Arch pathol Anat u Physiol u klin Med 1882; 90: 213-220.
369 Virchow R. Barbarismen in der medicinischen Sprache. Arch pathol Anat u Physiol u klin Med 1883; 91: 1-11
370 Virchow R, Westphal. Gutachten d. känglich-wissenschaftlichen Dep. für das Medicinalwesen betr. die Überbürdung der Schüler in den höheren Lehranstalten. Vierteljahresschr f gerichtl Med N.F. Bd 40, 1884; 351-382.
371 Virchow R. Über Metaplasie. Arch pathol Anat u Physiol u klin Med 1884; 97: 410-430.
372 Virchow R. Über Akklimatisation (Straßburg 1885). in Sudhoff: Rudolf Virchow und die Deutschen Naturforscherversamml. Akadem Verlagsgesellschaft mbH. Leipzig 1922; 214-239.
373 Virchow R. Der hundertste Band des Archivs. Arch pathol Anat u Physiol u klin Med 1885; 100: 1-14.
374 Virchow R. Der Kampf der Zellen und der Bakterien. Arch pathol Anat u Physiol u klin Med 1885; 101: 1-13.
375 Virchow R. Descendenz und Pathologie. Arch pathol Anat u Physiolu klin Med. 1886; 103: 205-215.
376 Virchow R. Descendenz und Pathologie. Arch pathol Anat u Physiolu klin Med 1886; 103: 1-14.
377 Virchow R. Descendenz und Pathologie. Arch pathol Anat u Physiol u klin Med I886; 103: 1-14.
378 Virchow R. Eröffnungsrede (Berlin 1886): Die Verbindung der Na-

turwissenschaften mit der Medizin. in: Sudhoff: Rudolf Virchow und die Deutschen Naturforscherversammlungen. Akadem Verlagsgesellschaft mbH. Leipzig 1922; 241-264.

379 Virchow R. Über den Transformismus (Wiesbaden 1887) in: Sudhoff: Rudolf Virchow und die Deutschen Naturforscherversammlungen. Akadem Verlagsgesellschaft mbH. Leipzig 1922; 277-298.

380 Virchow R. Medicinische Erinnerungen von einer Reise nach Aegypten. Arch pathol Anat u Physiol u klin Med 1888; 113: 361-385.

381 Virchow R. Zur Diagnose und Prognose des Carcinoms. Arch pathol Anatu Physiol u klin Med 1888; 111: 1-14.

382 Virchow R. Über den Unterricht in der pathologischen Anatomie. Klin Jahrb Bd 2, 1890;75-100.

383 Virchow R. Die internationalen Congresse. Arch pathol Anat u Physiol u klin Med 1890; 120: 1-6.

384 Virchow R. Der internationale Congress und die Hetzereien in der französischen Presse. Arch pathol Anat u Physiol u klin Med I890; 121: 188-190.

385 Virchow R. Der Stand der Cellularpathologie. Arch pathol Anat u Physiol u klin Med 1891; 126: 1-11.

386 Virchow R. Die Gründung der Berliner Universität und der Ubergang aus dem philosophischen in das naturwissenschaftliche Zeitalter. Rede am 3. August 1893, Königliche Friedrich-Wilhelm-Universität zu Berlin. Julius Becker, Berlin 1893.

387 Virchow R. Erwiderung auf Schapers Rede zur Geschichte der Gesellschaft der Charité-Aerzte. Berliner klin Wochenschr 1893; Nr. 29: 49.

388 Virchow R. Neue Namen und neue Begriffe in der Pathologie. Berliner klin Wochenschr 1893; Nr. 1: 1-3.

389 Virchow R. Rede bei Uebernahme des Präsidiums der Berliner medizinischen Gesellschaft. Berl klin Wochenschr 1893; Nr. 30: 1127.

390 Virchow R. Ansprache an Herrn Geh. Rath du Bois-Reymond bei der Feier seines 50jährigen Doctorjubiläums am 12. Febr. 1893. Berliner klin Wochenschr 1893; Nr. 30: 198-200.

391 Virchow R. Erwiderung auf die Begrüssung gelegentlich des 50jährigen Doctorjubiläums in der Berliner med. Gesellschaft. Berliner klin Wochenschr 1893; Nr. 30: 1033-1034.

392 Virchow R. Die Stellung der Pathologie unter den biologischen Wissenschaften. Rede, gehalten in der Royal Society zu London am 16. März 1893. Berliner klin Wochenschr 1893; Nr. 30: 321-324.

393 Virchow R. Morgagni und der anatomische Gedanke. Berliner klin Wochenschr 1894; 345-350.
394 Virchow R. Hundert Jahre allgemeiner Pathologie. Festschrift zur 100jährigen Stiftungsfeier des med. chir. Friedrich Wilhelm Instituts 1895. Verlag August Hirschwald Berlin 1895; 589-628.
395 Virchow R. Unser Jubelband. Arch pathol Anat u Physiol u klin Med 1897; 150: 1-4.
396 Virchow R. Die Continuität des Lebens als Grundlage der modernen biologischen Anschauung. Arch pathol Anat u Physiol u klin Med 1897; 150: 4-15.
397 Virchow R. Die Rolle der Gefässe und des Parenchyms in der Entzündung. Arch pathol Anat u Physiol u klin Med 1897; 149: 381-404.
398 Virchow R. Die neueren Fortschritte in der Wissenschaft und ihr Einfluss auf Medicin und Chirurgie. Huxley Lecture. Berliner klin Wochenschr 1898; 35: 897-900, 928-934.
399 Virchow R. Die neueren Fortschritte in der Wissenschaft und ihr Einfluss auf Medicin und Chirurgie. Verl August Hirschwald, Berlin 1898; 3-35.
400 Virchow R. Eröffnungs-Sitzung der Deutschen Pathologischen Gesellschaft. Verh Dtsch Pathol Ges 1898; 1. Tgg: 1-6
401 Virchow R. Die neue Folge der Bände des Archivs für pathologische Anatomie und Physiologie und für klinische Medizin. Arch pathol Anat u Physiol u klin Med 1898; 151: 1-7.
402 Virchow R. Allgemeine Therapie. Therapie der Gegenwart 1899; 40: 2-7.
403 Virchow R. Die Eröffnung des pathologischen Museums der Königlichen Friedrich-Wilhelms-Universität am 27. Juni. Verlag von August Hirschwald Berlin 1899.
404 Virchow R. Die Orthographie und Interpunction im Archiv zur Verständigung für Leser und Mitarbeiter. Arch pathol Anat u klin Physiol u klin Med 1899; 155: 1-10.
405 Virchow R. Ueber den Werth des pathologischen Experiments (Vortrag gehalten in der 2. allgemeinen Sitzung des 7. internationalen medicinischen Congresses in London 1881. Verlag von August Hirschwald Berlin 1899.
406 Virchow R. Zum neuen Jahrhundert. Arch pathol Anat u Physiol u klin Med 1900; 159: 1-23.
407 Virchow R. Ein alter Bericht über die Gestaltung der pathologischen

Anatomie in Deutschland, wie sie ist und wie sie werden muß. Arch pathol Anat u Physiol u klin Med 1900; 159: 24-39.
408 Virchow R. Eröffnungsansprache. IV Tag dtsch pathol Ges 1901: 1-2.
409 Virchow R. Zur Erinnerung. Blätter des Dankes für meine Freunde. Arch pathol Anat u Physiol u klin Med 1902; 167: 1-15.
410 Vogel F. Die Bedeutung der Humangenetik für eine Theorie der Krankheit. Verh Dtsch Ges Path 66. Tagg 1982: 1-15.
411 Vogt M. Nur das Unvermeidliche dürfen wir dem Tier zumuten. Arbeitgeber 1991; 11: 441-442.
412 Wagner HN, Conti PS. Advances in medical imaging for cancer diagnosis and treatment. Cancer 1991; 67: 1121-1128.
413 Waldeyer W. Allgemeine und beschreibende Anatomie, Entwicklungsgeschichte und Zoologie. Berliner klin Wochenschr 1893; 30: 1037-1043.
414 Wehkamp S, Wehkamp KH. Rudolf Virchows Konzept der Medizin als soziale Wissenschaft – und was davon in der gegenwärtigen Virchow-Rezeption übrig bleibt. Forum Med Gesundh-Politik 1979; 10-12: 99-104.
415 Weichselbaum A, Zuckerkandl E. Ueber den Einfluß Virchows auf die Entwicklung der pathologischen Anatomie, der öffentlichen Gesundheitspflege und der Anthropologie in Oesterreich. Berliner klin Wochenschr. 1901; 41: 1034-1036.
416 Wengler B. Das Menschenbild bei Alfred Adler, Wilhelm Griesinger und Rudolf Virchow. Campus Verlag Frankfurt – New York 1989.
417 Wiederholt W. Sanfte versus Schulmedizin. Berl Ärztebl 1991; 104: 362-365.
418 Wille PFC. Eine kommunalpolitische Portrait-Medaille zum 70. Geburtstag Rudolf Virchows. Eine berolinensische Erinnerung. Berliner Medizin 1964; 15: 551-552.
419 Winau R. Den Weg gebahnt. Hoechst High Chem Magazin 1991; 10: 24-29.
420 Winter K. Die Bedeutung des Virchow für die jungen heutige Zeit Z ärztl Fortbild 1952; 46: 522-530.
421 Winter K. Die Persönlichkeit Virchows und die Zellularpathologie. Z ärzt Fortbild 1959; 53: 37-39.
422 Winter K. Rudolf Virchow als Gesundheitspolitiker. Z ärztl Fortbild 1971; 65: 1045-1049.

423 Winter K. Rudolf Virchow G. Teubner Verlagsgesellschaft, 2. Aufl 1977.
424 Wittern R. Die Überbürdung der Schüler in der Sicht Rudolf Virchows. Med Wochenschr 1977; 31: 310-312.
425 Wohlgemuth H. Hahnemann, Virchow und Pawlow als Wegweiser zur Individualtherapie. Allg homöop Zg wiss prakt Homöopathie 1961; 206: 654-668.

Register

Udo Schagen

Der Skandal um die erste Auflage von Heinz Davids Buch zu Rudolf Virchow – eine ungewöhnliche Geschichte

Das vorliegende Buch, nun zum Glück wieder verfügbar, war zum Zeitpunkt seines ersten Erscheinens 1993 Gegenstand eines Skandals. Der Verlag hatte die über 360 Seiten starke Schrift aus politischen Gründen, weil nach seiner Meinung »die Berliner Ärzteschaft nicht zustimmen könne«, ohne die Nennung des Autors publiziert.

Zu diesem bei wissenschaftlichen Publikationen völlig unüblichen Verfahren, das von heute aus nur als Teil des politischen Hochschulgeschehens im Zuge der allgemeinpolitischen Wende verstanden werden kann, hatten Rolf Winau (1937–2006)[1] und ich in einer Glosse Stellung genommen.[2] Die damalige Glosse wird hier zunächst unverändert wiedergegeben.

Eine ungewöhnliche Geschichte

Ein Professor schreibt ein Buch. Soweit noch nicht ungewöhnlich. Er ist im In- und Ausland durch viele hundert Arbeiten seines Fachgebietes, der Pathologie, darunter mehrere Bücher, bekannt. Auch soweit nichts Ungewöhnliches. Über viele Jahre bestimmt er außerdem in seiner wissenschaftlichen Community, wie das heute so schön heißt, die Diskussion über Prioritäten in der Forschungsförderung mit. Beim Nachdenken über grundsätzliche Fragen wie: Was ist Wissenschaft? Darf man der Forschung Ziele vorgeben? Sollten Fragen, die die Wissenschaft sich stellt, etwas mit der Welt da draußen zu tun haben? kommt ihm ein glücklicher Umstand zu Hilfe: ist er doch Professor am Institut für Pathologie, das einst Rudolf Virchow begründet hatte, und in dem ein großer Teil seiner Schriften lagert, deren Publikation im Übrigen erst jetzt und zum ersten Mal (in 71 Bänden!) begonnen worden ist. Alles nicht mehr ganz so gewöhnlich. Was tut der Professor? Er liest Virchow und immer wieder Virchow. Noch ungewöhnlicher. Diese Lektüre fesselt ihn zunehmend, ertappt er seine Kollegen doch häufig dabei, daß sie nur bestimmte Stellen aus Virchows Oeuvre zitieren und diese offensichtlich immer nur der Sekundärliteratur entnommen haben.

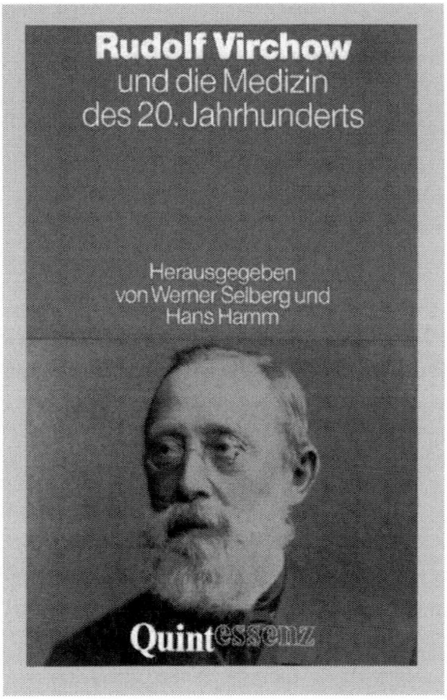

Das Cover der ersten Auflage von Heinz Davids Buch, 1993

Über die Jahre reift in ihm der Plan, Virchows Werk zu interpretieren und neu darzustellen: in den Kapiteln «Zellularpathologie», «Krankheitsprozesse, Krankheitsursachen», «Krankheitsbegriff», «Einheit und Differenzierung (in) der Medizin» sowie «Medizin und Wissenschaft in der Gesellschaft». So arbeitet er viele Jahre an einem Buch, das «Rudolf Virchow und die Medizin des 20. Jahrhunderts» (so der Titel) als Zusammenhang erkennen läßt. Da historische Publikationen für ihr Erscheinen gerne einen Jahrestag zum Anlaß nehmen, an dem die Öffentlichkeit sich sowieso mit dem verdienstvollen, schon lange Verblichenen beschäftigt (und hierbei auch eine verkaufsfördernde Atmosphäre entsteht), bietet sich der 90. Todestag Virchows am 5. September 1992 an.

Ende 1991 findet der Autor einen Verlag, der dem Projekt zustimmt und den üblichen Vertrag mit ihm macht. Das vollständige Manuskript wird im Januar 1992 dem Verlag übergeben, der in seinem Prospekt zu den Neuerscheinungen des Herbstes 1992 stolz ankündigt: »Rudolf Virchow zum 90. Todestag am 5. September 1992: Heinz David, Rudolf Virchow und die Medizin des 20. Jahrhunderts.« Neben dem Werbetext (»Rudolf Virchow ... war nicht nur der Begründer der ›Cellularpathologie‹. Weit über die Medizin hinaus hat Virchow zu grundsätzlichen Fragen der Wissenschaft Stellung genommen ...«) plaziert der Verlag den Hinweis auf den Autor: »Professor Dr. med. habil Heinz David ist

Pathologe und war bis 1991 Direktor des Instituts für Pathologie an der Charité«. Bis hierher also die übliche Geschichte der Vorbereitung einer Buchpublikation: ganz gewöhnlich.

Was nun kommt, ist aber nun wirklich etwas ungewöhnlich. In einem Gespräch Anfang September 1992 wird dem Autor vom Verlag eröffnet, das Buch könne leider nicht unter seinem Namen veröffentlicht werden. Er sei doch politisch belastet. Die »Berliner Ärzteschaft« würde seiner Publikation nicht zustimmen können. Dies ist nun erst recht ungewöhnlich. Wörtlich heißt es im Brief des Verlages an Heinz David vom 15. September 1992: »In unserem gemeinsamen Gespräch am 10.9.1992 hatte ich Ihnen erklärt, daß wir bzgl. Ihres Buches ›Rudolf Virchow‹ mit einigen Problemen in der Ärzteschaft rechnen müssen. Es ist mir von maßgebender Stelle ›erheblicher Gegenwind‹ signalisiert worden.« Und: »Ich bitte Sie ganz herzlich darum, noch einmal zu prüfen, ob Sie nicht einen Herausgeber benennen können, der unter seinem Namen das Buch herausgibt; das würde gewährleisten, daß das Buch erscheinen kann.«?

Was tut ein 60jähriger Autor, dem man gerade in seiner bisherigen Wirkungsstätte die Möglichkeit genommen hat, seinem Beruf als Pathologe nachzugehen, gehört er doch nach Meinung seiner Behörde zu den »Altlasten« der DDR? (Wieder etwas weniger ungewöhnlich). Soll er auf sein lange ausgetragenes, wissenschaftlich jüngstes Kind verzichten? Die Mühen jahrzehntelanger Lektüre und Durchdringung des Virchowschen Gedankenguts und einige hundert Seiten Text abschreiben aufs Konto Lebenserfahrung? Nein, denkt er sich, lieber soll das Kind unter fremdem Namen leben als gar nicht. Er erklärt dem Verlag sein Einverständnis, sucht einen Pathologen aus einer unverdächtigen deutschen Stadt (Hamburg) und bittet ihn, als Herausgeber zu fungieren. Dieser tut, in der Meinung, kollegial zu handeln, ihm diesen Gefallen. Ist das nun gewöhnlich oder eher ungewöhnlich?

Festzuhalten bleibt, daß dieses Buch nun erschienen und (auch in Berliner Ärzte Heft 7 und 8/1993) folgendermaßen angekündigt worden ist: »Rudolf Virchow und die Medizin des 20. Jahrhunderts, herausgegeben von Werner Selberg und Hans Hamm.« Weder im neuen Verlagsprospekt, noch in der sonstigen Werbung des Verlags, weder auf dem Buchtitel, noch in der »CIP-Einheitsaufnahme für die Deutsche Bibliothek« findet sich der eigentlich gewöhnliche Hinweis auf den Verfasser: Heinz David. Nur der genau suchende Leser wird ihn dann doch – kleingedruckt und an unerwarteter Stelle – im Buch finden. Ungewöhnlich!

Bleibt am Ende dieser Geschichte nur noch die Frage, wer ist der Verlag, und was hat er gewöhnlich mit der »Berliner Ärzteschaft« zu tun? Das Buch ist erschienen bei der Quintessenz-Verlags GmbH, Berlin und München. Was hat Quintessenz von der »Berliner Ärzteschaft« gewöhnlich zu befürchten? Bei Quintessenz erscheint »Berliner Ärzte«, offizielles Organ der Berliner Ärztekammer – mit einer gewöhnlich verbreiteten Auflage von über 20.000 Exemplaren. Es bleibt die Frage, auf welche »maßgebende Stelle« »der Ärzteschaft«, die »erheblichen Gegenwind« »signalisiert« habe, sich der Verlag beruft. Vorstand der Ärztekammer und Redaktion von »Berliner Ärzte«, von uns befragt, wissen jedenfalls von nichts. Und wie finden wir diese Geschichte? Wirklich ungewöhnlich.

Dr. Udo Schagen, Prof. Dr. Dr. Rolf Winau
Institut für Geschichte der Medizin
der Freien Universität Berlin
Klingsorstr. 119
12203 Berlin

Die Glosse, die nach dem Erscheinen des Buches im ärztlichen Kammerblatt von Berlin gedruckt erschien, fand ein von uns erwartetes Echo. Zunächst war der Abdruck von der Redaktion mehrfach verschoben worden. Wir hatten damals großes Interesse zu erfahren, wer denn wohl mit der Zuschreibung »Berliner Ärzteschaft« gemeint war, die den vom Verlag wahrgenommenen »Gegenwind« erzeugt und von einer »politischen Belastung« des Autors gesprochen hatte. Da der Verlag die Monatszeitschrift »Berliner Ärzte«, das offizielle Organ der Berliner Ärztekammer, selbst publizierte, lag die Vermutung nahe, dass mit der »Berliner Ärzteschaft« Teile der Kammer bzw. ihrer gewählten Vertreter gemeint waren. Dorthin hatten wir unmittelbar selbst Kontakt aufgenommen und nachgefragt, aber sowohl vom Redaktionsbeirat, der von Mitgliedern der Delegiertenversammlung der Kammer gestellt wurde, wie vom Vorstand in Person des Präsidenten Dr. Ellis Huber, die Antwort erhalten, man wisse das nicht.

Die Antwort fanden wir nun in einer Anmerkung der Redaktion, die im Anschluss an unsere Glosse abgedruckt worden war[3]: Der Inhaber des Verlags habe mitgeteilt, das Buch sei von einem im Verlag nicht mehr tätigen Mitarbeiter betreut worden. Dessen »subjektive Bewertung« könne nicht mehr nachvollzogen werden! Von Seiten der Ärztekammer Berlin seien dem Verlag »keine kritischen Äußerungen bekannt«. Auch der Verlagsinhaber mit Namen H.-W. Haase wisse von nichts.

Im Übrigen habe der Autor, Heinz David, am 18.9.1992 mitgeteilt, er schlage als Lösungsweg vor, dass der ihm bekannte Pathologe aus Hamburg Prof. Dr. Werner Selberg bereit sei, als Herausgeber zu fungieren, während er selbst dann als beauftragter Autor erscheinen könne. Die Redaktion resümierte ihre Stellungnahme mit dem Satz: »Die Verdrängung einer Autorenschaft in dieser Art und Weise durch den Quintessenz-Verlag ist in der Tat ein skandalöser Vorgang und durch nichts zu rechtfertigen.«

Im nächsten Heft gab nun ein, inzwischen verstorbener, Berliner Chefarzt in einem Leserbrief[4] seine Meinung zur Kenntnis und damit den vermutlichen Hintergrund, der zum Skandal geführt hatte: In einem Buch zur Nachkriegsgeschichte der Charité[5] habe dessen Autorin auf den Seiten 237 bis 240 »unrechtsstiftendes und –stützendes Fehlverhalten« Prof. Davids zu DDR-Zeiten beschrieben. Was dort stand, war uns allerdings bekannt gewesen und alles andere als ein Beleg für den Inhalt des Leserbriefes: Die Autorin hatte das Typoskript eines Mitarbeiters der Staatssicherheit der DDR unter einem Datum vom 31.1.78 (!) mit dessen (!) Bericht über ein Gespräch mit dem damaligen Studiendekan der Charité und Direktor des Instituts für Wissenschaftsinformation, Prof. Dr. Heinz David, abgedruckt. Statt aber Heinz David nach dem Wahrheitsgehalt dieses Berichts zu befragen, verbreitete sie ihn 1992, offensichtlich ohne Nachprüfung des Inhalts, in der Öffentlichkeit.

Heinz David hat, später auch in seiner Autobiographie[6], ausführlich zu den Behauptungen des Stasi-Mitarbeiters Stellung genommen:

- Zu den bei seiner Entlassung von Dekan Harald Mau[7] und dem Senator für Wissenschaft und Forschung Manfred Ehrhardt erhobenen Vorwürfen,
- zu den gegenüber einem Journalisten des Daily Telegraph gemachten unfassbaren Schmähungen durch Hans-Joachim Gauck (»Lasst ihn Müll sammeln«) und
- zum angeblichen Bericht der Staatsicherheit insgesamt.

Wir haben vor und nach dem Erscheinen unserer Glosse, auf verschiedenen Wegen, etwa durch direkte Aufforderung an Kritiker, ihre Vorwürfe zu belegen, und auch in persönlichen Gesprächen mit Heinz David versucht, Näheres zum Wahrheitsgehalt der ihm gegenüber erhobenen Anschuldigungen in Erfahrung zu bringen. Es ist uns damals nicht gelungen, für die Wahrheit dieser Anschuldigungen Belege zu finden. Aus unserer Sicht existieren bis heute offenbar keinerlei Hinweise dafür, dass die auf alle Einzelheiten eingehende Stellungnahme von David selbst nicht die Wahrheit wiedergibt.

In einer Reihe von, auch abgedruckten, Leserbriefen[8] wurde Unverständnis darüber geäußert, dass der Autor der Verlagsabsicht zugestimmt habe, seinen Namen nicht zu nennen. Er hätte sein Buch doch anderswo publizieren können. Der tatsächliche Hergang war aber: Das Buch, über dessen Veröffentlichung ein rechtsgültiger Vertrag existierte, war seit über einem halben Jahr fertiggestellt und sollte ja zum 90. Todestag von Virchow am 2.9.1992 erscheinen. Erst eine Woche später, am 10.9. erhielt Heinz David die Information, das Buch könne, aus den in der Glosse schon genannten Gründen, nicht erscheinen; es gäbe aber die Möglichkeit, es unter einem anderen Autorennamen oder unter einem Pseudonym zu publizieren. Man fand dann den Kompromiss, es unter dem Namen eines westdeutschen Herausgebers – Prof. Dr. Werner Selberg aus Hamburg hatte sich zu dieser kollegialen Geste bereitgefunden – mit Heinz David als »beauftragtem Autor« erscheinen zu lassen. Das schien dem Verlag wohl als hinnehmbares »Mäntelchen«, das ihn vor einem »starken Gegenwind« aus der »Berliner Ärzteschaft« ausreichend schützen könnte, wenn er die Publikation eines aus seiner Sicht mit »politischen Vorwürfen« belegten Autors vertrieb.

In der gedruckten Endfassung setzte der Verlag aber noch eins drauf: Auf dem Umschlag verschwand der Autorenname ganz und in der CIP-Einheitsaufnahme[9] erschienen nur die Namen der Herausgeber, so dass das Buch bis heute nicht einmal von Buchhandlungen und Bibliotheken unter dem Namen »David« gefunden werden kann. Auch in den Verlagsankündigungen erschien der Name jetzt nicht mehr. Der Respekt des Verlags, oder soll man sagen die Angst vor dem »Gegenwind aus der Berliner Ärzteschaft« muss groß gewesen, also wohl auch entsprechend massiv vorgetragen worden sein? In den Folgemonaten warteten die interessierten Beteiligten vergeblich auf eine Änderung des Verlagsverhaltens, etwa die Ankündigung, die Titelseite zu korrigieren oder wenigstens die Verlagswerbung mit dem Autorennamen zu ergänzen.

In einem Leserbrief wies dann Heinz David[10] auf Folgendes hin: Ich habe »zuerst überhaupt nicht (gewußt), wie ich darauf reagieren sollte. Nachdem ich zuerst an eine Klage gedacht hatte, wiesen mich das Recht Verstehende darauf hin, daß der Vertrag so formuliert sei, daß diese wohl kaum Erfolg haben würde, sich sehr lange hinziehen würde und mit erheblichen Kosten verbunden sei. […] Bis zum dann nach Monaten erfolgenden endgültigen Erscheinen kannten weder Professor Selberg noch ich Form und Anordnung der Titelei.« Obwohl auch in anderen Zeitschriften Rezensionen des Buches[11] erfolgten und auf die Titelfälschung hingewiesen wurde, blieb die beispiellose Unterdrückung des Autorennamens auch später bestehen.

Um zu verstehen, in welchen Zusammenhang der ganze Vorgang einzuordnen ist, muss an die Vorgänge um die Charité und das DDR-Gesundheitswesen unmittelbar im Anschluss an den politischen Umbruch und den Beitritt der DDR zur Bundesrepublik sowie die »Stasi«-Hysterie gegenüber DDR-Bürgern in den 1990er Jahren erinnert werden. Die bevorzugte Ausstattung der Forschungsinstitute und Hochschulkliniken der Hauptstadt der DDR insbesondere mit nichtwissenschaftlichem und wissenschaftlichem Personal, ja die größere Dichte von Hochschulkliniken überhaupt führte zu einem hohen Anpassungsdruck an die Relationen der westlichen Bundesländer. Die Konzentration von Ressourcen einerseits in der Hauptstadt der DDR und andererseits für westberliner Einrichtungen durch die westdeutsche Politik, die ein »Schaufenster des Westens« schaffen wollte, konnte nach der Vereinigung nicht aufrechterhalten werden. Vielmehr sahen sich die politischen Instanzen der vereinigten Stadt mit ökonomischen Zwängen konfrontiert, auf die sie mit Sparmaßnahmen reagieren wollten. Dazu kam der von der Bundesregierung und dem Berliner Senat politisch gewollte »Austausch der Eliten«. Er wurde auch unter Vernachlässigung rechtlicher Regeln durchgesetzt. Die Bundesregierung und der Berliner Senat sahen sich auch in ihren Entscheidungen durch die Beitrittsbeschlüsse der letzten, im März 1990 neugewählten Volkskammer und der zahlreichen, sich in Hochschule und Charité spontan bildenden Kommissionen legitimiert. Darüber ist inzwischen in ungezählten Publikationen nachzulesen.

Die für die Hochschulen wohl am umfassendsten recherchierte und zusammengefasste Analyse ist in zwei Arbeiten des Autors Peer Pasternack vom Institut für Hochschulforschung Halle-Wittenberg aus den Jahren 2010 und 2015 zu finden.[12] Er verweist dort auch auf von seriösen Medien initiierte und verbreitete Berichte: Politische Gegner seien in der DDR psychiatrisiert worden (Dr. med. Mabuse im Oktober 1990), ahnungslose DDR-Patienten seien zu Testprobanden für westdeutsche Pharma-Erzeugnisse gemacht worden (Der Spiegel Heft 6/1991), von lebenden Patienten seien Organe entnommen worden, um sie wahlweise für greise Führungsfunktionäre der DDR oder im devisenbringenden Organhandel zu verwenden (Bild-Zeitung v. 29.8.1991), Frühgeborene seien planmäßig in Wassereimern ertränkt worden (FAZ v. 29.2.1992). Diese Horrorszenarien wurden in zahlreichen anderen Medien über Wochen und Monate, der Bericht über die angeblichen Pharmaversuche, obwohl längst widerlegt, sogar erneut im Jahre 2013 (Der Spiegel v. 20.6.2013, online) wiederholt. Zahlreiche offizielle Kommissionen wurden zur Untersuchung der Vorfälle eingesetzt. »Am Ende qualifizierten jedenfalls alle Kommissionen die erhobenen Vorwürfe durchweg als im Grundsatz nicht stichhaltig«, lautete deren Urteil.[13]

Unter der Überschrift »Die politisch induzierte personelle Umstrukturierung der Charité« schrieb Heinz David in seinen Erinnerungen selbst[14]:

»Mit dem Beginn der ›Wende‹ im Herbst 1989 traten zahlreiche Mitarbeiter der Charité und neugebildete Gruppierungen auf, die insbesondere die Professoren und bekannte Wissenschaftler als *›Stalinisten, Mitarbeiter der Staatssicherheit und Nutznießer des Staates‹* beschuldigten. In den ersten Monaten standen die *›Reisekader‹* besonders im Visier, die jedoch sehr bald aus der Diskussion verschwanden, da eine erhebliche Zahl der neuen Elite – Dekan, Prodekane und Mitglieder der neu gewählten Fakultät diesen Status besessen hatten.

Die Medien bemächtigten sich aller dieser Anschuldigungen und verbreiteten sie unüberprüft in Berlin und deutschlandweit. Es gab kein Klischee und keine Vorverurteilung, die nicht zur Herabsetzung der leitenden Wissenschaftler der Charité benutzt wurden, wie *›Hydra der Altlasten‹*, *›Altkader kleben an ihren Sitzen‹*, *›Professoren verdanken ihre Position einer Parteikarriere‹*, *›roter Filz‹*, *›Stasi-Geschwür‹*, *›alte Seilschaften‹*. Besonders betont wurde immer, dass eine wissenschaftliche Karriere ohne Mitgliedschaft in der SED nicht möglich war.

Es ist deshalb nicht sehr verständlich, dass im April 1991 70 parteilose B-Promovierte und Hochschullehrer, die *»wegen ihrer bekannten demokratischen Grundhaltung in der Vergangenheit persönliche Nachteile und zum Teil gravierende Behinderungen ihrer wissenschaftlichen Entwicklung und beruflichen Karriere hinnehmen mussten«*, sich mit dieser Argumentation an den Wissenschaftssenator wandten, wobei ja ihre wissenschaftlichen Titel das Gegenteil belegten. Unter den Unterschreibenden waren allein 12 Professoren und 31 Dozenten, die in der DDR berufen worden waren. Ob diese den Widerspruch zwischen ihrer *»Unterdrückung«* und ihrer wissenschaftlichen Karriere wenigstens selbst gemerkt haben?«

Zum Schluss sei dem Anlass dieses Buches Reverenz erwiesen. Schon Virchow hat sich Zeit seines Lebens mit dem Zusammenhang von Wissenschaft und Politik auseinandergesetzt. In ausführlicher Weise hat Heinz David das in seinem Kapitel 5. dieses Buches dokumentiert und hier zugänglich gemacht. Zu Vorgängen, wie sie Gegenstand dieses Beitrags sind, insbesondere aber zu den erwähnten aberwitzigen Berichten zur DDR-Medizin in einigen westdeutschen sogenannten Qualitätsmedien, findet sich auch bei ihm eine Aussage:

»Der menschliche Geist ist nur zu sehr geneigt, den mühseligen Weg des ordnungsmässigen Denkens zu verlassen [...]. Davor schützt nur [...] der gesunde Menschenverstand, und wer diesen durch eine fehlende Erziehung verloren hat, der kann sich nur retten durch Gewöhnung an strenge empirische Arbeit. Man muss es eben lernen und sich daran gewöhnen, das Unbekannte von dem Bekannten aus zu erklären, aber nicht umgekehrt, das Dunkle und Unbekannte, gleichsam als wäre es eine neue Wahrheit, zum Ausgangspunkt phantastischer Schlussfolgerungen zu wählen. R.V. 1893.« (Siehe in diesem Band, Kapitel 5.5, 3. Absatz).

Anmerkungen

1 Direktor des Instituts für Geschichte der Medizin und in der Zeit 1979–1995 zeitweiliger Dekan und Prodekan an der Medizin der Freien Universität Berlin; verstorben im Juli 2006.

2 Schagen, Udo; Winau, Rolf, Eine ungewöhnliche Geschichte. Berliner Ärzte 31, 1994 (Heft 2): 34-35. Diese Zeitschrift ist das monatlich erscheinende offizielle Organ der Berliner Ärztekammer.

3 Ebenda.

4 Berliner Ärzte 31, 1994 (Heft 3): 8.

5 Stein, Rosemarie, Die Charité 1945–1992. Ein Mythos von innen. Berlin 1992. Enthält zahlreiche Gesprächsberichte mit einzelnen Mitarbeitern sowie zwei Beiträge der Autorin.

6 David, Heinz. Lebensrouten. Lage 2006. Darin: Chronologie meiner Entlassung, S. 558-569; Die Monographie »Rudolf Virchow und die Medizin des 20. Jahrhunderts, S. 576-581.

7 Prof. Dr. Harald Mau (1940–2020), Kinderchirurg.

8 Berliner Ärzte 31, 1994 (Heft 4): 34.

9 In der Bundesrepublik Deutschland erfolgte die sogenannte CIP-Einheitsaufnahme (Cataloging in Publication) bis 2002 in Anlehnung an

das amerikanische Prinzip der bibliographischen Information durch die Deutsche Nationalbibliothek (DNB). Heute erfolgt die Information für Bücher durch den Hinweis auf die DNB und die ISBN-Nummer.

10 Berliner Ärzte 31, 1994 (Heft 5): 51.

11 »Die hier gebrauchte Titelangabe ist nicht identisch mit der Buchankündigung im Buchhandel. Der Autor wird dort nicht angeführt, sondern nur die Herausgeber der Beiträge. Dies steht offensichtlich im Zusammenhang mit der Stellung des Autors nach der Vereinigung der beiden Teile Deutschlands, denn er war der Direktor des Pathologischen Instituts der Charité in der letzten Phase der SED-Herrschaft und ist nach der Vereinigung aus dem Amt geschieden, und man wollte aus welchem Grunde auch immer einen Repräsentanten in der DDR nicht als Autor des Verlags herausstellen.« Manfred Stürzbecher, Jahrbuch für die Geschichte Mittel- und Ostdeutschlands 43, 1995: 311. – »Diese entschuldbaren Fehler beiseite, leistet sich der Quintessenz-Verlag ein Zerrbild, das kaum entschuldbar und schwer zu erklären ist. Der Name des Autors, Prof. Dr. sc. med. Heinz David, erscheint nicht auf dem Buchumschlag. Erst auf der dritten Seite findet der Leser im Kleindruck die Erwähnung des Namens David. Zwei Herausgeber aus Hamburg werden herausragend vorangestellt; aber es ist nicht erklärt, was sie beitrugen. Ein Brief des Verlages enthüllt, dass mächtige Ärzte in der Ärzteorganisation in Berlin nicht wünschten, dem Autor die Ehre zuzugestehen, der vorher ein prominenter ostberliner Wissenschaftler war, und zwangen den Verlag, seinen Namen zu unterdrücken. Diese Aktion beleuchtet den mehr destruktiven und rachsüchtigen Aspekt der deutschen Wiedervereinigung im Bereich der Medizin.« Axel Bauer, Bulletin of the History of Medicine 68, 1994 (3): 531.

12 Pasternack, Peer, Maximalinvasiv. Die Charité nach 1989. In: R. Herrn und L. Hottenrott (Hg.), Die Charité zwischen Ost und West (1945–1992). Zeitzeugen erinnern sich. Berlin-Brandenburg 2010, S. 61-73, 63. – Ders., Akademische Medizin in der DDR. 25 Jahre Aufarbeitung 1990-2014. Reihe Hochschulforschung Halle-Wittenberg. Leipzig 2015. (Auch online: https://www.hof.uni-halle.de/web/dateien/pdf/Med-Bibliogr_Buchlayout_WEB.pdf) S. 65-103.

13 Pasternack 2015, S. 70.

14 David, Lebensrouten, wie FN 6, 556-557. – Christian Booß, Helmut Müller-Enbergs, Die indiskrete Gesellschaft. Studien zum Denunziationskomplex und zu inoffiziellen Mitarbeitern. Frankfurt a. M. 2014.

Matthias David

Virchow in Berlin. Anregungen für einen Spaziergang auf den Spuren Rudolf Virchows

Mit einiger Berechtigung kann man wohl sagen, dass auch Rudolf Virchow *ein Berliner* war, denn 56 seiner 81 Lebensjahre hat er in der Hauptstadt Preußens bzw. der deutschen Reichshauptstadt verbracht, zu deren 43. Ehrenbürger er am 15. Oktober 1891 ernannt wurde. Geboren worden war Rudolf Ludwig Karl Virchow in Schivelbein in Pommern, aber schon als 18-Jähriger ging er nach Berlin, um dort ab Oktober 1839 an der militärmedizinischen Pépinière Medizin zu studieren. Er promovierte 22-jährig zum Dr. med. wurde zunächst Unterarzt und dann, gleichzeitig als klinisch tätiger Arzt arbeitend, mit 26 Jahren Prosektor des Pathologischen Instituts der Charité. Hinsichtlich seines weiteren beruflichen, akademischen, wissenschaftlichen und (gesundheits-)politischen Werdegangs wird sowohl auf den Beitrag von Hans Guski im Mantelteil dieses Buches als auch auf die Ausführungen Heinz Davids im Kapitel »Rudolf Virchow – die Persönlichkeit. Eine autobiographisch-biographische Skizze« hingewiesen.

Virchow unterbrach notgedrungen seine Berliner Zeit (er war 1849 von der preußischen Regierung aus politischen Gründen seines Amtes enthoben worden), um im November 1849 an der Würzburger Universität als ordentlicher Professor den Lehrstuhl für Pathologische Anatomie zu übernehmen. Seine Heirat mit Rose Mayer (1832-1913) fand dennoch in Berlin statt, wohin er 1856, nach sieben Jahren Ordinariat in Würzburg, als Professor der Pathologie und Therapie zurückberufen wurde. Von 1864 bis zu seinem Tod 1902 wohnte Virchow mit seiner Familie im Haus Schellingstraße 10, dessen Eigentümer er auch war. Dort befand sich im Erdgeschoß zwischen dem ersten und zweiten Fenster rechts vom Eingang eine Bronzetafel der Stadt Berlin für den Ehrenbürger Rudolf Virchow, die 1902 dort angebracht worden war. Das Haus wurde »wegen Bombenschaden« wahrscheinlich in den frühen 1940er Jahren abgerissen und auch die Tafel ist seitdem verschwunden (Berliner Gedenktafeln 2020). In seiner Wohnung im Bezirk Tiergarten war Rudolf

Virchow am 5. September 1902 an den Folgen einer Schenkelhalsfraktur verstorben. Sein Ehrengrab befindet sich auf dem Alten Kirchhof der St.-Matthäus-Gemeinde in Berlin-Schöneberg.

Die vielen Lebensjahre, die Virchow in Berlin verbracht hat, haben bis heute Spuren hinterlassen. Vor allem für den Virchow-Interessierten lohnt es sich daher, auf Spaziergängen oder mit einer Fahrradtour Wirkungsstätten, Denkmäler und nach Virchow benannte Einrichtungen aufzusuchen. Im Wesentlichen befinden sich diese in Berlin-Mitte sowie den Stadtbezirken Wedding und Friedrichshain, wenn man einmal von der relativ neuen Rudolf-Virchow-Straße, dem Rudolf-Virchow-Sportpark (Blumberger Damm 30) und der nach Virchow benannten Sekundarschule mit gymnasialer Oberstufe (Glambecker Ring 90) absieht, die alle in dem im Nordosten Berlins gelegenen Stadtbezirk Marzahn-Hellersdorf lokalisiert sind.

Nachfolgend werden ungeordnet mögliche Stationen einer »Tour auf Virchows Spuren« durch Berlin zum Teil ausführlich, teilweise nur kursorisch beschrieben und mit aktuellen eigenen Fotos illustriert. Etwas breiteren Raum wird die Beschreibung des von seiner Gestaltung her außergewöhnlichen Rudolf-Virchow-Denkmals am Karl(s)platz und des größten »Flächendenkmals« für Virchow, des Rudolf-Virchow-Krankenhauses (heute: Campus Virchow-Klinikum der Charité) in Berlin-Wedding, einnehmen.

Pépinière (Invaliden-/Ecke Scharnhorststraße)

Gegenüber dem Charité-Gelände in Berlin-Mitte befindet sich auf dem Grundstück Invalidenstraße/Ecke Scharnhorststraße die ehem. Pépinière, das repräsentative Gebäude der früheren Militärärztlichen Akademie, in dem von 1949 bis zum Beginn der 1970er Jahre das Oberste Gericht der DDR untergebracht war. Heute ist dort der Hauptsitz des Bundesministeriums für Wirtschaft und Energie (Abb. 1). Links vom Brunnenrelief an der Gebäudeseite Invalidenstraße befindet sich eine Gedenktafel mit folgender Inschrift: »Dieses Gebäude wurde von 1905 bis 1910 für die 1795 gegründete Pépinière – Militärärztliche Akademie – errichtet und war bis 1918 und von 1934 bis 1945 deren Sitz« (Abb. 2).

Auf der Metalltafel ist links ein Aeskulapstab abgebildet und rechts einen Hahn, was darauf anspielt, dass die Studenten der Militärärztlichen

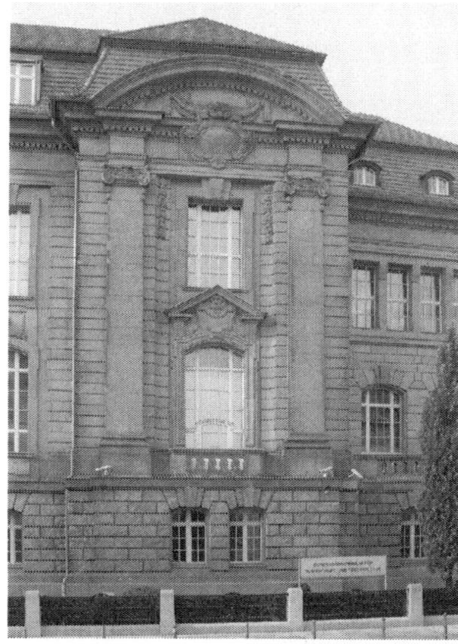

Abb. 1: Ehem. Gebäude der Militärärztlichen Akademie 2020

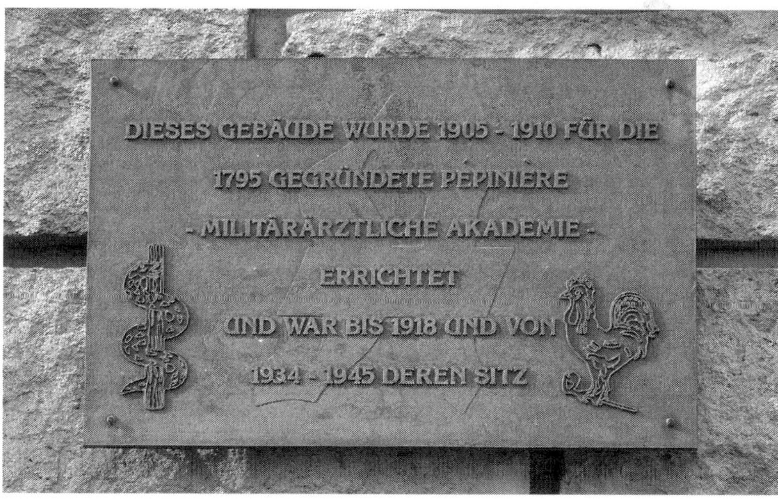

Abb. 2: Gedenktafel für die Pépinière an diesem Gebäude in der Invalidenstraße

Akademie sich »Pfeifhähne« nannten, eine Verballhornung des Wortes Pépinière im Berliner Jargon.

Die Einrichtung einer »Pflanzschule« (franz.: Pépinière) war im August 1795 auf Kabinettsorder Friedrich Wilhelm II. genehmigt worden; gleichzeitig wurde der preußische Generalstabschirurg Johann Goercke,

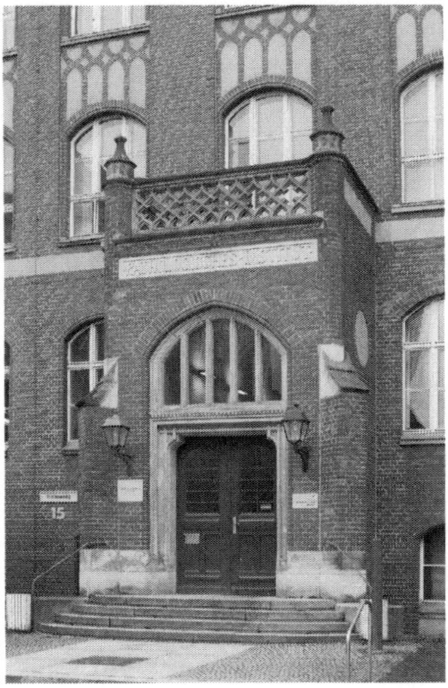

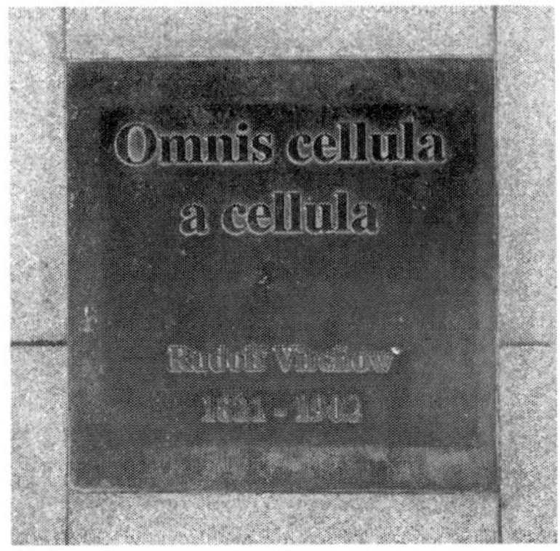

Abb. 4: In den großen Treppenabsatz eingelassener »Grundsatz der Zellularpathologie«

Abb. 3: Eingangsbereich zum Pathologischen Institut der Charité

von dem die Idee zur Gründung dieser Bildungsanstalt für Militärärzte stammte, zu ihrem ersten Direktor bestimmt. 1811 wurde aus der zunächst in der Tauben-, dann in der Dorotheenstraße untergebrachten Pépinière die »Medizinisch-chirurgische Akademie für das Militär«. Die Einrichtung wurde dann noch zweimal umbenannt: 1818 in »Medicinisch-chirurgisches Friedrich-Wilhelms-Institut« und 1895 in »Kaiser-Wilhelm-Akademie für das militärärztliche Bildungswesen«. Das vier Jahre dauernde Medizinstudium an der Akademie war frei, Kost und Logis wurden gestellt, so dass auch Männer wie Rudolf Virchow, die aus einfachen Verhältnissen stammten, hier studieren konnten (Brinkschulte u. Knuth 2010). Zu der Zeit, als Virchow hier sein Studium absolvierte, war die Akademie allerdings in einem Gebäude in der Friedrichstraße 139 bis 141 untergebracht.

Pathologisches Institut
(auf dem Charité-Campus Mitte, Geländeadresse: Virchow-Weg 15)

Nach der Berufung von Rudolf Virchow auf den Lehrstuhl für Pathologische Anatomie an der Charité wurde 1856 hier das erste Pathologische Institut Deutschlands gegründet. Es befindet sich noch heute in dem von

Virchow initiierten, 1906 fertig gestellten Gebäude, das jetzt den Namen »Rudolf-Virchow-Haus« trägt (Abb. 3). Direkt vor dem Eingangsportal ist in den Treppenabsatz eine große Metallplatte mit dem Virchow›sche Grundsatz der Zellularpathologie »omnis cellula e cellula« (jede Zelle entsteht aus einer Zelle), den er erstmals in einem Aufsatz 1855 formulierte, eingelassen (Abb. 4).

Rechts vor dem Eingang zum Institutsgebäude steht eine von mehreren Rudolf-Virchow-Büsten, die sich in der Charité bzw. im nahegelegenen Langenbeck-Virchow-Haus befinden. Diese stammt von dem Bildhauer Bernhard Afinger, der sie 1882 schuf. Die Büste stand ursprünglich im Langenbeck-Virchow-Haus. Sie wurde mit anderen Büsten in den 1980er Jahren, eingemauert im Kellerraum der ehem. Chirurgischen Klinik der Charité wiedergefunden. Von diesem Original Afingers wurden zwei Bronzekopien erstellt, von denen sich eine nun vor dem Institut für Pathologie befindet. Eine kurze Geschichte des Instituts lässt sich hier nachlesen:

https://pathologie-ccm.charite.de/ueber_das_institut/geschichte/.

Medizinhistorisches Museum
(Geländeadresse/Eingang: Virchowweg 17)

Das Berliner Medizinhistorische Museum ist eine Einrichtung der Charité. Es befindet sich auf dem Charité-Gelände in Berlin-Mitte in dem Gebäude, das unter starkem Einfluss von Rudolf Virchow zwischen 1896 und 1899 für seine Präparatesammlung als Pathologisches Museum direkt neben dem Pathologischen Institut errichtet und das 1901 feierlich eröffnet wurde. Gemäß seinem Leitspruch »Kein Tag ohne Präparat« (lat.: nulla dies sine praeparatu) umfasste die Virchow'sche Sammlung ursprünglich eine riesige Menge von Feucht- und Trockenpräparaten. Virchow hatte zuvor bereits zwei Berliner Museumsgründungen maßgeblich vorangebracht – das Museum für Völkerkunde (Eröffnung 1886) und das Museum für Volkstrachten (1889) (Hiller von Gaertringen u. Hiller von Gaertringen 2014). 2020/2021 werden im Berliner Medizinhistorischen Musum umfangreiche Baumaßnahmen zur Renovierung und Ertüchtigung des Gebäudes vorgenommen (https://www.bmm-charite.de). Teil des Museums ist die Hörsaalruine des ehemaligen Rudolf-Virchow-Hörsaales, die für Veranstaltungen vermietet wird.

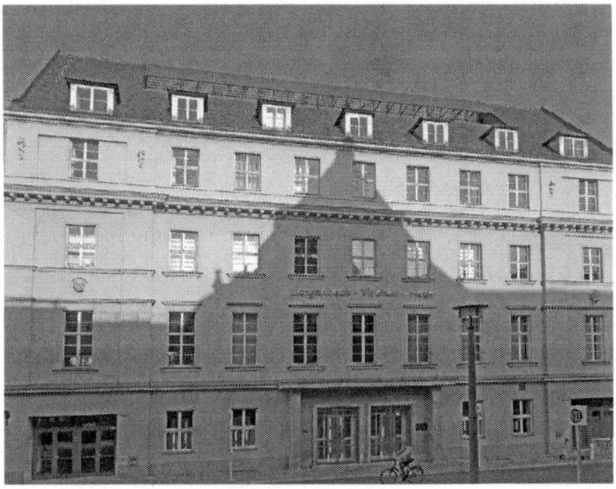

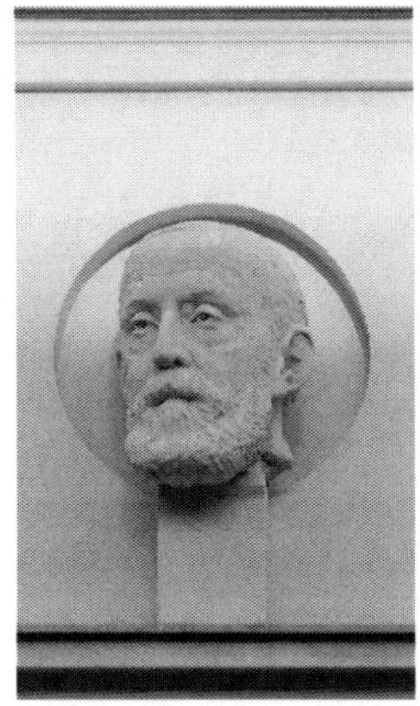

Abb. 5: Langenbeck-Virchow-Haus im Sommer 2020
Abb. 6: Rechts an der Fassade zwischen 1. und 2. Etage angebrachte Virchow-Büste

Langenbeck-Virchow-Haus (Luisenstraße 58/59)

Das Langenbeck-Virchow-Haus war und ist heute wieder das Vereinshaus zweier medizinischer Gesellschaften in Berlin: Der Berliner Medizinischen Gesellschaft und der Deutschen Gesellschaft für Chirurgie. Die Berliner Medizinische Gesellschaft wollte im Jahre 1901 ihrem Ehrenvorsitzenden Rudolf Virchow anlässlich seines 80. Geburtstags die gleiche Form der Ehrung zu Teil werden lassen, wie einige Jahre zuvor die Gesellschaft für Chirurgie nach dem Tod Bernhard von Langenbecks. Da die Geldmittel jedoch knapp waren und durch Spenden beschafft werden mussten, beschloss man ein Zusammengehen mit der Deutschen Gesellschaft für Chirurgie, deren altes Vereinshaus in der Dorotheenstraße zu klein geworden war.

Offiziell eingeweiht wurde das im spätklassizistischen Stil erbaute Langenbeck-Virchow-Haus, obwohl bereits 1915 fertiggestellt, erst nach dem Ersten Weltkrieg im Frühjahr 1920 anlässlich des 44. Kongresses der Deutschen Gesellschaft für Chirurgie (Brinkschulte u. Knuth 2010). Die Ärzteschaft konnte das Haus allerdings nur gut 20 Jahre nutzen, obwohl es den Zweiten Weltkrieg fast unbeschädigt überstanden hatte, denn zunächst besetzten es die sowjetischen Militärbehörden. Dann tagte bis zum Umzug in den »Palast der Republik« von 1950 bis 1976 die DDR-Volkskammer in dem zunächst nahezu einzigen funktionsfähigen Saal des östlichen Nachkrieg-Berlin. Eine schwarze Tafel mit goldener

Schrift rechts neben dem Hauseingang erinnert daran, dass hier Wilhelm Pieck als Präsident der Deutschen Demokratischen Republik von der Volkskammer 1953 und 1957 zweimal wiedergewählt wurde. Später wurde das Haus von der Akademie der Künste der DDR genutzt. (Stein 2003).

Im Jahre 2003 wurde das Langenbeck-Virchow-Haus (Abb. 5) an die ursprünglichen Besitzer – die beiden medizinischen Gesellschaften – rückübertragen. In den Jahren 2004/2005 erfolgte eine Renovierung und Modernisierung. Da sich von den ursprünglichen Fassadenelementen nichts erhalten hatte, wurde der Bildhauer Marcus Golter damit beauftragt, u. a. die beiden Büsten der Namensgeber neu zu gestalten. In zwei Nischen unterhalb der 2. Etage ist nun heute links eine Porträtbüste von Bernhard von Langenbeck und rechts von Rudolf Virchow angebracht (Abb. 6) (Golter 2020).

Ehemaliges Pathologisches Institut der Tiermedizin
(Philippstraße 13; Geländeadresse: Gebäude Nr. 14)

In dem Gebäude auf dem ehemaligen Campus der Veterinärmedizin der Humboldt-Universität zu Berlin in der Nähe des Charité-Hochhauses befindet sich heute der Lehrstuhl für Molekulare Parasitologie (Abb. 7). Über der Eingangstür steht: Pathologisches Institut. Rechts neben dem Gebäudeeingang ist eine Bronzeplatte (Abb. 8) angebracht, die folgende Inschrift trägt: »Ehemaliges Pathologisches Institut der Tiermedizin/ erbaut 1882-84 auf Initiative von/ Rudolf Virchow/ 1821-1902/ Arzt, Anatom und Pathologe/ Erforschte unter anderem die Trichineninfektion/ und weitere parasitäre Zoonosen/ Wilhelm Nöller/ 1890-1964/ Tiermediziner und Parasitologie/ gründete hier 1926/ den ersten Lehrstuhl für Parasitologie/ im deutschen Sprachraum«. Rechts unten steht senkrecht die Jahreszahl 2015 auf der Tafel; sie gibt das Anbringungsjahr an (https://www.gedenktafeln-in-berlin.de/nc/gedenktafeln/gedenktafel-anzeige/tid/ehemaliges-pathologi/).

Marschallbrücke
(Luisen-/Wilhelmstraße, Reichstagsufer)

Die über die Spree führende Marschallbrücke verbindet die Luisen- mit der Wilhelmstraße. Am Südwestpfeiler der Brücke, am Zugang Reichs-

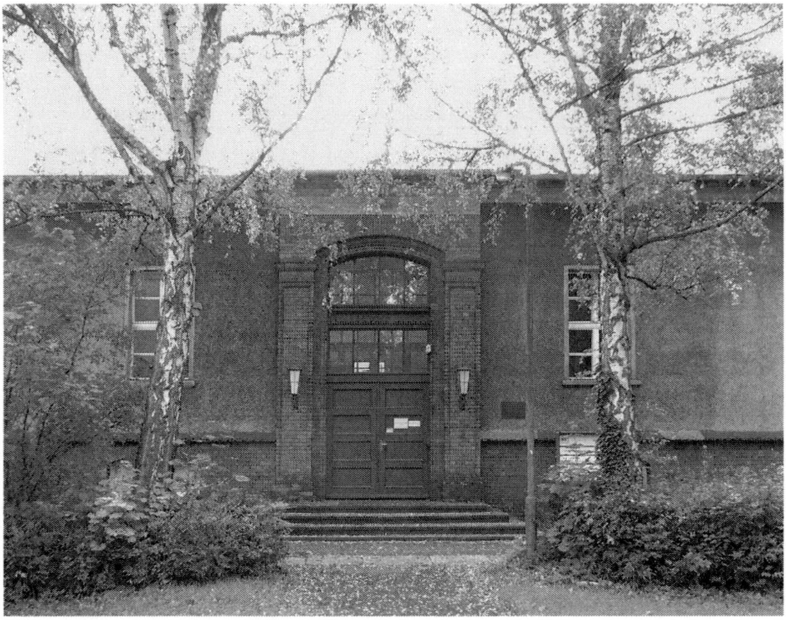

Abb. 7: Eingangsbereich zum ehem. Pathologischen Institut der Tiermedizin

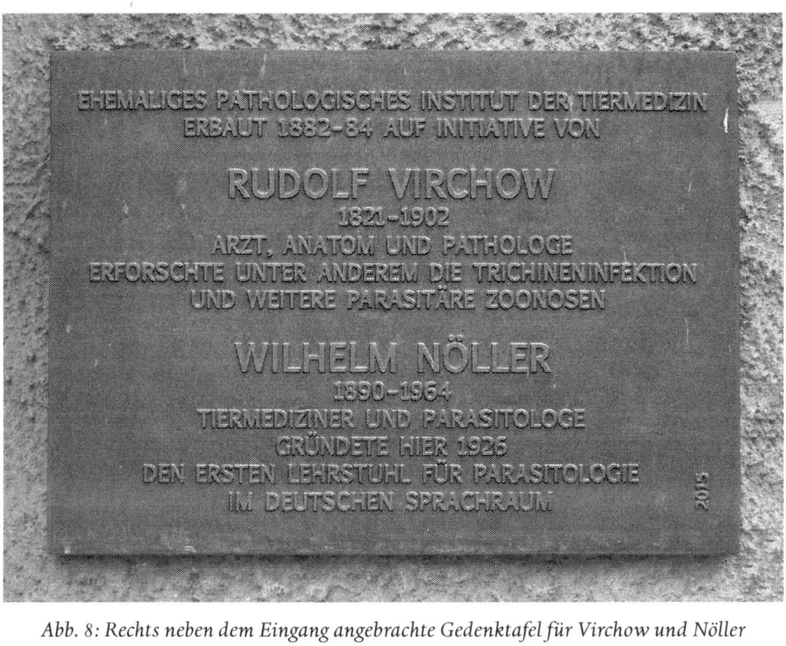

Abb. 8: Rechts neben dem Eingang angebrachte Gedenktafel für Virchow und Nöller

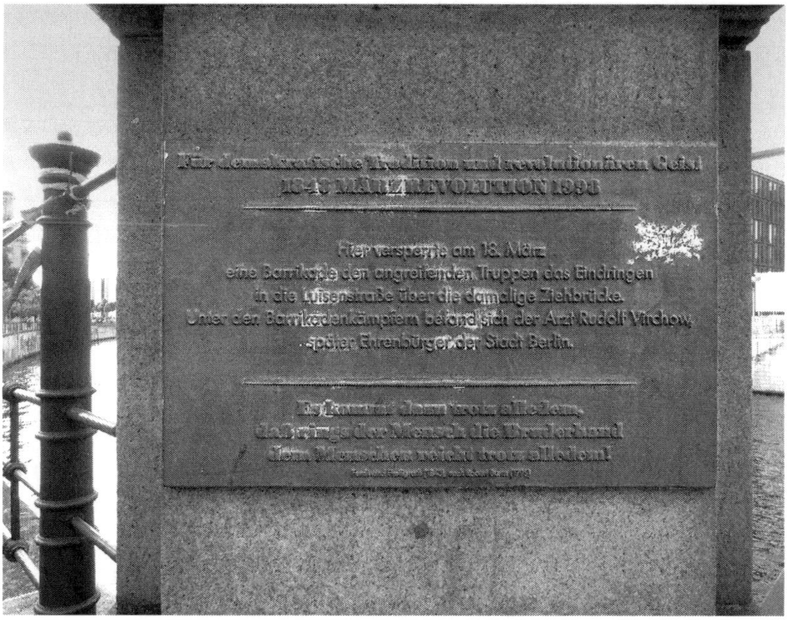

Abb. 9: Tafel zum Gedenken an die 1948er Revolution an der Marschallbrücke

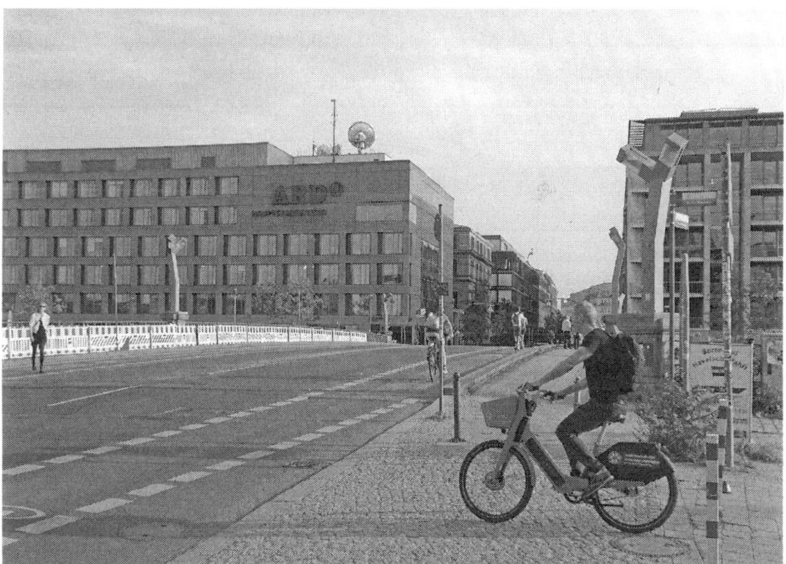

Abb. 10: Die Marschallbrücke im Stadtbezirk Berlin-Mitte im Sommer 2020

tagsufer erinnert seit 1998 eine Tafel an Virchows Aktivitäten während der Märzrevolution 1848. Virchow, der linksliberale, reformerische Forderungen vertrat, hatte sich hier am Barrikadenbau beteiligt. Als Folge seines politischen Engagements verlor er seine Stellung in Berlin und folgte wenig später dem Ruf an die Universität Würzburg als ordentlicher Professor für pathologische Anatomie (Bluhm 2020).

Diese und andere gusseiserne Gedenktafeln waren aus Anlass des 150. Jahrestages der Revolutionstage vom Berliner Bezirk Mitte an einem Dutzend »ausgewählter und historisch verbürgter« Barrikadenstandorten zur Erinnerung an den 18. März 1848 angebracht worden. Geschaffen wurden sie von dem Pankower Künstler Manfred Butzmann (www.gedenktafeln-in-berlin.de). Alle 12 Gedenktafeln haben eine einheitlich gestaltete Kopf- (»Für demokratische Tradition und revolutionären Geist – 1848 Märzrevolution 1998«) und die gleich Fußzeile: »Es kommt dazu trotz alledem, dass rings der Mensch die Menschenhand/ dem Menschen reicht trotz alledem!/ Ferdinand Freiligrath (1843), nach Robert Burns (1795)«. Der mittlere Teil der Gedenktafel trägt jeweils einen ortsbezogenen Text, der sich unmittelbar auf die Situation des Barrikadenstandortes bezieht und einen Eindruck von Authentizität schaffen soll (Hobrack 2010). Auf der Tafel am Pfeiler der Marschallbrücke finden sich diese Zeilen: »Hier versperrte am 18. März / eine Barrikade den angreifenden Truppen das Eindringen / in die Luisenstraße über die damalige Ziehbrücke. / Unter den Barrikadenkämpfern befand sich der Arzt Rudolf Virchow, / später Ehrenbürger der Stadt Berlin.«

Virchowstraße

(Stadtbezirk Berlin-Friedrichshain)

Die Virchowstraße (Postleitzahl 10249) ist eine Straße in den Berliner Stadtbezirken Friedrichshain-Kreuzberg und Pankow (-Prenzlauer Berg). Sie führt von der Landsberger Allee über die Langenbeckstraße bis zur Kreuzung Am Friedrichshain/Kniprode-/Hufelandstraße. Die Straßenbenennung erfolgte am 17. März 1891. Die unmittelbare Nähe zum Krankenhaus Am Friedrichshain bzw. zu dem nur ca. zwei Kilometer entfernt befindlichen Geländes des (ehem.) Zentralvieh- und Schlachthofs in der Eldenaer Straße ist sicher kein Zufall, denn Virchow hatte als Mitglied der Berliner Stadtverordnetenversammlung großen Anteil an der Errichtung dieser beiden städtischen Einrichtungen (xhain.info 2020).

Campus Virchow-Klinikum der Charité-Universitätsmedizin Berlin (ehem. Rudolf-Virchow- Krankenhaus)
(Augustenburger Platz 1)

Die Namensgebung für das im Berliner Stadtteil Wedding gelegene Rudolf-Virchow-Krankenhaus (RVK) erfolgte bereits 1901. »Mit dem Rudolf-Virchow-Krankenhaus hat Berlin seinem Ehrenbürger ein bleibendes Denkmal gesetzt. Als nach siebenjähriger Bauzeit das Krankenhaus im Oktober 1906 seiner Bestimmung übergeben wurde, erregte es im In- und Ausland Aufsehen und Bewunderung. [...] Nach den Wünschen Rudolf Virchows, denen sich der Erbauer, der damaligen Stadtbaurat Ludwig Hoffmann unterwerfen musste, sollte es nicht nur Krankenhaus, sondern auch eine Gartenstadt für Kranke sein, wobei der Gedanke größtmöglicher Isolierung der verschiedenen Krankengruppen den Bau getrennter Stationsbauten nach dem Pavillonsystem bestimmte.« (Bergemann 1956). 53 Gebäude waren über eine Fläche von 25,7 ha angeordnet worden. Ursprünglich sollten bis zu 2.000 Patienten aufgenommen werden können, im Laufe der Zeit wurde die Aufnahmekapazität dann sogar auf 2.500 erweitert. »Bei einem Baukostenbetrag von 19 200 000,- Mark einschließlich Inneneinrichtung und Ausstattungen betrugen die Kosten je Bett rund 10 000,- Mark.« (Bergemann 1956). Am 1. Oktober 1906 zogen die ersten Kranken »ins Virchow« ein. Selbst dem heutigen Besucher der weitläufigen Anlage ist noch nachvollziehbar, warum das RVK damals »Die Gartenstadt für Kranke« genannt wurde.

Das RVK hat entwickelte sich zu einem bedeutenden Berliner Krankenhaus, es wurde aber auch zu einer über die Grenzen Berlins und des Deutschen Reichs hinaus bekannten Forschungsstätte.

Während des Zweiten Weltkrieges war das RVK schweren Luftangriffen ausgesetzt. In den letzten Kriegsmonaten wurde die Bausubstanz des RVK schließlich so umfassend zerstört, dass nur noch wenige »überirdische« Betten in einem der Klinikgebäude übrig waren. Trotz dieser erheblichen Schäden wurde der Entschluss gefasst, dass RVK nicht nur wieder aufzubauen, sondern einer grundlegenden Neugestaltung zu unterziehen, wofür beträchtliche Mittel aufgebracht werden. Bis 1957 wurden elf Millionen D-Mark dafür zur Verfügung gestellt (Poelzig 1966),

Eine grundlegende Veränderung brachte dann der 1986 beschlossenen Krankhausplan für Berlin (West), der bis 1992 die Auflösung des RVK als städtisches Krankenhaus und die Aufnahme des Universitätsklinikum Rudolf-Virchow der Freien Universität Berlin als Krankenhaus der Zen-

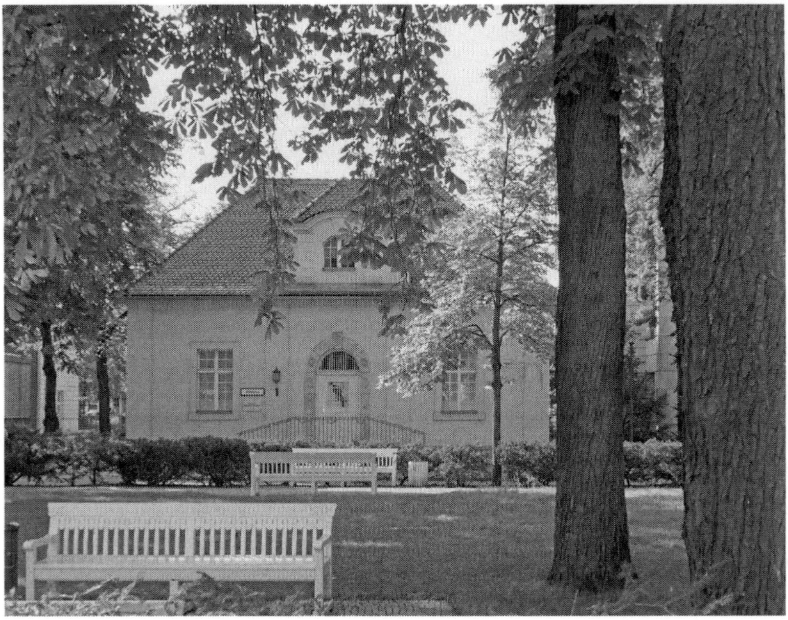

Abb. 11: Einer der verbliebenen RVK-Pavillons auf dem Gelände des Campus Virchow-Klinikum

tralversorgung vorsah. Wegen des Raumbedarfs des universitären RVK sahen die Pläne der Architekten vor, einen Großteil der noch vorhandenen Hoffmann'schen Pavillons längs der Allee abzureißen und durch Neubauten zu ersetzen. Trotz kontroverser Diskussionen zwischen Städtebauern, Architekten, Architekturhistorikern und Denkmalschützern wurde dies so umgesetzt. So entstand das heutige Gebäudeensemble mit seiner Mischung aus zahlreichen Neubauten, die vor allem links und rechts der sog. Mittelallee angeordnet sind, verbliebenen Pavillons sowie einer Reihe weiterer alter Gebäude.

Heute heißt das Areal Campus Virchow-Klinikum und ist einer der drei klinischen Standorte der Charité-Universitätsmedizin Berlin.

An den ursprünglichen Namen erinnert auch heute noch die Innschrift über dem Eingangsportal zum Klinikgelände am Augustenburger Platz. Im zweiten Durchgang eines heute das Deutsche Herzzentrum beherbergenden Gebäudes befinden sich rechts an der Wand eine Plakette, die Rudolf Virchow im Profil zeigt, und eine weiße, sog. Berliner Gedenktafel aus KPM-Porzellan mit folgender Inschrift: »Rudolf

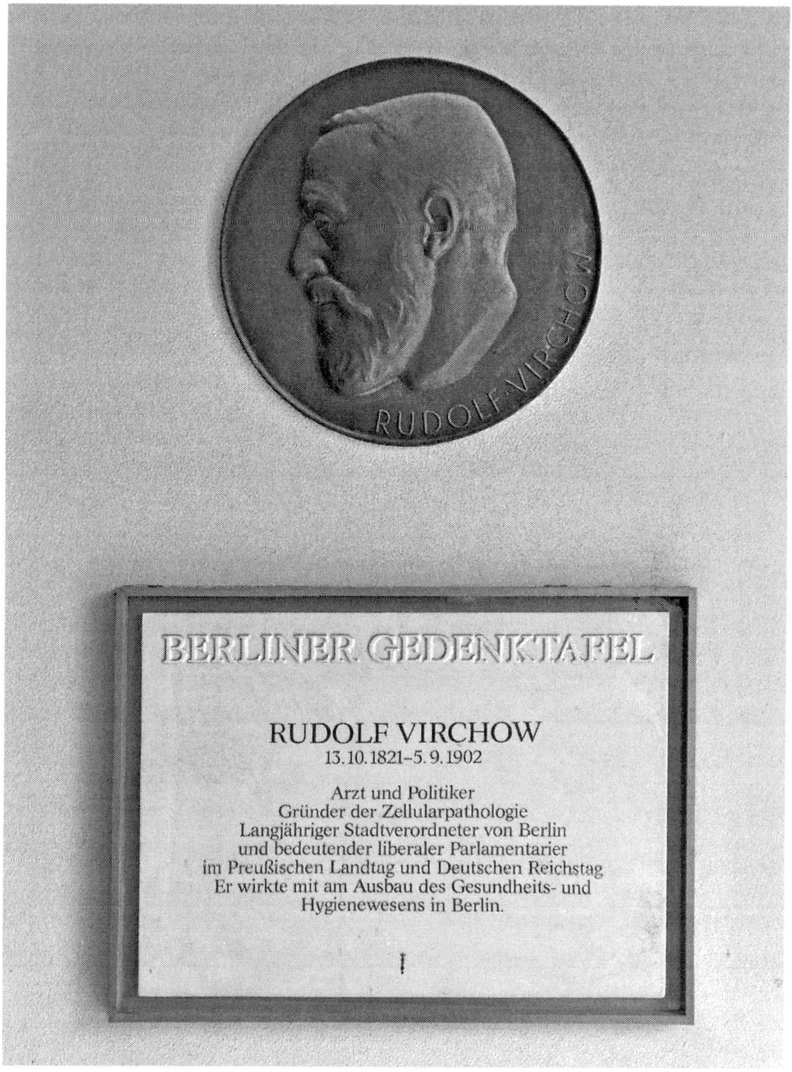

Abb. 12: Gedenktafel und Plakette für Rudolf Virchow im zweiten Torbogen des CVK

Virchow / 13.10.1821-5.9.1902 / Arzt und Politiker/Gründer der Zellularpathologie / Langjähriger Stadtverordneter von Berlin / und bedeutender liberaler Parlamentarier / im Preußischen Landtag und Deutschen Reichstag / Er wirkte mit am Ausbau des Gesundheits- und / Hygienewesens in Berlin.«

Ehem. Rudolf-Virchow-Kinderkrankenhaus
(Reinickendorfer Straße 61–62)

Der bekannte Berliner Kinderarzt Adolf Baginsky hatte sich in den 1880er Jahren gegenüber dem Berliner Magistrat für den Bau eines Kinderkrankenhauses eingesetzt und er konnte auch Rudolf Virchow für diesen Plan interessieren. Nach Überwindung etlicher Schwierigkeiten wurde im Juli 1890 ein großes, nach modernen Grundsätzen konzipiertes Kinderkrankenhaus im Pavillonstil in Berlin-Wedding eröffnet. Die finanziellen Dotationen der Kaiserin Victoria und der unterstützende politische Einfluss Rudolf Virchows, der auch die festliche Eröffnungsrede hielt, dürften eine entscheidende Rolle bei der Umsetzung dieses Vorhabens gespielt haben. Das Kaiser- und Kaiserin-Friedrich-Kinderkrankenhaus, das von 1945 bis 1963 Städtisches Kinderkrankenhaus Wedding und 1963 bis 1995 Teil des Rudolf-Virchow-Kinderkrankenhauses war und in dieser Zeit den Namen »Rudolf-Virchow-Kinderkrankenhaus« trug, beherbergt heute u. a. das Evangelisches Geriatriezentrum (EGZB). Neben der chirurgischen Abteilung und den Abteilungen für Pädiatrie und Infektionskrankheiten bestand bis 1975 eine geburtshilfliche Abteilung und eine Abteilung für Kinderradiologie. 1995 wurde die Kinderklinik gegen den Protest von Fachvertretern geschlossen. Aktuell findet sich dort kein Hinweis auf die über 120-jährige Geschichte des Gebäudekomplexes.

Ehrengrab
(Alter St.-Matthäus-Kirchhof, Großgörschenstraße 12–14)

Rudolf Virchows Grab befindet sich auf dem Alten St.-Matthäus-Kirchhof in Berlin-Schöneberg in unmittelbarer Nähe des Ehrengrabes seines Schwiegervaters Carl Wilhelm Mayer, des Gründers der Geburtshülflichen Gesellschaft in Berlin, deren Ehrenmitglied Virchow seit 1905 ist. »Der Architekt Gustav Knoblauch entwarf das Grabmal aus einer bossierten dunklen Granitstele umfasst von einem schmiedeeisernen Gitter auf Granitschwellen. In einer aufgesetzten, polierten und ebenfalls dunklen Granitplatte stehen in weißen Lettern die Geburts- und Sterbedaten Rudolf Virchows und seiner elf Jahre später verstorbenen Ehefrau Rose Virchow. Das reich verzierte Grabgitter misst 2,40 x 3 Meter…« (Bluhm 2020). Das Grab befindet sich auf dem Feld H-S-012/013, Gräberkartei 2 und ist seit Februar 1952 auf Senatsbeschluss Ehrengrab der Stadt Berlin.

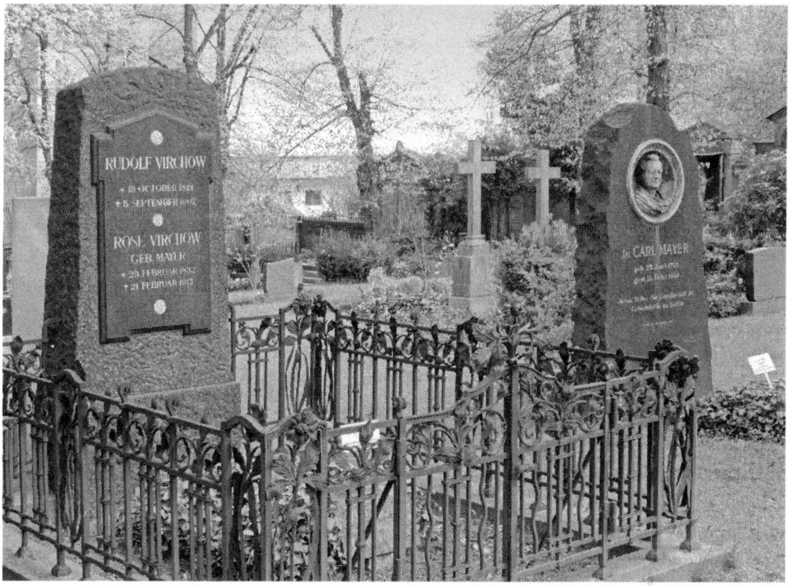

Abb. 13: Ehrengrab Virchows auf dem Alten St.-Matthäus-Kirchhof

Rudolf Virchow-Denkmal
(Karlplatz, Ecke Reinhardt-/Charité-/Luisenstraße)

Dieses künstlerisch besondere, monumentale Denkmal für Rudolf Virchow befindet sich in Sichtweite des Charité-Geländes in Berlin-Mitte an der Zufahrtstraße zu Virchows Wirkungsstätte in der Mitte des Karlplatzes, Ecke Luisen-/Reinhardtstraße.

Im Juni 1905 war der Bildhauer Fritz Klimsch, ein Gründungs- und Vorstandsmitglied der Berliner Sezession, unterstützt von dem Architekten Alfred Messel, als Sieger aus einem Denkmalwettbewerb hervorgegangen (Kuhn 2020). »In dieser Arbeit, die ihn in die erste Reihe der Denkmalplastiker seiner Zeit stellte, weicht der Jugendstil seiner frühen Arbeiten einem strengen Neoklassizismus…« (Trost 1984).

Klimsch schuf zwischen 1906 und 1910 im Auftrag der Stadt Berlin ein Denkmal aus Kalkstein, dessen ungewöhnlichen Form in der Entstehungszeit besondere Aufmerksamkeit erregte, denn er entwarf einen »neuen Typus des Gelehrtendenkmals«, bei dem erstmals auf eine stehende oder sitzende Darstellung des zu Ehrenden verzichtet wurde (Kuhn 2020, Edition luisenstadt 2002).

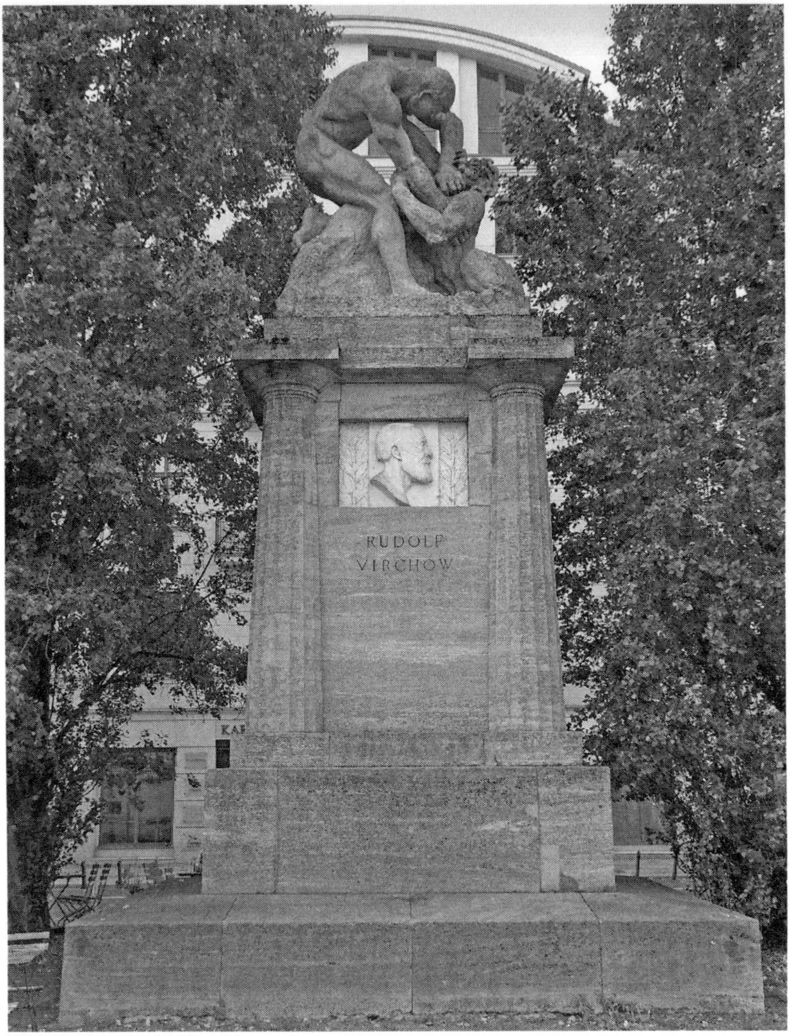

Abb. 14: Virchow-Denkmal auf dem Karlplatz

Stattdessen befindet sich auf einem hohen, rechteckigen Sockel mit vier kräftigen dorischen Ecksäulen eine allegorische Darstellung, die wohl den (erfolgreichen) Kampf der Ärzte gegen die Krankheit symbolisieren soll: Ein nackter Titan kämpft gegen die Sphinx und zwingt dieses Fabelwesen, das halb Mensch, halb Tier ist, nieder. Dennoch ist Virchow eindrucksvoll auf dem Denkmal präsent: Die Vorderseite des

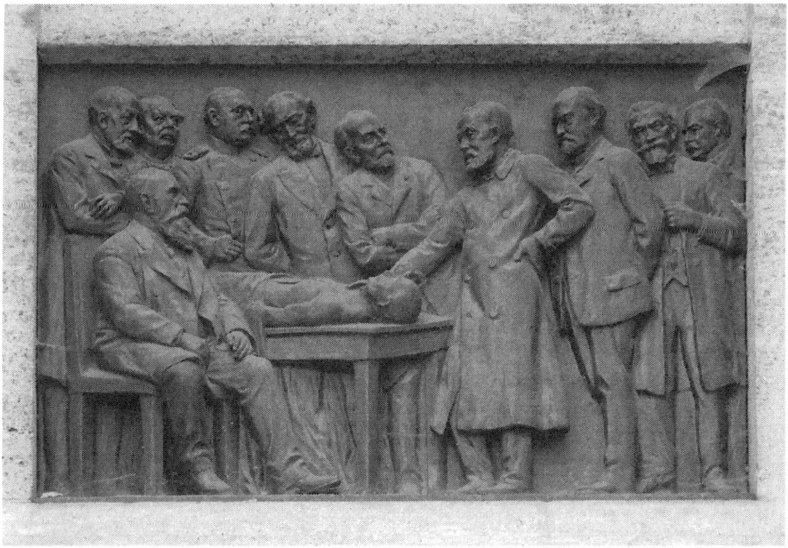

Abb. 15: Rückseite des Denkmals mit dem szenischen Relief

Monumentsockels zeigt das idealisierte und überlebensgroße Porträtrelief Rudolf Virchows aus Marmor, das seitlich von Lorbeerzweigen flankiert wird, darunter findet sich die Namensinschrift des Geehrten. Auf der Rückseite ist relativ hoch ein szenisches Relief angebracht, das vermutlich Virchow im Kreise seiner Kollegen und Schüler bei einer Sektion zeigt. Die Widmung lautet: »Dem großen Forscher seine Schüler. Ihrem Ehrenbürger die Stadt Berlin«.

Diese Art des Gedenkens an Rudolf Virchow wich so deutlich von den Anfang des 20. Jahrhunderts üblichen Gelehrtenmonumenten ab, dass es seitens der Berliner Ärzteschaft sowie von Kommunalpolitikern öffentliche Proteste gab und auch eine ungünstige Beurteilung durch Kaiser Wilhelm II. Der Monarch lehnte den Entwurf zunächst ab (Caspar 2003).

Eine Zeitungsmeldung von 1908 fasst unter der Überschrift »Der Kaiser gegen das Virchow-Denkmal?« die Situation und deren zeitgenössische Beurteilung so zusammen: »Der Kaiser hat … seine Genehmigung zur Aufstellung des Virchow-Denkmals von Fritz Klimsch auf dem Karlsplatz in Berlin verweigert. Falls diese Entscheidung sich bestätigen sollte, würde sie […] mit dem größten Erstaunen zugleich den schärfsten Widerspruch erregen. Man wird sich erinnern, daß ein Entwurf von Klimsch durch eine Jury, der unsere besten Künstler aus allen Gebieten der Bildnerei angehörten, mit dem ersten Preise der Konkurrenz und mit der Ausführung belohnt wurde. Er rief zwar, weil er als Hauptgruppe einen Herakles als Hydratöter und Virchow nur in einem kleinen Relief zeigte, in einem Teil der Aerzteschaft Widerspruch hervor, der nicht unberechtigt war. Aber als der Künstler dem, was an der Forderung richtig war, durch eine Vergrößerung des Porträtmedaillons und durch die Hinzufügung eines Reliefs, das Virchow lehnend darstellt, Rechnung getragen hatte, ist dieser Widerspruch verstummt, und die Billigung der schönen künstlerischen Arbeit wurde einstimmig. Sollte ein solches Urteil, [...] nicht Anspruch auf die Zustimmung auch eines hochfürstlichen Laien haben?!« (Anonymous 1908)

Nachdem Klimsch sich direkt an den Kaiser gewandt hatte und diesen für das Projekt einzunehmen wusste, konnte es dann doch wie geplant umgesetzt und 1910, acht Jahre nach Virchows Tod, feierlich eingeweiht werden (Caspar 2003).

Das Virchowdenkmal ist das erste deutsche Denkmal zu Ehren eines Mediziners, das auf die figürliche Darstellung des Geehrten verzichtet und sich symbolisch auf ein Thema konzentriert. Es steht unter Denkmalschutz (Edition luisenstadt 2002, Bluhm 2020).

Literatur

1. Anonymous: Der Kaiser gegen das Virchow-Denkmal? In: Berl. Tagebl. v. 10.4.1908
2. Bergemann H. Im Mittelpunkt steht der Mensch. In: Verwaltung des Rudolf-Virchow-Krankenhaus (Hrsg.). 50 Jahre Rudolf-Virchow-Krankenhaus 1906 bis 1956. Heckendorff KG Berlin 1956.
3. Bluhm, J. Rudolf Virchow. Arzt, Politiker, Archäologe. Stiftung historische Friedhöfe und Kirchhöfe in Berlin-Brandenburg. https://stiftung-historische-friedhoefe.de/rudolf-virchow-arzt-politiker-und-archaologe/ (aufgerufen am 26.12.2020)
4. Brinkschulte, E., Knuth, Th. (Hg.). Das medizinische Berlin. Ein Stadtführer durch 300 Jahre Geschichte. Berlin edition im be.bra verlag Berlin-Brandenburg 2010, S. 51-54
5. Caspar, H. Marmor, Stein und Bronze. Berliner Denkmalgeschichten. Verlag Berlin Edition in der Quintessenz-Verlags-GmbH 2003, S. 114-117

6. Edition Luisenstadt, 2002, Berliner Bezirkslexikon, Mitte. www. berlingeschichte.de/Lexikon/Index.html (aufgerufen am 22.11.2020)
7. Golter, M. Bildhauer – Langenbeck-Virchow-Haus, Berlin (marcus-golter.de) www.marcus-golter.de/oeffentlicher.raum/langenbeck-virchow-haus-berlin.html (aufgerufen am 22.11.2020)
8. Hiller von Gaertringen, Katrin, Hiller von Gaertringen, Hans Georg. Pathologisches Museum, 1901-1914. In: Eine Geschichte der Berliner Museen in 227 Häusern. Deutscher Kunstverlag, Berlin, München 2014, S. 148-149
9. Hobrack, V. Denkzeichen. Gedenktafeln an die Märzrevolution von 1848 in Berlin. In: C. Hamann und V. Schröder (Hrsg.) Demokratische Tradition und revolutionärer Geist. Centaurus Verlag & Media UG 2010, S. 86-96
10. https://www.xhain.info/friedrichshain/virchowstr.htm (aufgerufen am 22.11.2020)
11. https://www.gedenktafeln-in-berlin.de/nc/gedenktafeln/gedenktafel-anzeige/tid/rudolf-ludwig-karl-v/ (aufgerufen am 26.12.2020
12. https://www.berliner-medizinische-gesellschaft.org/Deutsch/BMedG:KunstMedizin.html
13. BMedG_home (berliner-medizinische-gesellschaft.org) (aufgerufen am 22.11.2020)
14. https://www.gedenktafeln-in-berlin.de/nc/gedenktafeln/gedenktafel-anzeige/tid/ehemaliges-pathologi/ (aufgerufen am 26.12.2020)
15. Kuhn, J. Rudolf-Virchow-Denkmal (https://bildhauerei-in-berlin.de/bildwerk/rudolf-virchow-denkmal/ aufgerufen am 20.10.2020)
16. Poelzig P. Das Rudolf-Virchow-Krankenhaus. Bauliche Gestaltung und betriebliche Organisation von 1906 bis zur Gegenwart. 60 Jahre Rudolf-Virchow-Krankenhaus. Forschung Praxis Fortbildung. 1966, 17, Heft 20, 782-792
17. Stein, R. Wieder ärztliches Eigentum: Das Langenbeck-Virchow-Haus. Berliner Ärzte 7/2003
18. Trost H. (Gesamtredaktion) und ein Kollektiv der Abteilung Forschung. Die Bau- und Kunstdenkmale in der DDR. Hauptstadt Berlin I. Henschelverlag Kunst und Gesellschaft, 2. unveränd. Auflage, Berlin 1984, S. 318

(Alle Fotos: M. David)

Claudia David

Persönliche Gedanken

»Jeder Mensch ist ein Stück Geschichte, das sich nicht wiederholt.«

Zitate! Mein Vater hat den Versuch unternommen, die Persönlichkeit Rudolf Virchows anhand seiner und der über ihn geschriebenen Worte zu verstehen. Er hat ihn allein durch die Auswahl der Zitate als Wissenschaftler, wertfrei, unreflektiert, ohne historische und ohne emotionale Interpretation, beschrieben. Die durchdringende Auseinandersetzung mit der Persönlichkeit Rudolf Virchows allein über Zitate ist einzigartig und macht das Besondere dieser vorliegenden Monographie aus. Diese Monographie erschien 1993 beim Quintessenz-Verlag nicht unter dem Namen meines Vaters, was mein Cousin Matthias und ich hiermit nachholen möchten.

»Man kann ein Ereignis weder herbeidenken noch wegdenken.«

Die Form der biographischen Darstellung, die mein Vater wählte, macht es schwierig, die Persönlichkeit mit ihren emotionalen Facetten zu erfassen. Ist die Kenntnis über das Gefühlsleben eines Wissenschaftlers wichtig? Ist es legitim diesen Blickwinkel in den Hintergrund zu stellen? Es war diese Form der Annäherung, die mein Vater für Rudolf Virchow und ebenfalls für seine Autobiographie »Lebensrouten«, erschienen 2006 beim Jacobs Verlag, wählte.

Was sagt diese Form einer Biographie über meinen Vater aus? Könnte man sein Leben, sein Schaffen auch in Zitatform wiedergeben? Vermutlich ja, die Zeit seiner beruflichen und wissenschaftlichen Tätigkeit gibt dazu sicherlich ausreichend Material her. Aber im Leben meines Vaters gab es einen außerordentlichen Bruch. 1990 verlor mein Vater seine berufliche Existenz. Innerhalb weniger Tage war er nicht mehr Institutsdirektor, Hochschullehrer, Mitglied zahlreicher Gremien und Kommissionen. Sein geregelter Arbeitsalltag, der gewöhnlich mehr als 12 Stunden dauerte, war nicht mehr.

»Um in der Gesellschaft etwas zu bewegen, muß man sich bewegen können: das bedeutet auch, daß man bewegt wird, nicht selten in Richtungen, die man nicht will oder die man gar nicht gedacht hat.

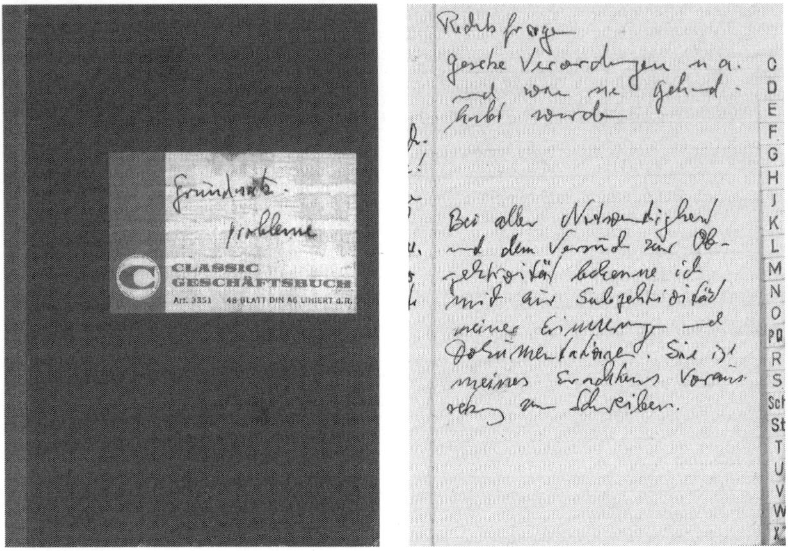

Notizbuch »Grundsatzprobleme« von Heinz David, ca. 1991 bis 1997, Cover und S. 7

In dem man ändert, wird man geändert bzw. ändert man sich. In dem man verändert wird und das zu läßt, schafft man Voraussetzungen und die Möglichkeit, in einen Prozeß eingreifen zu können. Außenstehend zieht ein Ereignis an einem Vorüber, man kann zuschauen oder das Gesamte blockieren und Entwicklungen aufhalten oder zerstören und übrig bleibt eine Wüste – ein Vakuum oder ein Trümmerfeld, aber man ist nicht betroffen – nur es ist nichts, auch nichts Positives geschehen.«

Mit dem scheinbar existentiellen Bruch im Lebenslauf meines Vaters trat eine andere Dimension in den Vordergrund. Die emotionale Auseinandersetzung mit dem Geschehenen, dem Leiden an der Geschichte. In dieser Phase seines Lebens arbeitete mein Vater weiter, einerseits als »Wanderpathologe« unter anderem in Saarbrücken, Weimar und Güstrow und andererseits schrieb er nach der Fertigstellung der Virchow-Monographie sein wohl bedeutendstes Buch »… es soll das Haus die Charité heißen«, erschienen 2004 beim akademos Wissenschaftsverlag.

»Je mehr wir selbst Geschichte werden, desto mehr interessiert uns Geschichte und beschäftigen wir uns mit ihr.«

Dies schrieb mein Vater, für sich allein und vermutlich in Stunden in denen er mit dem Leben haderte. Mein Vater war ein sehr interessierter, kritischer, allgemeingebildeter, kommunikativer und bisweilen geselli-

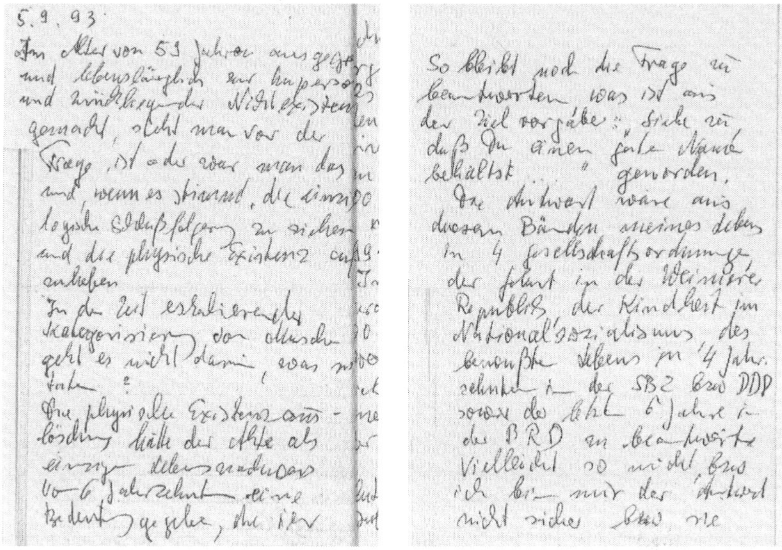

S. 22 und S. 48 aus dem Notizbuch »Grundsatzprobleme« von Heinz David

ger Mensch. Er hatte jahrzehntelange Freundschaften. Er war sehr tolerant und hat nie entwertet oder Ungerechtigkeiten gelten lassen. Emotionen zu zeigen oder zu teilen war nicht seine Stärke.

»Eine zusammengebrochene Welt ist eine intime Angelegenheit für die, die es betrifft.«

Umso wertvoller sind für mich diese, ich nenne sie Aphorismen, die ich nach dem Tod meines Vaters im April 2019 beim Sichten, Sortieren, Archivieren des geistigen Nachlasses in Form eines »Notizbüchleins« entdeckte. Diese Aphorismen schrieb mein Vater Anfang der 1990er Jahre über mehrere Jahre hinweg. Ein Teil dieser Denkfragmente findet sich in seiner Autobiographie »Lebensrouten« wieder.

In diesem »Notizbüchlein« wechselt das Thema, die Schrift, die Stifte. Doch ich spüre in jedem Wort meinen Vater mit seinem Denken und seinen Gefühlen. Ja, auch seine Verbitterung, seinen Wunsch nach gerechterem Umgang mit ihm, sein Gefühl der vermissten Anerkennung. Und so versuche ich nun auch mit dem Teilen einiger dieser Gedanken meines Vaters, diesen für mich großartigen Menschen durch Zitate wieder erinnerlich werden zu lassen.

»5.9.93

Im Alter von 59 Jahren ausgegrenzt und lebenslänglich zur Unperson und zu-

rückliegender Nichtexistenz gemacht, steht man vor der Frage, ist oder war man das und, wenn es stimmt, die einzige logische Schlußfolgerung zu ziehen und die physische Existenz aufzuheben. In der Zeit eskalierender Kategorisierung von Menschen geht es nicht darum, was sie taten? Die physische Existenzauslöschung hätte der Akte als einzigem Lebensnachweis von 6 Jahrzehnten eine Bedeutung gegeben, die ihr nicht zukommt oder in irgendeiner Weise wahr ist. Es bleibt als Alternative nur den Gegenbeweis durch eigene Erinnerungen und Dokumente zu erbringen, vielleicht auf 100–200 Seiten, wie ich es mir bei Beginn im Sommer 1991 vorstellte. Inzwischen sind nun Jahre vergangen und aus den 100–200 Seiten sind ... geworden. Sie enthalten meine vielfach belegte Wahrheit über mein Leben und einen Teil der Welt in der ich lebte. Sicher ist es keine objektive Wahrheit, sondern meine subjektiv gefärbte. Sie sagt etwas aus über das was wir wollten, konnten, falsch machten aber auch wo wir richtig handelten im Sinne oder vielfach gegen eine Staatsbürokratie, in der wir lebten, die wir aber auch repräsentierten.

Das Leben in diesem Spannungsfeld war nicht nur oder kaum wehleidiges Ausharren sondern machte mit den aktiven Gestaltungsmöglichkeiten auch Freude«

Zum Verständnis: Mit der »Akte« ist die Akte der Staatssicherheit zu Zeiten der DDR gemeint.

»›Ehemalige‹ DDR? Weder ehemaliges Mittelalter noch ehemaliges Kaiserreich, Weimarer Republik noch 3. Reich.«

»Es kann nicht darum gehen, die Vergangenheit aufzuarbeiten oder zu bewältigen, man muß versuchen, sie zu verstehen.«

»Wer alles wissen will, darf vor allem nichts vergessen.«

»So bleibt noch die Frage zu beantworten, was ist aus der Zielvorgabe: ›Siehe zu, daß Du einen guten Namen behältst ...‹ geworden. Die Antwort wäre aus diesen Bänden meines Lebens in 4 Gesellschaftsordnungen, der Geburt in der Weimarer Republik, der Kindheit im Nationalsozialismus, des bewußten Lebens in 4 Jahrzehnten in der SBZ bzw. DDR sowie der letzten 6 Jahre in der BRD zu beantworten. Vielleicht so nicht, bzw ich bin mir der Antwort nicht sicher bzw sie änderte sich in den Jahren der Auslöschung und des Ausgelöscht seins der Biographie von der Weigerung, darauf zu antworten bis zum vorsichtigen Ja, bei dem ich mich heute befinde.«

»Wie wäre es, wenn man die Zitate unserer großen Vorbilder mit ihrem Leben und Kompromissen gegenüberstellt?«

Das kann ich nicht, aber eins weiß ich mit Gewissheit. Das Folgende von meinem Vater Notierte hat sein Wesen und Handeln ausgemacht:

»Recht auf

- *Biographie*
- *Fehler*
- *Unvollkommenheit*
- *Widerruf*
- *Entwicklung der Auffassung*
- *Standpunkte*
- *politisch-ideologische Weltvorstellungen*
- *Anpassung*
- *Utopie«*

Ich danke meinem Vater für alles, was er mir persönlich beigegebracht und auf meinem Lebensweg mitgegeben hat und ich habe die größte Hochachtung vor dem, was er geleistet hat. Mit der Herausgabe dieses Buches soll mein Vater und sein Werk posthum gewürdigt werden.

»Der Mensch ist mit zwei Gütern gesegnet –

- *der Hoffnung*
- *und der Unkenntnis der Zukunft – letzteres Gut ist sogar noch wertvoller.«*

Claudia David, im Frühjahr 2021

Autorenverzeichnis

Dr. med. Claudia David
Luzern

Prof. Dr. med. Matthias David
Geschäftsf. Oberarzt an der Klinik für Gynäkologie, Campus Virchow-Klinikum der Charité-Universitätsmedizin Berlin.
matthias.david@charite.de

Prof. Dr. med. Hans Guski
vorm. Institut für Pathologie, Universitätsklinikum Charité, Berlin
hans.guski@charite.de

Dr. Udo Schagen
Charité – Universitätsmedizin Berlin, Forschungsschwerpunkt Zeitgeschichte im Institut für Geschichte der Medizin und Ethik in der Medizin Campus Charité Mitte
udo.schagen@charite.de